Enfermagem na UTI Neonatal

ASSISTÊNCIA AO RECÉM-NASCIDO DE ALTO RISCO

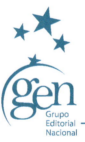

Grupo
Editorial
Nacional

O GEN | Grupo Editorial Nacional – maior plataforma editorial brasileira no segmento científico, técnico e profissional – publica conteúdos nas áreas de ciências da saúde, exatas, humanas, jurídicas e sociais aplicadas, além de prover serviços direcionados à educação continuada e à preparação para concursos.

As editoras que integram o GEN, das mais respeitadas no mercado editorial, construíram catálogos inigualáveis, com obras decisivas para a formação acadêmica e o aperfeiçoamento de várias gerações de profissionais e estudantes, tendo se tornado sinônimo de qualidade e seriedade.

A missão do GEN e dos núcleos de conteúdo que o compõem é prover a melhor informação científica e distribuí-la de maneira flexível e conveniente, a preços justos, gerando benefícios e servindo a autores, docentes, livreiros, funcionários, colaboradores e acionistas.

Nosso comportamento ético incondicional e nossa responsabilidade social e ambiental são reforçados pela natureza educacional de nossa atividade e dão sustentabilidade ao crescimento contínuo e à rentabilidade do grupo.

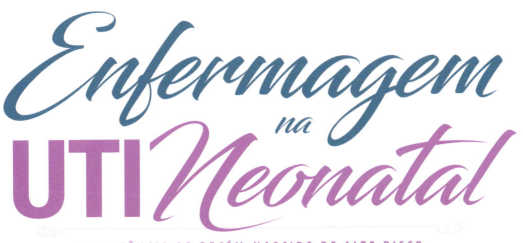

Enfermagem na UTI Neonatal

ASSISTÊNCIA AO RECÉM-NASCIDO DE ALTO RISCO

Raquel Nascimento Tamez

Enfermeira da UTI Neonatal do
Loma Linda University Children's Hospital – Loma Linda, Califórnia, EUA.
Consultora Internacional em Aleitamento Materno do
International Board Certified Lactation Consultant (IBCLC).

Sexta edição

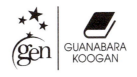

gen | GUANABARA KOOGAN

- **Atendimento ao cliente: (11) 5080-0751** | faleconosco@grupogen.com.br

- Direitos exclusivos para a língua portuguesa
Copyright © 2017 by
EDITORA GUANABARA KOOGAN LTDA.
Uma editora integrante do GEN | Grupo Editorial Nacional
Travessa do Ouvidor, 11
Rio de Janeiro – RJ – CEP 20040-040
www.grupogen.com.br

- Capa: Bruno Sales
Editoração eletrônica: Edel

- Ficha catalográfica

T162e

    Tamez, Raquel Nascimento
    Enfermagem na UTI neonatal: assistência ao recém-nascido de alto risco / Raquel Nascimento Tamez. 6. ed. - [Reimpr.] - Rio de Janeiro: Guanabara Koogan, 2023.
    il.

    ISBN: 978-85-277-3140-9

    1. Enfermagem pediátrica. 2. Enfermagem obstétrica. I. Título.

17-42200

                     CDD: 618.970231
                     CDU: 616-083-053.31

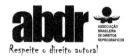
Respeite o direito autoral

Agradecimentos

Agradeço a *Deus* pela oportunidade de publicar a nova edição deste livro e aprender a cuidar cada vez melhor desses "pequenos pacientes" na UTI neonatal. Sinto-me privilegiada por poder compartilhar essas informações atualizadas com os profissionais da área de Neonatologia.

Aos meus pais, *Francisco* e *Evany*, pelo carinho e apoio e por me guiarem durante todos esses anos.

Ao meu esposo, *Robinson*, por suas ideias, sua compreensão e seu apoio.

Aos meus queridos colegas da área de enfermagem, fisioterapeutas e médicos neonatologistas, que dividiram comigo o conhecimento teórico e prático que adquiri ao longo da minha trajetória profissional.

Agradeço, ainda, aos colegas:

Maria Jones Pantoja Silva, enfermeira aposentada.

Danalyn Angeles, doutora em enfermagem neonatal, pesquisadora do Loma Linda University Children's Hospital – Loma Linda, Califórnia, EUA.

Janie Waggoner Pageau, enfermeira, mestre em enfermagem neonatal, encarregada pelo serviço de ECMO do Loma Linda University Children's Hospital – Loma Linda, Califórnia, EUA, 1996.

João Carlos P. Saraiva, médico especialista em hematologia e hemoterapia do Hemocentro do Pará. Responsável pelo Banco de Sangue do Hospital Adventista Belém e coordenador do Programa Nacional do Sangue do Ministério da Saúde na Região Norte – Belém, Pará.

Julie Appel, enfermeira, educadora perinatal do Southern Regional Medical Center, Riverdale, Geórgia, EUA.

Mirtes L. Leischenring, enfermeira da Universidade Estadual de Campinas (Unicamp) Campinas, São Paulo.

Patricia Sorenson, neonatal nurse practitioner, ex-professora do curso Neonatal Nurse Practicioner no Loma Linda University School of Nursing – Loma Linda, Califórnia, EUA.

Raylene Philips, neonatologista, e *Sandy Mitchell*, enfermeira, ambas coordenadoras do Cuidado Neuroprotetor/Family Center Care do Loma Linda University Children's Hospital – Loma Linda, Califórnia, EUA.

Silnete M. Filizzola, médica pediatra da UTI Neonatal do Hospital Adventista Belém – Belém, Pará.

Sylvia Crowley, enfermeira educadora clínica da UTI Neonatal do Piedmont Henry Hospital – Stockbridge, Geórgia, EUA.

Suzan Ferrell, enfermeira da UTI Neonatal Piedmont Henry Hospital – Stockbridge, Geórgia, EUA.

Tristine Bates, diretora de Enfermagem da UTI Neonatal Loma Linda University Children's Hospital, Loma Linda, Califórnia, EUA.

Raquel Nascimento Tamez

Apresentação

A generosidade de Raquel Tamez se manifesta mais uma vez ao me convidar para apresentar, por mais uma edição, esta obra à enfermagem brasileira, aos profissionais de saúde, além de cuidadores e familiares.

Ao chegar à sexta edição, este livro confirma o quanto é indispensável para todos nós! Os conhecimentos científicos cuidadosamente organizados, a descrição minuciosa do conteúdo e a clareza dos protocolos assistenciais transmitem aos leitores a certeza de que o aprendizado é contínuo. A abordagem dos capítulos possibilita que todos, desde o profissional recém-formado ao mais experiente, façam uma imersão no universo dos cuidados neonatais.

Enfermagem na UTI Neonatal é uma jornada que Raquel apresenta e ilustra, facilitando a compreensão dos conteúdos que abrangem desde a organização da unidade neonatal, a admissão do recém-nascido até a sua alta hospitalar.

Aliás, quem já teve a oportunidade de participar dos *workshops* da autora no Brasil, pode compreender a forma como ela apresenta o ensino da enfermagem em UTI Neonatal e se dedica profundamente a ele. Assim como nesses *workshops,* ela apresenta nesta obra tecnologias simples e eficazes para que os profissionais alcancem o máximo de eficiência ao prestarem cuidados e proporcionarem o bem-estar ao neonato.

Nesta obra, além de todo o texto ter sido revisado e atualizado, foi acrescentado o capítulo sobre a síndrome de abstinência neonatal, tema atual e relevante para os profissionais, por ser uma realidade social presente no pré-natal, devido a clientela jovem sendo mãe cada vez mais cedo. Os sintomas da abstinência nos bebês podem passar despercebidos pelos profissionais, o que justifica a relevância do tema nesta edição.

Diante do exposto, vamos celebrar esta nova edição do *Enfermagem em UTI Neonatal* no Brasil, certos de que, ao consultar, estudar e explorar esta obra, ficaremos todos mais ricos em conhecimentos, comprometidos com uma enfermagem mais competente na realização de suas atribuições e cada vez mais sensíveis na detecção dos problemas e eficazes na execução dos cuidados neonatais.

Sueli Rezende Cunha
Professora e Doutora em Enfermagem/Pesquisadora do CNPq
Diretora do Centro de Instrução em Educação para Vida/CIEV

Prefácio

Nos últimos anos, o desenvolvimento da Neonatologia tem sido notório tanto na área de Medicina como na de Enfermagem. Para isso, as pesquisas de novas tecnologias e de profissionais mais especializados nessa área têm contribuído para aprimorar o cuidado dos neonatos de alto risco, principalmente dos prematuros extremos.

Nesta nova edição, foram incluídos novos conceitos e referências atualizadas aplicadas ao cuidado neonatal, sempre com informações baseadas em evidências. O cuidado centrado na família, em que os pais são considerados parte da equipe cuidadora, ainda é o modelo ideal do cuidado neonatal. Muitas UTIs neonatais estão realizando modificações tanto em sua área física quanto em suas rotinas, a fim de possibilitar a presença dos pais e a participação deles nos cuidados e no plano de tratamento dos filhos. Em países como EUA, Canadá, Suíça, Austrália, dentre outros, mais espaços têm sido criados com a finalidade de incentivar a participação integral dos pais no cuidado do neonato enfermo; ênfase dada também nesta edição.

Ao longo dos anos, a filosofia do cuidado desenvolvimentalista, cuja precursora foi a Dra. Evelise Als nos anos 1980, tem sido o modelo utilizado por muitas UTIs neonatais. Atualmente, além deste, o cuidado neuroprotetor e o neonatal, que visam proteger e cuidar do cérebro em desenvolvimento, também vêm ganhando destaque. Com eles, ajudamos os neonatos a alcançar seu potencial tanto no desenvolvimento psicomotor como no neurológico.

Em virtude do aumento de casos de admissão de neonatos na UTI neonatal com sequelas decorrentes de drogas consumidas por suas respectivas mães durante a gestação, foi incluído nesta edição um novo capítulo sobre abstinência neonatal; esse texto servirá de orientação para a equipe cuidadora na conduta médica desses pacientes.

Espero que os leitores encontrem neste texto as informações de que precisam para exercer um cuidado de excelência aos seus pacientes. Agradeço aos professores, colegas de enfermagem e médicos que foram fundamentais para que eu sempre aprendesse algo novo no decorrer da minha carreira de enfermagem e me tornasse apta a transmitir um conteúdo relevante aos profissionais da saúde que atuam na UTI neonatal.

Raquel Nascimento Tamez

Sumário

1

Estrutura e Organização da UTI Neonatal

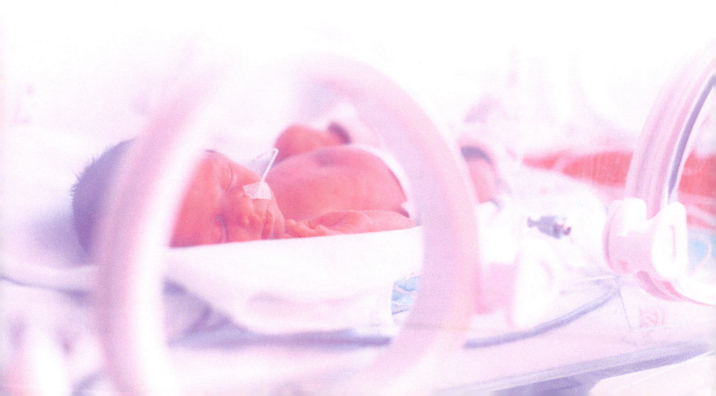

Introdução

Ao serem planejadas a estrutura e a organização da UTI neonatal, devem ser levados em conta os avanços tecnológicos disponíveis para o cuidado do recém-nascido prematuro e a termo enfermo, isto é, de alto risco. O enfoque do cuidado do neonato na UTI neonatal há muitos anos tem sido voltado para intervenções que promovam a estabilização fisiológica do recém-nascido, *sem considerar* o desenvolvimento cerebral que ainda está em processo, principalmente nos prematuros extremos. O ruído constante e súbito, bem como a iluminação intensa do ambiente, os procedimentos dolorosos e o estresse, entre outros fatores, não favorecem o desenvolvimento cerebral, ocular e auditivo desses neonatos.

Todo o planejamento e a organização da UTI neonatal, tal como a escolha dos materiais e equipamentos, recursos humanos, bem como as instalações físicas, devem levar em consideração que o cuidado do neonato, principalmente do prematuro, é o enfoque neuroprotetor e que também venha a apoiar o desenvolvimento neuropsicomotor desses pacientes. Além disso, nesse planejamento deve-se ressaltar a necessidade de acomodação para os pais, para que possam participar ativamente nos cuidados do filho, visto que são os cuidadores primários do neonato enfermo e fazem parte da equipe cuidadora.

A estrutura do hospital em que será implantada a UTI neonatal deve ser analisada para que se certifique da existência de todos os serviços técnicos e humanos de apoio para atender às demandas de cuidado do recém-nascido enfermo 24 horas por dia, tais como: laboratório clínico e patológico, centro cirúrgico e obstétrico, setores de radiologia, ultrassonografia, farmácia, ecocardiograma (ECG), ressonância magnética, gasometria, banco de sangue, fisioterapeutas, fonoaudiólogos, terapeutas respiratórios, assistente social e psicólogo.

Planejamento da área física

Para que o atendimento ao recém-nascido que necessite de cuidados na UTI neonatal seja agilizado, essa unidade deverá localizar-se próximo ao centro obstétrico, de preferência no mesmo andar, e fora do tráfego rotineiro do hospital. Atualmente, existe uma tendência de modificar o ambiente tradicional da UTI neonatal para um ambiente neuroprotetor.

Em 2015, Morris, Cleary e Soliman desenvolveram a organização e a implementação de uma unidade especial adjacente à UTI neonatal, denominada Unidade de Bebês Pequenos, bebês nascidos com 28 semanas ou menos de gestação. Essa unidade contava com profissionais especializados e treinados nos cuidados com base em evidências clínicas, com todos os procedimentos padronizados, além de enfoque de cuidado neuroprotetor.

Com a utilização dessa unidade especial, houve redução de doenças pulmonares crônicas, de 47,5% para 35,4%; e de infecções hospitalares, de 39,3% para 19,4%, o que veio a contribuir para redução da morbidade nessa população mais vulnerável.

Ao planejar-se a distribuição dos leitos na UTI neonatal, é necessário, na medida do possível, criar uma área específica para esses bebês mais vulneráveis. Os componentes ambientais com enfoque neuroprotetor e apoio ao neurodesenvolvimento que devem ser levados em conta no planejamento das instalações físicas incluem níveis de ruído, iluminação e acomodação da família ao lado do paciente.

Quando possível, recomenda-se que os leitos do setor de cuidado intensivo sejam separados por divisórias para diminuir o ruído para pacientes mais instáveis e prematuros, os quais são sensíveis aos estressores ambientais (Figura 1.1). O Quadro 1.1 apresenta uma sugestão de instalação física.

Estimativa e disposição dos leitos

Para cálculo dos leitos necessários em uma UTI neonatal, devem ser considerados alguns fatores, como a região em que será instalada a unidade, o número de partos realizados anualmente, o número de leitos obstétricos, a taxa de nascidos vivos por ano, quantos desses recém-nascidos tiveram de ser transferidos para uma UTI neonatal e, finalmente, se a unidade receberá somente pacientes nascidos no hospital de base ou também pacientes de outras instituições conveniadas.

Os leitos da UTI neonatal deverão ser distribuídos, de acordo com a complexidade da assistência a ser prestada, em diferentes setores.

▶ **Intensivo.** Nesses leitos serão colocados os pacientes graves, instáveis e que necessitem de cuidados complexos e contínuos, como ventilação mecânica, pressão

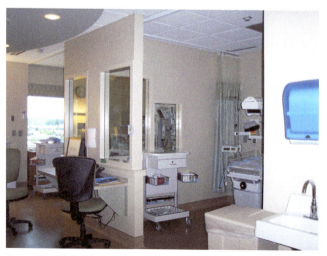

Figura 1.1 Divisórias das áreas de cuidado intensivo. (*Fonte*: cortesia de Piedmont Henry Hospital, UTI Neonatal, Geórgia, EUA.)

positiva contínua nas vias respiratórias (CPAP) nasais, traqueostomia, capacete de oxigenação (*oxyhood*), medicações vasopressoras, monitoramento contínuo dos parâmetros vitais, cateteres venosos e arteriais centrais e periféricos, drenos de tórax, casos cirúrgicos em pré- e pós-operatórios, prematuridade extrema, problemas clínicos com diagnóstico a ser definido, anomalias congênitas instáveis, diálise peritoneal.

▶ **Semi-intensivo.** Pacientes que, embora estáveis, necessitem de observação moderada, monitoramento intermitente dos parâmetros vitais, controle de apneias e

Quadro 1.1 Sugestão de instalação física de um setor de cuidado intensivo.

- ▸ Sala de espera
- ▸ Banheiros
- ▸ Recepção/secretaria
- ▸ Vestiário/banheiros dos funcionários
- ▸ Copa/sala dos funcionários
- ▸ Sala de reuniões
- ▸ Sala da chefia de enfermagem/quarto de descanso
- ▸ Sala da chefia médica/quarto de descanso
- ▸ Lavabo
- ▸ Corredor interno
- ▸ Corredor externo
- ▸ Expurgo
- ▸ Sala de preparo/esterilização de material
- ▸ Lactário
  - • Área de recebimento
  - • Área de preparo e esterilização
  - • Armazenagem e distribuição
  - • Área para ordenha e coleta de leite
- ▸ Sala de cuidado intensivo
- ▸ Sala de cuidado semi-intensivo
- ▸ Sala de pré-alta
- ▸ Quarto dos pais (Figura 1.2)
- ▸ Isolamento (antecâmara e expurgo, lavabo, ar-condicionado com pressão negativa)
- ▸ Sala de armazenagem de equipamentos
- ▸ Sala de armazenamento de material de consumo e roupas

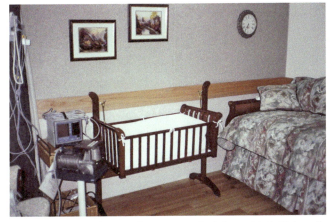

Figura 1.2 Quarto dos pais. (*Fonte*: cortesia de Loma Linda University Children's Hospital, UTI Neonatal, Loma Linda, Califórnia, EUA.)

bradicardias por meio de medicamentos, oxigênio por cânula nasal, monitoramento do ganho de peso e alimentação progressiva, avaliação e preparo para alta hospitalar (orientação aos pais quanto ao cuidado no domicílio).

▶ **Pré-alta.** Pacientes estáveis que necessitem de observação e monitoramento dos parâmetros vitais mínimos, sem bradicardia e apneia, oxigenação estável, ganho de peso e alimentação oral sob demanda, preparo para a alta do hospital.

▶ **Isolamento.** Leitos destinados a pacientes sob suspeita ou confirmação de infecção que requeiram isolamento.

As recomendações quanto à disposição dos leitos na UTI neonatal são estabelecidas por normas rígidas estabelecidas pelos órgãos oficiais do Ministério da Saúde de cada localidade. Em geral, a recomendação quanto à distância sugerida entre os leitos nos setores de pré-alta e semi-intensivo é de 1,5 m e, no intensivo, de 2,0 m, para que se tenha espaço suficiente para acomodar os equipamentos necessários, bem como para atuação da equipe de saúde.

Por vários anos, o modelo do cuidado na UTI neonatal não incluía a participação ativa dos pais nos cuidados; ou seja, somente profissionais altamente treinados poderiam prestar os cuidados especializados.

Recentemente, nas UTIs neonatais nos EUA, Canadá e Europa, estão sendo instituídos os quartos individuais. Estes oferecem acomodação para os pais permanecerem 24 horas por dia com o filho, e são equipados para receberem pacientes graves, intubados, com CPAP nasal, cânula nasal, cateteres centrais, bem como neonatos mais estáveis dos setores semi-intensivo e de pré-alta.

Esses quartos dispõem de todos os equipamentos e acessórios para atender o neonato enfermo, além de um sofá-cama para os pais dormirem e descansarem. Na estação de enfermagem, há uma central de monitores pelos quais cada enfermeiro pode receber sinais de alarme dos quartos e, se necessário, intervir. A equipe de enfermagem realiza todos os cuidados relacionados com aspiração endotraqueal, monitoramento e cuidados nos pacientes sob ventilação mecânica, com cateteres periféricos e centrais, além de troca de curativos dos cateteres centrais, administração intravenosa e intramuscular de medicamentos, controle hídrico e coleta de amostras para exames laboratoriais. Quando o neonato estiver mais estável, sem suporte ventilatório, cateteres venosos e periféricos, somente com medicações orais, os pais podem participar mais dos cuidados e receber os treinamentos necessários para o preparo da alta hospitalar. Em um estudo realizado entre 2010 e 2012 no Women & Infants Hospital de Rhode Island, EUA, sobre os benefícios ou não dos quartos individuais na UTI neonatal com a participação ativa da família, Dr. Barry M. Lester constatou que os neonatos instalados nesse tipo de quarto receberam alta mais rapidamente, apresentaram peso maior por ocasião da alta hospitalar, necessitaram de menos procedimentos médicos durante a internação, tinham idade gestacional menor quando passaram a receber alimentação enteral completa, menos sepses e infecções, melhor índice de atenção, menos estresse fisiológico, menos letargia e dor. Outros autores também têm estudado os efeitos dessa nova perspectiva de atendimento na UTI neonatal.

Portanto, essas novas tendências devem ser analisadas de acordo com a realidade do local em que será construída a UTI neonatal. Este novo modelo de assistência no cuidado neonatal de quartos individuais é mais uma opção a ser cogitada ao planejarmos uma UTI neonatal.

Piso

As *áreas restritas aos pacientes* deverão ter piso de linólio em manta, aplicado com solda quente para evitar frestas ou reentrâncias, garantindo impermeabilidade, facilidade de limpeza e desinfecção, e para reduzir o ruído ambiente (Figura 1.3). As *áreas semirrestritas* – recepção, lavabos, salas de espera e quarto dos pais – também deverão ter piso de linólio em manta, aplicado com solda quente. As *áreas não restritas* – banheiros, vestiários, expurgo, sala de preparo de material e lactário – deverão ter piso de cerâmica.

Paredes

▶ **Áreas restritas aos pacientes.** Deverão ser utilizados pintura de alta qualidade ou laminado melamínico fosco, lavável. Recomenda-se optar por uma combinação de cores pastéis e que inspirem relaxamento. Sugere-se utilizar, na parte superior das paredes, faixas com acabamento vinílico com motivos infantis, ou desenhos elaborados com pintura lavável nas paredes, para suavizar e alegrar o ambiente (Figuras 1.4 e 1.5).

▶ **Áreas semirrestritas.** Pintura de alta qualidade ou laminado melamínico fosco, lavável. Poderão ser colocadas nas paredes faixas com acabamento vinílico ou desenhos de motivos infantis feitos com tinta lavável.

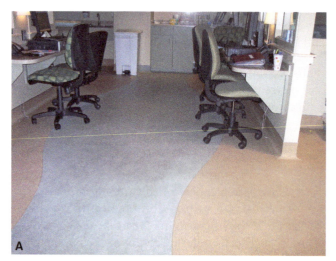

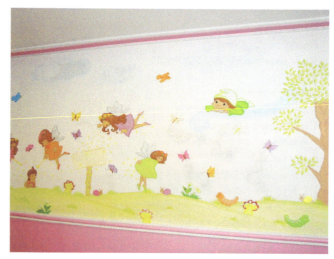

Figura 1.4 Decoração/pintura nas paredes.

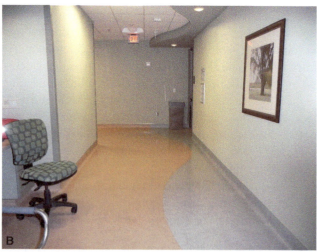

Figura 1.3 Piso de linólio em manta na sala de enfermagem (**A**) e nos corredores (**B**). (*Fonte*: cortesia de Piedmont Henry Hospital, UTI Neonatal, Geórgia, EUA.)

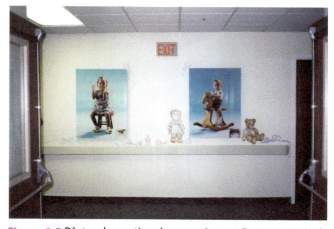

Figura 1.5 Pôster decorativo de ex-pacientes. *Fonte*: cortesia de UTI Neonatal Loma Linda University Children's Hospital, Califórnia, EUA.)

▶ **Áreas não restritas.** Poderá ser utilizado azulejo em meia-parede ou na parede inteira, o que facilita a lavagem e a desinfecção.

Recomenda-se que os rodapés tenham acabamento arredondado, com os cantos curvos, para evitar acúmulo de poeira e sujidade, facilitando a desinfecção do piso.

Janelas

As janelas devem ser de vidro claro, com película protetora para filtrar a luz solar. É importante evitar o uso de cortinas de pano ou persianas, por propiciarem o acúmulo de poeira, dificultando a manutenção da limpeza. Sugere-se a utilização de cortinas do tipo blecaute em rolo (Figura 1.6) com composição 100% poliéster e revestimento de PVC ou 75% PVC e 25% fibra de vidro. Esses são materiais não porosos, laváveis, que permitem a desinfecção frequente, que não apresentam toxicidade e proporcionam o escurecimento do ambiente, caso se torne necessário.

Visores

Deverão estar localizados nos diversos níveis da UTI neonatal, pelo corredor interno, possibilitando a visualização dos pacientes por familiares e visitantes. Também deve haver cortinas de material lavável, em rolo, que possam ser fechadas e que permitam a privacidade por ocasião da realização de procedimentos e cuidados.

Armários e bancadas de apoio

Todos os armários e todas as bancadas de apoio deverão ser feitos de material lavável (p. ex., fórmica), em cores pastéis.

Pias e lavabos

A pia e o lavabo dos funcionários da UTI neonatal deverão ser de material inoxidável com profundidade suficiente (cerca de 40 cm) para permitir lavagem e escovação adequadas das mãos. É necessário que as torneiras tenham haste longa, forneçam água quente e fria, de preferência com sistema de acionamento automático ou pedal, para evitar contaminação das mãos (Figuras 1.7 e 1.8).

Nos quartos dos pacientes, a pia deverá ser de louça, que, comparada à pia de aço inoxidável, provoca menos ruído quando em uso (Figura 1.9).

Forro

Deve ser feito de azulejo de acrílico acústico, para promover redução de ruído (Figura 1.10).

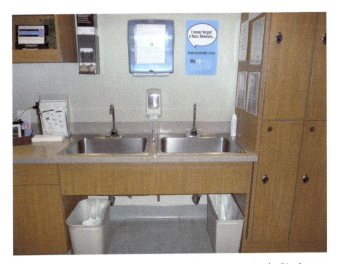

Figura 1.7 Lavabo/pia da entrada. (*Fonte*: cortesia de Piedmont Henry Hospital, UTI Neonatal, Geórgia, EUA.)

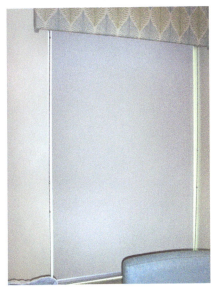

Figura 1.6 Cortina tipo blecaute em rolo. (*Fonte*: cortesia de Piedmont Henry Hospital, UTI Neonatal, Geórgia, EUA.)

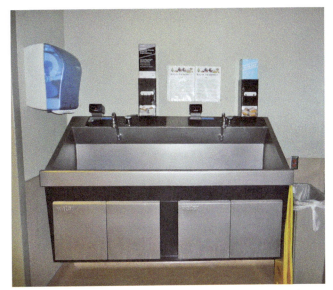

Figura 1.8 Lavabo dos funcionários. (*Fonte*: cortesia de Piedmont Henry Hospital, UTI Neonatal, Geórgia, EUA.)

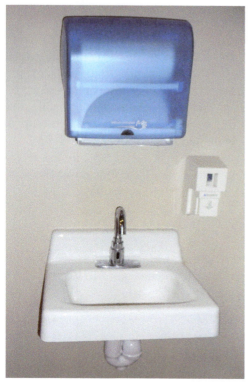

Figura 1.9 Pia de louça dos quartos. (*Fonte*: cortesia de Piedmont Henry Hospital, UTI Neonatal, Geórgia, EUA.)

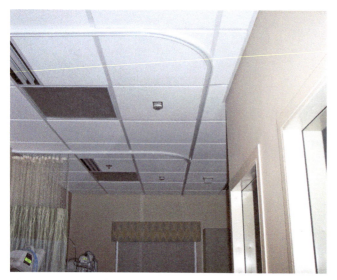

Figura 1.10 Forro de azulejo acrílico acústico. (*Fonte*: cortesia de Piedmont Henry Hospital, UTI Neonatal, Geórgia, EUA.)

Tomadas e iluminação

O número de tomadas para cada leito dependerá da gravidade dos pacientes e dos equipamentos utilizados. Recomenda-se usar tomadas de 110 V, aproximadamente 12 a 15 saídas elétricas por leito no setor intensivo, e, nos setores semi-intensivo e de pré-alta, 4 a 6 saídas elétricas por leito. O quarto de isolamento deverá dispor de 12 a 15 saídas elétricas por leito. Também serão necessárias tomadas de 220 V, para possibilitar a utilização de aparelho portátil de radiografia, e uma ou duas saídas elétricas, dependendo do tamanho da unidade.

As lâmpadas recomendáveis são as fluorescentes, as quais permitem boa luminosidade; os interruptores devem apresentar dispositivo silencioso, com possibilidade de regulação da intensidade de luminosidade. Segundo White (2004), as recomendações quanto à luminosidade na UTI neonatal são de 1 a 60 velas, sendo sugerido o controle ajustável de luminosidade, que deve ser mantida em torno de 20 velas e aumentada quando for necessário.

Cada leito dos setores intensivo e semi-intensivo deverá ter um foco de luz individual para ser utilizado em algum procedimento, evitando-se aumentar a luz principal do quarto (Figura 1.11).

Ventilação, temperatura e umidade

Recomenda-se o uso de sistema de ar-condicionado central, ou unidades individuais, tendo-se o cuidado de fazer manutenção periódica, com troca dos filtros. É necessário observar as saídas do ar-condicionado, as quais deverão estar direcionadas ou posicionadas longe dos berços ou incubadoras para não interferirem na manutenção da temperatura corporal dos pacientes. A temperatura ambiente deve estar em torno de 25 a 27°C, com umidade relativa de 30 a 60%.

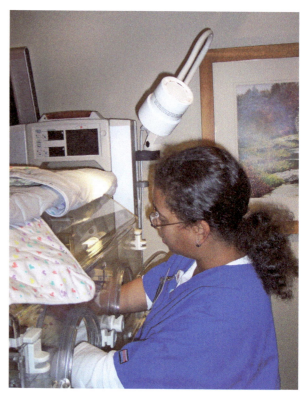

Figura 1.11 Foco de luz individual. (*Fonte*: cortesia de Piedmont Henry Hospital, UTI Neonatal, Geórgia, EUA.)

Oxigênio, ar comprimido e vácuo central

No setor intensivo, cada leito deverá ter 4 saídas com flu-xômetro de oxigênio, 3 a 4 saídas de ar comprimido, 3 a 4 saídas para vácuo, com manômetro regulador de pressão, e uma saída de oxigênio e ar comprimido conectada ao misturador (*blender*) (Figura 1.12). Nos setores semi-intensivo e de pré-alta, cada leito deverá ter 2 saídas de oxigênio com fluxômetro, 2 saídas de ar comprimido conectadas ao misturador e 2 saídas de vácuo com ma-nômetro regulador de pressão.

Material e equipamento

A quantidade de equipamentos e o material de consumo necessários dependerão do total de leitos e da comple-xidade dos cuidados. A comunicação periódica com a equipe cuidadora é fundamental para manter a lista atu-alizada e funcional, acrescentando-se itens necessários para cada unidade ou retirando-se aqueles que não são mais utilizados. Estão listados no Quadro 1.2 os equi-pamentos e materiais fundamentais em uma UTI neo-natal.

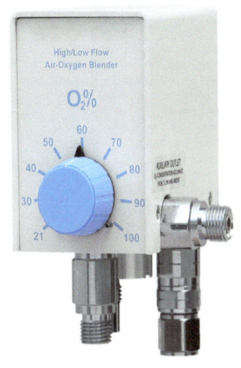

Figura 1.12 Misturador de oxigênio e ar comprimido (*blender*).

Quadro 1.2 Equipamento, materiais, medicamentos e indumentária que devem constar em uma UTI neonatal.

Equipamentos

- Analisador de oxigênio
- Aparelho portátil de radiografia
- Aparelhos de aferição não invasiva de pressão arterial infantil
- Aparelhos para fototerapia
- Aquecedor de sangue para exsanguinotransfusão
- Aspirador elétrico portátil
- Bacias de aço inoxidável médias
- Bacinetes
- Balança com aferição em gramas (exclusiva para pesagem de fraldas)
- Balança infantil eletrônica
- Banheiras
- Berço com cesto de acrílico removível
- Berços aquecidos de calor radiante
- Berço com grades móveis
- Bilirrubinômetro
- Bombas de infusão de seringas
- Bombas de infusão volumétrica
- Bombas elétricas de ordenha de leite materno (tipo pistão)
- Capacetes de acrílico (*oxyhood*) com, no mínimo, três circuitos para cada aparelho
- Carro de emergência ou bolsa de reanimação
- Cesta de lixo fechada com pedal
- Cilindro portátil de oxigênio e ar comprimido para transporte
- Colchão d'água térmico
- Desfibrilador neonatal
- Eletrocardiógrafo
- Estetoscópio infantil
- Fluxômetros de oxigênio e ar comprimido
- Focos auxiliares
- Geladeira para leite
- Geladeira para medicamentos
- Glicosímetros
- *Hamper* para roupas fechado (com pedal)
- Incubadoras com parede dupla e umidificador
- Incubadoras com parede simples
- Incubadora de transporte com monitor cardiorrespiratório portátil e ventilador de transporte
- Lâmpada portátil para aquecimento
- Lanterna portátil
- Laringoscópio com lâminas 0 e 1
- Manômetros de aspiração
- Mesas auxiliares de aço inoxidável
- Monitor cardiorrespiratório
- Negatoscópio
- Oftalmoscópio
- Otoscópio
- Oxímetros de pulso
- Refratômetro
- Relógio de parede
- Suportes de soro de aço inoxidável
- Suporte para tendas de aquecimento
- Umidificador aquecido de oxigênio
- Urodensímetro
- Reanimador manual tipo ambu
- Relógio de parede
- Ventilador manual tipo Neopuff®
- Ventiladores neonatais com, no mínimo, três circuitos para cada aparelho

(*continua*)

Quadro 1.2 Equipamento, materiais, medicamentos e indumentária que devem constar em uma UTI neonatal. (*continuação*)

Material

- Adesivo protetor à base de pectina e metilcelulose
- Agulhas de diversos calibres
- Almotolias de 50 mℓ, cada qual contendo: álcool etílico a 70%, água oxigenada, clorexidina a 5%
- Avental cirúrgico estéril
- Bandeja de cateteres percutâneos periféricos e centrais
- Bandeja de cateterismo umbilical
- Bandeja de drenagem torácica
- Bandeja de exsanguinotransfusão
- Bandeja de punção lombar
- Bandeja geral de procedimentos
- Bolas de algodão
- Bolsas de colostomia infantil
- Bolsas de plástico transparente estéreis
- Cadarços umbilicais
- Cálice graduado
- Câmara fotográfica
- Cânula de CPAP nasal de tamanhos diversos
- Cânula de intubação (2,5; 3; 3,5 e 4)
- Cânula de oxigênio infantil
- Campos descartáveis estéreis
- Cateteres periféricos tipo Jelco/Abbocath (22; 23; 24 G)
- Cateteres umbilicais venosos (3 e 3,5 Fr) e arteriais (5 Fr)
- Clampe umbilical
- Coletores de aspiração
- Coletores de urina infantil masculino e feminino
- Compressas estéreis, pequenas e grandes
- Copos descartáveis
- Cortador de clampe umbilical
- Cotonetes®
- Cubas pequenas de aço inoxidável
- Culturete
- Drenos de tórax infantil (8 e 10 Fr)
- Eletrodos para monitores cardiorrespiratórios (descartáveis)
- Equipo com bureta graduada (100 mℓ)
- Equipo com filtro para transfusão de sangue e derivados
- Equipo de soro microgotas
- Equipos para bomba de infusão
- Equipos fotossensíveis
- Estetoscópios neonatais
- Esparadrapo
- Espátulas descartáveis
- Extensões para administração por via intravenosa de medicamentos
- Filtros para nutrição parenteral
- Fios de sutura (náilon, algodão e seda)
- Fita adesiva ortopédica (Tensoplast®)
- Fitas adesivas (tipo Micropore®, Transpore®)
- Fita métrica de material impermeável
- Frasco com tiras para densidade urinária e glicosúria (Labstix®)
- Frascos para drenagem de tórax
- Gazes estéreis de diversos tamanhos
- Gorro
- Guia de cânula endotraqueal
- Instrumentos estéreis (pinça Kelly reta e curva, tesouras, porta-agulhas)
- Lâminas de bisturi
- Lâminas para tricotomia
- Lancetas
- Luvas estéreis de diversos tamanhos
- Luvas para procedimentos
- Manguitos de pressão arterial periférica neonatal (diversos tamanhos)
- Máscara
- Pacotes de curativo
- Pacotes de retirada de ponto
- Papel-toalha
- Pele de carneiro artificial
- Pera de aspiração
- Plástico tipo polietileno transparente maleável estéril
- Posicionadores
- Protetores dos olhos para uso em fototerapia
- Protetor de pele (pectina)
- Sabão antisséptico (clorexidina)
- Sensor do pulso oxímetro (descartável)
- Seringas (1; 3; 5; 10; 20 e 60 mℓ)
- Sonda gástrica polivinil 5, 6 e 8 Fr com numeração
- Sonda uretral números 4 e 6
- Termômetros digitais
- Torneirinhas descartáveis de duas e três vias
- Travesseiro de silicone ou de água
- Tubos de látex para aspiração
- Tubos de silicone
- Tubos para coleta de amostras para exames laboratoriais
- Vidros para hemocultura

Medicamentos

- Adenosina
- Albumina humana a 5 e 25%
- Ampicilina
- Ampolas de água destilada
- Ampolas de soro fisiológico a 0,9%
- Atropina
- Bicarbonato de sódio a 8,4%
- Cafeína em solução injetável
- Cafeína em solução oral
- Cefotaxima
- Diazepam
- Dobutamina
- Dopamina
- Epinefrina 1:10.000 (0,1 mg/mℓ)
- Eritromicina oftálmica
- Fenobarbital
- Fentanila (citrato)
- Frasco de água destilada, 500 mℓ ou 1 ℓ
- Furosemida
- Gentamicina
- Gliconato de cálcio a 10%
- Glicose a 50%
- Heparina sódica, 1.000 unidades/mℓ
- Heparina sódica, 10 unidades/mℓ
- Heparina sódica, 100 unidades/mℓ

(continua)

Quadro 1.2 Equipamento, materiais, medicamentos e indumentária que devem constar em uma UTI neonatal. (*continuação*)

Medicamentos (*continuação*)	
▸ Isoproterenol	▸ Prostaglandina E_1
▸ Lactato de Ringer	▸ Soro fisiológico a 0,9%
▸ Lorazepam	▸ Soro glicosado a 10%
▸ Midazolam	▸ Soro glicosado a 5%
▸ Morfina	▸ Surfactante
▸ Naloxona	▸ Vancomicina
▸ Pancurônio	▸ Vitamina K (ampola)
▸ Paracetamol	▸ Xilocaína a 2% (sem vasoconstritor)
▸ Propranolol	

Indumentária/roupas	
▸ Aventais de mangas compridas e mangas curtas	▸ Cueiros de flanela
▸ Botinhas (posicionadores)	▸ Lençol para incubadoras e berços posicionadores
▸ Capas de cobertura para incubadoras	▸ Toalhas pequenas
▸ Cobertor infantil	▸ Toucas para recém-nascidos
▸ Conjunto de calça e blusa (uniforme para as equipes médica e de enfermagem)	

Recursos humanos

Cargos e perfis

Equipe de enfermagem

A equipe de enfermagem deve consistir em:

▸ 1 enfermeiro-chefe/encarregado da UTI neonatal
▸ 1 enfermeiro encarregado de plantão por turno (para cada 10 leitos)
▸ Técnico de enfermagem de acordo com o nível de assistência:
  • Intensivo: 1 funcionário para 1 ou 2 pacientes
  • Semi-intensivo: 1 funcionário para 2 ou 3 pacientes
  • Pré-alta: 1 funcionário para 3 ou 4 pacientes
▸ 1 auxiliar de serviços gerais por turno
▸ 1 secretário(a)/recepcionista por turno.

Enfermeiro-chefe/encarregado da UTI neonatal

São atribuições da enfermeiro-chefe/encarregado da UTI neonatal:

▸ Participar da equipe de planejamento e implantação da UTI neonatal
▸ Coordenar e supervisionar a equipe de enfermagem
▸ Programar e avaliar o desenvolvimento das atividades de enfermagem
▸ Elaborar a escala mensal e de férias
▸ Controlar assiduidade, pontualidade e disciplina da equipe de enfermagem
▸ Distribuir a equipe de enfermagem quantitativa e qualitativamente
▸ Presidir reuniões periódicas com a equipe de enfermagem
▸ Desenvolver e coordenar atividades de pesquisa
▸ Participar das reuniões periódicas com a equipe médica

▸ Manter comunicação com os demais departamentos e setores do hospital por meio de reuniões periódicas
▸ Manter atualizado o estoque de material e equipamentos
▸ Supervisionar o emprego e o funcionamento do material e equipamento
▸ Supervisionar a limpeza e a organização do setor
▸ Participar da passagem de plantão da equipe de enfermagem, bem como acompanhar as visitas médicas
▸ Participar do planejamento da alta do paciente juntamente com as equipes médica e de enfermagem, providenciando o treinamento, o material e os equipamentos que serão necessários para o cuidado em domicílio após a alta
▸ Supervisionar o lactário
▸ Organizar e administrar treinamento e educação contínua para a equipe de enfermagem
▸ Monitorar a incidência de infecção na UTI neonatal
▸ Cumprir e fazer cumprir o regulamento do hospital, o regimento do departamento de enfermagem, os regulamentos, as rotinas e os procedimentos da UTI neonatal.

Enfermeiro encarregado de plantão

São atribuições da enfermeiro encarregado de plantão:

▸ Distribuir as tarefas diárias da equipe
▸ Receber o plantão juntamente com a equipe, tomar conhecimento das ocorrências, tais como o estado geral dos pacientes, os exames radiológicos e laboratoriais (realizados e que serão realizados), os cuidados especiais, as medicações, a nutrição, os sinais vitais, a participação dos pais etc. (Apêndice F)
▸ Planejar e prescrever os cuidados de enfermagem para os pacientes
▸ Colaborar com a equipe no atendimento dos pacientes mais graves

- Supervisionar e coordenar a transferência dentro da unidade
- Supervisionar os funcionários na assistência de enfermagem. Preparar e administrar: sangue e seus derivados, medicamentos com dosagem rigorosa (p. ex., digitálicos, psicotrópicos, vasopressores, antiarrítmicos, heparina, insulina)
- Supervisionar a instalação de equipamentos como, por exemplo, ventiladores mecânicos
- Colaborar com as equipes de enfermagem e médica em procedimentos como intubação endotraqueal, cateterismo umbilical, exsanguinotransfusão, dissecção de veia, colocação de cateter percutâneo periférico
- Coordenar a equipe de enfermagem no atendimento de parada cardiorrespiratória
- Anotar os horários nas prescrições médicas
- Revisar as prescrições médicas e de enfermagem, bem como os relatórios de enfermagem, com a finalidade de verificar a execução dos tratamentos e os cuidados administrados
- Proceder a sondagens nasogástrica, orogástrica e vesical, se necessário
- Auxiliar a equipe de enfermagem na execução de aspiração da cânula endotraqueal e das vias respiratórias superiores
- Executar punções venosas
- Manusear e controlar os equipamentos e aparelhos existentes no setor, mantendo-os prontos para uso
- Manter o gestor da unidade informada sobre intercorrências relacionadas com os equipamentos que requeiram conserto ou reposição, bem como sobre o estoque de material
- Colaborar com a diretoria do setor na elaboração e atuação de rotinas
- Substituir o gestor ou encarregado da unidade em caso de seu impedimento
- Manter comunicação aberta com os pais do paciente, avaliando o atendimento, suas preocupações, suas necessidades e seus descontentamentos quanto ao atendimento
- Colaborar com o gestor ou encarregado da unidade nos programas de pesquisa, no treinamento e na educação contínua
- Participar da equipe dos transportes intra-hospitalares
- Participar no atendimento ao recém-nascido nos partos de alto risco
- Manter controle rigoroso dos entorpecentes e narcóticos ao receber e ao passar o plantão
- Manter bom relacionamento com os outros setores e departamentos do hospital; comunicar ao gestor ou encarregado quaisquer anormalidades
- Cumprir e fazer cumprir o regulamento geral do hospital, o regimento do departamento de enfermagem, as rotinas e os regulamentos da UTI neonatal.

Técnico de enfermagem

São atribuições do técnico de enfermagem:

- Receber e passar plantão seguindo o roteiro tipo Cardex® (Apêndice F)
- Executar os cuidados gerais de enfermagem, como higiene e alimentação
- Fazer as anotações de enfermagem relativas ao estado e às alterações dos pacientes, incluindo sinais vitais, controle hídrico etc.
- Comunicar alterações à enfermeiro encarregado do plantão e/ou ao médico
- Administrar e checar os medicamentos e tratamentos prescritos segundo a rotina
- Controlar sondas, cateteres e drenagens
- Prestar cuidados ao paciente intubado
- Auxiliar na aspiração da cânula endotraqueal e das vias respiratórias superiores
- Assistir a equipe médica quando necessário
- Preparar o paciente para procedimentos como cirurgia e exames
- Preparar o corpo em caso de óbito
- Acompanhar os pacientes em transportes e transferências
- Envolver os pais nos cuidados ao paciente, orientando-os desde a admissão até a alta do paciente
- Colaborar na manutenção da ordem, disciplina e limpeza do setor
- Fazer o controle do estoque individual do paciente e proceder às cobranças do material utilizado
- Cumprir o regulamento do hospital, o regimento do departamento de enfermagem, as rotinas e os regulamentos da UTI neonatal.

Auxiliar de serviços gerais

São atribuições do auxiliar de serviços gerais:

- Proceder à desinfecção terminal do setor, quando necessário
- Realizar a desinfecção concorrente do setor a cada 12 horas, pela manhã e à noite
- Proceder à desinfecção do piso a cada 6 horas
- Controlar e receber o estoque de material de consumo e roupas, e fazer a reposição de acordo com a necessidade
- Manter saboneteiras e toalheiros sempre abastecidos
- Manter atualizado o estoque de material estéril e fazer sua reposição quando for necessário
- Atender a serviços de encaminhamento
- Proceder à desinfecção terminal de materiais e equipamentos
- Preparar o material para esterilização a seco, a vapor ou a gás óxido de etileno. Encaminhar para a central de material do hospital

- Proceder à esterilização química de materiais
- Desinfetar armários e geladeiras a cada 7 dias
- Trocar soluções esterilizantes e desinfetantes de acordo com a rotina
- Cumprir o regulamento geral do hospital, o regimento do departamento de enfermagem e regulamentos, rotinas e procedimentos do setor.

Secretário(a)/recepcionista

São atribuições da secretário(a)/recepcionista:

- Recepcionar pais e visitantes, orientando-os quanto ao procedimento de escovação, lavagem das mãos e indumentária necessária para entrar no setor
- Proceder mensalmente à contagem geral do estoque de material permanente
- Receber os medicamentos da farmácia e conferi-los cuidadosamente. Os narcóticos e entorpecentes deverão ser recebidos pelo enfermeiro encarregado do plantão
- Proceder à admissão do paciente de acordo com a rotina administrativa do hospital
- Encaminhar a alta dos pacientes para o setor de admissão/contas de pacientes
- Organizar os prontuários diariamente, arquivando-os apropriadamente
- Receber os laudos dos exames de laboratório e de radiodiagnóstico, arquivando-os no prontuário médico segundo a rotina
- Fazer a devida cobrança dos procedimentos realizados na unidade de acordo com a rotina administrativa e contábil do hospital
- Executar trabalhos de digitação para as chefias médica e de enfermagem da UTI neonatal
- Digitar os resumos de alta hospitalar
- Fazer solicitações de consertos, pedidos de estoque de material e equipamento, mantendo o gestor da unidade informado
- Solicitar exames de laboratório, radiografias, ultrassonografias, ressonância magnética e outros
- Fazer encaminhamentos, quando necessário
- Cumprir e fazer cumprir o regulamento do hospital, o regimento do departamento de enfermagem e o regulamento e as rotinas do setor.

Comunicação na UTI neonatal

Comunicação entre enfermagem e equipe médica

A comunicação envolve compartilhar informações, ideias e sentimentos e baseia-se na personalidade (empatia e simpatia) de cada componente da equipe. Cada um dos membros da equipe de saúde tem conhecimento e habilidade próprios de sua área de atuação, mas com um objetivo comum: atender o paciente, satisfazendo suas necessidades. A equipe de enfermagem deve estar preparada para ser reconhecida e para participar ativamente desse processo. A seguir estão listadas sugestões a quem faz parte dela, que visam à comunicação efetiva da equipe:

- Ser parte ativa da equipe
- Manter-se atualizado por meio de leitura, pesquisa e participação em congressos e cursos de atualização
- Colocar sempre o paciente em primeiro lugar
- Pesquisar e conhecer o problema do paciente para poder sugerir e opinar sobre os cuidados a ele dispensados
- Ter mente inquisitiva, questionar
- Manter a mente aberta a mudanças (p. ex., novas técnicas e maneiras de atender o paciente)
- Participar da visita médica ativamente, com informações como alterações no quadro clínico, plano de alta, apego da família, resultado de exames etc.
- Anotações de enfermagem: devem conter informações relevantes, precisas e breves, registradas de modo legível
- Folha de anotações em formato que facilite a consulta (Apêndice I).

Treinamento e educação contínua em enfermagem

Treinamento

Independentemente da experiência e do nível de conhecimento dos novos funcionários, o programa de treinamento é o mesmo para todos e tem como principal objetivo padronizar as informações e os cuidados de enfermagem na UTI neonatal, recapitulando os cuidados gerais com o recém-nascido de alto risco, bem como as patologias mais comuns nessa etapa da vida, as rotinas e os procedimentos. O período do treinamento deverá ser de 40 horas teóricas e 72 horas práticas, sob supervisão de um preceptor ou monitor.

Conteúdo programático

- Reanimação neonatal
- Admissão do recém-nascido
- Cuidados gerais com a higiene do recém-nascido
- Controle térmico
- Controle da dor
- Nutrição (requerimentos, métodos de alimentação)
- Princípios na administração de medicamentos
- Cuidados pré- e pós-operatórios gerais

- Patologias e cuidados de enfermagem nos pacientes portadores de distúrbios:
    - Respiratórios
    - Cardíacos
    - Hidreletrolíticos e metabólicos
    - Gastrintestinais
    - Neurológicos
    - Hematológicos
    - Infecções
- Profilaxia das infecções adquiridas na UTI neonatal
- Transporte do recém-nascido de alto risco
- Coleta de amostras para exames laboratoriais
- Assistência nos exames especializados, como ultras-sonografia, ressonância magnética, radiografias, punção lombar etc.
- Anotações de enfermagem
- Cuidado centrado na família
- Alta hospitalar
- Perda perinatal
- Método canguru
- Intervenções no cuidado neuropsicomotor do prematuro e neonato enfermo.

Educação contínua

A educação contínua tem como objetivo manter a equipe de enfermagem informada e atualizada com relação a cuidados e procedimentos, alguns deles frequentes, outros não muito, ou novos, para assim ter uma participação mais efetiva na equipe de saúde.

Entre os procedimentos pouco frequentes que exigem reciclagem periódica incluímos a exsanguinotransfusão, a drenagem de tórax, a colocação de cateter percutâneo periférico, o cálculo de medicamentos, a reanimação neonatal e a parada cardiorrespiratória.

A educação contínua também deve promover palestras e cursos com assuntos que venham a aumentar o conhecimento clínico da equipe de enfermagem no cuidado ao paciente em situação crítica.

Finalmente, todas as pesquisas realizadas no setor devem ser apresentadas à equipe, desde a fase do pré-projeto até sua conclusão, quando os resultados serão discutidos.

Manual de procedimentos e rotinas operacionais

O manual de procedimentos e rotinas operacionais contribui para uma comunicação mais efetiva entre a equipe e a padronização dos cuidados. Sua linguagem e seu formato devem ser acessíveis a todos. Cada instituição poderá desenvolver seu próprio formato de manual. Na Figura 1.13 é apresentada uma sugestão de formato a ser utilizado.

Modelo de enfermagem principal (*primary nursing*)

A expressão *primary nursing* pode ser definida como enfermagem principal. *Primary nurse*, por sua vez, é o conceito de enfermeiro ou técnico de enfermagem principal. Nos anos 1980, a enfermeira Marie Manthey desenvolveu nos EUA um modelo de assistência de enfermagem a pacientes em situação crítica, pacientes de pouca idade e pacientes em clínica médico-cirúrgica. Com o decorrer dos anos, esse modelo foi atualizado para abranger diversas áreas da assistência de enfermagem, como UTI neonatal, *home-care*, pacientes crônicos, pacientes idosos e consultórios médicos.

Com o modelo de assistência *primary nursing*, podem ser observadas melhores consistência e continuidade na assistência, mais participação e reconhecimento da equipe de enfermagem pela equipe médica, diminuição do período de internação, satisfação dos familiares do paciente, com maior envolvimento da família nos cuidados e, consequentemente, menos re-hospitalizações. A família tem participação importante no planejamento dos cuidados de enfermagem, colaborando com o enfermeiro encarregado de plantão na assistência ao paciente.

A utilização do modelo *primary nursing* na UTI neonatal é mais recente. Segundo pesquisas, foram obtidos os mesmos resultados dos modelos anteriores aplicados em pacientes adultos e crianças.

Sistema operacional

O sistema operacional do modelo *primary nursing* funciona da seguinte maneira:

- O enfermeiro ou o técnico de enfermagem que presta assistência direta ao paciente selecionam o paciente do qual gostariam de cuidar desde a admissão até a alta do hospital
- Para fazer parte dessa equipe, ou para ser um *primary nurse*, o funcionário deverá trabalhar no setor por, no mínimo, 1 ano (para se familiarizar com o funcionamento e o sistema de assistência dessa unidade)
- O profissional que realizar a admissão do paciente terá preferência para ocupar a função de *primary nurse* que coordenará a equipe de *primary nursing* desse paciente. Cada paciente poderá ter mais de um *primary nurse*, denominados "associados"
- Cada turno de trabalho terá sua equipe de *primary nursing*
- O *primary nurse* cuidará do seu paciente cada vez que estiver de plantão, a despeito de quem prestou cuidado no(s) dia(s) anterior(es); os funcionários "associados" darão assistência ao paciente nas folgas do *primary nurse*

Manual de procedimentos

Nome da instituição: _____

Título: cuidado ao paciente em fototerapia

Pessoal de enfermagem: enfermeiro ou técnico de enfermagem

Tipo: independente ou necessita de prescrição médica

Data de implantação: _____

Intervenção	Justificativa
Despir o recém-nascido; manter os genitais cobertos	Para que a ação da fototerapia chegue à superfície mais extensa
Proteger os olhos com venda apropriada	A intensidade da luz pode lesionar a retina
Ligar o aparelho e medir a intensidade da luz com o radiômetro, ou manter registro das horas de uso do aparelho de fototerapia	A irradiância abaixo de 4,0 $W/cm^2/nm$ não tem ação terapêutica, sendo necessária a troca das lâmpadas. A irradiância ideal deve ser mantida entre 8 e 15 $W/cm^2/nm$ Em geral, as lâmpadas fluorescentes utilizadas para fototerapia perdem parte de sua ação terapêutica aproximadamente quando passam de 200 h de uso, e devem ser trocadas
Verificar os sinais vitais de 2 em 2 h	Monitoramento da hemodinâmica. O monitoramento da temperatura é importante devido à tendência à hipertermia
Balanço hídrico rigoroso	Devido à perda insensível de água, em torno de 40% quando em fototerapia, é importante monitorar a diurese e a hidratação do recém-nascido
Mudar o decúbito a cada 4 h, no mínimo	Para permitir que o recém-nascido receba a ação terapêutica da fototerapia de forma uniforme
Interromper a fototerapia por 15 min, a cada 8 h, removendo a venda ocular	Para promover a estimulação visual
Incentivar a visita dos pais	Interromper a fototerapia, mesmo que por poucos minutos, removendo a venda ocular para promover o contato dos pais com o recém-nascido
Promover a motilidade gastrintestinal por meio de alimentação e estimulação de evacuações	Promover a eliminação da bilirrubina mais rapidamente pelo trato intestinal
Rotinas operacionais	

Nome da instituição: _____

Título: exames laboratoriais

Médico	Prescreve os exames desejados
Enfermeiro ou técnico de enfermagem	Coleta a amostra solicitada, identifica o material coletado e preenche o formulário próprio
Auxiliar de serviços gerais	Encaminha o material ao laboratório devidamente protocolado
Enfermeiro ou técnico de enfermagem	Solicita os resultados dos exames e comunica ao médico; faz anotações na folha de resultados de exames
Secretário(a)	Recebe os dados do laboratório e organiza os formulários com o resultado dos exames na folha própria do prontuário do paciente

Figura 1.13 Exemplo esquemático de manual de procedimentos e rotinas operacionais.

- O *primary nurse* deverá estar sempre presente nas visitas médicas e no planejamento da alta hospitalar
- Acompanhamento após a alta hospitalar por meio de contato telefônico.

Critérios para inclusão do paciente

São incluídos no modelo *primary nursing* de atendimento:

- Pacientes que permanecerão internados por mais de 2 semanas
- Pacientes com problemas crônicos
- Pacientes que necessitarão de cuidados especializados após a alta hospitalar
- Pais adolescentes.

Bibliografia

Craig JW, Glick C, Phillips R et al. Recommendations for involving the family in developmental care of the NICU baby. J Perinatology. 2015; 35:55-58.

Gardner SL, Carter BS, Enzman-Hines M, Hernandez JA. Handbook of neonatal intensive care. 7. ed. St Louis, MI: Mosby Elsevier, 2011, p. 122.

Gray L, Philbin M. Effects of the neonatal intensive care unit on auditory attention and distraction. Clin Perinatol. 2004; 31:243.

Hyams-Franklin EM, Rowe-Gilliespie P, Harper A, Johnson V. Primary team nursing: the 90's model. Nursing Management. 1993; 24(6):50-2.

Johnson A. Adapting the neonatal intensive care environment to decrease noise. J Perinat Neonatal Nurs. 2003; 17:280.

Kenner C, Lott JW, Flandermeyer AA. Comprehensive neonatal nursing. 2. ed. Philadelphia: W.B. Saunders Co., 1998.

Lestner BM, Hawes K, Abar B et al. Single-family room care and neurobehavioral and medical outcomes in pre-term infants. Pediatrics. 2014; 134(4): 754-60.

Leone CR, Tronchin DMR. Assistência integrada aos recém-nascidos. Rio de Janeiro: Atheneu; 1996.

Magalhães AM, Juchem BC. Primary nursing: adapting a new working model at the surgical nursing service of the Clinics Hospital of Porto Alegre. Rev Gaúcha Enferm. 2000; 21(2):5-18.

Manley K, Cruise S, Keogli S. Job satisfaction of intensive care nurses practicing primary nursing. A comparison with those practicing total patient care. Nurs Crit Care. 1996; 1(1):31-41.

Manthey M. Aka primary nursing. J Nurs Adm. 2003; 33(7-8): 369-70.

Melchior ME. The effects of primary nursing on work-related factors. J Adv Nursing. 1999; 29(1):88-96.

Morette K. Primary nursing for neonates. Crit Care Nurse. 2000; 20(4): 18-20.

Morris M, Cleary, JP, Soliman A. Small baby unit improves quality and outcomes in extremely low birth weight infants. Pediatrics. 2015; 138(4).

Moseley M et al. Effects of nursery illumination on frequency of eyelid opening and state in preterm infants. Early Human Development. 1988; 18(1):13-6.

Nascimento R. Prática de enfermagem na UTI neonatal. Rio de Janeiro: Atheneu; 1985.

Pachi PR. A ambiência do recém-nascido. In: Costa HPE, Marba ST. O recém-nascido de muito baixo peso. Rio de Janeiro: Atheneu; 2003. p. 73-83.

Philbin M. Planning the accustic environment of a neonatal intensive care unit. Clinic Perinatol. 2004; 31:331.

Ryan AA, Logue HF. Developing an audit tool for primary nursing. J Clin Nurs. 1998; 7(5):417-23.

Scharer K, Brooks G. Mothers of chronically ill neonates and primary nurses in the NICU: transfer of care. Neonat Network. 1994; 13(5):37-47.

Secretaria de Estado de Saúde do Paraná. Manual de atendimento ao recém-nascido de risco. Curitiba: Secretaria de Estado de Saúde (SESA); 2002.

van Pul C et al. Safe patient monitoring is challenging but still feasible in a neonatal Intensive care unit with single family room. Acta Paediatrica. 2015; 104(6): e247-54.

White R. Lighting design in the neonatal intensive care unit: practical applications of scientific principles. Clinic Perinatol. 2004; 31:323.

2

Gravidez e Parto de Alto Risco

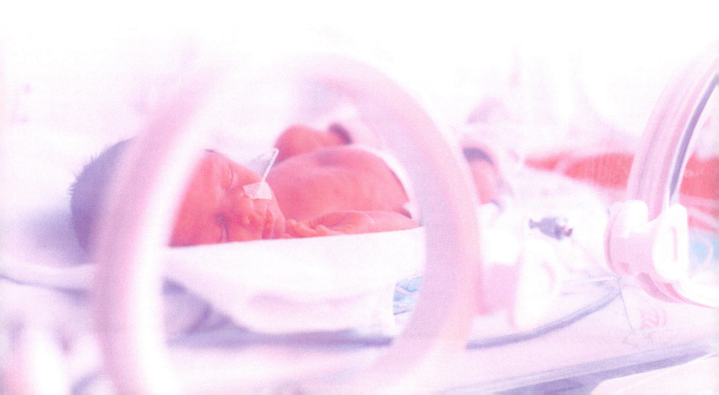

Introdução

O período gestacional é dividido em três trimestres, totalizando 42 semanas de gestação; considera-se normal quando evolui sem intercorrências para a mãe e o feto. O feto se desenvolve em um meio complexo e dependente das variáveis que possam afetá-lo, bem como a gestante.

Com o objetivo de prestar assistência adequada ao recém-nascido de alto risco, é fundamental conhecer as condições maternas durante a gravidez, pois elas acometem diretamente o feto. Desse modo, poderão ser tomadas medidas profiláticas, evitando complicações e antecipando tratamentos que diminuirão os riscos envolvidos antes, durante e após o parto.

Na gestação de alto risco surgem intercorrências patológicas e/ou sociais que são fatores de agressão ao binômio gestante-feto, causando instabilidade fisiológica e/ou hemodinâmica. Em geral, elas são consequência de distúrbios congênitos, alterações metabólicas, prematuridade, asfixia perinatal e problemas durante a gravidez.

Fatores contribuintes

Deficiência nutricional

Segundo Gilbert e Harmon (1993), um déficit de ingestão calórica e proteica interfere na síntese do DNA nos primeiros 3 meses de gravidez, acarretando problemas no desenvolvimento fetal, os quais podem induzir aborto espontâneo. Após o primeiro trimestre de gestação, a desnutrição materna impede o crescimento fetal, sendo a causa de crescimento cerebral inadequado e de recém-nascidos pequenos para a idade gestacional (PIG).

Sangramento

O sangramento antenatal pode ser classificado em perda sanguínea crônica ou aguda e é resultado de múltiplos fatores, como fetal, materno, placentário, uterino e/ou relacionados a condições do cordão:

- Condições placentárias/uterinas: placenta prévia (implantação baixa anormal da placenta, com cobertura completa ou parcial do óstio interno cervical), placenta abrupta (separação da placenta parcial ou completa), ruptura uterina, transfusão fetal/materna (perda crônica de sangue do compartimento intravascular fetal através da placenta para o espaço interviloso materno
- Condições do cordão umbilical: o tamanho do cordão (considerado normal com 55 cm e pequeno com 32 cm); a implantação do cordão na borda da placenta, bem como acidentes com o cordão (ruptura,

hematomas, cordão justo circulando o pescoço, nó no cordão e prolapso do cordão quando este sai pela abertura da cérvice ou pelve, podendo ocorrer sua compressão).

O sangramento, quando ocorre durante o 1º e o 2º trimestre da gravidez, quase sempre está associado ao aborto. Caso ocorra no 3º trimestre, está geralmente associado à má implantação da placenta no útero, como no caso de placenta prévia ou descolamento prematuro da placenta. As causas são pouco conhecidas.

O descolamento prematuro da placenta está associado a certas condições, descritas por Gilbert e Harmon (1993):

- Hipertensão arterial persistente
- Idade materna acima de 35 anos
- Multiparidade (acima de 5)
- Traumas abdominais
- Punção durante amniocentese
- Cordão umbilical curto
- Deficiência de ácido fólico
- Tabagismo e uso abusivo de drogas ilícitas.

A placenta prévia pode estar relacionada com situações que interferem no suprimento de sangue para a placenta ou que causem lesões e cicatrizes na parede uterina, tais como:

- Aborto
- Cesariana
- Infecção uterina
- Tumor uterino.

O efeito negativo no feto, quando ocorre sangramento no 3º trimestre, está relacionado com a falta de trocas gasosas de oxigênio e gás carbônico pela placenta. Quando o suplemento sanguíneo da placenta é interrompido, pode haver asfixia fetal, que, se for prolongada, trará sequelas irreversíveis ao feto, colocando também em risco a vida da gestante.

Diabetes gestacional

Ocorre quando há deficiência na produção de insulina pelo pâncreas, devido ao aumento do metabolismo de proteína, gordura e carboidratos. Na gestação, há aumento na produção de insulina, o que pode desencadear o diabetes, principalmente a partir do 2º trimestre, atingindo níveis mais altos no período final. Apresentam maior risco de desenvolver diabetes gestacional as mulheres com idade acima de 35 anos, acometidas de hipertensão arterial crônica, obesidade, história familiar de diabetes, dentre outros fatores. Os efeitos no feto são aumento na incidência de anomalias congênitas – cardíacas, renais, neurológicas e gastrintestinais –, além de diminuição do crescimento cerebral e elevação do crescimento fetal (grande para a idade gestacional).

Após o nascimento, podemos observar nesses recém-nascidos a ocorrência de hipoglicemia. Isso se deve ao fato de que, na vida intrauterina, o feto desenvolve alta produção de insulina para poder metabolizar as altas taxas de glicose produzidas pela gestante, que passam através da placenta. Ao nascer, as reservas de glicose oriundas da mãe não são mais fornecidas, mas a produção de insulina ainda se mantém alta, o que causa hipoglicemia. Nos recém-nascidos de mães portadoras de diabetes, observa-se aumento nos casos da doença de membrana hialina (síndrome do estresse respiratório), mesmo nos neonatos com mais de 36 semanas de gestação. Isso ocorre porque a alta concentração de glicose e a elevada produção materna de cortisol causam diminuição da produção de surfactante, interferindo na maturação pulmonar.

Doença hipertensiva específica da gravidez

A doença hipertensiva específica da gravidez pode levar a toxemia gravídica, pré-eclâmpsia e eclâmpsia.

A hipertensão arterial é caracterizada pelo aumento da pressão arterial durante a gravidez. Isso leva a aumento excessivo de peso devido à retenção de fluidos e proteína materna. Em geral, ocorre entre as 10 últimas semanas de gestação e até 48 horas após o parto. As causas são desconhecidas, mas determinados fatores são predisponentes para seu desenvolvimento, tais como:

- Diabetes melito
- Hipertensão arterial crônica
- Doenças renais
- História familiar
- Obesidade
- Má nutrição (principalmente baixa ingestão proteica)
- Gravidez múltipla
- Incompatibilidade de fator Rh.

Os efeitos no feto estão normalmente associados à diminuição da perfusão da placenta; isto é, insuficiência placentária, que, por sua vez, retarda o crescimento intrauterino, induz partos prematuros e está relacionada com o baixo peso do recém-nascido.

Infecções

Durante a gravidez, as infecções virais ou bacterianas que não forem tratadas a tempo poderão acometer o feto, aumentando mortalidade e morbidade fetais. Muitas infecções maternas passam despercebidas, mas provocam sérias consequências para o feto. Uma das infecções mais comuns na gestante é a do trato urinário, afetando de 2 a 10% das mulheres grávidas. Alguns autores sugerem que a inflamação da bexiga e dos tecidos renais resulte em hipertermia e aumento da produção de prostaglandina, que, por sua vez, predispõem a gestante ao parto prematuro. A ruptura da membrana antes do início do parto pode propiciar infecções na mãe e no feto.

Parto prematuro

Considera-se parto prematuro quando a gravidez termina antes de 37 semanas. Os partos prematuros continuam sendo responsáveis por 75 a 80% da mortalidade e morbidade fetais. Os fatores que contribuem para que ele ocorra são:

- Hipertensão arterial
- Infecções
- História de partos prematuros prévios
- Diabetes
- Doença cardíaca
- Doença renal
- Anomalia uterina
- Placenta prévia
- Descolamento prematuro da placenta
- Uso abusivo de cigarros, álcool e drogas ilícitas
- Má nutrição.

Nos partos prematuros, principalmente antes de 32 semanas de gestação, há maiores riscos de complicações para o recém-nascido, tais como problemas respiratórios decorrentes de imaturidade pulmonar, risco de sangramento intraventricular devido à fragilidade dos capilares cerebrais e suscetibilidade a infecções decorrentes do sistema imunológico imaturo.

Parto pós-termo

Considera-se parto pós-termo quando a gravidez se prolonga por mais de 42 semanas. Após 36 semanas de gestação, a placenta começa a envelhecer, deixando de fornecer os nutrientes necessários para o crescimento uterino. Por volta de 42 semanas, a superfície da placenta, que promove a troca de oxigênio e gás carbônico, encontra-se diminuída, reduzindo também a quantidade do líquido amniótico, devido à diminuição do fluxo sanguíneo. Os efeitos fetais da pós-maturidade incluem:

- Falência de crescimento fetal
- Desidratação
- Redução da gordura subcutânea, provocando pele escamosa e enrugada
- Ausência de verniz caseoso e lanugem
- Descoloração da pele
- Unhas compridas e crescimento abundante do cabelo
- Hipoglicemia
- Hipoxia decorrente de insuficiência placentária, causando estresse e eliminação de mecônio, adicionando-se o risco de aspiração de mecônio e suas complicações.

Oligoidrâmnio e polidrâmnio

Oligoidrâmnio e polidrâmnio caracterizam-se pelo aumento e diminuição, respectivamente, do volume de líquido amniótico:

- Oligoidrâmnio: índice de líquido amniótico (ILA) < 5 cm decorrente de extravasamento prolongado ou crônico do líquido amniótico e anomalias congênitas (agenesia renal, obstrução urinária)
- Polidrâmnio: ILA ≥ 25 cm, também conhecido como hidrâmnio, sua etiologia é desconhecida, mas está associada a anomalias fetais do sistema nervoso central, obstruções gastrintestinais, diabetes pré-gestacional e gestacional com dependência de insulina, gestações múltiplas e isoimunização Rh.

Uso abusivo de substâncias e drogas ilícitas

A seguir, estão relacionadas as consequências do uso das seguintes substâncias ou drogas ilícitas:

- Álcool: aumenta o risco de danos neurológicos, baixo peso, síndrome alcoólica fetal e aborto espontâneo
- Tabaco: diminui a perfusão placenta/útero, diminuindo a oxigenação fetal; causa parto prematuro, baixo peso ao nascer, aumento do risco da síndrome da morte súbita, aumento da incidência de câncer na infância e anormalidades neurológicas do desenvolvimento
- Cocaína: euforia materna, energia seguida de exaustão, ansiedade e depressão. Pode apresentar também consequências fetais, tais como aborto espontâneo, parto prematuro, retardo no crescimento intrauterino e distúrbios comportamentais sérios
- Heroína: causa dependência, aumenta o risco de parto pré-termo e retardo no crescimento intrauterino, síndrome de abstinência no neonato
- Maconha, dietilamida do ácido lisérgico (LSD) e anfetaminas: os efeitos fetais ainda são desconhecidos.

Distúrbios da glândula tireoide

São distúrbios da glândula tireoide:

- Hipertireoidismo: aumenta o risco de abortos espontâneos, morte fetal intrauterina, parto prematuro e retardo no crescimento intrauterino e hipotireoidismo no neonato caso a mãe tenha utilizado medicação antitireoidiana durante a gravidez

- Hipotireoidismo: pode aumentar a chance de aborto espontâneo, retardo mental no neonato e aumento da incidência de anomalias congênitas. Quando for feito o tratamento adequado da reposição hormonal, o risco de complicações fetais será reduzido.

Incompatibilidade sanguínea

No que diz respeito à incompatibilidade sanguínea, destacam-se:

- Incompatibilidade AB0: acontece com mães tipo 0 com soro anti-A ou anti-B, e o feto com tipo sanguíneo A, B ou AB. Podem ocorrer anemia hemolítica e reticulocitose moderada. Hiperbilirrubinemia (icterícia) nas primeiras 24 horas de nascido
- Incompatibilidade Rh: mãe Rh-negativo sensibilizada pode induzir o feto a hidropisia fetal e hiperbilirrubinemia grave.

Restrição do crescimento intrauterino

A restrição do crescimento intrauterino inicia-se já no 1º trimestre de gestação, afetando órgãos e sistemas. Dentre as etiologias, destacam-se anomalias congênitas e infecções (TORCH – toxoplasma, rubéola, citomegalovírus e herpes simples). No feto, podem suceder asfixia e mecônio, o que facilita a ocorrência da síndrome de aspiração de mecônio com persistência da hipertensão pulmonar. Alterações metabólicas, como hipocalcemia e hipoglicemia, também são frequentes, bem como instabilidade térmica e policitemia.

Bibliografia

Andrade AS, Nina MD. Caracterização da gestação de alto risco. In: Segre CAM, Armelline PA. São Paulo: Sarvier; 1981. p. 11-26.

Creary R, Rwanik M. Maternal medicine principles and practice. Philadelphia: W.B. Saunders; 1989.

Gilbert E, Harmon J. High risk pregnancy and delivery. 2. ed. St. Louis: C.V. Mosby; 1993.

Harmon JS. High-risk pregnancy. In: Kenner C, Lott JW, Flandermeyer AA. Comprehensive neonatal nursing, a physiologic perspective. 2. ed. Philadelphia: W.B. Saunders Co.; 1998. p. 133-43.

Haws P. The care of the sick neonate. Philadelphia: Lippincott Williams & Wilkins; 2004. p. 2-38.

Landry N. Uncomplicated antepartum and intrapartum care. In: Verklan MT, Walden M. Core curriculum for neonatal intensive care nursing. St. Louis: Elsevier Saunders; 2004. p. 3-45.

Lepley M, Gogoi RG. Prenatal environment: Effect on neonatal outcome. In: Merenstein GB, Gardner AL. Handbook of neonatal intensive care. 6. ed. St. Louis: Mosby; 2006. p. 11-38.

Pitts K. Perinatal substance abuse. In: Verklan MT, Walden M. Core curriculum for neonatal intensive care nursing. St. Louis: Elsevier Saunders; 2004. p. 46-79.

3

Reanimação Neonatal Atualizada

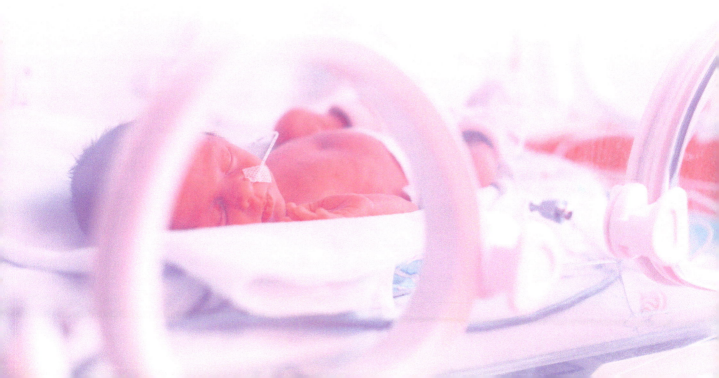

Atendimento na sala de parto | Recém-nascido a termo e prematuro

Para atender aos partos de alto risco, os hospitais precisam de uma equipe treinada em reanimação neonatal. Esse treinamento deve oferecer informação padronizada e incluir as partes prática e teórica dos princípios básicos de uma reanimação neonatal eficaz, incluindo técnicas, procedimentos e familiaridade com o equipamento e o material a serem utilizados. As normas de reanimação neonatal estabelecidas pela Sociedade Brasileira de Pediatria são frequentemente revisadas e atualizadas, e as instituições e os profissionais da equipe de reanimação neonatal devem manter-se atualizados quanto a essas práticas.

O atendimento do recém-nascido na sala de parto deve focalizar a prevenção de complicações com intervenções precisas, contribuindo para diminuição dos índices de mortalidade e morbidade neonatais. Segundo Kattwinkel et al. (2011), 90% dos recém-nascidos passam pela transição da vida intrauterina para a extrauterina sem dificuldades, 9% necessitam de alguma assistência para iniciar a respiração e somente 1% necessita de medidas extensivas de reanimação.

A equipe encarregada de atender aos partos de alto risco deve ser composta por um neonatologista, um terapeuta respiratório e pela equipe de enfermagem da UTI neonatal.

Recomenda-se a presença da equipe de reanimação neonatal nos partos de alto risco com as seguintes características:

- Idade gestacional < 34 semanas
- Diminuição dos movimentos fetais
- Bradicardia e taquicardia fetal
- Placenta prévia
- Descolamento prematuro da placenta
- Mecônio no líquido amniótico
- Gestante diabética
- Hipertensão materna
- Anomalias congênitas detectadas previamente ao parto
- Arritmias cardíacas fetais
- Uso abusivo de drogas ilícitas durante a gravidez
- Poli-hidrâmnio e oligo-hidrâmnio
- Gestantes sem acompanhamento pré-natal
- Infecção materna
- Partos cesarianos
- Diminuição da atividade fetal
- Idade materna ≤ 16 anos ou ≥ 35 anos
- Terapias medicamentosas pela gestante, como carbonato de lítio, magnésio, bloqueadores adrenérgicos, tranquilizantes e analgésicos opioides–narcóticos
- Sangramento vaginal no terceiro trimestre

- Interrupção da circulação fetal (prolapso do cordão umbilical ou compressão do cordão ao passar pelo canal vaginal)
- Parto a fórceps ou a vácuo
- Apresentação anormal
- Variabilidade e desaceleração grave sem viabilidade prévia
- Mecônio no líquido amniótico
- Isoimunização (incompatibilidade AB0, Rh)
- Corioamnionite
- Administração de narcóticos 4 horas antes do parto
- Anestesia geral na gestante
- Anemia fetal
- Pré-eclâmpsia ou eclâmpsia
- Hidropisia fetal
- Malformação ou anomalias fetais.

A reanimação neonatal consiste em um conjunto de medidas cujo objetivo é estabelecer e manter a ventilação/oxigenação e circulação quando o recém-nascido nasce apneico e/ou bradicárdico. Além dos fatores já mencionados, podem ocorrer outras complicações, desencadeadas no processo de nascimento e que podem demandar reanimação neonatal na sala de parto. Entre estas, destacam-se:

- Interrupção da circulação (prolapso do cordão umbilical ou compressão do cordão pela cabeça do feto durante a passagem pelo canal vaginal)
- Iatrogenia (pressão excessiva do reanimador de pressão positiva, ocasionando pneumotórax com comprometimento pulmonar e cardíaco)
- Estimulação vagal, provocando apneia e bradicardia (durante aspiração nas vias respiratórias superiores)
- Dificuldade no processo de intubação endotraqueal (levando a hipoxemia).

Para um atendimento eficiente na sala de parto, se faz necessário obter informações mais detalhadas com relação ao parto de alto risco, como idade gestacional, complicações durante a gravidez, ultrassonografia durante a gravidez, possíveis anomalias fetais detectadas, infecção materna, presença de mecônio, uso de drogas ilícitas, problemas maternos como diabetes, hipertensão, infecções, tabagismo, alcoolismo, hemorragia materna, prolapso de cordão, hipotensão materna, poli-hidrâmnio, hidropisia, malformações pulmonares, cardíacas, cerebrais, renais e gastrintestinais, quando foi rompida a membrana, tipo sanguíneo. Dessa maneira, o atendimento a ser oferecido na sala de parto será mais eficiente e adequado ao neonato de alto risco. A equipe da UTI neonatal que fará o atendimento dos partos de alto risco deverá passar por treinamento e reciclagem periodicamente para poder estar preparada ao prestar o atendimento de emergência. Também, é importante que a equipe designada para atender um parto de alto risco reúna-se antes do parto para avaliação e preparo do equipamento. São sugeridos os seguintes passos, reco-mendados pela American Academy of Pediatrics (AAP) e pela American Heart Association (AHA) na 7ª edição do *Manual de Reanimação Neonatal*, de 2016:

- Identificar os membros da equipe e definir o papel que cada membro irá desempenhar:
  - Líder da equipe
  - Responsável pelas anotações
  - Responsável pelas medicações
- Determinar quais equipamentos e materiais serão ne-cessários e testá-los quanto ao seu funcionamento
- Identificar as pessoas que estarão disponíveis caso seja necessário mais pessoal
- Após a reanimação, fazer uma reunião com a equipe participante para avaliar a reanimação e verificar se há necessidade de melhora no atendimento.

Critérios de reanimação

Cada hospital deve desenvolver um protocolo com seu comitê de ética para determinar os critérios de reanima-ção, ou não, na sala de parto em casos específicos, de acordo com a região e a disponibilidade de recursos. Os critérios estabelecidos propostos no *Manual de Reani-mação Neonatal*, de 2016, são os seguintes:

- Não reanimar nos seguintes casos:
  - Idade gestacional < 23 semanas e peso < 400 g
  - Anencefalia
  - Anormalidades cromossômicas incompatíveis com a vida, como trissomias do 13 e 18
- Suspender a reanimação se o recém-nascido não apre-sentar frequência cardíaca e esforço respiratório após 10 minutos de reanimação contínua e adequada.

Material

O material necessário para reanimação neonatal deve estar sempre pronto para uso. Os hospitais precisam dis-por de todo o material necessário para este procedimento, bem como de uma pessoa responsável pela manutenção e pelo preparo desse material de maneira regular. O berço de calor radiante e a balança devem estar em pre-aquecimen-to. Todos os equipamentos devem ser previamente testa-dos (Figura 3.1). Para facilitar o transporte e o controle, sugere-se um carro com gavetas, todas com a devida iden-tificação de seus conteúdos, nas quais deve ser colocado o material necessário para reanimação neonatal (Figura 3.2); ou em uma bolsa que contenha divisórias, na qual se possa organizar todo o material necessário (Figura 3.3).

O material sugerido consiste em:

- Berço de calor radiante
- Campo estéril para secar o recém-nascido (recém-nas-cidos a termo e prematuros > 32 semanas de gestação)

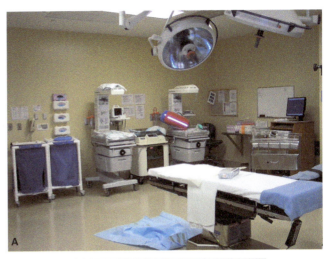

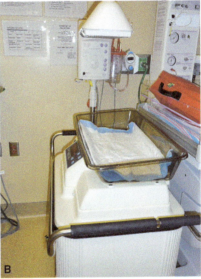

Figura 3.1 A. Sala de parto preparada para partos de alto risco. **B.** Balança com aquecimento. (*Fonte*: cortesia de Piedmont Henry Hospital UTI Neonatal, Geórgia, EUA.)

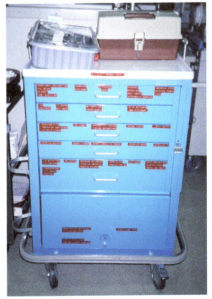

Figura 3.2 Carro de reanimação neonatal. (*Fonte*: cortesia de UTI Neonatal Redlands Community Hospital, Califórnia.)

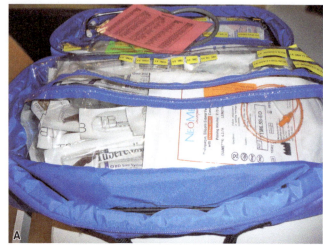

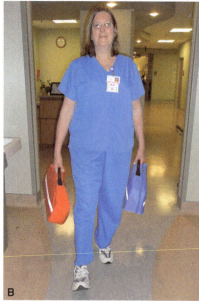

Figura 3.3 A e **B.** Bolsa com material de reanimação neonatal. (*Fonte:* cortesia de Piedmont Henry Hospital UTI Neonatal, Geórgia, EUA.)

» Touca e cobertas aquecidas
» Fonte de oxigênio com fluxômetro
» Reanimador manual ou balão autoinflável ou balão anestésico com manômetro
» Máscaras de tamanhos adequados para recém-nascidos a termo, prematuros e extremamente prematuros
» Fonte de aspiração a vácuo ou elétrica

» Monitor cardíaco e oxímetro de pulso
» Misturador de oxigênio, ou *blender*
» Tubo endotraqueal de tamanhos 2,5; 3,0 e 3,5
» Laringoscópio com lâmina reta 0 e 1
» Analisador de CO_2 (para confirmar a intubação)
» Fita adesiva ou esparadrapo para fixar o tubo endotraqueal
» Tesoura
» Sonda de aspiração estéril n°s 6, 8 e 10
» Sonda orogástrica 8 Fr e seringa
» Pera de aspiração
» Estetoscópio
» Medicações de emergência (Quadro 3.1)
» Material para cateterização umbilical venosa
» Seringas (60 mℓ, 20 mℓ, 10 mℓ, 5 mℓ, 3 mℓ, 1 mℓ)
» Agulhas
» Agulha para administração intraóssea
» Sonda gástrica n°s 6 e 8
» Monitor cardíaco
» Oxímetro de pulso
» Tabela com o nível de saturação de oxigênio (Quadro 3.2)
» Aspirador de mecônio
» Luvas de procedimento (não precisam ser estéreis)
» Surfactante nos partos em que se preveja sua utilização
» Plástico de polietileno transparente estéril (para envolver os prematuros < 32 semanas de gestação), ou saco plástico de polietileno transparente estéril para colocar o corpo do neonato até a altura da cintura, a fim de proteger e manter a umidade nos casos de defeitos de parede abdominal, coluna vertebral, e nos prematuros < 32 semanas de gestação
» Botinha para prematuros < 32 semanas de gestação (Figura 3.4)
» Colchão aquecido para prematuros < 32 semanas de gestação
» Incubadora de transporte (sempre aquecida) com monitor cardíaco, oxímetro de pulso, ventilador em T (Neopuff® – Figura 3.5)
» Balança aquecida para pesar o recém-nascido
» Material para cateterismo umbilical
  • Campos fenestrados estéreis
  • Cadarço de algodão
  • Luvas e avental estéreis
  • Máscara e gorro

Quadro 3.1 Medicações de emergência.

Medicação	Efeitos/indicação	Dose/via	Observações
Epinefrina	Estimulante cardíaco; aumenta força de contração e frequência cardíacas	0,1 a 0,3 mℓ/kg (intravenosa) Cânula endotraqueal (solução 1:10.000)	Administração rápida; pode ser repetida a cada 5 min
Soro fisiológico, 100 ou 250 mℓ Soro glicolisado a 10%, 250 mℓ (opcional)	Aumenta o volume circulante e melhora a perfusão. Indicado nos casos de hipovolemia	10 mℓ/kg intravenosa (veia umbilical)	Administração lenta, em 5 a 10 min, para evitar elevação brusca da pressão arterial
Naloxona (Narcan)	» Antagonista dos narcóticos » Antidepressivo respiratório » Utilizar em casos de opioides administrados a mãe nas 4 h que antecedem o parto	0,1mℓ/kg, cada 2 a 5 minutos, via intravenosa ou intramuscular	Observar: » Sinais de convulsão » Depressão respiratória » Instabilidade nos sinais vitais.

Quadro 3.2 Nível-alvo de saturação do oxigênio pré-ducto arterial em reanimação neonatal na sala de parto.

Minutos	Saturação de oxigênio (SPO₂)
1	60 a 65
2	65 a 70
3	70 a 75
4	75 a 80
5	80 a 85
10	85 a 95

Fonte: Weiner e Zaichkin, 2016.

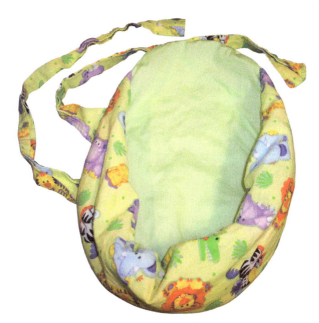

Figura 3.4 Botinha.

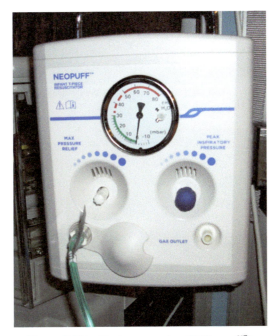

Figura 3.5 Ventilador manual em T (Neopuff®).

- Instrumentos: porta-agulhas, pinças tipo Kelly, bisturi com lâmina nº 11
- Suturas: fios de mononáilon 4-0 agulhados
- Cateter umbilical 3,5 ou 5 (*Atenção*: não se devem utilizar sondas gástricas para essa finalidade, por serem feitas de plástico não apropriado e poderem provocar microembolismo venoso, além de não serem esterilizadas para procedimentos invasivos estéreis)
- Solução para antissepsia
- Torneirinha de 3 vias
- Seringas de 3; 5 e 10 mℓ
- Solução fisiológica
- Adesivo para fixar o cateter.

Fisiologia fetal

Para a transição da vida intrauterina para a extrauterina, é preciso que ocorra respiração espontânea, com as devidas mudanças cardiopulmonares subsequentes.

Na vida intrauterina, o feto depende totalmente da placenta para a nutrição e as trocas gasosas. Durante esse período, os pulmões do feto estão cheios de líquido amniótico, o oxigênio utilizado pelo feto é proveniente, então, do sangue materno que atravessa a placenta, e somente uma pequena porção de sangue fetal passa pelos pulmões. Como consequência, os vasos sanguíneos que promovem a perfusão e a drenagem do pulmão fetal são marcadamente constringidos (Figura 3.6).

No feto, a maior parte do fluxo sanguíneo é desviada dos pulmões – porque os vasos sanguíneos pulmonares estão constringidos –, vai direto para o coração através do ducto arterioso, e segue para a aorta, de onde é distribuído para a circulação do corpo.

Após o nascimento, é por meio dos pulmões que o recém-nascido recebe oxigênio. Ao nascer, o neonato faz os primeiros movimentos respiratórios, promovendo mudanças na pressão intrapulmonar. O líquido amiótico que se encontra dentro dos pulmões é absorvido pelo tecido pulmonar, possibilitando a entrada, dentro dos

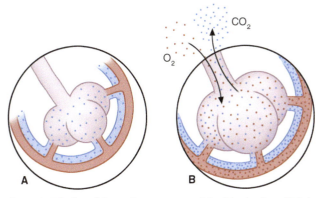

Figura 3.6 A. Arteríolas pulmonares constringidas *in utero*. **B.** Arteríolas pulmonares dilatadas após o nascimento.

alvéolos, do oxigênio, que, por sua vez, difunde-se dentro dos vasos sanguíneos pulmonares em torno dos alvéolos. Isso promove o relaxamento dos vasos sanguíneos pulmonares, aumentando os níveis de oxigênio na circulação sanguínea em geral. O ducto arterioso começa, então, a se constringir, permitindo que o sangue (que no período fetal passava direto pelo ducto arterioso) siga diretamente para o pulmão do recém-nascido (Figura 3.7).

Quando, no momento do parto, existe apneia ou o esforço respiratório inicial é fraco, o líquido amniótico dentro dos pulmões não é eliminado eficientemente, comprometendo a oxigenação. A oxigenação adequada ocorre quando a ventilação promove o transporte de oxigênio do ambiente até alcançar o fluxo sanguíneo e os tecidos. Esse processo depende da chegada de oxigênio aos alvéolos e da eficiência do fluxo sanguíneo pulmonar em distribuir o sangue oxigenado para os tecidos do corpo.

No recém-nascido asfixiado, o padrão da circulação fetal se mantém em decorrência da hipoxemia e da acidose, diminuindo o fluxo sanguíneo para os pulmões, resultando em comprometimento da oxigenação e maior hipoxemia. As etapas para a reanimação neonatal são definidas pela idade gestacional e quadro clínico apresentado na hora do parto (Quadro 3.3).

Sempre que for necessária a administração de oxigênio, é preciso colocar o sensor do oxímetro no pulso radial ou na palma da mão direita e, somente após posicionado, conectá-lo ao aparelho de oximetria.

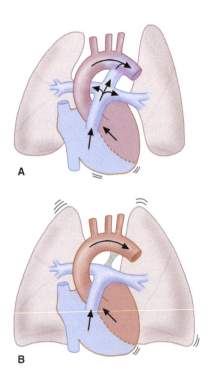

A.

B.

Figura 3.7 A. Circulação fetal. B. Circulação após o nascimento.

Ventilação com pressão positiva

É importante escolher um reanimador ou balão de ventilação que seja de material durável, que promova ventilação adequada e que seja fácil de utilizar e esterilizar. Em geral, utiliza-se balão autoinflável, que não requer fonte de gás para funcionar. Atua com pressão máxima de 30 a 40 cmH_2O, e oferece concentração de oxigênio a 21% quando não conectado à fonte de O_2, podendo chegar à concentração de 90 a 100% quando conectado à fonte de O_2.

O balão anestésico deve ser utilizado por profissionais treinados em seu manuseio. Funciona apenas se for conectado a uma fonte de gás. É dotado de manômetro de pressão, e a pressão deve ser monitorada de perto para evitar picos de pressão inspiratória e pressão positiva no final da expiração (PEEP) elevados (Figura 3.8). Sempre

Quadro 3.3 Etapas da reanimação.

Nos neonatos < 32 semanas de gestação	
Ao receber o neonato	▸ Não seque o neonato. Coloque-o imediatamente no berço de calor radiante. Envolva-o no plástico de polietileno transparente estéril e coloque-o dentro da botinha, sobre o colchão aquecido quimicamente

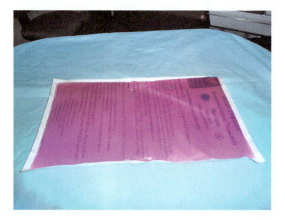

(continua)

Quadro 3.3 Etapas da reanimação. (*continuação*)

Vias respiratórias/respiração	▸ Coloque o oxímetro de pulso como recomendado
	▸ Proceda à avaliação da respiração e da necessidade de ventilação
	▸ Nos casos de neonatos > 35 semanas de gestação, se estiverem com vigor, com respiração espontânea mas elaborada, e não for possível manter os níveis de oxigênio apesar de serem utilizados 100% de fluxo de oxigênio, considere a utilização de CPAP nasal; inicie com concentração de oxigênio a 21%
	▸ Nos neonatos < 35 semanas de gestação, inicie com concentração de oxigênio a 21 a 30%
	▸ Se for utilizada a administração de oxigênio com fluxo livre, inicie com 30% de oxigênio. Se o neonato estiver com respiração elaborada, dificultada ou não conseguir manter a saturação no nível indicado para a idade gestacional, apesar do fluxo de O_2 a 100%, considere usar CPAP. Se for necessário ventilação com pressão positiva em prematuros, é preferível utilizar um equipamento que possa oferecer pressão positiva respiratória (PEEP) de 5 cmH_2O
	▸ Proceda à intubação endotraqueal, se indicada, principalmente nos neonatos < 28 semanas de gestação
	▸ Continue a administração de O_2 de acordo com as novas recomendações de reanimação neonatal
Circulação	▸ A avaliação inicial deverá ser feita com o estetoscópio. Ao sentir a pulsação no cordão umbilical, isso não deve ser utilizado como parâmetro para avaliação da FC. Se não for possível distinguir a FC por ausculta em neonatos < 32 semanas de gestação, utilize o monitor cardíaco assim que o concepto nascer, colocando os eletrodos nas extremidades ou no tórax. Caso o oxímetro de pulso não esteja transmitindo a FC, coloque o oxímetro de pulso e o monitor cardíaco para melhor avaliação. Ausculte a FC. Se a FC aumentar, ausculte por mais 15 s. Se a FC continuar não aumentando, avalie a posição da máscara e tente ventilar novamente, e observe o movimento do tórax com a ventilação. Após 30 s de ventilação efetiva, verifique novamente a FC. Se a FC for de pelo menos 100 bpm, continue a ventilação com pressão positiva 40 a 60 ventilações/min, com bom movimento do tórax, até ocorrer respiração espontânea
	▸ Diante de FC < 100 bpm (entre 60 e 90 bpm), reavalie a ventilação, promovendo as correções necessárias. Se a FC continuar < 60 bpm, reavalie a ventilação e proceda à intubação endotraqueal. Se não houver melhora, aumente a FIO_2 100% e inicie a massagem cardíaca. Após 60 s, avalie novamente a FC. Cateterize a veia umbilical caso seja necessário administrar alguma medicação de emergência, como epinefrina ou expansor volumétrico. Se houver necessidade de administrar expansor volumétrico, utiliza-se NaCl a 0,9% ou sangue tipo 0 de Rh negativo. Lactato de Ringer não é mais recomendado para hipovolemia
	▸ Avalie a FC. Se estiver < 60 bpm, administre epinefrina e expansor volumétrico, caso esteja indicado
	▸ Administração de surfactante: administre somente após a frequência cardíaca ultrapassar 120 bpm e a saturação de oxigênio a 90% ou reenchimento capilar < 3 s
	▸ Se for indicada a utilização de ventilação com pressão positiva (ambu), utilize o monitor cardíaco para verificar a frequência cardíaca mais efetivamente
Estabilização	▸ Após os primeiros atendimentos de reanimação e estabilização, prossiga com a pesagem do neonato
	▸ É preciso manter calor radiante portátil ligado para que a balança se mantenha aquecida durante a pesagem. A balança deve ser preparada previamente com a botinha, o plástico e o colchão aquecido
Transporte	▸ Transporte o neonato no próprio berço de calor radiante ou na incubadora que permanecerá na UTI neonatal
	▸ Se o transporte for realizado no berço de calor radiante, este deve estar equipado com oxigênio, ar comprimido com *blender*, oxímetro de pulso e monitor cardíaco. Evite manuseio desnecessário, para manter a estabilidade do fluxo sanguíneo cerebral, contribuindo para prevenção de hemorragia ventricular intracraniana

Neonatos > 32 semanas de gestação

Ao receber o neonato	▸ Coloque-o no berço aquecido
	▸ Verifique se está ativo, chorando, tônus muscular, cor rosada
	▸ Seque-o
	▸ Avalie novamente a cor, coloque o oxímetro de pulso, avalie a saturação de oxigênio
	▸ Se o neonato não estiver ativo, sem responder aos estímulos táteis, vá para o passo seguinte
Vias respiratórias	▸ Posicione a cabeça do neonato (posição supina)
	▸ Aspire as vias respiratórias se necessário (oral, nasal e traqueal)
Respiração	▸ Estimulação tátil
	▸ Inicie administração de oxigênio, se necessário
	▸ Coloque o oxímetro de pulso
	▸ Se a saturação se mantiver abaixo do indicado, e o neonato não respirar espontaneamente, inicie a ventilação com pressão positiva com ventilador manual (ambu), de preferência com manômetro, ajuste a FIO_2 de acordo com a saturação do oxigênio desejada
	▸ Se após 30 s o neonato não responder às medidas citadas anteriormente, proceda com a intubação endotraqueal ou utilize CPAP nasal
Circulação	▸ Se a FC estiver ≤ 60 bpm, inicie a massagem cardíaca externa
	▸ Se após 30 s não houver batimentos cardíacos, ou caso haja, < 60, administre epinefrina
	▸ Continue com a compressão cardíaca e ventilação positiva
	▸ Considere a administração de volume
Estabilização e transporte	▸ Após estabilizar o recém-nascido, acomode-o na incubadora de transporte ou no berço de calor radiante para observação ou admissão na UTI neonatal. Siga o protocolo de sua instituição

CPAP: pressão positiva contínua nas vias respiratórias; FC: frequência cardíaca; FIO_2: fração inspirada de oxigênio.

que for utilizado o oxigênio, este deve estar conectado ao *blender* ou misturador (fonte de oxigênio e ar comprimido), que permite que se regule a concentração de oxigênio a ser administrada (Figura 3.9).

O ventilador mecânico em T, também conhecido como Neopuff®, tem sido utilizado com bastante frequência. Esse meio de ventilação é indicado para uso em prematuros, pois permite a administração de pressão inspiratória e PEEP constantes e ajustáveis de acordo com a resposta do paciente. Deve estar conectado à fonte de O_2 e ar comprimido anexada ao *blender* (que pode ser utilizado tanto com a máscara facial como com o paciente intubado). A pressão necessária para inflar os pulmões depende do tamanho do recém-nascido e das condições dos pulmões. Recomenda-se, para a primeira ventilação, pressão de 30 a 40 cmH$_2$O; nas ventilações subsequentes, usar 15 a 20 cmH$_2$O. Em casos de doenças pulmonares, em decorrência de diminuição da complacência pulmonar, necessita-se de pressão maior para se chegar a uma ventilação adequada, de 20 a 40 cmH$_2$O.

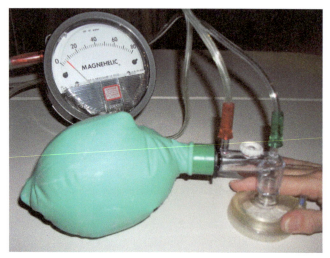

Figura 3.8 Reanimador manual ou balão anestésico com manômetro.

A escolha da máscara facial, no que diz respeito ao tamanho e à textura, é fundamental; deve ser constituída de material macio e maleável, com borda acolchoada, com um espaço morto inferior a 5 mℓ e disponível em diversos tamanhos de neonatos. A máscara deve cobrir a ponta do queixo, a boca e o nariz (Figura 3.10), não permitindo que o ar escape lateralmente.

Somente a observação da coloração da pele não é mais uma indicação para se iniciar a administração de oxigênio ao recém-nascido na sala de parto. Apenas a cianose central deve ser o sinal de baixos níveis de oxigênio, e requer intervenção. Em todos os partos, o oxímetro de pulso deve ser utilizado para orientar se há ou não necessidade de se iniciar a administração de oxigênio. A transição normal da vida intrauterina para a extrauterina leva alguns minutos, e a saturação *in utero* é de aproximadamente 60%. Estudo realizado por Dawson et al. (2010) sugere que se deve dar um tempo para a saturação de oxigênio aumentar paulatinamente. Inicia-se no primeiro minuto em torno de 60 a 65%, aumentando cerca de 5% a cada minuto, até alcançar 85 a 90% aos 10 minutos, caso não haja complicações cardiorrespiratórias.

Após 2 a 3 minutos de ventilação com a bolsa ou o reanimador, recomenda-se a colocação da sonda gástrica, deixada aberta para prevenir distensão abdominal e aspiração de conteúdo gástrico.

Se o tórax não se expandir durante a ventilação com o reanimador manual, verifique:

- O selamento da máscara. Se não for adequado, reaplique-a
- As vias respiratórias. Se houver secreções, aspire
- O posicionamento da cabeça. Reposicione-a e reaplique a máscara, se necessário
- A ventilação do recém-nascido com a boca levemente aberta.

Intubação endotraqueal

A decisão de proceder à intubação endotraqueal depende do neonatologista ou pediatra encarregado da reanimação. Alguns profissionais procedem à intubação endotraqueal em todos os pacientes com < 1.000 g, < 28

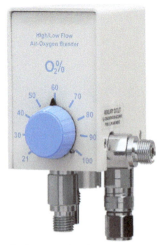

Figura 3.9 *Blender* (misturador de oxigênio e ar comprimido).

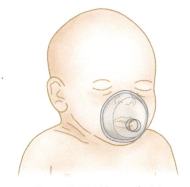

Figura 3.10 Máscara facial.

semanas de gestação, e nos apneicos que não respondam às primeiras manobras de reanimação. O colorímetro ou analisador de CO_2 devem ser utilizados para confirmação da intubação. Inicie com pressão de 20 cmH$_2$O.

Algumas pesquisas mais recentes sugerem a utilização de CPAP nasal para prematuros de 34 a 28 semanas de gestação, e que apresentem FC > 100 bpm e respiração espontânea. A PEEP utilizada é de 4 a 6 cmH$_2$O, com um fluxo gasoso de 10 litros por minuto (lpm). Se for necessária a administração de surfactante, o paciente será intubado, receberá a dose e a extubação será realizada em 24 horas.

Há mais chances de ocorrência de pneumotórax com CPAP nasal do que com intubação endotraqueal.

As instruções ou orientações para intubação endotraqueal estão descritas no boxe Intervenções de enfermagem 3.1, ao final do capítulo.

Material

Para a intubação endotraqueal são necessários:

- Estetoscópio
- Laringoscópio com lâminas 0 e 1
- Aspirador completo
- Sonda de aspiração oral nº 8
- Sondas de aspiração endotraqueal n°s 6 e 8
- Analisador de CO_2 ou colorímetro (Figura 3.11)
- Guia para cânula
- Cânula endotraqueal (n°s 2,5; 3; 3,5; 4), sendo 4 de cada (Quadro 3.4) (Figura 3.12)
- Fonte de oxigênio com manômetro
- Reanimador manual e máscara
- Tintura de benjoim.

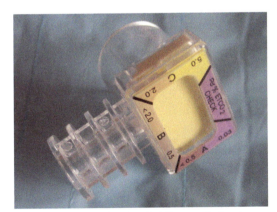

Figura 3.11 Analisador de CO_2 ou colorímetro.

Quadro 3.4 Tamanho da cânula endotraqueal de acordo com o tamanho do paciente.

Peso	Idade gestacional	Cânula endotraqueal
1.000 g	< 28	2,5
1.001 a 2.000 g	28 a 34	3
2.001 a 3.000 g	34 a 38	3,5
> 3.000 g	> 38	3,6 a 4

Fonte: adaptado de Kattwinkell et al., 2011.

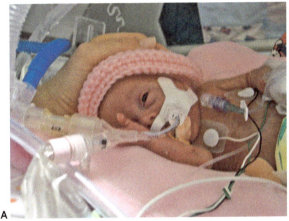

A

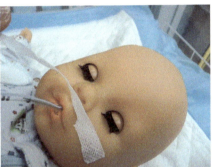

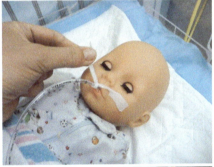

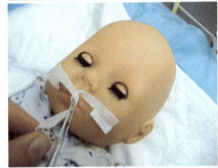

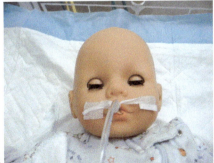

B

Figura 3.12 Fixação da cânula endotraqueal. **A.** Com desvio pré-modelado. **B.** Sequência com adesivo do tipo atadura ortopédica.

Massagem cardíaca externa

Tem como finalidade promover artificialmente a circulação do sangue, levando oxigênio para as células e os tecidos.

O ponto de compressão cardíaca externa recomendado é o terço médio inferior do esterno, tomando-se os mamilos como referência. Podem ser utilizados 1 ou 2 dedos para fazer a compressão, dependendo do tamanho do paciente (Figura 3.13). A posição com os polegares paralelos ou sobrepostos (Figura 3.14) é a mais recomendada em prematuros extremos, pois oferece suporte para as costas durante a compressão.

A profundidade a ser usada nas compressões deve ser cerca de um terço do diâmetro anteroposterior do tórax, tanto pela técnica dos polegares como pela utilização dos dedos indicador e médio, ou apenas um dedo nos recém-nascidos extremamente prematuros e de baixo peso. Deve-se sempre coordenar a frequência das compressões com a ventilação. A proporção a ser seguida entre ventilação e compressão cardíaca é de uma ventilação para três compressões (1:3), tendo-se como resultado final frequência respiratória de aproximadamente 30 rpm e frequência cardíaca de 90 bpm.

Após cerca de 30 segundos de compressão e ventilação, deve-se interromper brevemente a compressão para avaliar a frequência cardíaca com o estetoscópio.

Medicações de emergência

As medicações de emergência devem estar disponíveis por ocasião de todos os partos de risco. Cada membro da equipe de reanimação neonatal deve saber quais são as medicações utilizadas, a ação de cada uma, as indicações, a dose, a via de administração e como administrá-las. Uma ficha contendo informações sobre as medicações de emergência deve ser anexada ao carro de reanimação neonatal para facilitar o acesso quando for necessário (Quadro 3.1).

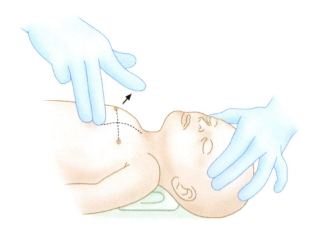

Figura 3.13 Localização do ponto de compressão cardíaca externa com os dedos indicador e médio.

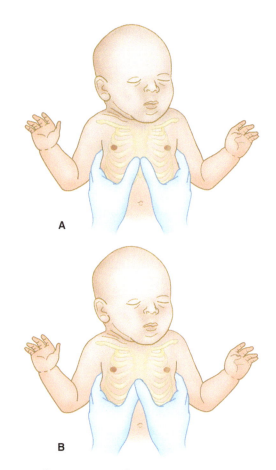

Figura 3.14 Compressão cardíaca externa com os polegares paralelos (**A**) e sobrepostos (**B**).

Se a frequência cardíaca for < 60 bpm após 30 segundos de ventilação com pressão positiva e massagem cardíaca, é indicado o uso de epinefrina, de preferência por via intravenosa, a qual tem ação mais efetiva que a cânula endotraqueal. A via de acesso fácil e rápido é por cateter venoso umbilical, que deve ser inserido somente 1 a 2 cm. O expansor de volume mais utilizado é solução fisiológica a 0,9% (Quadro 3.1).

Índice de Apgar

O índice de Apgar é um parâmetro utilizado para avaliação do recém-nascido na sala de parto e não deve ser utilizado como meio de avaliar a necessidade de reanimação. Sua aplicação permite que se avalie a resposta do paciente às manobras realizadas e a eficácia das manobras. Quando necessária, a reanimação deve ser iniciada imediatamente, mesmo antes de ter sido completado o primeiro minuto do índice de Apgar. A observação é feita no 1º, 5º e 10º minutos após o nascimento. Seguindo os critérios estabelecidos por esse índice, atribuem-se escores de 0 a 2, de acordo com a observação feita do recém-nascido. Se o escore for < 7 no 5º minuto, recomenda-se realizar o escore a cada 5 min até se completarem os 20 minutos de vida (Quadro 3.5).

Quadro 3.5 Índice de Apgar.

Sinal	0	1	2
Frequência cardíaca	Ausente	< 100 bpm	> 100 bpm
Esforço respiratório	Ausente	Choro fraco, hipoventilação	Bom, chorando
Tônus muscular	Flácido	Alguma flexão	Ativo, movimentos espontâneos
Irritabilidade reflexa	Sem resposta	Algum movimento	Tosse ou espirro
Cor	Cianótico, pálido	Corpo rosado/ extremidades cianóticas (acrocianose)	Completamente rosado

Fonte: adaptado de Kattwinkel et al., 2011.

Cateterização venosa na sala de parto

Havendo necessidade de um acesso venoso para administração de medicamentos e volumes de emergência, privilegia-se a cateterização da veia umbilical, que é de fácil acesso, devendo-se manter sua inserção limitada a aproximadamente 5 cm (cateter de posicionamento alto) para evitar riscos de lesões no parênquima hepático pelos agentes medicamentosos administrados (ver *Cateter umbilical venoso*, no Capítulo 8).

Administração de surfactante na sala de parto

A prática de administração de surfactante exógeno por ocasião do nascimento tem sido adotada pela maioria das equipes na reanimação na sala de parto. Essa prática deve ser utilizada somente por uma equipe capacitada no manejo desses pacientes.

Estudos realizados em prematuros < 30 semanas de gestação demonstram benefícios da administração precoce de surfactante na sala de parto; no entanto, segundo Kattwinkel et al. (2011), ainda há necessidade de mais pesquisas quanto à hora exata mais conveniente para sua administração. Outros estudos têm mostrado redução na mortalidade neonatal dos prematuros extremos quando o surfactante é administrado precocemente, já na sala de parto (Lewis et al., 2011; Mancini et al., 1996; Morley et al., 2008).

Há uma tendência a utilizar cada vez menos a intubação endotraqueal nos prematuros > 28 semanas de gestação. Quando ainda respiram espontaneamente, são colocados em CPAP nasal. Esses prematuros são intubados na UTI neonatal caso demonstrem falência respiratória e recebam, de modo geral, uma dose de surfactante. Sua extubação costuma ocorrer após 24 horas.

Etapas da reanimação neonatal

Uma lista com as etapas da reanimação neonatal deve estar disponível nas salas de parto como referência para todos os partos de alto risco, para agilizar o atendimento. A temperatura ambiente da sala de parto deve ser mantida em torno de 26°C, para evitar o resfriamento do recém-nascido (Quadro 3.3).

Para atender recém-nascidos < 32 semanas de gestação ou < 1.000 g, devem ser levadas em conta, ao realizar-se o preparo da equipe de atendimento e do material, algumas necessidades especiais apresentadas por esses neonatos. Deve-se ter cuidado especial na manutenção da temperatura corporal do bebê, que deve permanecer estável, bem como a pressão sanguínea, reduzir os níveis de estresse e monitorar a administração de oxigênio. Não se deve esquecer que esse grupo de pacientes é mais suscetível a sangramentos intraventriculares, e o foco em proteger o cérebro ainda em desenvolvimento inicia-se na sala de parto. É muito importante que a equipe de atendimento dos partos desses pacientes receba treinamento e reciclagem frequentes, o que reduz ao mínimo os problemas decorrentes do processo de reanimação (Quadro 3.3).

Incubadora especializada

Uma incubadora especial (Giraffe®) já é utilizada em alguns países e tem o potencial de ser transformada em berço de calor radiante e incubadora de parede dupla (Figura 3.15).

O *shuttle* apresenta uma torre com um sistema portátil de bateria que se acopla à incubadora (Figura 3.16), bem como um local para serem conectados o monitor cardíaco, o oxímetro de pulso e o ventilador manual. Tem saída de oxigênio e ar comprimido conectados ao *blender* e local para armazenagem dos cilindros de oxigênio e ar comprimido. Esse sistema permite o funcionamento de todo o equipamento necessário para atendimento na sala de parto e transporte para a UTI neonatal (Figura 3.17).

A incubadora, que tem balança embutida, é colocada com todo o material necessário para o atendimento (p. ex., a botinha, o colchão quimicamente aquecido e o plástico de polietileno transparente) na sala de parto.

Ao nascer, o prematuro < 32 semanas de gestação é recebido nessa incubadora, pesado, reanimado e, se necessário, intubado. Com essa incubadora, reduz-se a manipulação do prematuro, promovendo a ele estabilidade fisiológica, redução do estresse e manutenção da temperatura. Quando o prematuro chega à UTI neonatal, são realizados os procedimentos iniciais, como colocação de cateteres umbilicais, coleta de sangue, radiografia, avaliação inicial e abaixamento do topo do berço, que é então transformado em incubadora, na qual o prematuro permanecerá nos primeiros 7 dias de vida. Com a utilização desse berço-incubadora, tem-se notado uma redução das hemorragias intraventriculares comuns em prematuros extremos (< 25 semanas de gestação).

Reanimação neonatal quando há mecônio

Ao ser trazido o neonato ao berço aquecido, deve-se verificar seu nível de atividade, mesmo com mecônio. Se o recém-nascido for trazido ao berço de reanimação chorando vigorosamente, com bom tônus muscular, não é necessário visualizar as cordas vocais; devem-se seguir os passos de rotina de reanimação neonatal, aspirar as vias respiratórias com a pera de aspiração, aspirando-se primeiramente a cavidade oral e, posteriormente, a cavidade nasal.

Se o neonato apresentar choro não vigoroso, respiração deprimida e tônus muscular fraco, deve-se colocá-lo no berço aquecido e seguir os passos da reanimação neonatal, como descritos anteriormente, utilizando a pera de aspiração para remover as secreções nasais e orais que contenham mecônio. Se o neonato não estiver respirando e a frequência cardíaca estiver abaixo de 100 bpm, inicie a ventilação com pressão positiva com máscara (ambu). Novos estudos desenvolvidos por Vain et al.

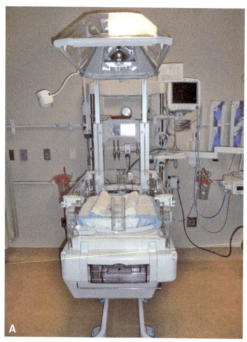
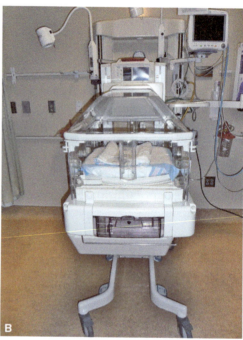

Figura 3.15 Incubadora Giraffe®. **A.** Berço de calor radiante. **B.** Incubadora de parede dupla. (*Fonte*: cortesia de Piedmont Henry Hospital UTI Neonatal, Geórgia, EUA.)

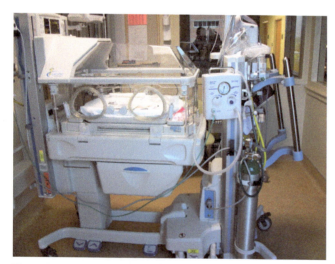

Figura 3.16 Incubadora Giraffe® acoplada ao *shuttle*. (*Fonte*: cortesia de Piedmont Henry Hospital UTI Neonatal, Geórgia, EUA.)

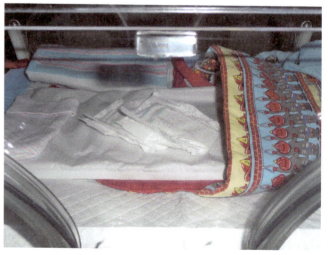

Figura 3.17 Incubadora Giraffe® preparada com o material. (*Fonte*: cortesia de Piedmont Henry Hospital UTI Neonatal, Geórgia, EUA.)

(2004) revelaram que a rotina intraparto de aspiração orofaríngea e nasofaríngea do mecônio não evita a síndrome de aspiração de mecônio (Capítulo 14). Portanto, segundo as normas de reanimação neonatal 2016, a intubação de rotina em presença de mecônio não é mais recomendada.

No entanto, se o neonato estiver apneico, mesmo após a estimulação inicial, e a ventilação com pressão for positiva (ambu), é indicada intubação endotraqueal, se houver secreções ou mecônio expresso no tubo endotraqueal, não sendo possível retirar as secreções até mesmo com o cateter de aspiração. Deve-se utilizar o aspirador de mecônio anexado à cânula endotraqueal (Figura 3.18) e dar prosseguimento à aspiração na cânula endotraqueal ao mesmo tempo que se continua aspirando. Após esse procedimento, avalia-se o neonato: se continuar apneico, reinicia-se a ventilação com pressão positiva via máscara; se não houver melhora do quadro respiratório e forem indicados intubar e iniciar a ventilação com pressão positiva via cânula endotraqueal, se disponível, conectar o ventilador mecânico de transporte e encaminhar o neonato para a UTI neonatal.

Transporte da sala de parto para a UTI neonatal | Recém-nascido a termo e prematuro

Quando for necessário transferir o recém-nascido da sala de parto para a UTI neonatal ou berçário para observação, deve-se utilizar o próprio berço aquecido usado para reanimação, ou um bacinete, em caso de neonato a termo, e enrolá-lo em cobertor aquecido.

A incubadora de transporte, previamente aquecida a 36,8°C para a transferência, deve sempre ser utilizada para todos os recém-nascidos que necessitem de ventilação mecânica ou suplementação de oxigênio (Figura 3.19). Também é possível utilizar o berço de calor radiante equipado com bateria portátil para manter o aquecimento, tanques de oxigênio e ar comprimido conectados ao *blender*, monitor cardíaco, oxímetro de pulso, ventilador mecânico para transporte ou o ventilador manual em T (Neopuff®). Para prematuros > 32 semanas, recomenda-se utilizar o berço de calor radiante equipado como descrito anteriormente. Esse procedimento diminui a manipulação do prematuro, reduz o estresse, além de minimizar a perda de calor durante o transporte até a UTI neonatal. Caso não seja possível adaptar o berço de calor radiante para o transporte, utilize a incubadora de transporte ou a própria incubadora em que o prematuro permanecerá na UTI neonatal – que deve ser adaptada para essa função. Sempre que possível, utilize uma balança portátil que possa ser empregada tanto dentro da incubadora como no berço de calor radiante, para facilitar a pesagem sem manipulação adicional do prematuro.

Quando a mãe estiver consciente, e sempre que as condições permitirem, facilite o contato entre ela e o recém-nascido antes de ele ser levado para a UTI neonatal ou para o berçário. Esse procedimento não só favorece o desenvolvimento do processo de apego entre mãe e recém-nascido, como também reduz o estresse materno decorrente da separação e da preocupação com o filho enfermo.

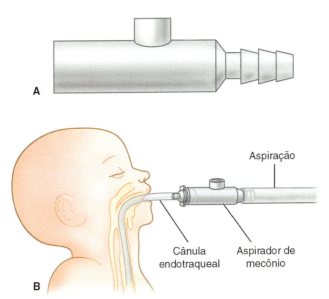

Figura 3.18 Conexão com o aspirador de mecônio. **A.** Aspirador de mecônio. **B.** Aspirador de mecônio conectado à cânula endotraqueal.

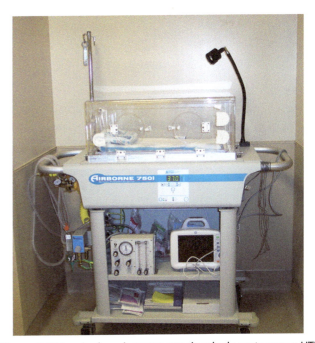

Figura 3.19 Incubadora de transporte da sala de parto para a UTI neonatal. (*Fonte*: cortesia de Piedmont Henry Hospital UTI Neonatal, Geórgia, EUA.)

Atendimento de parada cardiorrespiratória no período neonatal

A parada cardiorrespiratória pode ser definida como a cessação dos movimentos respiratórios e a falência cardíaca, ocorrendo um bloqueio de sangue oxigenado para os tecidos e os órgãos vitais. Nos recém-nascidos, a insuficiência respiratória é uma das principais causas de parada cardíaca, levando a diminuição da oferta de oxigênio aos tecidos e, como consequência, acidose metabólica que compromete a função cardíaca, ocasionando, finalmente, assistolia.

Etiologia

Conhecer os fatores que podem levar a parada cardiorrespiratória no recém-nascido facilita a antecipação de sua ocorrência. Entre esses fatores, destacam-se:

▶ Respiratórios: pneumonia, aspiração, hipertensão pulmonar, apneia persistente, hemorragia pulmonar, síndrome de angústia respiratória, pneumotórax
▶ Sistema nervoso central: convulsões, hidrocefalia, hemorragias intracranianas, meningite
▶ Cardiovasculares: choque cardiogênico, insuficiência cardíaca congestiva, cardiopatias congênitas, arritmias cardíacas graves, choque hipovolêmico, desidratação
▶ Metabólicos: distúrbios hidreletrolíticos e metabólicos
▶ Iatrogenia: administração intravenosa rápida de soluções de cálcio ou potássio
▶ Choque séptico.

Diagnóstico

É importante saber avaliar os sinais precoces de falência cardiocirculatória e respiratória, intervindo mesmo antes que evolua para uma parada cardiorrespiratória. A parada cardiorrespiratória pode ser diagnosticada clinicamente por meio dos seguintes sinais:

▶ Ausência de pulso nas grandes artérias
▶ Ausência de movimentos respiratórios (apneia) e/ou respiração periódica
▶ Cianose e/ou palidez periférica
▶ Dilatação das pupilas (normalmente após 45 segundos da cessação do fluxo sanguíneo cerebral, com midríase completa após 1 minuto e 45 segundos)
▶ Diminuição da perfusão periférica
▶ No paciente com monitoramento cardíaco, podem ser observadas assistolia, bradicardia ou arritmias como fibrilação ventricular.

Material

O material necessário para o atendimento de parada cardiorrespiratória deve estar sempre em ordem, completo e testado para ser utilizado na UTI neonatal. A utilização de um carro de emergência que centralize todo o material para o procedimento agiliza o atendimento, tornando-o mais eficiente. Veja o material que deve constar no carro de reanimação neonatal no início deste capítulo.

Procedimentos

Os procedimentos recomendados para o atendimento de parada cardiorrespiratória visam promover e manter a oxigenação e a circulação do sangue. O atendimento cardiorrespiratório inclui identificação da parada cardiorrespiratória, oxigenação, circulação (cardiovascular) e medicamentos utilizados (Quadro 3.6).

Após estabilização dos parâmetros cardiorrespiratórios, o monitoramento cardiorrespiratório contínuo do paciente é importante e deve incluir:

▶ Manutenção do neonato em berço ou incubadora aquecidos (ambiente térmico neutro) para prevenir instabilidade térmica
▶ Monitoramento contínuo dos sinais vitais e saturação de oxigenação
▶ Equilíbrio hidreletrolítico
▶ Controle da diurese (monitoramento das funções renais)
▶ Avaliação neurológica (atividades, níveis de consciência, tônus muscular, convulsões)
▶ Manutenção de aporte calórico e de glicose (controle da glicemia)
▶ Monitoramento dos sinais de insuficiência cardíaca congestiva, bem como arritmias cardíacas (Capítulo 15).

Quadro 3.6 Procedimentos no atendimento de parada cardiorrespiratória na UTI neonatal.

Identificação da parada cardiorrespiratória	Avalie e inicie o procedimento de atendimento; acione a equipe de atendimento
Oxigenação	Mantenha pérvias as vias respiratórias; aspire secreções; posicione o paciente; utilize ventilação com oxigênio por meio de reanimador manual ou intubação endotraqueal para promover a oxigenação
Parada cardiovascular	Instale o monitor cardíaco; avalie a pulsação dos grandes vasos periféricos; inicie a compressão cardíaca externa (Figuras 3.13 e 3.14) para promover a circulação
Medicamentos	Acesso venoso pérvio; prepare e administre as medicações de emergência prescritas (Quadro 3.1); prepare as administrações contínuas cardioplégicas (dopamina, dobutamina e isoproterenol) para promover a manutenção da condutibilidade e a perfusão cardiovascular e renal

Intervenções de enfermagem 3.1

Intubação endotraqueal

Intervenções	Justificativas
Higienização das mãos	Previne infecções
Seleção da cânula endotraqueal de acordo com o peso e a idade gestacional do recém-nascido (Quadro 3.3)	Se a cânula for pequena, pode ocorrer escapamento de ar durante a ventilação, e, se o tubo for grande, a intubação pode ser difícil e causar traumatismo nas vias respiratórias superiores
Preparação do laringoscópio e da lâmina apropriada	Importante para testar a intensidade da luz e o ajuste adequado das lâminas
Teste da aspiração e da fonte de oxigênio	Para evitar funcionamento inadequado quando seu uso for necessário
Teste do reanimador, seleção da máscara de acordo com o tamanho e o peso do recém-nascido	É importante que a máscara cubra o nariz e a boca de modo que o ar não escape durante a ventilação (Figura 3.10)
Colocação do recém-nascido em posição dorsal com hiperextensão da cabeça (levemente fletida para trás) 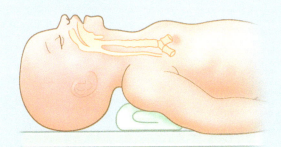	Essa posição favorece a abertura das vias respiratórias, facilitando a visualização das cordas vocais, fatores importantes na intubação endotraqueal. Pode ser colocado um coxim (almofada) nas costas na direção dos ombros para manter a posição correta da cabeça e a abertura das vias respiratórias
Manutenção da fonte de oxigênio perto do nariz do recém-nascido durante a intubação	Ajuda a prevenir hipoxemia
Limitação do procedimento a 20 s	Ajuda a prevenir hipoxemia. Antes de tentar novamente o procedimento, deve-se hiperoxigenar ou ventilar, utilizando a máscara facial
Confirmação da posição do tubo endotraqueal por ausculta nas regiões torácica, bilateralmente, e abdominal. Utilização do analisador de CO_2, quando disponível	Quando a cânula endotraqueal estiver posicionada corretamente na traqueia, a ausculta pulmonar é simétrica. O analisador de CO_2 é colocado entre a cânula endotraqueal e o reanimador manual; a cor muda para roxo no visor do analisador quando há CO_2, indicando que a intubação foi feita corretamente (Figura 3.11)
Auxílio na fixação da cânula endotraqueal de acordo com a rotina do hospital	Para evitar deslocamento da cânula endotraqueal
Aspiração da cânula endotraqueal, se necessário (Capítulo 14)	–
Auxílio na realização de radiografias torácicas	Para confirmação da posição da cânula endotraqueal. É preciso permanecer ao lado do paciente para evitar extubação ou deslocamento da cânula endotraqueal durante o procedimento

Bibliografia

Almeida MFB. Assistência na sala de parto. In: Costa HPF, Marba ST. O recém-nascido de muito baixo peso. Rio de Janeiro: Atheneu; 2003. p. 11-41.

Almeida MFB, Guinsburg R. Programa de reanimação neonatal da Sociedade Brasileira de Pediatria: condutas 2011. São Paulo: SBP; 2011.

Almeida PG, Chandley J, Davis J et al. Use of the heated gel mattress and its impact on admission temperature of very low-birth weight infants. Adv Neonatal Care. 2009; 9(1):34-9.

Dawson JA, Kamlin CO, Vento M et al. Defining the reference range for oxygen saturation for infants after birth. Pediatrics. 2010; 125(6):e1340-7.

Eichenwald EC, Stark AR. Management and outcomes of very low birth weight. New Engl J Med. 2008; 358(16):1700-11.

Fisher DE, Paton JB. Resuscitation of the newborn infant. In: Klaus MH, Fanaroff AMB. Care of the high-risk neonate. 2. ed. Philadelphia: WB Saunders; 1979. p. 23-44.

Golden SM, Peters DY. Delivery room care. In: Merenstein GB, Gardner SL. Handbook of neonatal intensive care. 2. ed. St. Louis: Mosby; 1989. p. 51-75.

Haws PS. Care of the sick neonate. New York: Lippincott Williams & Wilkins; 2004.

Hazinski MF. The 1997 and 2000 A.H.A. resuscitation guidelines and textbooks: new A.H.A. initiatives and unresolved issues in neonatal, pediatric and adult resuscitation. In: The National Conference of Neonatal Nursing, 1998. Anaheim, California. Anais. Dublin, CA: Contemporary Foruns; 1998. p. 34-43.

Kattwinkel J, Short J, Niermeyer S (Eds.). Textbook of neonatal resuscitation. 6. ed. Elk Grove Village, IL: American Heart Association and American Academy of Pediatrics; 2011.

Kendig JW, Ryan RM, Sinkin RA et al. Comparison of two strategies for surfactant prophylaxis in very premature infants: a multicenter randomized trial. Pediatrics. 1998; 101(6):1006-12.

Kenner C, Lott JW, Flandermeyer AA. Comprehensive neonatal nursing – a physiologic perspective. Philadelphia: WB Saunders; 1998.

Kobel RB, Winimer JE, Holbert D. Heat loss prevention for preterm infants in the delivery room. J Perinatol. 2004; 25(5):304-8.

Lewis DA, Sanders LP, Brockopp DY. The effects of three nursing interventions on thermoregulation in low birth-weight infants. Neonatal Network. 2011; 30(3):160-4.

Mancini MC, Saccuman E, Rosa E. Ressuscitação cardiorrespiratória. In: Leone CR, Tronchin DMR. Assistência integrada ao recém-nascido. São Paulo: Atheneu; 1996. p. 229-39.

McCall EM, Alderdice FA, Halliday HL et al. Interventions to prevent hypothermia at birth in preterm and/or low birth weight babies. Cochrane Database System Rev. 2006; (3):CD00421.

Morley CJ. Systemic review of prophylactic vs rescue surfactant. Arch of Diseases in Childhood. Fetal and Neonatal Edition. 1997; 77(1):F70-4.

Morley CJ, Davis PG, Doyle LW et al. Nasal CPAP or intubation at birth for very preterm infants. New Engl J Med. 2008; 358(7):700-8.

O'Donnell CP, Kamlin CO, Davis PG et al. Clinical assessment of infant color at the delivery. Arch Dis in Childhood. Fetal and Neonatal Edition. 2007; 92(6):1465-7.

Vain NE, Szyld EG, Prudent LM et al. Oropharyngeal and nasopharyngeal suctioning of meconium-stained neonates before delivery of their shoulders: multicentre, randomized, controlled trial. Lancet. 2004; 364(9434): 597-602.

Vohra S, Roberts RS, Zhang B et al. Heat loss prevention (HeLP) in the delivery room: a randomized controlled trial of polyethylene occlusive skin wrapping in very preterm infants. J Pediatrics. 2004; 145(6):750-3.

Weiner GM, Zaichkin J (Eds.). Textbook of neonatal resuscitation. 7. ed. American Heart Association/American Academy of Pediatrics; 2016.

Yost CC, Soll RF. Early vs delayed surfactant treatment for neonatal respiratory distress syndrome. Cochrane Database System Rev. 2000; (2):CD001456.

4

Admissão do Recém-Nascido de Alto Risco

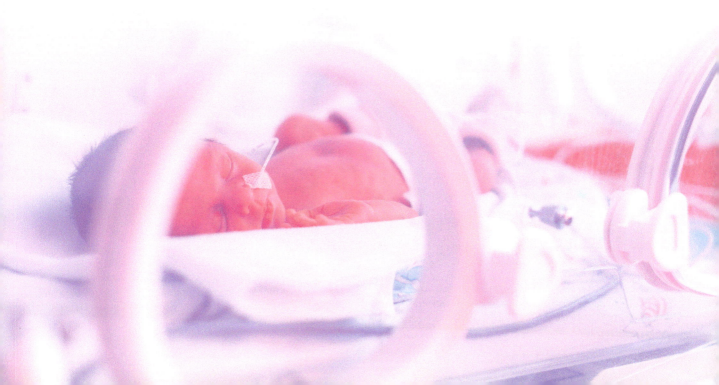

Critérios para admissão

Os critérios recomendados para admissão do recém-nascido (Figura 4.1) na UTI neonatal poderão variar de um hospital para outro. Mas sempre se deve levar em conta condições que possam levar a uma transição não ótima da vida intrauterina, que requiram observação e cuidado mais especializado. Fatores tanto pré-natais quanto pós-parto que levem ao risco de uma transição problemática da vida intrauterina para a extrauterina indicam a necessidade de admissão desse neonato na UTI neonatal. Tais fatores são:

- Recém-nascidos com < 34 semanas de gestação
- Recém-nascidos com peso < 1.800 g
- Pequenos para a idade gestacional
- Grandes para a idade gestacional
- Infecções maternas
- Anormalidades metabólicas
- Traumatismo na hora do parto
- Sangramento materno no 3º trimestre de gravidez
- Anomalias congênitas que requeiram correção cirúrgica e observação
- Incompatibilidade de Rh
- Retardo no crescimento intrauterino
- Hipoglicemia
- Convulsões
- Uso materno de drogas ilícitas, como cocaína e heroína, entre outras
- Problemas respiratórios que requeiram oxigenoterapia e/ou ventilação mecânica
- Arritmias cardíacas
- Apgar 5 no 5º minuto, ou 0 a 4 no 1º minuto com necessidade de reanimação na sala de parto.

O trabalho em equipe é fundamental na admissão do recém-nascido enfermo, pois muitas são as intervenções que precisam ser realizadas, praticamente ao mesmo tempo. A fim de não colocar em risco a estabilidade do recém-nascido, devem-se priorizar os cuidados e as intervenções.

Material necessário

O material necessário para admissão de um recém-nascido de alto risco deverá estar sempre pronto para uso e devidamente testado. Em alguns casos, as admissões na UTI neonatal ocorrem em circunstâncias de emergência, demandando um atendimento rápido e eficiente. O Quadro 4.1 apresenta uma lista do material necessário sugerido para atendimento na UTI neonatal.

As intervenções de enfermagem à admissão do recém-nascido de alto risco estão no boxe Intervenções de enfermagem 4.1, no final do capítulo.

Quadro 4.1 Equipamento e material necessários para atendimento na UTI neonatal.

Equipamento
- Berço de calor radiante ou incubadora devidamente aquecidos
- Balança
- Fonte de oxigênio e ar comprimido com fluxômetro e misturador (*blender*)
- Fonte de aspiração
- Monitor cardíaco
- Esfigmomanômetro ou aparelho de pressão arterial (Quadro 4.2) com manguito adequado ao peso e ao tamanho do recém-nascido (Quadro 4.3 e Figura 4.2)
- Bomba de infusão venosa (de gotejamento e de seringa)
- Respirador artificial ou capacete de oxigênio ou CPAP nasal
- Oxímetro de pulso

Material
- Material de intubação endotraqueal (Capítulo 3)
- Fita métrica
- Material para coleta de sangue
- Material para punção venosa
- Fita de teste para glicemia capilar
- Estetoscópio neonatal e termômetro
- Material para cateterismo umbilical
- Vitamina K e eritromicina oftálmica
- Eletrodos para o monitor cardíaco
- Sensor para oxímetro de pulso
- Pulseiras numeradas para identificação do recém-nascido e da mãe

CPAP: pressão positiva contínua nas vias respiratórias.

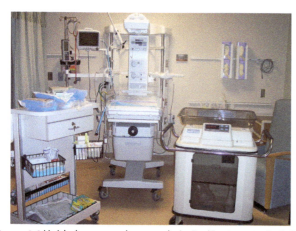

Figura 4.1 Unidade preparada para admissão. (*Fonte*: cortesia de Piedmont Henry Hospital, UTI Neonatal, Stockbridge, Geórgia, EUA.)

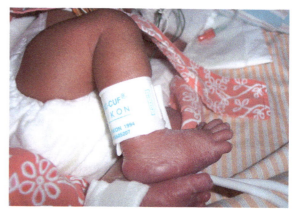

Figura 4.2 Colocação correta e tamanho do manguito de pressão arterial. (*Fonte*: cortesia de Henry Medical Center, UTI Neonatal, Stockbridge, Geórgia, EUA.)

Quadro 4.2 Pressão arterial de acordo com horas de nascido.

Peso ao nascimento	Pressão	Hora											
		1	2	3	4	5	6	7	8	9	10	11	12
1.001 a 2.000 g	Sistólica	49	49	51	52	53	52	52	52	51	51	49	50
	Diastólica	26	27	28	29	31	31	31	31	31	30	29	30
	Média	35	36	37	39	40	40	39	39	38	37	37	38
2.001 a 3.000 g	Sistólica	59	57	60	60	61	58	64	60	63	61	60	59
	Diastólica	32	32	32	32	33	34	37	34	38	35	35	35
	Média	43	41	43	43	44	43	45	43	44	44	43	42
Acima de 3.000 g	Sistólica	70	67	65	65	66	66	67	67	68	70	66	66
	Diastólica	44	41	39	41	40	41	41	41	44	43	41	41
	Média	53	51	50	50	51	50	50	51	53	54	51	50

Fonte: adaptado de Ki Herman et al., 1978.

Quadro 4.3 Tamanho dos manguitos de acordo com o peso do recém-nascido.

Tamanho	Largura	Comprimento	Peso
Pequeno	3,5 cm	15 cm	< 1.500 g
Médio	4 cm	19 cm	1.501 a 2.500 g
Grande	5 cm	24 cm	> 2.500 g

As medidas desses parâmetros são aproximadas; lembre-se de que o manguito não deve medir mais que dois terços da distância entre o cotovelo e o ombro, nem menos da metade desse comprimento.

Classificação do recém-nascido e avaliação da idade gestacional

A avaliação da idade gestacional tem grande importância para o atendimento do recém-nascido de alto risco, uma vez que é por meio dessa avaliação que podem ser previstos problemas relacionados com a idade gestacional e, assim, prestados cuidados e tratamentos de modo mais específico.

Antigamente, a Organização Mundial da Saúde (OMS) recomendava a classificação do recém-nascido com base apenas no peso, considerando prematuro todo recém-nascido vivo que pesasse menos de 2.500 g. No entanto, na década de 1970, a Academia Americana de Pediatria decidiu classificar o recém-nascido de acordo com a idade gestacional, não levando em conta somente o peso, pois, em certos casos, o recém-nascido pode pesar menos de 2.500 g e ser a termo.

Atualmente, a classificação adotada se baseia em ambos os critérios: idade gestacional e peso do recém-nascido.

Considera-se a idade gestacional o período a partir do 1º dia do último período menstrual normal até o dia do nascimento. A idade gestacional pode ser expressa em dias completos ou em semanas. O período gestacional está dividido em três trimestres:

▶ 1º trimestre: do 1º dia do último período menstrual até a 13ª semana de gestação

▶ 2º trimestre: da 13ª semana à 26ª semana

▶ 3º trimestre: da 26ª semana ao nascimento.

Após o nascimento, o neonato é classificado como: pré-termo (abaixo de 37 semanas), a termo (37 a 42 semanas) e pós-termo (acima de 42 semanas). Segundo Dr. Neil N. Finer, professor de Neonatologia da Universidade de San Diego, Califórnia, prematuros de 23 semanas de gestação são considerados atualmente o limite de viabilidade. Para esses prematuros, a taxa média de sobrevivência é de 16%. A possibilidade de sobrevivência dos prematuros de 23 a 26 semanas de gestação aumenta 2% a cada dia que conseguem sobreviver.

A avaliação da idade gestacional pode ser feita clinicamente, por meio de exame físico das características externas, nas primeiras horas após o nascimento, e por exame neurológico 24 horas após o parto. Ballard, Dubowits e Capurro são os sistemas utilizados para avaliação da idade gestacional. Cada serviço de neonatologia escolhe o sistema que considera melhor.

Um dos sistemas mais rápidos e simplificados foi desenvolvido por Ballard em 1988 (Figura 4.3). Para cada sinal neurológico e físico a ser avaliado, existe um parâmetro com valor numérico de –1 a 5. Se for analisada a postura de um prematuro que tenha menos de 27 semanas de gestação, por exemplo, esse adotaria a "postura sem flexão", como indica o valor 0 na Figura 4.3. Nos sinais de maturidade física, por exemplo, pode-se observar que, quanto mais prematuro o recém-nascido, mais transparente e gelatinosa é a pele. O exame de avaliação da idade gestacional deverá ser realizado de tal maneira que não cause estresse ao recém-nascido; é preciso considerar a estabilidade fisiológica e os sinais comportamentais de estresse durante o processo; caso sejam detectados, deve-se interromper a avaliação por um tempo para que o recém-nascido se estabilize novamente.

O recém-nascido também pode ser classificado (de acordo com o peso em relação à idade gestacional) como: grande (GIG), adequado (AIG) e pequeno para

Maturidade neuromuscular

	-1	0	1	2	3	4	5
Postura							
Ângulo do punho	>90°	90°	60°	45°	30°	0°	
Encolhimento do braço		180°	140-180°	110-140°	90-110°	<90°	
Ângulo poplíteo	180°	160°	140°	120°	100°	90°	<90°
Sinal do cachecol							
Calcanhar na orelha							

Maturidade física

	-1	0	1	2	3	4	5
Pele	Pegajosa friável, transparente	Gelatinosa, vermelha, translúcida	Lisa, rósea, veias visíveis	Descamação superficial e/ou erupção poucas veias	Rachaduras, áreas pálidas, raras veias	Pergaminho, rachaduras profundas, nenhum vaso	Coriácea, rachaduras, enrugamento
Lanugem	Nenhuma	Escassa	Abundante	Afinamento	Áreas despeladas	Maioria despelada	
Superfície plantar	Calcanhar-dedo 40-50 mm: 1 < 40 mm: 2	> 50 mm nenhuma prega	Marcas vermelhas descoradas	Somente pregas transversas anteriores	Pregas 2/3 anteriores	Pregas sobre toda a sola	
Mamas	Imperceptíveis	Dificilmente perceptíveis	Aréola chata, sem botão	Aréola pontilhada, botão 1-2 mm	Aréola elevada, botão 3-4 mm	Aréola completa, botão 5-10 mm	
Olhos/Orelhas	Pálpebras coladas frouxas 1 rijas 2	Pálpebras abertas pina chata pregueada	Pina curva mole, porém recolhe lentamente	Pina curva mole, porém recolhe rápido	Formada e firme, com retorno instantâneo	Cartilagem espessa, orelha rija	
Genitália masculina	Escroto vazio, sem rugas	Escroto cheio, rugas escuras	Testículos no canal superior, poucas rugas	Testículos descendo, poucas rugas	Testículos baixos, boas rugas	Testículos pendulares, rugas profundas	
Genitália feminina	Clitóris proeminente, lábios achatados	Clitóris proeminente, pequenos lábios menores	Clitóris proeminente, lábios menores aumentando	Grandes e pequenos lábios, igualmente proeminentes	Grandes lábios, maiores, pequenos lábios menores	Grandes lábios cobrem clitóris e pequenos lábios	

Avaliação da maturidade

Índice	Semanas
10	20
5	22
0	24
5	26
10	28
15	30
20	32
25	34
30	36
35	38
40	40
45	42
50	44

Figura 4.3 Classificação do recém-nascido com base nas maturidades neuromuscular e física. (*Fonte*: adaptada de Ballard et al., 1991.)

a idade gestacional (PIG). A avaliação é feita por meio de gráficos pelos quais se comparam as curvas de crescimento intrauterino em relação à idade gestacional (Figura 4.4).

Exame físico

O exame físico tem como objetivos identificar anormalidades e identificar e registrar – por meio de ficha de avaliação (Figura 4.5) – evidências de estresse e traumatismo, oferecendo uma base para avaliação de mudanças posteriores.

O exame físico deve ser iniciado assim que o recém-nascido chegar à UTI neonatal. Antes de dar início ao exame físico completo, deve-se aguardar até que ele se encontre estabilizado, e seguir uma sistematização. Inicia-se pela observação do paciente em repouso para, então, seguir com uma avaliação geral de cada sistema no sentido cefalocaudal. Durante o exame físico, é importante evitar estresse ao recém-nascido; se necessário, deve-se interromper o exame e esperar que ele se estabilize. Para prematuros com menos de 30 semanas de gestação, o processo de admissão será um pouco diferenciado. Veja, adiante, o item Protocolo de toque mínimo | Primeiras 96 horas.

Sequência do exame físico

O exame físico compreende as seguintes etapas:

- Observação geral: coloração, pele, postura, força e tônus musculares
- Região da cabeça e pescoço: face, nariz, boca, olhos e ouvidos
- Tronco ou tórax: sistema cardiorrespiratório, abdome, costas, genitália e reto
- Extremidades
- Exame neurológico
- Verificação de cateteres venosos ou arteriais.

Observação geral

▶ **Pele.** Coloração, textura, lanugem, *vernix*, lesões, manchas ou marcas, turgor, temperatura, equimoses, petéquias, *milia*, eritemas, hemangiomas, nevos congênitos.

▶ **Postura.** Normal (posição fetal, movimentos espontâneos e simétricos) e anormal (curvatura da coluna, movimentos assimétricos, irregulares, tremores, sem movimento).

▶ **Força e tônus musculares.** Normal (tônus e força iguais e fortes; preensão palmar forte e igual) e anormal (tônus e força musculares fracos, flácidos; hipotonia muscular, ausência dos reflexos primitivos).

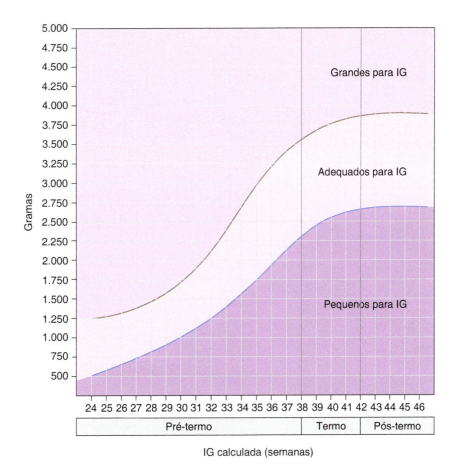

Figura 4.4 Classificação do recém-nascido segundo peso e idade gestacional (IG). (*Fonte*: adaptada de Battaglia e Lubchenco, 1967).

Cabeça:
☐ bossa ☐ céfalo-hematoma

Olhos:
☐ abertura espontânea
☐ fechados ☐ acompanham o objeto
☐ fixos ☐ edema palpebral
☐ secreção ☐ hemorragia

Pupilas:
☐ isocóricas ☐ anisocóricas

Reagentes à luz (reação):
☐ presente ☐ ausente

Respiração:
☐ regular ☐ irregular
☐ apneia ☐ superficial
☐ batimento de asas do nariz
☐ gemido expiratório ☐ taquipneia
☐ bradipneia

Necessidade de oxigênio:
☐ ar ambiente ☐ ventilação mecânica
☐ capacete ☐ CPAP nasal
☐ CPAP endotraqueal
☐ tubo endotraqueal nº _____
fixado _____ cm

Pulso apical:
☐ ritmo regular ☐ arritmia

Cor (paciente):
☐ rosado ☐ pletórico ☐ pálido
☐ mosqueado ☐ ictérico
☐ acrocianose ☐ cianose circum-oral
☐ cianose periorbital

☐ evacuou ☐ não observado
☐ não evacuou

Reflexo de náusea:
☐ normal ☐ ausente
☐ hipoativo ☐ hiperativo

Alimentação prévia:
☐ NVO ☐ oral ☐ gavagem

☐ aleitamento materno ☐ leite artificial

Deglutição/sucção:
☐ coordenada ☐ insuficiente
☐ ausente ☐ não foi possível avaliar

Resíduo gástrico:
☐ claro ☐ amarelo ☐ esverdeado
☐ sanguinolento ☐ líquido de estase (marrom-escuro)

Urina:
☐ espontânea ☐ sonda vesical
☐ clara ☐ turva
☐ hematúria ☐ concentrada

Atividade predominante:
☐ alerta ☐ chorando ☐ sono ativo
☐ sono profundo

Resposta ao estímulo:
☐ vocal ☐ toque ☐ dor ☐ luz

Condição:
☐ fria ☐ quente ☐ morna ☐ úmida
☐ descamada ☐ estrias de mecônio
☐ lanugem ☐ vernix caseoso
☐ *milium* sebáceo
☐ mancha mongólica ☐ petéquias
☐ local: _____
☐ equimoses ☐ marca fórceps
☐ escoriações: _____

Assinatura:

Avaliação Inicial na Admissão

Fraturas:

Anormalidades:

Fontanelas anteriores:
☐ normotensa ☐ tensa
☐ deprimida ☐ abaulada

Suturas:
☐ normal ☐ separadas ☐ sobrepostas

Retração:
☐ esternal ☐ subesternal
☐ subcostal ☐ intercostal

Configuração do tórax:
☐ simétrico ☐ assimétrico

Sopro:
☐ ausente ☐ presente

Perfusão capilar:
☐ normal (1 a 3 s) ☐ lento (> 3 s)

Edema:
☐ ausente ☐ pés ☐ mãos ☐ olhos
☐ generalizado

Ausculta intestinal:
☐ RHA diminuídos ☐ RHA ativos
☐ RHA aumentados ☐ RHA ausentes
código: RHA = ruídos hidroaéreos

Anormalidade:
descrever: _____
_____
(RHA = ruídos hidroaéreos) _____

Genitais:
☐ normais ☐ edemaciados
☐ genitália ambígua
☐ outros:

Choro:
☐ normal ☐ fraco
☐ outros

Reflexos:
CÓDIGO: normal = N; ausente = A
fraco = F; não avaliado = NA
sucção: _____
apreensão: _____
Moro: _____

Data:

Fossas nasais

Permeáveis:
☐ sim ☐ não

Palato:
☐ completo ☐ incompleto

Ausculta pulmonar (sons):
todos os lóbulos = T
lóbulo direito = LD
lóbulo esquerdo = LE
☐ bilats. ☐ roncos bolhosos
☐ diminuídos
☐ estertores ☐ sibilos ☐ roncos

☐ sim ☐ não
descreva _____

Pulso:

Braquial:	☐ presente	☐ igual	☐ ausente
	☐ cheio/amplo	☐ filiforme	
Femoral:	☐ presente	☐ igual	☐ ausente
	☐ cheio/amplo	☐ filiforme	
Radial:	☐ presente	☐ igual	☐ ausente
	☐ cheio/amplo	☐ filiforme	
Podal:	☐ presente	☐ igual	☐ ausente
	☐ cheio/amplo	☐ filiforme	

Abdome:
☐ normotenso ☐ distendido
☐ plano ☐ timpânico
☐ hiperemia e/ou sensível ao toque
Fígado: _____ cm

☐ circunferência abdominal acima
da cicatriz umbilical _____ cm
abaixo _____ cm

Tônus:
☐ normal ☐ hipotônico ☐ flácido
☐ hipertônico

Atividade motora (movimentos)
☐ simétricos ☐ assimétricos
☐ convulsões ☐ letargia
☐ irritabilidade ☐ tremores

Turgor:
☐ bom ☐ regular ☐ ruim

Hora:

Figura 4.5 Ficha de avaliação inicial. (*Fonte*: adaptada de UTI Neonatal Loma Linda University Children's Hospital e Redlands Community Hospital.) NVO: nada por via oral.

Região da cabeça e do pescoço

▶ **Cabeça.** Assimetria; fontanelas (abauladas, deprimidas, abertas até 12 a 18 meses); suturas (separadas, sobrepostas, cavalgamento, fundidas); hematomas subperiósteos (margens distintas que se detêm nas linhas de sutura; são depressíveis e flutuantes à palpação); *caput succedaneum* (a equimose e o edema geralmente são moles, cruzam as linhas de sutura e não se expandem muito após o nascimento); perímetro cefálico em conformidade com os parâmetros normais.

▶ **Rosto.** Alinhamento dos olhos em relação à implantação dos ouvidos; distância entre os olhos; simetria; cavidade oral (tamanho, formato, continuidade dos lábios, palato); língua (tamanho e posição dentro da cavidade oral); mucosa (integridade, coloração); salivação (normal, ausente ou excessiva); reflexo de sucção (presente no feto a partir de 24 semanas e após o nascimento; nos prematuros, a partir de 27 a 28 semanas); deglutição (presente intrauterinamente a partir de 17 semanas de gestação); náuseas; coordenação entre sugar, deglutir e respirar a partir de 32 a 34 semanas de gestação.

▶ **Olhos.** Fechados ou abertos; edema palpebral; pupilas reagentes à luz e simetria; drenagem ou não; formato; capacidade de abrir e fechar as pálpebras; coloração da esclera; pálpebras; catarata.

▶ **Nariz.** Formato; tamanho; proporção; secreções; permeabilidade; batimento das asas do nariz, atresia coanal.

▶ **Orelhas.** Configuração; rotação; posição em relação aos olhos; tamanho; canal auditivo; firmeza e recolhimento da pina; resposta ao som; papiloma cutâneo.

Tronco ou tórax

Sistema cardiorrespiratório

▶ **Tórax e pulmões.** Simetria do tórax; respiração (profunda, superficial, elaborada, espontânea ou assistida); existência de retrações (subcostais, intercostais, subesternais ou esternais); gemidos audíveis expiratórios; ruídos respiratórios (simetria, estertores subcrepitantes e outros); dreno torácico.

▶ **Coração.** Ritmo (regular ou arritmias); som dos batimentos (forte ou fraco); existência de sopro (localização e grau de intensidade); precórdio (dinâmico ou não); tempo de reenchimento capilar; coloração; perfusão periférica. O ponto de maior intensidade à ausculta cardíaca encontra-se no 4º espaço intercostal esquerdo, próximo à linha clavicular média (Figura 4.6). Tempo de reenchimento capilar, coloração e perfusão periférica.

▶ **Pulsos e PA.** Pulsos femorais, podais, braquiais e radiais; checar simetria, força e amplitude.

Ao verificar a pressão arterial, usar o manguito apropriado de acordo com o peso e o tamanho do recém-nascido; o manguito não deve exceder 75% do tamanho da extremidade que será utilizada.

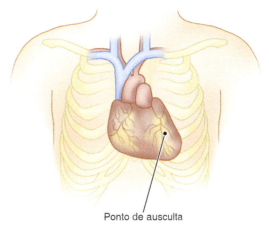

Ponto de ausculta

Figura 4.6 Ponto máximo de ausculta cardíaca.

Abdome

Protruso; plano; distensão ou não; alças intestinais visíveis e/ou palpáveis; ruídos hidroaéreos (presentes, diminuídos ou ausentes); ocorrência de massa (descrever a localização); resíduo gástrico (claro, amarelado, bilioso, sanguinolento); parede abdominal intacta; ocorrência de fezes (mecônio, transição ou outro); consistência, cor e quantidade aproximada das fezes; hérnia inguinal ou umbilical. Fígado palpável ou não (a borda hepática pode estender-se 1 a 2 cm abaixo da margem costal direita).

Tipo de alimentação (jejum, oral, gavagem, amamentação, nutrição parenteral total – NPT); cordão umbilical (número de vasos: 2 artérias e 1 veia; seco ou úmido, secreções presentes, sangramento).

Sistema geniturinário e reto

▶ **Urina (diurese normal, 1 a 3 mℓ/h).** Espontânea; cor e aspecto; cateter vesical presente.

▶ **Genitália masculina.** Prepúcio cobre o pênis e adere a ele; apresenta abertura uretral; testículos presentes ou não na bolsa escrotal; curvatura do pênis; proporção em relação ao corpo; coloração azulada na bolsa escrotal; líquido na bolsa escrotal.

▶ **Genitália feminina.** Lábio maior cobre o lábio menor; clitóris visível; secreções mucosas ou sanguinolentas.

▶ **Reto.** Avaliar permeabilidade anal, posicionamento do orifício anal em relação à genitália, fístulas e outras anomalias anorretais; ocorrência de fezes (mecônio nos 2 a 3 primeiros dias, transicional, normal).

Dorso

Simetria, comprimento e formato; integridade da coluna vertebral; ocorrência de massa, abaulamento ou depressão; cistos.

Extremidades

Simetria quanto a tamanho, comprimento, postura, forma e movimento; ausência de fraturas ou deformidades (se presentes, descrevê-las); número de dedos presentes nas mãos e pés; edema; limite de movimentos; perfusão e reenchimento capilar > 3 segundos; pulsos iguais e fortes bilateralmente; preensão palmar normal e igual; contraturas; pregas palmares e plantares.

Exame neurológico

Consta do exame neurológico a verificação da atividade (alerta, chorando, sono ativo ou profundo); da irritabilidade; do tipo de choro (normal, fraco, agudo); dos reflexos (Moro, sucção, preensão, marcha, Babinski); da resposta a estímulos (vocal, barulho, toque, dor e luz); dos movimentos (assimétricos, tremores, convulsões), tônus muscular e postura.

Cateteres venosos ou arteriais

Avaliam-se o local, o tipo de cateter (periférico ou central), o tipo de solução e o gotejamento ou a velocidade da infusão.

Protocolo de toque mínimo | Primeiras 96 horas

Neste capítulo, o protocolo de toque mínimo foi adaptado do protocolo desenvolvido na UTI neonatal do Hospital Southern Regional Medical Center, no estado da Georgia, EUA. Nessa unidade, a incidência de hemorragias intraventriculares em graus III e IV era de cerca de 30% em prematuros < 30 semanas de gestação. Diante dessa constatação, os neonatologistas daquela unidade, juntamente com toda a equipe multiprofissional da UTI neonatal, desenvolveram o protocolo das primeiras 96 horas para todos os recém-nascidos com menos de 30 semanas de gestação. A aplicação do protocolo tem início na sala de parto e continua durante o percurso ou transporte até a UTI neonatal, na qual prossegue durante as 96 horas após o nascimento. Esse protocolo foi desenvolvido com a finalidade de minimizar alterações no fluxo sanguíneo para o cérebro, as quais podem contribuir para aumento da pressão sanguínea intracraniana – uma das causas de hemorragia intracraniana ventricular – e suas consequências no desenvolvimento neuropsicomotor do prematuro extremo. O protocolo de toque mínimo está disponível no boxe Intervenções de enfermagem 4.2, adiante.

O transporte da sala de parto para a UTI neonatal deverá ser realizado, de preferência, em incubadora de transporte. Os prematuros < 32 semanas de gestação deverão ser recebidos em berço aquecido ou, preferencialmente, em incubadora dotada de dispositivo para elevação do topo e que se transforma em berço aquecido, conhecida como incubadora Giraffe®. A Figura 4.7 mostra o levantamento da cúpula, transformando-se em berço de calor radiante; quando a cúpula é abaixada, o berço transforma-se em incubadora.

Não se recomenda manter prematuros < 32 semanas em berço de calor radiante, pois ocorre maior perda insensível de água, o que requer aumento do requerimento de líquidos; esse aumento, por sua vez, pode causar elevação da pressão sanguínea e da perfusão cerebral, persistência da patência do canal arterial (PCA), além de estarem envolvidos fatores como dificuldade de manutenção da temperatura corporal, exposição maior aos níveis de barulho ou ruídos, impossibilidade de controlar a luminosidade. Todos esses fatores acarretam aumento do estresse, instabilidade fisiológica e, por conseguinte, aumentam subitamente o fluxo sanguíneo para o cérebro, o que propicia o desenvolvimento de hemorragias intracranianas.

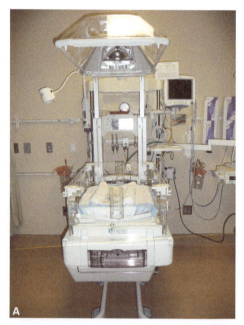

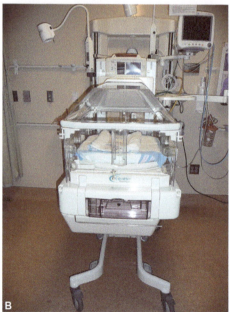

Figura 4.7 Incubadora OmniBed®. **A.** Com o topo para cima, transforma-se em berço aquecido. **B.** Com o topo para baixo, transforma-se em incubadora.

Intervenções de enfermagem 4.1

Admissão do recém-nascido de alto risco

Intervenções	Justificativas
Colocação do paciente em berço de calor radiante ou incubadora	É importante manter o ambiente térmico estável para prevenir hipo- ou hipertermia e suas consequências (Capítulo 7)
Recebimento do paciente na UTI neonatal; avaliação das condições gerais e prioridade do atendimento aos sistemas respiratório e cardíaco	Prevenir hipoxemia e manter estável o equilíbrio hemodinâmico
Avaliação do padrão respiratório e administração de oxigênio, se necessário	Prevenir hipoxemia e suas consequências
Instalação do monitor cardíaco	Avaliar o padrão cardíaco
Pesagem quando as condições permitirem	Para cálculos de hidratação venosa, aporte calórico e dosagem medicamentosa. O recém-nascido pode perder 5 a 10% do peso na 1ª semana. O ganho de peso posteriormente desejado é de 15 a 25 g/24 h
Mensuração do comprimento e dos perímetros torácico e cefálico	Para analisar a simetria corporal e o crescimento ponderal no decorrer da internação. Valores normais ao nascer: ▸ Comprimento: 48 a 53 cm, com aumento de 0,66 a 1 cm/semana ▸ Perímetro cefálico: 33 a 35 cm, com aumento de 0,33 a 0,66 cm/semana ▸ Perímetro torácico: 30 a 33 cm
Verificação dos sinais vitais: T, FR, FC e PA, a cada 30 min até se estabilizarem; depois, seguir a rotina da UTI	Para avaliação do sistema cardiorrespiratório. Se existirem fatores de risco de anomalias cardíacas congênitas, verificar a pressão arterial nas quatro extremidades. Uma diferença de 5 mmHg é normal Valores normais dos sinais vitais: ▸ Temperatura (T) axilar: 36,5 a 37°C ▸ Frequência cardíaca (FC): 100 a 160 bpm ▸ Frequência respiratória (FR): 40 a 60 rpm Pressão arterial (PA): varia de acordo com as horas decorridas desde o nascimento e o peso (Quadro 4.2). Inicia-se baixa, aumentando 1 a 2 mmHg/dia. A partir do 8º dia, aumenta 1 mmHg/semana (durante 5 a 7 semanas). Apresenta valor estável aos 2 meses Utilizar manguito com tamanho correto de acordo com o peso e o tamanho do neonato (Quadro 4.3 e Figura 4.2)
Avaliação da dor por meio de instrumento apropriado (Capítulo 9)	A dor não tratada provoca alterações fisiológicas que podem agravar a enfermidade e aumentar o estresse e suas consequências
Verificação da glicemia periférica no ato da admissão e de hora em hora nas 3 primeiras horas, espaçando o tempo de exame quando houver estabilidade da glicemia	Devido ao estresse do parto e no caso de certas enfermidades maternas ou do neonato, é importante o monitoramento da glicose no sangue com frequência, inicialmente para prevenir hipo- ou hiperglicemia. Valores normais: 40 a 160 mg/dℓ
Punção de uma veia ou auxiliar na colocação de cateter umbilical	Acesso venoso para administração de líquidos e medicamentos (Capítulo 8)
Coleta de amostras para exames laboratoriais de acordo com a solicitação médica	Avaliar níveis de hemoglobina, eletrólitos e bioquímica sanguínea, hemocultura e exame de urina
Administração de medicamentos prescritos	Se for indicada a administração de antibióticos, é importante realizá-la o quanto antes, para debelar o processo infeccioso. Todas as medicações intravenosas devem ser administradas via bomba de infusão, para evitar infusão rápida, o que pode levar a aumento súbito do fluxo sanguíneo, podendo ocasionar aumento do fluxo sanguíneo para o cérebro, causando hemorragia intracraniana
Avaliação da idade gestacional	Avaliar a maturidade gestacional para prestação de cuidados e tratamento de modo individualizado a cada faixa de idade gestacional
Preenchimento da ficha de avaliação inicial (Figura 4.5)	Além de auxiliar na determinação das necessidades do recém-nascido, essa ficha serve de parâmetro comparativo posterior à admissão.

Intervenções de enfermagem 4.2

Protocolo de toque mínimo | Primeiras 96 horas

Intervenções	Justificativas
O paciente deverá ser transferido da sala de parto na incubadora em que irá permanecer na UTI neonatal. Quando possível, deve-se utilizar incubadora OmniBed®, que tem a versatilidade de se tornar um berço de calor radiante quando o topo é elevado para reanimação neonatal e colocação dos cateteres arteriais, sendo que com o topo abaixado se transforma em incubadora (Figura 4.7)	Este procedimento minimiza o estresse, promove estabilidade fisiológica e provê o cuidado neuroprotetor, além de manter a temperatura estável durante os passos iniciais da reanimação neonatal, bem como dos primeiros cuidados na UTI neonatal do neonato prematuro
Toque mínimo nas primeiras 96 h	Minimiza estresse. Reduz oscilações no fluxo sanguíneo para o cérebro
Deve-se forrar o colchão com pele de carneiro sintética	Previne lesões na pele devido ao tempo prolongado no mesmo decúbito
O neonato deve ser tocado a cada 8 h	Evita interromper o descanso, reduz o estresse, promovendo sono profundo. Só interromper o período de descanso se for necessário, devido a alguma alteração no quadro clínico que justifique intervenção imediata, ou no caso de o neonato estar agitado
O neonato deve ser mantido em decúbito dorsal, mantendo-se a linha mediana, sendo o neonato colocado dentro da botinha 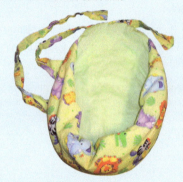	Promove estabilidade do fluxo sanguíneo para o cérebro. Posição da cabeça lateralmente em relação ao corpo diminui o fluxo sanguíneo ao cérebro; quando reposicionada em linha mediana, haverá um aumento rápido do fluxo sanguíneo, o que pode causar hemorragia intracraniana ventricular
Manter a cabeceira da incubadora elevada a 30°	Evita aumento repentino do fluxo sanguíneo para o cérebro

Ambiente da UTI neonatal

Intervenções	Justificativas
O ambiente deve ser o mais quieto possível. Evitar ruídos desnecessários. Somente a equipe cuidadora do paciente deverá estar ao lado da incubadora ou do berço aquecido	O ruído causa estresse, dificultando a estabilização fisiológica, bem como a comportamental
Se o neonato foi transportado da sala de parto para a UTI neonatal em berço aquecido, o paciente deverá ser transferido para a incubadora assim que forem colocados os cateteres umbilicais	O neonato deverá permanecer na mesma incubadora em que ficou desde a admissão até os primeiros 7 dias, depois dos quais poderá ser trocado se estiver estável
Os olhos do neonato devem estar protegidos da luz durante a avaliação e o exame médico inicial	Aumento da luminosidade aumenta o nível de estresse e não favorece o descanso
Redução da luminosidade assim que for possível, manter a incubadora coberta para evitar luminosidade intensa (Capítulo 12)	O estresse pode causar aumento do fluxo sanguíneo para o cérebro
Quando necessário avaliar o neonato, utilizar focos de luz indireta	–

Exame físico inicial

Intervenções	Justificativas
Ao fazer a avaliação inicial e prestar cuidados como troca de fralda, não elevar as extremidades inferiores acima do nível da cabeça	Quando as extremidades inferiores são elevadas acima do nível da cabeça, ou quando a cabeceira da incubadora está plana, ocorre aumento brusco do fluxo sanguíneo para o cérebro, o que poderá causar hemorragia intracraniana ventricular e suas consequências
Cabeceira da cama elevada 30° todo o tempo, exceto se for para realização de radiografia	–
Medidas antropométricas: avaliar circunferências cefálica e abdominal e o comprimento	Não medir a circunferência torácica porque pode elevar as extremidades inferiores ou a cabeça, o que alteraria o fluxo sanguíneo para o cérebro
Temperatura retal dever ser aferida somente na admissão, para comprovação da perfuração anal	Realizar o procedimento com cuidado, para evitar estímulo vagal, o que poderia dar origem a bradicardia

(continua)

Intervenções de enfermagem 4.2 *(continuação)*

Exame físico e sinais vitais de rotina

Intervenções	Justificativas
Verificação da temperatura axilar a cada 8 ou 12 h com a aferição dos sinais vitais e das frequências cardíaca e respiratória e ausculta cardíaca pulmonar e abdominal. Checagem dos pulsos periféricos e da integridade da pele ‣ Pressão arterial via cateter arterial umbilical ou cateter arterial periférico ‣ Oximetria de pulso contínua A aferição dos sinais vitais (temperatura, FC, FR, PA, oximetria de pulso) subsequente será feita via monitor cardiovascular e sensor de temperatura cutâneo da incubadora	–

Radiografias

Intervenções	Justificativas
De preferência, utilizar incubadora com a bandeja embutida ou elevar o prematuro com a botinha, manuseando-o o mínimo possível	–

Mudança de decúbito

Intervenções	Justificativas
Após 72 h, se o paciente estiver estável em termos hemodinâmicos e respiratórios, poderá ser utilizado o decúbito lateral, mantendo-se sempre a linha mediana durante e após a mudança	A posição lateral ajuda a aliviar a pressão nas costas, ativando a circulação da pele, evitando, assim, feridas de decúbito Superfície macia promove conforto e reduz distorções no formato da calota craniana, pois os ossos ainda estão fracos e podem facilmente sofrer deformidades
Troca de decúbito a cada 4 h após 72 h de nascido	Promove conforto e manutenção da integridade da pele
Utilização de travesseiro de água ou de silicone	Para prevenir achatamento da calota craniana e também para promover conforto

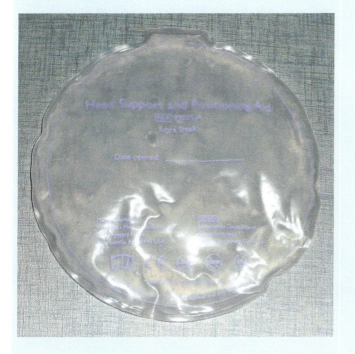

(continua)

Intervenções de enfermagem 4.2 *(continuação)*

Pesagem

Intervenções	Justificativas
O prematuro deverá ser pesado na sala de parto. Posteriormente, a pesagem será realizada somente após as 96 h de nascido, seguindo a rotina específica de cada UTI neonatal	Para evitar estresse durante o procedimento de pesagem, deve-se procurar fazê-lo com o neonato dentro da botinha, permitindo assim que se mantenha a organização comportamental. Lembre-se sempre de tarar a balança previamente com a botinha ou, se disponível, utilizar balança portátil adaptada para ser utilizada dentro da incubadora. Ao movimentar o neonato prematuro para pesagem, sempre se deve procurar manter a cabeça no mesmo nível do corpo, para evitar oscilações na quantidade de sangue que subitamente vai para a cabeça, levando a aumento da pressão intracraniana, o que pode precipitar hemorragia intracraniana

Higiene corporal

Intervenções	Justificativas
Banho deverá ser evitado nas primeiras 96 h	–
Troca da roupa de cama só deverá ser realizada se for extremamente necessária	–
Troca de fraldas a cada 8 h nas primeiras 96 h. Depois, trocar a cada 4 h se estiver sem ser alimentado oralmente ou a cada 3 h se estiver sendo alimentado	Se o neonato estiver agitado, trocar a fralda, se necessário, antes do tempo do toque

Administração de medicamentos intravenosos

Intervenções	Justificativas
Todos os medicamentos intravenosos deverão ser administrados via bomba de infusão de seringa; evitar infusão rápida	–
Medicamentos para dor: quando necessário, utilizar morfina. De preferência, administrar de modo contínuo	Promove o controle da dor mais eficiente e continuamente, mantendo sob controle o nível de estresse e o fluxo sanguíneo intracraniano sem alterações bruscas Evita-se manuseio contínuo do cateter central para administração do analgésico, para prevenir infecções. O uso de fentanila também está sendo evitado pelo fato de provocar rigidez torácica, o que dificulta a ventilação mecânica e a oxigenação, tendo-se de aumentar mais os níveis de pressão administrados, o que pode trazer consequências imediatas decorrentes da alta pressão (p. ex., pneumotórax). Com o uso de morfina, podem ocorrer aumento do risco de hemorragia intracraniana, o que não é frequente. Por isso, a maioria das UTIs neonatais nos EUA utiliza morfina contínua para controle da dor na população neonatal

Aspiração endotraqueal e oral

Intervenções	Justificativas
Realização de aspiração endotraqueal somente quando houver indicação clínica	Evita desconforto, aumento de estresse e, portanto, aumento do fluxo sanguíneo para o cérebro
Utilização do sistema fechado de aspiração	Com menos estresse, permanecem estáveis a pressão ventilatória e a oxigenação durante o procedimento
Aspiração e higiene da cavidade oral somente nos horários de toque, a cada 8 ou 12 h	É importante realizar higiene oral para prevenir infecção

Fonte: adaptado da UTI Neonatal do Southern Regional Medical Center, Riverdale, Georgia, EUA.

Bibliografia

American Academy of Pediatrics (AAP) and American College of Obstetricians and Gynecologists (ACOG). Guidelines for Perinatal Care. 2. ed. Illinois: Elk Grove Village; 1988.

Ballard JL, Kazmaier K, Driver M. A simplified assessment of gestational age. Pediatric Research. 1977; 11:374.

Ballard JL, Khoury JC, Wedig K et al. New Ballard score expanded to include extremely premature infants. J Pediatrics. 1991; 119:417-23.

Ballard JL, Novak KK, Driver M et al. A simplified score for assessment of fetal maturation of newly born infants. J Pediatrics.1979; 95(5):769-74.

Battaglia FC, Lubchenco L. Classificação do recém-nascido. Centro Médico da Universidade do Colorado. J Pediatrics. 1967; 71(2):159-63.

Beauman SS. Advanced neonatal assessment. The National Conference of The Neonatal Nursing: Las Vegas; 2005.

D'Harlinge AE, Durand DJ. Reconhecimento, estabilização e transporte do neonato de alto risco. *In*: Klaus MH, Fanaroff AA. Alto risco em neonatologia. 4. ed. Rio de Janeiro: Guanabara Koogan; 1995. p. 55.

Dubowitz V. Correlation of neurologic assessment in the preterm newborn infant with outcome at 1 year. J Pediatrics. 1984; 105:452-6.

Erchenwald EC, Stark AR. Management outcomes of very low birth weight infants. New England J Med. 2008; 358:1700-11.

Heimler R, Langlois J, Hodel D *et al*. Effect of positioning on the breathing pattern of preterm infants. Ach Dis Child. 1992; 67:312.

Holsti L, Weinberg J, Whitfield MF *et al*. Relationships between adrenocorticotropic hormone and cortisol are altered during clustered nursing care in preterm infants born at extremely low gestational age. Early Hum Develop. 2007; 83:341.

Katz K, Nishioka E. Neonatal assessment. In: Kenner C, Lott JW, Flandermeyer AA. Comprehensive neonatal nursing – a physiologic perspective, 2. ed. Philadelphia: W.B. Saunders Co., 1998; 223-51.

Ki Herman JA, Phibbs RH, Tooley WH. Pediatrics, 44:959, 1969. In: Avery GB. Neonatologia. Philadelphia: JB Lippincott Co.; 1978. p. 994.

Kruger CA, Gyland EA, Theriaque D. Neonatal heart rate variability and intraventricular hemorrhage: a case study. Pediatric Nursing. 2008; 34:5.

Lepley CJ, Gardner SL, Lubchenco LO. Initial nursery care. In: Merenstein G, Gardner SL. Handbook of neonatal intensive care. 2. ed. St. Louis: CV Mosby; 1989; 76-110.

Lewis DA, Sanders LP, Brockopp DY. The effects of three nursing interventions on thermoregulation in low birth-weight infants. Neonatal Network. 2011; 30(3):160-4.

Margotto PR. Assistência ao recém-nascido de risco. 3. ed. Brasília: Escola Superior de Ciência da Saúde; 2013.

Nascimento R. Prática de enfermagem, UTI neonatal. Rio de Janeiro: Atheneu; 1985.

Ramos JLA, Borrell JG. Assistência. In: Leone CR, Tronchin DMR. Assistência integrada ao recém-nascido. São Paulo: Atheneu; 1996. p. 33-42.

Roselli CAM. Classificação do RN. In: Segre CAM, Armelline PA. São Paulo: Sarvier; 1981. p. 27-40.

Rudolph AJ, Kenny JD. Anticipation, recognition and transitional care of the high-risk infant. In: Klaus MF, Fanaroff AA. Care of the high-risk neonatal. 2. ed. Philadelphia: WB Saunders; 1979. 45-93.

Schwirian PM, Eesley T, Cuellar L. Use of water pillows in reducing head shape distortion in preterm infants. Res Nurs Health. 1986; 9:203-7.

5

Transporte Neonatal

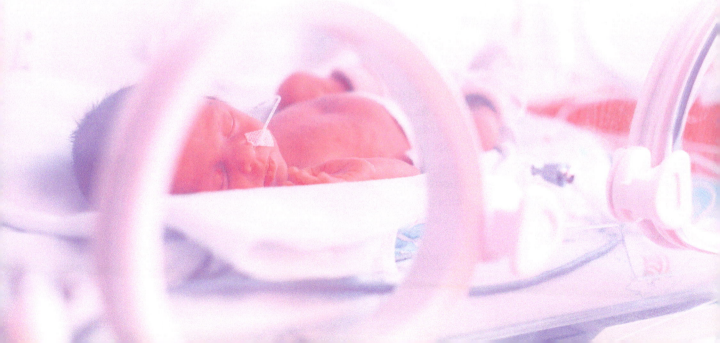

Introdução

O transporte entre hospitais é realizado quando o local do nascimento não dispõe de infraestrutura para atendimento das necessidades do recém-nascido. Devido ao alto custo dos equipamentos e da qualificação de pessoal, muitos hospitais dependem de outros centros especializados para tratamento de neonatos enfermos. Existe uma significativa correlação entre um eficiente transporte de neonatos e redução das taxas de morbidade e mortalidade neonatais de recém-nascidos de alto risco. No entanto, recomenda-se, quando possível, o transporte materno-fetal, ou seja, a transferência da gestante de alto risco para um centro especializado em que possam receber atendimento adequado tanto ela quanto o recém-nascido.

O transporte de neonatos só deve ser realizado após o neonato estar clinicamente estabilizado. Levando-se em conta que hipoglicemia, hipotensão arterial, perfusão inadequada e oxigenação não adequada elevam as taxas de mortalidade e morbidade de neonatos enfermos, o hospital solicitante deverá procurar estabilizar a glicose, a temperatura, a oxigenação, a pressão arterial, e coletar amostras para exames laboratoriais como hemograma completo (CBC), eletrólitos, hemocultura e outros, se indicados.

Os hospitais envolvidos no sistema de transporte, tanto o solicitante quanto o receptor, devem desenvolver um sistema integrado, com treinamento da equipe dos berçários em rotinas específicas para estabilização e transferência de recém-nascidos de alto risco. Com essas rotinas preestabelecidas, agiliza-se a transferência, minimizando-se o nível de estresse para a equipe do hospital solicitante, que em geral não tem experiência em atendimento de pacientes com instabilidade fisiológica, como casos que requerem cirurgia; quadros de distúrbios respiratórios, cardíacos, renais ou neurológicos; prematuridade; e malformações congênitas.

Os critérios para o transporte de neonatos devem ser estabelecidos pelos hospitais envolvidos no sistema, variando de acordo com o estado do paciente e com a estrutura e a complexidade do atendimento. As recomendações aqui apresentadas são rotinas adotadas nos EUA e no Canadá. Todavia, cada região ou país deve seguir e adaptar o serviço de transporte de acordo com o quadro de pessoal e serviço de transporte disponível na localidade, bem como seguir as normas e rotinas estabelecidas por órgãos governamentais com relação ao transporte de neonatos enfermos.

No Quadro 5.1 estão relacionados os critérios ou indicações para o transporte de neonatos.

O hospital solicitante do transporte deve fornecer informações básicas que contribuam para agilização do processo de transporte, entre elas:

- Nome do hospital solicitante, telefone, endereço
- Nome e telefone do médico que solicitou o transporte
- Diagnóstico provável
- Data e hora do nascimento
- Peso, sexo e idade gestacional
- Apgar no 1º e 5º minutos
- História perinatal resumida
- Estabilidade respiratória (ventilação mecânica, método de administração de oxigênio, concentração de oxigênio, gasometria)
- Estabilidade cardiovascular
- Sinais vitais
- Soluções intravenosas
- Medicações
- Resultados laboratoriais e radiológicos, entre outros.

Quadro 5.1 Critérios ou indicações para o transporte de neonatos.

Condições da gestante

- Ruptura prematura das membranas
- Parto prematuro (34 semanas)
- Gestações múltiplas
- Sangramento no 3º trimestre
- Hipertensão grave
- Infecções
- Doenças cardíacas graves
- Diabetes melito não controlado
- Traumatismo que precipite parto prematuro ou lesão ao feto

Condições do feto

- Anomalias congênitas que exijam intervenção cirúrgica
- Crescimento intrauterino retardado
- Incompatibilidade de Rh com ou sem hidropisia fetal

Condições do neonato

- Prematuro, < 32 semanas e com menos de 2.000 g são considerados de risco e necessitam de cuidados intensivos
- Septicemia
- Síndrome de angústia respiratória
- Insuficiência respiratória grave
- Hipertensão pulmonar persistente
- Necessidade de ECMO (oxigenação por membrana extracorpórea)
- Hipoglicemia persistente
- Convulsões
- Cardiopatias congênitas
- Arritmias cardíacas
- Lesão hipóxico-isquêmica
- Anomalias congênitas que requeiram intervenção cirúrgica
- Doença hemolítica do recém-nascido
- Coagulopatia
- Hiperbilirrubinemia grave
- Necessidade de exsanguinotransfusão

Fonte: adaptado de AAP/ACOG, 2007.

Equipe de transporte

Modelo da equipe de transporte

Para que o transporte ocorra de modo eficiente e sem comprometer a estabilidade do paciente, a equipe deve ter experiência em cuidado de neonatos em situação crítica, ter trabalhado em UTI neonatal e, de preferência, possuir especialização em neonatologia. Deve-se também elaborar um treinamento detalhado no processo e procedimentos do transporte de neonatos.

A equipe deverá estar disponível para atendimento durante as 24 h do dia.

Componentes da equipe

Cada instituição utiliza os recursos humanos disponíveis para o transporte de neonatos. A equipe deve ser composta de um médico neonatologista ou pediatra, um enfermeiro e um terapeuta respiratório treinados em cuidado de pacientes neonatos em situação crítica.

Qualificação

O tempo de experiência de cada profissional é fundamental para a seleção da equipe. Recomenda-se que o profissional tenha, no mínimo, 2 anos de experiência em UTI neonatal, controle emocional em situações de emergência e estresse, habilidade em punção venosa para hidratação e coleta de sangue para exames laboratoriais, capacidade de priorizar cuidados, e habilidade de trabalhar sob pressão. É necessário ter certificação em reanimação neonatal pela Academia Brasileira de Pediatria.

Treinamento da equipe de transporte

Conteúdo programático

Devem constar no conteúdo programático teórico e prático:

- Reanimação neonatal (seguir o manual de reanimação neonatal da Academia Brasileira de Pediatria)
- Avaliação neonatal e classificação do recém-nascido
- Controle térmico
- Administração de medicamentos e hidratação venosa
- Assistência em procedimentos médicos como intubação endotraqueal, drenagem de pneumotórax e cateterismo umbilical, e parada cardiorrespiratória
- Procedimentos durante o transporte
- Equipamentos e materiais (manuseio e solução de problemas)
- Medidas de segurança do paciente e da equipe durante o transporte
- Documentação e anotações.

Os princípios de uma comunicação eficaz são:

- Laboratório: prática com simulação de diferentes situações e patologias envolvidas no transporte de neonatos
- De preferência, utilizar o material e o equipamento que serão empregados no transporte
- Em transporte de ambulância, helicóptero e avião, modo de colocação de equipamento e material e precauções a serem tomadas.

Treinamento da equipe de enfermagem e fisioterapeuta respiratório dos hospitais solicitantes

Conteúdo programático

Devem constar no conteúdo programático os seguintes itens:

- Punção e hidratação venosas
- Manejo da homeostase da glicose
- Controle térmico
- Manutenção das vias respiratórias superiores patentes, oxigenação e apoio respiratório
- Controle da pressão arterial
- Exames de laboratório: coleta e resultados
- Apoio emocional aos pais.

Comunicação e modelo operacional

Um dos principais objetivos do transporte de neonatos é assegurar a estabilidade fisiológica do paciente nesse processo de transferência. Contribuirá para isso um trabalho em equipe cujos participantes deverão saber o papel que cada um desempenhará, promovendo assim uma remoção rápida e segura do paciente. No Quadro 5.2 estão relacionados os profissionais e suas atribuições no modelo operacional.

Quadro 5.2 Modelo operacional.

Agente	Operação
Secretário(a) ou enfermeiro	Recebe a solicitação de transporte, anota o nome do médico solicitante, nome, telefone e endereço do hospital
	Encaminha essas informações ao neonatologista de plantão
Neonatologista	Verifica com o enfermeiro as condições de admissão da UTI neonatal e, de acordo com essa informação, entra em contato com o hospital solicitante para aceitar o transporte
Enfermeiro	Uma vez aceita a solicitação: ▸ Comunica à equipe de transporte ▸ Notifica o pessoal da ambulância ▸ Checa o equipamento ▸ Entra em contato com o hospital solicitante para alguma informação adicional

Rotina pré-transporte

O hospital solicitante deverá manter o recém-nascido o mais estável possível, seguindo rotinas preestabelecidas entre os hospitais que têm o contrato de transporte. Sugere-se que o hospital solicitante desenvolva um programa de reciclagem para os funcionários de enfermagem que prestam assistência a neonatos sobre as rotinas básicas de estabilização de pacientes neonatos, enquanto aguarda a equipe de transporte.

Estabilização do neonato

▶ **Manutenção da oxigenação e ventilação.** Monitorar a transição pulmonar, mantendo pérvias as vias respiratórias; administrar oxigênio ou suporte ventilatório, se necessário (p. ex., ventilação com reanimador manual [máscara ou intubação], ventilador mecânico, capacete ou pressão positiva contínua nas vias respiratórias [CPAP] nasal). Recomenda-se o transporte com pH arterial de 7,25.

▶ **Monitoramento dos sinais vitais.** Frequência cardíaca, respiração, temperatura e pressão arterial.

▶ **Circulação e perfusão.** Manter e corrigir a perfusão periférica. Utilizar hidratação venosa de acordo com o peso, as horas de nascido e a idade gestacional (Capítulos 11 e 12). Se necessário, utilizar medicações vasopressoras para manutenção da pressão arterial e da perfusão periférica e central.

▶ **Monitoramento dos níveis de glicemia de hora em hora, se instáveis.** Manter nível mínimo de glicemia de 40 mg/dℓ. Iniciar infusão contínua de glicose a 5 a 7 mg/kg/min para manter a taxa glicêmica entre 60 e 120 mg/dℓ.

▶ **Anotação das eliminações.** Hora da primeira urina e do mecônio.

▶ **Registro.** Registrar o resultado dos exames de laboratório, das radiografias e de outros exames realizados.

▶ **Temperatura.** Manter a temperatura corporal estável, dentro dos parâmetros normais (temperatura axilar entre 36,5 e 37°C). Regular a temperatura do transporte de acordo com o peso e o tempo de nascido (Capítulo 7).

▶ **Acesso venoso.** Manter via de acesso venoso para administração de medicações e líquidos, se vier a ser necessária. Durante o transporte, procurar estabilizar todos os cateteres venosos e arteriais, e mantê-los visíveis todo o tempo para antecipar algum deslocamento e sangramento, principalmente em transporte aéreo.

▶ **Medicamentos.** Administrar antibióticos, quando indicados.

▶ **Controle da dor.** Avaliar e controlar a dor (Capítulo 9).

▶ **Administração de vitamina K e realização de profilaxia oftálmica.** Caso não tenham sido feitas previamente.

▶ **Cuidado com a pele.** Em prematuros extremos, devido à fragilidade da pele, utilizar o mínimo possível de adesivos (Capítulo 6).

▶ **Família.** Informar a família sobre as condições do neonato, o motivo da transferência, o local para o qual será transferido e como ele será transportado. Obter autorização dos pais para a transferência.

▶ **Preparação da transferência com o recém-nascido.** Cópia das radiografias, resultados dos exames laboratoriais, ultrassonografias etc., amostra de sangue da mãe (tubo com anticoagulante) e sangue do cordão (tubo sem anticoagulante), cópias da anamnese materna, dados do parto e evolução médica do recém-nascido após o parto, anotações de enfermagem.

Estabilização do neonato com condições associadas

▶ **Atresia de esôfago e fístula traqueoesofágica.** Manter sonda oral (6 Fr em prematuros extremos e 8 Fr em neonatos a termo) com aspiração contínua baixa; manter o neonato em posição de semi-Foley.

▶ **Cardiopatias congênitas cianóticas com suspeita de ducto arterioso dependente.** Iniciar infusão de prostaglandina E$_1$ (PGE$_1$), 0,05 a 0,1 mg/kg/min, diluída em soro fisiológico a 0,9% ou soro glicosado a 5%. Manter a saturação de O$_2$ a 80%, evitando-se assim a utilização de O$_2$, que é um potente vasodilatador pulmonar e, portanto, pode desencadear fechamento do ducto arterioso.

▶ **Gastrosquise e onfalocele.** Proteger a área exposta com compressas estéreis embebidas em soro fisiológico morno, cobrindo-a com película transparente de PVC, ou utilizar uma bolsa especial de PVC transparente, estéril, na qual será colocado soro fisiológico morno, envolvendo toda a região abdominal e os membros inferiores, para evitar perda de líquidos e contaminação. Manter sonda orogástrica aberta.

▶ **Hérnia diafragmática.** Não ventilar com máscara e ambu; se necessária, a intubação deverá ser orotraqueal. Manter sonda orogástrica aberta. Posicionar o recém-nascido em decúbito lateral, do mesmo lado da hérnia, permitindo a expansão do pulmão contralateral.

▶ **Mielomeningocele ou mielocele aberta.** Proteger a área exposta com compressas estéreis embebidas em soro fisiológico; cobrir com película transparente de PVC para evitar perda de líquido e contaminação.

▶ **Pneumotórax.** Para drenagem de tórax de emergência, pode-se utilizar para a aspiração *Butterfly* ou escalpe de calibre 21, Jelco® de calibre 16 ou Abocath® de calibre 14, no 3º ou 4º espaço intercostal, na linha axilar anterior. Conectar a uma torneirinha de duas ou três vias; manter uma seringa de 20 mℓ aspirando com frequência.

Em casos de neonatos a termo com encefalopatia hipóxico-isquêmica, já existem recomendações para que seja iniciado o tratamento de hipotermia já no transporte, segundo Fairchild et al. e Akula et al.

Serviço de transporte

Ao escolher o meio de transporte, deve-se levar em consideração a urgência clínica, a distância a ser percorrida, a existência e as condições das vias de acesso, e as condições climatológicas.

É importante escolher um serviço de transporte que ofereça eficiência, segurança, prontidão e flexibilidade em fazer as adaptações necessárias para o funcionamento do equipamento a ser utilizado no transporte de neonatos, bem como acomodação adequada da equipe de transporte.

Segundo Mathur, os meios de transporte indicados são os seguintes:

- Terrestre: ambulância, para distâncias de 10 a 200 km, que possam ser percorridas em cerca de 2 horas. Além do custo mais baixo, pode, em caso de emergência, seguir para o hospital mais próximo. Um dos maiores problemas é que depende das condições do tráfego, que, se estiver congestionado, poderá retardar o transporte
- Aéreo: helicóptero: para distâncias de 50 a 200 km, o tempo de viagem é mais curto que no transporte terrestre, mas o custo é mais alto; dispõe de um espaço mais limitado e não é pressurizado, o que poderá afetar os membros da equipe de transporte. Também está sujeito a alterações climáticas como chuva forte e tormentas; aeronave: indicada para distâncias acima de 200 km, e o tempo de viagem é menor.

Devido à altitude elevada, pode afetar o paciente, reduzindo a pressão parcial do oxigênio. A equipe deve tomar todo o cuidado para minimizar a oferta de oxigênio aos pacientes com hipoxia. Antes de se iniciar o transporte, procurar estabilizar a pressão arterial para que se mantenha estável durante o transporte aéreo, bem como transfundir o neonato para que concentração de hemoglobina esteja no nível normal antes do transporte aéreo. Outro fator a ser levado em conta é que, a altitudes elevadas, o ar se expande. Se o paciente tiver um pneumotórax, isso poderá se agravar; recomenda-se portanto que, mesmo que o pneumotórax seja pequeno, seja drenado antes do transporte aéreo.

Durante a decolagem e o pouso, procurar manter a cabeça do neonato estabilizada, para evitar alterações na pressão intracraniana, pois uma mudança brusca na altitude pode aumentar a perfusão venosa cerebral, principalmente em prematuros extremos, levando a hemorragia intracraniana.

Deve-se levar em conta que, durante o transporte aéreo, pode haver queda na temperatura ambiente, principalmente em helicópteros e aviões pequenos, o que poderá causar hipotermia no neonato que está sendo transportado. Para evitar hipotermia, deve-se elevar previamente a temperatura da incubadora, e procurar utilizar colchão aquecido, coberta de plástico, touca e cobertores. Também se deve ter em mente que a vibração da aeronave poderá afetar o equipamento, causando artefatos, e mover os cateteres venosos e arteriais e os tubos. Todos os cateteres devem estar seguros e visíveis durante todo o transporte.

Dependendo da patologia respiratória, pode ocorrer uma piora do quadro durante o transporte, principalmente em pacientes com requerimento de altas concentrações de oxigênio (p. ex., casos de síndrome de aspiração de mecônio, síndrome de estresse respiratório requerendo > 70%, frequentes episódios de apneia). Uma vez que pacientes portadores de anomalias congênitas cardíacas com infusão contínua de prostaglandina > 0,05 mcg/kg/min têm risco elevado de apneia, recomenda-se intubação endotraqueal antes do transporte.

É importante verificar com antecedência as condições de pouso e o transporte terrestre do aeroporto até o local em que será efetuada a transferência. Esse método de transporte é indicado para distâncias acima de 150 km, ou quando o quadro clínico do neonato for muito grave.

Utilizar, de preferência, ambulância ou aeronave já equipadas para acomodar o equipamento e a equipe de transporte, ou seja, deverá haver espaço suficiente para acomodar a incubadora, o material e a equipe; conexões elétricas para ligar o equipamento; conjunto de cilindros de oxigênio e ar comprimido; sistema de vácuo; boa iluminação; e temperatura ambiente controlada.

É necessário manter o registro de cada transporte realizado, incluindo horário em que foi solicitado, horário da saída da equipe e horários de chegada e saída do hospital solicitante, além da equipe que realizou o transporte.

Equipamento e material

Todo o material ou equipamento necessário (Quadro 5.3) para o transporte do recém-nascido de alto risco deverá estar *pronto e testado para uso imediato*. Após retornar do transporte, o material usado deverá ser reposto imediatamente e estar pronto para o transporte seguinte.

Transporte de retorno

Uma vez estabilizado o paciente, e em fase de convalescença, muitas unidades o transferem aos hospitais de origem, por orientação dos contratos de planos de saúde e/ou porque os pais vivem muito longe do hospital em que se encontra o recém-nascido. Por não ser um transporte de emergência, deve-se evitar fazê-lo nos finais de semana e à noite.

Quadro 5.3 Equipamentos, materiais e medicamentos necessários para o transporte de neonatos entre hospitais.

Equipamento

- Bomba de infusão venosa de seringa e de gotejamento (bateria carregada)
- Capacete de oxigênio (*oxyhood* ou oxitenda)
- CPAP nasal
- Cilindros portáteis de oxigênio e ar comprimido (com capacidade mínima para 3 h), adaptados à incubadora
- Glicosímetro para verificação da glicose periférica
- Incubadora de transporte com parede dupla ou com bateria carregada (Figura 5.1)
- Monitor cardiorrespiratório portátil ou bateria carregada
- Oxímetro de pulso (bateria carregada)
- Ventilador mecânico de transporte

Material

Todo o material deverá ser acomodado em bolsas ou caixas especialmente adaptadas para o transporte e consiste em:
- Agulhas de diversos calibres
- Álcool
- Bolas de algodão
- Bolsa de PVC transparente estéril
- Câmera fotográfica instantânea
- CPAP nasal de diversos tamanhos
- Cânula de oxigênio
- Compressas estéreis
- Colchão térmico
- Cobertas para enrolamento do neonato
- Equipos de infusão venosa (bomba de seringa)
- Estetoscópio de uso neonatal ou pediátrico
- Película transparente de PVC (para promover retenção de calor em prematuros < 32 semanas de gestação)
- Fita adesiva, como Micropore®, esparadrapo
- Fita reagente para teste de glicose periférica
- Fraldas descartáveis
- Gaze
- Glucômetro
- Lancetas
- Lanterna portátil
- Luvas de procedimentos 6,5; 7,5; 8,0
- Luvas estéreis de tamanhos variados (4 pares de cada tamanho)
- Material de intubação, cânula endotraqueal (2,5; 3,0; 3,5 e 4,0)
- Lâminas (00, 0, 1) e laringoscópio, fixador de cânula endotraqueal, analisador de oxigênio (Capítulo 3)
- Material para drenagem de tórax (Capítulo 8)
- Material para tratamento de encefalopatia hipóxica – resfriamento (Capítulo 16)
- Material para punção venosa, cateterismo umbilical arterial e venoso (Capítulo 8)
- Papel-alumínio (para forrar a incubadora e promover isolamento maior quando ocorrerem temperaturas externas muito baixas)
- Pera de aspiração
- Reanimador manual e máscaras de diversos tamanhos
- Relógio com ponteiro para minutos
- Restrições para extremidades
- Seringas de 1, 3, 5, 10, 20 e 60 cc
- Solução antisséptica
- Sondas de aspiração de tamanhos 5, 6, 8 e 10 Fr
- Sondas gástricas de tamanhos 5, 6, 8 e 10
- Termômetro digital
- Tubos para coleta de sangue
- Prancheta com os seguintes formulários: consentimento de transporte, orientação para os pais, ficha de transporte (Figura 5.2)

Medicamentos

- Adenosina
- Água destilada estéril
- Albumina a 5%
- Ampicilina
- Atropina
- Bicarbonato de sódio a 8,4%
- Cefotaxima
- Cloreto de potássio
- Cloreto de sódio a 20%
- Dobutamina
- Dopamina
- Epinefrina
- Fenobarbital
- Fentanila
- Furosemida
- Gentamicina
- Gliconato de cálcio a 10%
- Glicose a 50%
- Heparina 1.000 unidades/mℓ
- Hidralazina
- Midazolam
- Morfina
- Naloxona
- Nitroprussiato de sódio
- Pancurônio
- Prostaglandina E_1
- Soro fisiológico a 0,9%
- Solução glicosada a 5 e 10%
- Surfactante (manter em recipiente de isopor com gelo seco)
- Diazepam
- Vitamina K
- Xilocaína a 2% sem epinefrina

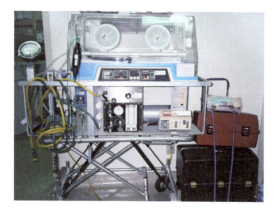

Figura 5.1 Incubadora e material de transporte. (*Fonte*: cortesia de UTI Neonatal Redlands Community Hospital, Califórnia.)

Hospital solicitante:_____
Endereço:_____
Telefone:_____Fax:_____
Médico solicitante:_____
Telefone:_____
Convênio de saúde:_____

Equipe de transporte:
Médico:_____Enfermagem:_____
Outros:_____

Data	Hora	Solicitação	Saída		Chegada	
			UTI Neonatal	Hospital solicitante	UTI Neonatal	Hospital solicitante

Consentimento para o transporte assinado pelos pais: sim ( ) não ( )

Dados do recém-nascido:
Nome:_____Número de registro:_____
Data e hora do nascimento:_____
Peso de nascimento:_____Sexo:_____
Apgar 1º minuto_____ 5º minuto_____ 10º minuto_____
Tipo de parto: cesariana ( ) parto normal ( ) fórceps ( )

Dados maternos:
Nome da mãe:_____Idade:_____
Fatores de risco maternos:
( ) Parto prematuro   ( ) Hipertensão arterial
( ) Ruptura prematura de membrana   ( ) Crescimento intrauterino retardado
( ) Corioamnionite   ( ) Sangramento
( ) Diabetes   ( ) Doenças maternas
( ) Abuso de drogas
Outros fatores:_____

Procedimentos realizados pelo hospital solicitante:
Intubação endotraqueal ( ) Cateterização umbilical ( ) Cateter arterial _____cm
                                                      ( ) Cateter venoso _____cm
Veia periférica: Localização _____Sonda gástrica número:_____
Soluções intravenosas:
Tipo_____frequência_____via_____
Tipo_____frequência_____via_____
Tipo_____frequência_____via_____
Medicações administradas: _____Hora _____via_____
                          _____Hora _____via_____
                          _____Hora _____via_____

Exames:
Exames laboratoriais:_____
_____
_____
Raios X_____
Ultrassonografia _____Outros_____

(continua)

Figura 5.2 Ficha de transporte entre hospitais. (*Fonte*: adaptada de UTI Neonatal Loma Linda University Children's Hospital, Califórnia.)

Aparelho gastrintestinal

Micção espontânea ( )

Cateter vesical ( )

Aspecto da urina: clara ( ) turva ( ) hematúria ( )

Evacuação:_____

Colostomia ( )

Abdome: plano ( ) tenso ( ) distensão ( ) normotenso ( ) alças intestinais palpáveis/visíveis ( )

ruídos hidroaéreos: presentes ( ) ausentes ( ) diminuídos ( )

Sonda gástrica ( ) *número:*

Sonda jejunal ( ) *número:*

Gastrostomia ( ) *número:*

Reflexos:

sucção ( ) Moro ( ) náusea ( ) apreensão ( )

deglutir ( )

Cateter venoso/arterial

Cateter arterial umbilical ( )_____cm

Cateter venoso umbilical ( ) _____cm

Cateter percutâneo ( )

Cateter periférico ( ) Local_____

Outro_____

Hidratação venosa

Tipo de solução	Gotejamento

Balanço hídrico

Soro	Medicações	Sangue	Urina	Sonda gástrica	Vômito	Sangue	Fezes	Dreno torácico

Gasometria

Via	Hora	FiO_2	pH	PCO_2	PO_2	Bicarbonato	Excesso de base

Resultados laboratoriais recentes:

_____

_____

_____

_____

_____

Verificar antes de sair do hospital solicitante:

Consentimento dos pais para o transporte ( )

Cópias: Histórico materno e do recém-nascido ( )

Exames laboratoriais ( )

Raios X ( )

Outros ( )

Sangue do cordão ( )

Panfleto de informação da UTI neonatal ( )

Foto do paciente para os pais ( )

Prontuário médico e de enfermagem do recém-nascido ( )

(continua)

Figura 5.2 (*continuação*) Ficha de transporte entre hospitais. (*Fonte*: adaptada de UTI Neonatal Loma Linda University Children's Hospital, Califórnia.)

Anotações de enfermagem:

Hora	Sinais vitais				Cor	Esforço respiratório	Atividade	Glicose periférica	Ventilação				
	T	FR	FC	PA					Modo	FiO$_2$	Saturação	PEEP	*PEAK*

_____
_____
_____
_____
_____
_____
_____
_____

Códigos (legendas):

Cor:	Esforço respiratório:	0	1	2	Atividade:	
R-Rosado	Retrações	não	mínimo	marcada	++ Ativo	T = Tremor
P-Pálido	Batimento das asas do nariz	não	mínimo	marcada	+ Estimulado	P = Paralisado
C-Cianótico	Gemido expiratório	não	audível	audível	F = Flácido	I = Irritado
I-Ictérico			com	sem	S = Sonolento	C = Chorando
H-Hiperemiado			estetos-	estetos-	Co = Convulsões	
S-Salpicado			cópio	cópio		
A-Acrocianótico						

Avaliação inicial:

Cardiovascular

Sopro: presente ( ) ausente ( )
Ritmo: normal ( ) arritmia ( )
Pulsos periféricos: simétricos ( ) filiformes ( )
assimétricos ( )
Enchimento capilar: ( ) normal 2 a 3 segundos
( ) lento > 3 segundos

Olhos

Secreções: presentes ( ) ausentes ( )
Pupilas: isocóricas ( ) fixas ( ) arreflexas ( )

Aparelho respiratório

Ruídos: simétricos ( ) claros ( )
Retrações:_____
Gemido expiratório: sim ( ) não ( )
Batimento das asas do nariz: sim ( ) não ( )

Pele

Normal ( ) Intacta ( )
Seca-quebradiça ( )
Lesões ( )_____
Edema ( )_____
Equimoses ( )_____

Neurológico

Movimentos: simétricos ( ) assimétricos ( ) ausentes ( )
tremores ( ) convulsões ( )

Tônus: apropriado para a idade ( ) flácido ( )
hipotônico ( )   hipertônico ( )

Fontanela: normotensiva ( ) cheia/tensa ( )
deprimida ( )

Sutura sagital: fechada ( ) separada ( )
sobreposta ( )

Figura 5.2 (*continuação*) Ficha de transporte entre hospitais. (*Fonte*: adaptada de UTI Neonatal Loma Linda University Children's Hospital, Califórnia.)

Procedimento

São procedimentos para o transporte de retorno:

- Obter o consentimento dos pais para a transferência
- O neonatologista entrará em contato com o hospital de origem para acertar os detalhes da transferência (p. ex., data e hora)
- Providenciar cópia recente dos exames laboratoriais, radiografias, ultrassonografias e da papeleta médica e de enfermagem
- Recolher todos os pertences do paciente

- Contatar o responsável pela ambulância e marcar a hora de saída
- Checar o material de transporte
- Colocar o paciente na incubadora de transporte, realizar a rotina como no transporte de neonatos
- Ao chegar ao hospital de origem, passar plantão detalhadamente para que haja continuidade dos cuidados. Enfatizar os cuidados gerais que o paciente requer, medicações e tratamentos, exames laboratoriais pendentes etc.

As intervenções de enfermagem no transporte de neonatos entre hospitais estão disponíveis no boxe a seguir.

Intervenções de enfermagem 5.1

Transporte de neonatos entre hospitais

Ao chegar ao hospital de origem

- Anotar o horário e dirigir-se para a unidade respectiva
- Lavar as mãos e colocar a indumentária necessária de acordo com a rotina do hospital
- Conectar a incubadora de transporte à rede elétrica da unidade, para manter a bateria carregando e a incubadora aquecida. A bateria deverá ser usada quando estiver na hora da saída do hospital solicitante
- Avaliar o paciente e estabelecer a prioridade dos cuidados a serem administrados
- Checar sinais vitais, coloração da pele, perfusão, oxigenação, glicemia periférica; instalar os monitores cardíacos e o oxímetro de pulso
- Em pacientes que não necessitem ser intubados, utilizar sacarose a 24% em solução oral para controle da dor (Capítulo 9)
- Realizar punção venosa periférica para administração de medicações e líquidos. Administrar os líquidos em bomba de infusão de seringa é mais seguro para seu transporte. Administrar analgésicos se forem necessários procedimentos invasivos
- Se necessário cateterismo umbilical, preparar o material e assistir o médico no procedimento
- Manter patentes as vias respiratórias: realizar aspiração de secreções na boca e faringe antes da transferência, manter o pescoço em posição na linha mediana e evitar flexão do pescoço
- Se houver indicação, proceder à intubação endotraqueal; ajudar o médico no procedimento. Realizar gasometria antes do início do transporte
- Realizar dosagem de glicose periférica
- Iniciar medicação vasoativa, se prescrita
- Coletar amostra de sangue, se necessário
- Administrar medicações prescritas
- Preencher a ficha de transporte e fazer as anotações de enfermagem apropriadas. Ligar para o hospital de origem e apresentar um resumo do quadro clínico, do suporte necessário e do horário previsto de chegada
- Após avaliação e estabilização do paciente, transferi-lo para a incubadora de transporte e colocar pulseira de identificação. Instalá-lo na posição dorsal, com as extremidades inferiores e superiores levemente flexionadas, em linha mediana. Colocar o apoio necessário para manter a posição adequada. Fixar o neonato dentro da incubadora com faixa de Velcro® para evitar movimentação do mesmo durante o transporte
- Recolher todo o material e equipamento de transporte, sangue, cópias dos exames de sangue e radiológicos realizados, histórico da mãe, informação sobre o neonato (evolução médica e de enfermagem)
- Certificar-se de que já exista o consentimento por escrito para o transporte assinado pelos pais
- Tirar uma foto do paciente com câmera instantânea para deixá-la com os pais; isso ajuda a promover a interação mãe–filho
- Na saída da unidade, levar o recém-nascido ao quarto da mãe para que ela o veja e toque; isso ajuda a diminuir a tensão e promove interação mãe–filho
- Deixar panfletos com informação sobre a UTI neonatal para a qual será transferido o paciente.

Ao sair do hospital de origem

- Marcar a hora e instalar o paciente na ambulância, conectar a incubadora na bateria do veículo, travar bem as rodas da incubadora para evitar que se mova durante o transporte
- Verificar os sinais vitais a cada 10 a 30 min, de acordo com a estabilidade do paciente
- Se estiverem em uso oxigênio e/ou ar comprimido, checar periodicamente o nível de pressão nos cilindros, para certificar-se de seu funcionamento e garantir gás suficiente durante o transporte
- Monitorar a infusão venosa, a frequência de infusão e o local da administração, além de acompanhar o funcionamento da bomba de infusão

(continua)

Intervenções de enfermagem 5.1 *(continuação)*

▸ Manter a temperatura estável durante o transporte é tarefa difícil. Se o paciente pesar menos de 1.300 g, acrescentar cobertas aquecidas antes de sair do hospital solicitante; envolver o neonato em papel-alumínio ou película transparente de PVC também ajuda a reter o calor corporal; evitar abrir as portinholas da incubadora de transporte, pois isso promove perda de calor

▸ Proceder às anotações de enfermagem na ficha de transporte.

Ao chegar à UTI neonatal de destino

▸ Anotar a hora da chegada

▸ Instalar o recém-nascido na UTI neonatal; passar plantão para quem for admiti-lo

▸ Proceder às anotações de enfermagem referentes ao transporte; finalizar o preenchimento da ficha de transporte

▸ Entrar em contato com os pais, informando a chegada ao hospital de referência e as condições do neonato

▸ Repor o material de transporte utilizado e proceder à desinfecção da incubadora e do equipamento usado.

Transporte em condições especiais

Atualmente recomenda-se o tratamento de resfriamento para neonatos com grave encefalopatia decorrente de hipoxemia no intraparto, sendo iniciado durante o transporte.

Os critérios recomendados para o tratamento de resfriamento são:

▸ > 36 semanas de gestação
▸ Evidência de encefalopatia moderada ou grave intraparto (Apgar aos 10 minutos de nascido < 5, gasometria do pH do cordão umbilical (< 7, gasometria arterial pH < 7 ou déficit de bases [BD] > 12)
▸ Convulsão presente ao nascimento.

O resfriamento deverá ser iniciado antes de se completarem 6 horas de nascido. A temperatura corporal será mantida entre 33,5 e 34,5°C.

Para mais detalhes sobre o protocolo do resfriamento, ver Capítulo 16.

Bibliografia

Acree CM, Kunk RM. Neonatal transport. In: Kenner C, Lott JW, Flandermeyer AA. Comprehensive neonatal nursing, a physiologic perspective. 2. ed. Philadelphia: Saunders; 1998. p. 152-89.

American Academy of Pediatrics (AAP). Guidelines for air and ground transport of neonatal and pediatric patients. Elk Grove Village, IL: AAP; 1993.

American Academy of Pediatrics and American College of Obstetricians and Gynecologists. Guidelines for perinatal care. 2. ed. 1988.

American Academy of Pediatrics and American College of Obstetricians and Gynecologists. Guidelines for perinatal care. 8. ed. 2007.

Akula VP, Davis AS, Godd JB et al. Therapeutic hypothermia during neonatal transport: Current practices in California. Am J Perinatology. 2012; 22(5):319-26.

Bomont RK, Cheema IV. The use of NCPAP during neonatal transfers. Arch Dis Child Fetal Neonatal Ed. 2006; 91:F85-89 doi: 10-1136/adc.2005-o78022.

Fairchild K, Sokora D, Scott J, Zanelli S. Therapeutic hypothermia on neonatal transport: 4-year experience in single NICU. J Perinatol. 2010; 30(5):324-9.

Fernandes CJ. Transporte neonatal. Manual de neonatologia. 7. ed. Rio de Janeiro: Guanabara Koogan; 2015.

Butterfield LJ. Historical perspectives of neonatal transport. Pediatr Clin North Am. 1993; 40:221-39.

Goetzman BW, Wennberg RP. Neonatal intensive care handbook. 3. ed. London: Mosby International; 1999.

Mathur NB. Comprehensive neonatal care in India: experience in planning and implementation. J Neonatol. 2006; 20:204-5.

Nascimento R. Prática de enfermagem – UTI neonatal. Rio de Janeiro: Atheneu; 1985.

National Association of Neonatal Nurses. Neonatal Transport Standards and Guidelines. Petaluma, CA: National Association of Neonatal Nurses; 1992.

Paneth N, Kiely JL, Wallenstein S et al. The choice of place of delivery. AJDC. 1987; 141:60-4.

Pettett G, Bonnabel C, Bird C. Regionalization and transport in perinatal care. In: Merenstein GB, Gardner SL. Handbook of neonatal intensive care. 2. ed. St. Louis: The C.V. Mosby; 1989. p. 3-30.

Secretaria de Estado do Paraná. Manual de atendimento ao recém-nascido de risco. Curitiba, PR: SESA; 2002.

Sobol RJ, Okawa S, Saito M. Clinical application of high risk scoring on an obstetric service. Am J Obgyn. 1979; 134:904.

Woodring B, Titidei-Duin J. Who's moving the children? Pediatric transport selection, education, and management. Issues Comprehens Pediatr Nurs. 1994; 17:93-105.

Woodward G. Responsibilities of the receiving hospital. In: McCloskey K, Orr R (Eds.). Pediatric transport medicine. St. Louis, MO: Mosby; 1995.

Woodward A, Insoft R, Kleinman M (Eds.). Guidelines for air and ground transport of neonatal and pediatric patients. 3. ed. Elk Grove Village, IL: American Academy of Pediatrics; 2007.

Wright JD. Before the transport-team arrives: neonatal stabilization. J Perinat Neonat Nurs. 2000; 13(4):87-107.

6

Considerações Especiais no Cuidado da Pele do Neonato

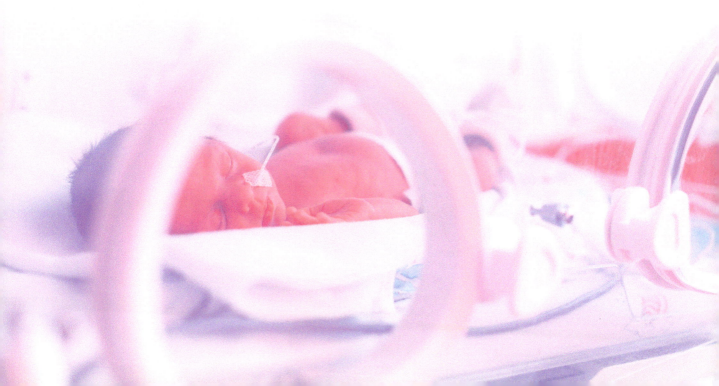

Introdução

O exame da pele pode indicar a idade gestacional do neonato e seu estado nutricional e hídrico, bem como detectar lesões cutâneas e sistêmicas.

Por sua constituição, a pele do recém-nascido, principalmente dos prematuros, pode facilmente sofrer lesões. A pele lesionada contribui para aumentar a perda de água e calor, sendo mais um fator de desequilíbrio hidreletrolítico e térmico, bem como aumenta o risco de infecções pelo fato de a barreira protetora não estar intacta, transformando-se em porta de entrada para bactérias e fungos. Finalmente, a pele lesionada tem consumo calórico elevado devido ao esforço do organismo para reparar o tecido lesionado.

Composição da pele

A pele do recém-nascido corresponde a mais ou menos 13% do peso corporal e tem camadas com diferentes funções. No adulto e no neonato a termo, a pele tem 10 a 20 camadas; nos neonatos < 30 semanas, 2 a 3 camadas. A pele é composta por epiderme, derme e tecido subcutâneo, descritas a seguir.

▸ **Epiderme.** Composta de epitélio pavimentoso estratificado, é a camada mais externa (*stratum corneum*, ou estrato córneo). Nessa camada ocorre o processo de queratinização, que se inicia em torno da 17ª semana de gestação; nos neonatos de 23 a 24 semanas de gestação, praticamente não existe estrato córneo. A epiderme tem a função de promover uma barreira para retenção de água e calor. Além disso, protege contra a absorção de toxinas e microrganismos. Essa camada também tem pigmentos de melanina, proteína cujo teor variável dá a coloração da pele.

A maturação do estrato córneo nos neonatos de 23 a 25 semanas leva 8 a 10 semanas; nos neonatos > 27 semanas, cerca de 10 dias.

▸ **Derme.** Camada abaixo da epiderme, composta de tecido conjuntivo denso (fibroso e elástico), de disposição irregular. Contém vasos sanguíneos, linfáticos, nervos e células inflamatórias.

▸ **Tecido subcutâneo.** Em certas regiões, essa camada é profundamente infiltrada por tecido adiposo. Esse tecido isola e protege os órgãos e tecidos internos, além de armazenar calorias (Figura 6.1).

Funções da pele

A pele tem funções importantes, como proteção física e regulação térmica, além de funcionar como "órgão" sensorial e apresentar propriedades imunológicas e de renovação.

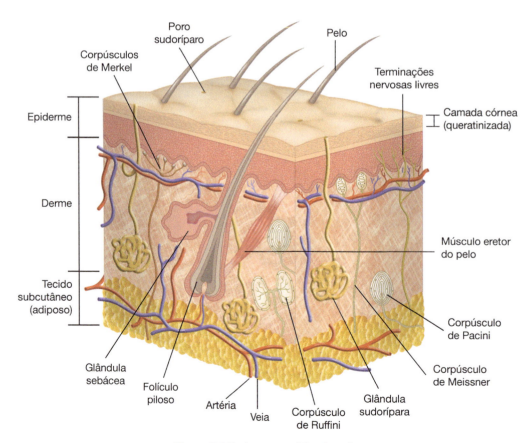

Figura 6.1 Corte esquemático da pele.

▶ **Proteção física.** A pele serve de barreira contra ações químicas, mecânicas e biológicas (bacteriológicas). O epitélio pavimentoso estratificado está desenvolvido no recém-nascido a termo, mas, nos prematuros com < 30 semanas de gestação, essa camada não está totalmente desenvolvida, causando aumento da perda insensível de água. A queratinização é a maturação da epiderme e ocorre nas primeiras 2 a 4 semanas após o nascimento. Nos prematuros, por ser o estrato córneo pobre em queratina, ocorre resistência mínima à difusão da água, e, devido a esse fator, a perda insensível de água através da pele é alta. Essa perda tem relação com o grau de maturidade da pele e com a idade gestacional. (Para correlação da perda insensível de água com os dias após o nascimento e a idade gestacional, ver Quadro 6.1.)

▶ **Regulação térmica.** A pele auxilia na regulação térmica e na manutenção da temperatura corporal. A temperatura corporal constante é alcançada quando o calor produzido pelo corpo for igual ao calor dissipado no meio ambiente.

Os prematuros, especialmente aqueles < 30 semanas de gestação, devido à diminuição da camada isolante fornecida pelo tecido adiposo, perdem calor por evaporação, tendo mais dificuldade em manter estável a temperatura corporal.

▶ **Pele como "órgão" sensorial.** Devido à abundante inervação da derme, a pele é sensível à recepção de estímulos tácteis, térmicos e dolorosos.

▶ **Propriedades imunológicas.** A pele produz uma substância ácida que forma em sua superfície uma camada com propriedades bactericidas. O pH da pele torna-se ácido a partir do 4º dia após o nascimento nos recém-nascidos a termo. Os prematuros com 24 semanas de gestação ou menos não apresentam essa camada ácida protetora. A pele é praticamente estéril ao nascimento, sendo rapidamente colonizada por volta do 2º ao 7º dia. Os microrganismos mais comumente observados em infecções de pele nos recém-nascidos enfermos e prematuros são os gram-negativos, *Staphylococcus aureus*, *Staphylococcus epidermidis* e *Candida albicans*.

▶ **Propriedades de renovação.** A pele muda constantemente, com reposição de novas células e descamação das antigas.

▶ *Vernix.* Tem como função proteger o feto intraútero contra maceração do líquido amniótico, possibilitando também o movimento fetal com mais facilidade. Além desses benefícios, também passa para a pele propriedades imunológicas existentes no líquido amniótico. O *vernix* forma-se entre a 17ª e a 20ª semana de gestação. A camada de *vernix* torna-se mais espessa entre a 36ª e a 38ª semana de gestação.

Recém-nascidos prematuros

Os recém-nascidos prematuros têm pele mais fina e gelatinosa, contendo pouca camada do estrato córneo. Além disso, não houve tempo de acumular o *vernix*. Consequentemente, a pele oferece menos proteção ou barreira às agressões externas, como toxinas e agentes que possam causar infecções. Esse aumento da permeabilidade também permite a absorção de agentes químicos e terapêuticos tópicos muito rapidamente. As conexões entre epiderme e derme são escassas, e existe muito espaço aumentado entre os pontos de conexão. Sendo assim, com pouca diferenciação entre a epiderme e a derme, esses pacientes estão mais propensos a lesões cutâneas durante a remoção de adesivos e fricção da pele. A maioria dos prematuros apresenta edema subcutâneo, o que favorece a diminuição da circulação sanguínea e, consequentemente, aumenta o risco de lesões na pele.

Cuidado da pele do recém-nascido enfermo e prematuro

Durante o cuidado diário da pele do neonato, deve-se atentar para manter a integridade das camadas da pele, a fim de que esta possa continuar a exercer suas funções normais de barreira.

Entre os objetivos a serem alcançados no cuidado da pele do recém-nascido enfermo e prematuro estão:

▸ Manutenção da integridade da pele
▸ Prevenção de lesões físicas e químicas
▸ Redução da perda insensível de água
▸ Manutenção da temperatura estável
▸ Prevenção de infecções
▸ Proteção da absorção de agentes tópicos.

Quadro 6.1 Perda insensível de água através da pele em relação aos dias de vida e à idade gestacional.

Idade gestacional	Dia(s) após o nascimento	Perda de água (mℓ/kg/dia)
25 a 27 semanas	1	129
	2	71
	7	43
	14	32
	21	28
	28	24
28 a 30 semanas	1	42
	3	32
	7	24
	14	18
	21	15
	28	15

Fonte: adaptado de Lund, 1998.

Para se determinar o cuidado que será prestado à pele do neonato, deve-se considerar a idade gestacional e a idade pós-natal. Os neonatos prematuros têm pele não desenvolvida e são mais suscetíveis a lesões de pele. Por esta razão, é importante identificar os fatores de risco que podem causar lesão de pele. Entre esses fatores, destacam-se:

- Idade gestacional < 32 semanas
- Uso de eletrodos e adesivos
- Nutrição comprometida ou inadequada
- Edema generalizado
- Pacientes com paralisia química
- Uso de medicamentos vasopressores
- Feridas cirúrgicas
- Ostomias
- Vários cateteres intravenosos e arteriais
- Ventilação mecânica, a qual mantém o neonato imobilizado, como no caso da ventilação de alta frequência ou oscilatória
- Certas patologias que impossibilitam a mudança frequente de decúbito.

A interrupção da integridade da pele com abrasões ou lesões é um problema comum que ocorre nos prematuros extremos. Lund desenvolveu um escore para avaliação das condições da pele no neonato que tem sido utilizado tanto para neonatos a termo como para prematuros, com o objetivo de identificar aqueles que apresentam ressecamento excessivo, eritemas e lesões na pele. Com base nesse escore, podem-se determinar o diagnóstico e o tratamento (Quadro 6.2). Recomenda-se uma avaliação da pele a cada 12 horas, levando-se em consideração os fatores de risco.

Higiene corporal

Nos neonatos > 32 semanas, o primeiro banho tem ação antimicrobiana e estética, promovendo conforto. No primeiro banho, recomenda-se não remover o *vernix*, utilizar somente água morna e bolas de algodão ou tecido bem macio, evitando friccionar a pele. Nos banhos

Quadro 6.2 Escore da condição da pele do neonato.

Condição	Escore
Ressecada	1 = Normal, sem sinal de pele ressecada
	2 = Pele ressecada, descamação visível
	3 = Pele muito seca, rachaduras, fissuras
Eritema	1 = Não há
	2 = Eritema visível < 50% da superfície corporal
	3 = Eritema visível > 50% da superfície corporal
Lesões abertas	1 = Não há
	2 = Pequena área localizada
	3 = Extensa

Fonte: adaptado de Lund, 2011.

subsequentes, recomenda-se utilizar sabonete neutro, sem perfume ou corante. Deve-se evitar a utilização de sabonetes alcalinos, pois alteram o pH da pele, podendo destruir a camada ácida protetora da epiderme. O uso de hexaclorofeno para o banho do recém-nascido por ocasião da admissão foi abandonado em 1977 devido ao seu efeito tóxico. Algumas unidades neonatais utilizam o sabonete à base de clorexidina, mas ainda não existem muitos estudos sobre o uso desse produto e seu efeito no neonato.

É preciso evitar o uso diário de sabonete, que deverá ser utilizado somente 2 a 3 vezes por semana, pois altera o equilíbrio químico da pele. Em estudos realizados por Frank et al. (2000) observou-se que, realizando o banho a cada 4 dias, não houve colonização da pele por germes patogênicos, e também não houve aumento do índice de infecções, concluindo que o banho menos frequente é seguro para o recém-nascido. O uso diário de sabonete só é recomendado após os 2 meses de vida, quando a pele está mais resistente.

Nos prematuros < 1.500 g e/ou < 32 semanas de gestação, a higiene corporal deve ser feita somente com água morna, sem uso de sabão, nas primeiras 2 a 3 semanas após o nascimento. Como esses recém-nascidos têm a pele muito fina e sensível a ações externas, não se recomenda o uso de sabonete, pelo fato de causar alterações químicas na pele, como ressecamento, descamação e quebra da integridade, o que abre uma porta para bactérias e fungos.

Banho de esponja

Para o banho de esponja é necessário:

- Preparar todo o material necessário para o banho: sabonete neutro (se for indicado o seu uso), recipiente com água morna, bolas de algodão ou tecido atoalhado macio para lavagem, toalha macia, xampu e sabonete neutro (se indicados), bolas de algodão, bacia ou recipiente com água morna e roupa para vestir o neonato após o banho
- Despir o neonato, envolvê-lo em uma toalha macia. Fazer a higiene por partes, iniciando-se no rosto (não utilizar sabonete no rosto), cabeça, seguindo pelos membros, pelo tronco e pela região perineal. À medida que for enxaguando, secar com toalha macia
- Despir o recém-nascido e envolvê-lo em uma toalha macia ou uma coberta. Proceder à lavagem do rosto utilizando apenas água, sem sabonete. Secar, lavar o cabelo com sabonete infantil (ou xampu infantil), enxaguar bem. Secar cuidadosamente, sem esfregar
- Para higienização do corpo, lavar cada parte separadamente e evitar friccionar a pele do bebê tanto ao lavá-la como ao secá-la. Fazer movimentos compressivos para evitar desconforto e irritação da pele. Vestir apropriadamente o neonato para mantê-lo bem aquecido após o banho

Banho de imersão

O banho de imersão deverá ser iniciado assim que o neonato estiver clinicamente estabilizado, com o peso corporal > 1.300 g. Do ponto de vista do desenvolvimento do bebê, esse tipo de banho é benéfico, provocando menos instabilidade térmica, em comparação ao banho de esponja, menos irritabilidade e mais organização comportamental. A técnica recomendada para o banho de imersão do neonato a termo enfermo e prematuro é a técnica de enrolamento, descrita adiante.

Material

Para o banho de imersão, são necessários os seguintes materiais:

▸ Sabonete neutro (se indicado)
▸ Xampu neutro infantil (se indicado)
▸ Algodão, gaze ou pano macio para lavagem
▸ Toalha macia
▸ Roupa para o neonato
▸ Banheira infantil.

Técnica

O banho de imersão deve ser dado com base na seguinte técnica:

▸ Reunir todo o material necessário
▸ Se o neonato for vestido, dispor a roupa na ordem em que será colocada
▸ Colocar água na banheira, a uma temperatura de 37 a 38°C. A banheira deverá estar cheia o suficiente para cobrir o corpo do bebê até a altura dos ombros
▸ Despir o neonato, retirar a fralda e limpar a região perineal
▸ Enrolar o neonato em uma toalha ou pano macio, mantendo as extremidades superiores e inferiores flexionadas em linha mediana, pois esse posicionamento proporciona relaxamento e organização comportamental (Figura 6.2)
▸ Proceder à lavagem do rosto somente com água, sem sabonete. Secar
▸ Lavar a cabeça com sabonete ou xampu próprio (Figura 6.3)
▸ Mantendo o neonato enrolado, colocá-lo suavemente dentro da banheira, esperar 1 ou 2 minutos, iniciar a abertura da coberta por partes, proceder à lavagem do corpo (Figuras 6.4 e 6.5)
▸ Retirar o neonato da banheira, mantendo-o em posição prona sobre os braços da mãe ou do cuidador. Essa posição promove organização comportamental e reduz o estresse. Enrolá-lo em uma toalha ou pano macio
▸ Proceder à secagem sem friccionar a pele. Faça somente movimentos compressivos
▸ Vestir o neonato, se indicado, ou colocá-lo novamente no berço aquecido ou incubadora
▸ Após o banho, o neonato fica tranquilo, sem sinais de estresse (Figura 6.6).

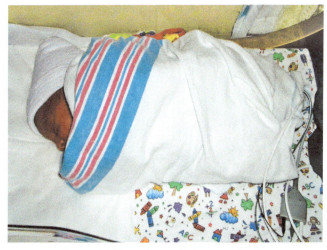

Figura 6.2 Neonato enrolado para o banho.

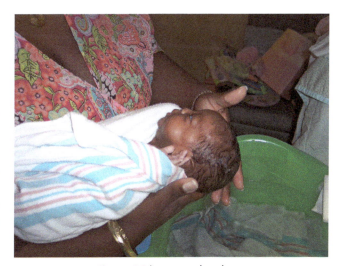

Figura 6.3 Lavagem da cabeça.

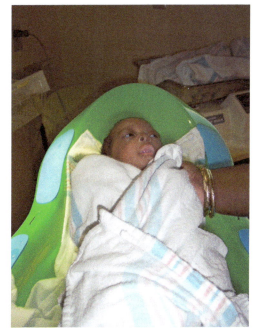

Figura 6.4 Colocação na banheira.

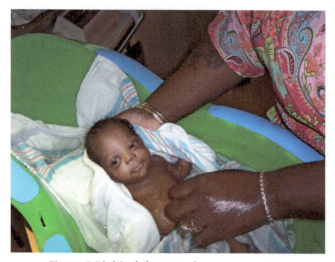

Figura 6.5 Início da lavagem do corpo por partes.

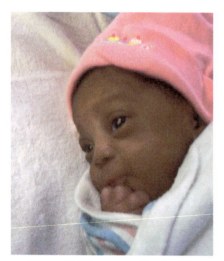

Figura 6.6 Neonato após o banho.

Tummy bath

Alguns hospitais no Brasil, na Europa e na Austrália têm utilizado o *tummy bath* como parte da rotina de higiene dos recém-nascidos a termo e prematuros tardios (> 36 semanas de gestação). O formato da banheira (chamada *tummy tub*) assemelha-se ao formato do útero, e permite que o neonato permaneça com o corpo submerso em água, em posição flexionada, mantendo a cabeça fora da água, apoiado pelo cuidador (Figura 6.7).

Pelo fato de os prematuros apresentarem um sistema musculoesquelético ainda em processo de desenvolvimento e tônus muscular diminuído, deve-se ter cautela ao adotar esse método de banho de imersão. Mais estudos devem ser realizados para que possamos indicar esse tipo de banho para neonatos a pré-termo, bem como estabelecer a faixa de idade gestacional, a frequência e o tempo de duração nessa população. Atualmente, portanto, não se recomenda o *tummy bath* para prematuros. Quanto aos neonatos para quem esse banho for indicado, é necessário que haja uma avaliação prévia por profissional habilitado, que recomendará ou não o *tummy bath*.

Correia (2004) publicou um estudo sobre o impacto dos diversos tipos de banho no comportamento e na fisiologia dos recém-nascidos a termo somente, em alojamento conjunto. Concluiu que o *tummy bath* contribuiu para relaxamento do neonato a termo, o que promoveu melhor equilíbrio comportamental e fisiológico.

As instruções ou orientações para higiene corporal são descritas no boxe Intervenções de enfermagem 6.1.

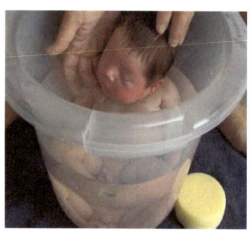

Figura 6.7 *Tummy bath.*

🖐 Intervenções de enfermagem 6.1

Higiene corporal

Intervenções	Justificativas
Avaliação das condições da pele por ocasião da admissão e uma vez a cada plantão	A avaliação sistemática da pele permite que se detecte sua maturidade, facilitando a prevenção de problemas por meio de ações preventivas
Limpeza da pele	
Na admissão e no banho de rotina, espere que a temperatura, bem como os outros parâmetros vitais, estejam estáveis, antes de banhar o neonato	O banho de admissão deve ser realizado somente com água morna, utilizando-se bolas de algodão ou tecido macio. Não friccione a pele, para não retirar o *vernix*

(*continua*)

Intervenções de enfermagem 6.1 *(continuação)*

Intervenções

O banho de rotina para recém-nascidos > 1.500 g deverá ser feito com água morna e sabão neutro, evitando-se o uso diário de sabão. Nos recém-nascidos < 1.500 g e < 30 semanas de gestação, deverá ser utilizada somente água morna estéril ou fervida nas primeiras 2 a 3 semanas após o nascimento

No banho de esponja é necessário lavar cada parte do corpo e secar individualmente

O banho de banheira poderá ser dado nos neonatos com > 1.500 g e que tenham estabilidade térmica

Troque as fraldas quando necessário; limpe a região somente com pano macio, umedecido com água

Prevenção de lesão química

Queimadura química: quando for necessário fazer assepsia com solução de clorexidina a 0,5%, use o mínimo possível, e remova a solução imediatamente após o procedimento, limpando a área com água estéril

Evite o uso de soluções à base de iodo

Evite uso de água oxigenada

Prevenção de infiltrações de medicações intravenosas: monitore o local da punção cuidadosamente. No caso de infusão contínua, monitore o local da punção de hora em hora

Caso ocorram infiltrações, notifique o médico imediatamente; siga a prescrição médica

Prevenção de lesões da pele

Utilize somente fitas adesivas próprias para a pele sensível do recém-nascido

Use o mínimo de fita adesiva possível para fixar o cateter intravenoso, mantendo uma área livre para possibilitar a visualização do local

Use fita adesiva espaçadamente, somente o necessário

Justificativas

O uso diário de sabão altera o equilíbrio químico da pele. Recomenda-se seu uso apenas 1 ou 2 vezes por semana. O uso diário de sabão só deverá ser feito após os 2 meses de vida, quando a pele estará mais resistente

Quando utilizar sabonete, opte pelo neutro, a cada 4 dias somente, pois o uso frequente pode provocar alterações químicas na pele, como ressecamento, descamações e perda da integridade, o que, por sua vez, serve de porta de entrada para bactérias e fungos, podendo até causar septicemia. De preferência, utilize água estéril ou fervida; a água da torneira poderá transmitir *Pseudomonas*

Para evitar resfriamento do neonato

O banho de imersão é menos estressante, principalmente para prematuros. A banheira deverá estar cheia com água morna, o suficiente para cobrir até os ombros do neonato

Utilize a técnica de enrolamento, ou seja, retire a roupa do neonato, envolva-o em uma coberta fina ou toalha macia, lave primeiro o rosto e a cabeça, secando cuidadosamente. Evite esfregar

Coloque o neonato na banheira lentamente, abra a coberta por partes e proceda à lavagem. Seque-o cuidadosamente, sem esfregar. Vista-o rapidamente, para evitar que se resfrie

O uso de produtos químicos na região perineal pode causar irritação, principalmente nos prematuros extremos

Evite produtos que contenham álcool, perfumes e corantes

Pode-se misturar um pouco de óleo de amêndoa doce ou óleo mineral na água utilizada para limpeza na troca de fraldas. Evite levantar as pernas do neonato prematuro acima do nível do tórax, pois pode causar aumento da pressão intracraniana. Coloque o neonato lateralmente e proceda à limpeza da parte posterior

Devido à imaturidade das camadas da pele, principalmente do estrato córneo, podem ocorrer irritação ou mesmo queimaduras, principalmente nos prematuros extremos. Ocorre também absorção dessas soluções através da pele

Pode causar queimaduras, além de alterar o funcionamento da tireoide

Causa queimaduras e irritações na pele e em feridas

Observe sinais de infiltração (edema, hiperemia local, isquemia) da região; aos primeiros sinais de infiltração, remova ou interrompa a infusão

Dependendo da substância que extravasou e do tempo, pode ocorrer necrose do tecido, com ruptura da camada superficial e comprometimento do tecido subcutâneo. As medicações mais tóxicas para a pele, no caso de infiltração, são: gliconato de cálcio, fenitoína, bicarbonato de sódio, antibióticos e vasopressores (p. ex., dopamina e dobutamina). Podem-se utilizar curativos transparentes com hidrogel ou pectina

—

Se o local da punção estiver com excesso de adesivo, isso dificultará a observação do local em caso de infiltração. Use, de preferência, curativos transparentes caso seja necessário

Quando se removem as fitas adesivas, também se remove a parte externa da epiderme. Isso ocorre porque a epiderme e a derme no recém-nascido, principalmente no prematuro, não estão bem conectadas e aderidas uma à outra

(continua)

Intervenções de enfermagem 6.1 (continuação)

Intervenções	Justificativas
Nos recém-nascidos extremamente prematuros, pesando ≤ 1 kg, use protetores ou barreiras de pele. Antes de colocar a fita adesiva para fixar *probes*, sondas, cateteres umbilicais e eletrodos, proteja a pele com adesivo à base de pectina e metilcelulose	–
Troque os eletrodos do monitor cardíaco somente quando não estiverem funcionando	Para evitar remoção da epiderme
Evite o uso de tintura de benjoim na fixação da cânula endotraqueal nas primeiras 2 semanas de vida	Aumenta o risco de lesão da pele na retirada do adesivo
Nos recém-nascidos extremamente prematuros, evite utilizar eletrodos na região torácica para monitoramento cardíaco. Obtenha a frequência cardíaca por meio de monitoramento via transdutor de pressão arterial central por cateter umbilical, nas primeiras 2 semanas de vida	Mesmo o uso de eletrodos infantis pode lesionar a pele frágil desses prematuros
Retire os adesivos cuidadosamente; use algodão embebido em água ou óleo de amêndoas ou de girassol para facilitar a remoção	Os removedores de adesivo são inflamáveis, o que implica risco de explosão na UTI neonatal, além de ressecarem a pele excessivamente. Devido ao aumento da permeabilidade da pele do recém-nascido, pode ocorrer absorção dessas substâncias tóxicas
Evite o uso de cremes e loções, salvo se forem prescritos	Devido ao aumento da permeabilidade da pele do recém-nascido, podem ocorrer absorção e alterações químicas, causando toxicidade sistêmica. Propicia o aparecimento de infecções por fungos
Prevenção de queimaduras	
Quando for necessária a utilização do monitor transcutâneo de oxigenação, utilize a temperatura mais baixa possível no eletrodo	O uso de temperatura baixa e o rodízio frequente da posição do eletrodo ajudam a prevenir queimaduras locais
Evite usar compressas muito quentes para aquecer o calcanhar para coleta de amostra para gasometria capilar ou outro exame laboratorial	Temperaturas > 44°C podem causar queimaduras. Utilize compressas a temperatura < 39°C. Para o banho, mantenha a temperatura em torno de 37°C
	Evite o uso de fraldas descartáveis para aquecer o calcanhar; esse tipo de material evita a dissipação do calor, aumentando o risco de queimadura
Prevenção da perda insensível de água	
Mantenha o recém-nascido em incubadora	O berço de calor radiante aumenta a perda de água através da epiderme
	O uso de ambiente umidificado diminui a perda insensível de água, não sendo necessário aumentar a infusão hídrica
Use umidificação aquecida por meio de incubadora ou via tenda plástica por 2 a 3 semanas após o nascimento ou até o nenato dar alguma indicação de estabilidade	O uso de umidificação acima de 70% só é recomendado se a pele estiver íntegra, pois a umidificação elevada pode propiciar o crescimento de bactérias patogênicas, infectando mais facilmente a lesão
	A umidade relativa recomendada deve ser de 40 a 60%. Nos recém-nascidos extremamente prematuros, às vezes é necessário o uso de mais umidade, em torno de 85 a 95%
	A umidificação recomendada na incubadora deverá ser realizada por meio de mecanismos especiais, como no caso das novas incubadoras com um dispositivo portátil/removível, que fornece umidificação ajustável e permite a desinfecção do compartimento, com sistema de filtração especial, o qual reduz o risco de contaminação, principalmente por *Pseudomonas*
	O uso da umidificação diretamente na parte interna da incubadora foi abolido no passado devido ao problema da proliferação de *Pseudomonas* na água da incubadora. Com esse método, também existe dificuldade de trocar a água e desinfectar o compartimento. Uma opção para promover aumento da umidade é o uso do *oxy-hood* (capacete) ou de tendas plásticas com umidificação. Esse método de umidificação oferece a vantagem de permitir uma desinfecção terminal e a troca frequente da água, prevenindo infecção

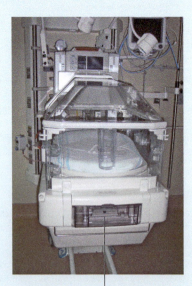

Dispositivo para umidificação

(continua)

Intervenções de enfermagem 6.1 *(continuação)*

Intervenções	**Justificativas**
Aplique uma camada de creme à base de óleo mineral, lanolina e vaselina, sem fragrância ou preservativos (Aquafor®). Frequência de aplicação recomendada: de 12 em 12 h, aplique uma camada bem fina sobre todo o corpo, exceto o rosto, em todos os prematuros < 30 semanas de gestação	A aplicação desse creme diminui a perda insensível de água, além de facilitar o controle térmico Em estudos anteriores, somente com a utilização desse creme não houve aumento de infecções de pele. Estudos mais recentes mostraram, no entanto, aumento de infecções sistêmicas por *C. albicans*; por isso, recomenda-se a utilização esparsa, com camada bem fina, a cada 8 a 12 h. Aquafor® pode ser utilizado de modo seguro mesmo sob fototerapia

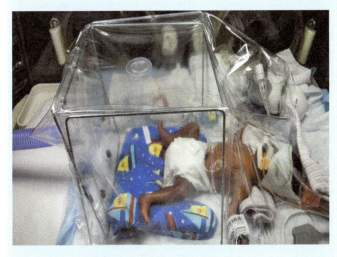

Mantenha a temperatura e o aquecimento na faixa normal; mantenha o ambiente térmico neutro	Quando a temperatura corporal se eleva, ocorre aumento da evaporação de água através da pele devido à vasodilatação periférica

Prevenção de lesões por pressão

Mude o decúbito a cada 2 a 3 h, de acordo com a estabilidade do recém-nascido	A pressão prolongada do peso corporal diminui a circulação local e propicia lesão da epiderme, causando muitas vezes necrose local. Use colchão de água ou pele de carneiro sintética para amaciar a superfície

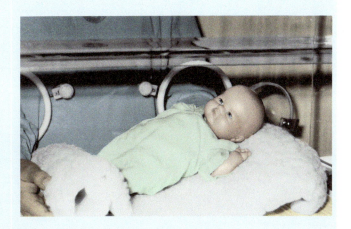

Bibliografia

American Academy of Pediatrics (AAP). Standards and Recommendations for Hospital Care of Newborn Infants. Illinois: Evanston; 1977.

Association of Women's Health, Obstetric and Neonatal Nurses. Evidence-based clinical practice guideline: neonatal skin care. 2. ed. Washington, DC: AWHONN; 2007.

Bryanton J, Walsh D, Barrett M et al. Tub bathing versus traditional sponge bathing for the newborn. J Obstet Gynecol. Neonatal Nur. 2004; 33:704.

Campbell JR, Zaccaria E, Baker CJ. Systemic candidiasis in extremely low birth weight infants receiving topical petroleum ointment for skin care: a case-control study. Pediatrics. 2000; 105(5):1041-5.

Chabrolle J, Rossier A. Goiter and hypothyroidism in the newborn after cutaneous absorption of iodine. Arch Dis in Childhood. 1978; 53 (6):495-8.

Correia LF. The impact of different types of bath in the behavior and physiology of rooming in newborn babies. Neuro Endocrinol Lett. 2004; 25(1): 141-55.

Dollison E, Beckstrand J. Adhesive tape *vs.* pectina-based barrier use in preterm infants. Neonatal Network. 1995; 14:35-9.

Edward W, Conner JM, Soll RF et al. The effect of prophylactic ointment therapy on nosocomial sepsis rates and skin integrity in infants of birth weight 501-1.000 grams. Pediatrics. 2004; 113:1193.

Edwards WH, Conner JM, Soll RF et al. The effect of Aquaphor® Original Emollient Ointment on nosocomial sepsis rates and skin integrity in infants of birth weight 501 to 1.000 grams. Pediatr Res. 2001; 49:388A.

Evans JC. Incidence of hypoxemia associated with care given in premature infants. Neonat Network. 1991; 10:17-24.

Fern D. Swaddled bathing in the newborn intensive care unit. Newborn Infant Nurs Rev. 2002; (1):3-4.

Frank L, Quinn D, Zahr L. Effect of less frequent bathing of preterm infants on skin flora and pathogen colonization. J Obstet Gynecol Neonat Nurs. 2000; 29:584.

Gafatter R, Hackl P, Braun F. Effects of soap and detergents on skin surface pH, stratum corneum hydration and fat content in infants. Dermatology. 1997; 195:258.

Gordon M, Montegomery LA. Minimizing epidermal stripping in the very low birth weight infant: Integrating research and practice to affect infant outcome. Neonat Network. 1996; 15(1):37-44.

Gorski PA. Direct computer recording of premature infants and nursery care: distress following two interventions. Pediatrics. 1983; 72:198-202.

Harpin V, Rutter N. Percutaneous alcohol absorption and skin necrosis in preterm infant. Arch Dis Childhood. 1982; 57(6):477.

Huffiness B, Logsdon MC. The Neonatal Skin Risk Assessment Scale for predicting skin breakdown in neonates. Compr Pediatric Nurs. 1997; 20:103-14.

Jackson HJ, Sutherland RH. Effects of povidone-iodine on neonatal thyroid function. Lancet. 1981; 2(53):992.

Kalia YN, Nonato LB, Lund CH, Guy RH. Development of skin barrier function in premature infants. J Invest Dermatol. 1998. 111:320-26.

Kim SM, Lee EY. Improved care and growth outcomes by using hybrid humidified Incubators in very preterm infants. Pediatrics. 2010; 125(1):137-45.

Kjartansson S, Arsan S, Hammarlund K et al. Water loss from the skin of term and preterm infants nursed under a radiant warmer. Ped Research. 1995; 37(2):233-8.

Kuller JM, Lund CH. Assessment and management of integumentary dysfunction. In: Kenner C, Lott JW, Flandermeyer AA. Comprehensive Neonatal Nursing. 2. ed. Philadelphia: W.B. Saunders; 1998. p. 676-8.

Linder N, Davidovitch N, Reichman B et al. Topical iodine-containing antiseptics and subclinical hypothyroidism in preterm infants. J Pediatr. 1997; 131:434-9.

Lund CH. Critical issues in caring for the very low birth weight infant. In: National Conference of Neonatal Nursing, 1998, Anaheim, California. Anais: Contemporary Forums; 1998. p. 44-54.

Lund CH, Durand D. Skin and skin care. In: Gardner SL, Carter B, Enzman-Nines M, Hernandez JA. Neonatal intensive care. 7. ed. Mosby-Elsevier Publishing, St. Louis Missouri; 2011. p. 482-501.

Lund CH, Nonato LB, Kuller JM et al. Disruption of barrier function in neonatal skin associated with adhesive removal. J Pediatr. 1997; 367-72.

Lund CH, Orborne JW. Validity and reliability of the neonatal skin condition score. J Obstet Gynecol Neonatal Nurs. 2004; 33:320.

McGowan KL. Air shields microbiological clinical test results. Philadelphia: the Children's Hospital of Philadelphia; 1990.

Quinn D, Newton N, Piecuch R. Effect of less frequent bathing on premature infant skin. J Obstet Gynecol Neonatal Nurs. 2005; 34:741.

7

Controle da Estabilidade Térmica

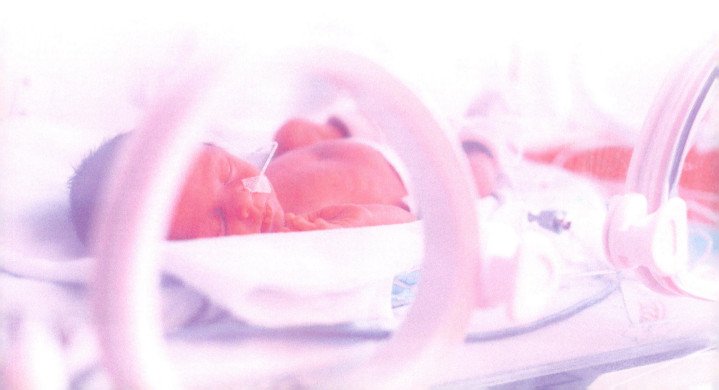

Introdução

A regulação térmica é um dos fatores cruciais para a sobrevivência e estabilidade do recém-nascido. Em 1907, Budin observou uma diminuição de 98 para 23% na taxa de mortalidade neonatal quando os recém-nascidos prematuros ou de baixo peso eram colocados em incubadora, mantendo-se a temperatura corporal estável. Em outro estudo, Silverman (1958) observou, em condições semelhantes, que, nos recém-nascidos que pesavam menos de 1 kg, a taxa de mortalidade neonatal caiu de 80 para 50%.

O avanço tecnológico e um melhor conhecimento do mecanismo termorregulador do recém-nascido têm contribuído para um controle térmico mais eficiente nessa população tão vulnerável. A dificuldade de manutenção térmica do neonato deve-se a fatores como: superfície corporal relativamente grande em comparação ao peso; capacidade metabólica limitada para produzir calor; e isolamento térmico inadequado. Termorregulação é a capacidade do corpo de promover equilíbrio entre a produção e a perda de calor, mantendo assim a temperatura corporal em conformidade com os valores normais.

A produção de calor é consequência de atividade metabólica, resultante da adaptação ao meio ambiente. Nos adultos, a produção de calor ocorre como consequência da atividade muscular voluntária e involuntária (calafrio) e da termogênese não muscular da gordura marrom. No recém-nascido, a atividade muscular voluntária é limitada, e a involuntária, inadequada; assim, depende da gordura marrom para a termogênese. A gordura marrom é mais abundante no recém-nascido do que no adulto e representa 2 a 6% do peso corpóreo total. Localiza-se abundantemente no pescoço, na região interescapular, no mediastino e ao redor dos rins e das suprarrenais.

Desde o momento do nascimento, o controle da temperatura ambiente é fundamental para a estabilidade térmica do neonato, a termo ou prematuro. A OMS (Organização Mundial da Saúde) recomenda que a temperatura da sala de parto seja mantida entre 22° e 26°C. Segundo estudos realizados por Jia et al. (2013) no Yuying Children's Hospital, na China, neonatos prematuros que nasceram em salas de parto com a temperatura ambiente recomendada pela OMS tiveram uma temperatura retal mais elevada à admissão na UTI neonatal do que outros que nasceram em salas de parto com temperatura ambiente < 22°C. Deve-se levar em consideração que a hipotermia tem consequências graves para o prematuro extremo, bem como para o recém-nascido a termo enfermo.

Os pacientes na UTI neonatal correm maior risco de instabilidade térmica devido a certos fatores, como:

- Prematuridade
- Anomalias congênitas
- Septicemia
- Asfixia e hipoxia
- Comprometimento do sistema nervoso central
- Aporte nutricional e calórico inadequado
- Diminuição dos movimentos voluntários
- Imaturidade do sistema de controle térmico
- Quantidade insuficiente de tecido adiposo subcutâneo.

A hipotermia e a hipertermia trazem sérias consequências fisiológicas ao paciente neonatal, como bradicardia, apneia, aumento do estresse respiratório, diminuição da perfusão periférica, hipoglicemia e acidose metabólica, entre outras, ocasionando até mesmo falência cardiorrespiratória. Esses fatores serão abordados posteriormente neste capítulo.

O monitoramento e a manutenção da temperatura corporal, mantendo-se um ambiente térmico neutro estável, devem ser metas prioritárias da enfermagem responsável pela assistência ao recém-nascido. É importante para isso que a enfermagem tenha amplo conhecimento dos mecanismos do controle térmico, da perda de calor e dos riscos da instabilidade térmica para esses pacientes.

Ambiente térmico neutro

Um ambiente térmico neutro fornece as condições térmicas necessárias para assegurar o mínimo gasto metabólico de energia, utilizando uma quantidade mínima de calorias e consumo de oxigênio; a produção de calor é igual à perda, permitindo que o recém-nascido mantenha a temperatura corporal estável. Fatores como temperatura do ar ambiente, velocidade do fluxo de ar, umidade relativa e composição de objetos que fiquem em contato direto com o neonato ou que possam irradiar calor compõem o ambiente térmico neutro.

As tabelas do ambiente térmico neutro (Quadro 7.1) permitem, dentro de cada faixa de peso, uma variação na temperatura aproximada da incubadora para manutenção desse ambiente. Para os recém-nascidos extremamente prematuros, com menos de 1 kg, deverá ser utilizada a temperatura máxima da faixa indicada para o peso na tabela de controle térmico neutro. Ocasionalmente, é necessário aplicar outras medidas para estabilizar a temperatura desses prematuros, as quais serão discutidas no decorrer do capítulo. As temperaturas preestabelecidas nessa tabela levam em consideração que os recém-nascidos estão despidos. O uso de tabelas preestabelecidas facilita o controle aproximado da temperatura térmica neutra, mas pode haver tendência a confiar apenas nos parâmetros da tabela, negligenciando-se o fato de que a parte mais importante do controle térmico é a observação das variações que podem ocorrer no ambiente e no estado geral do paciente.

Quadro 7.1 Faixa de temperatura do ambiente térmico neutro de acordo com o peso e a idade do recém-nascido.

Idade e peso	Temperatura inicial (°C)	Variação de temperatura (°C)	Idade e peso	Temperatura inicial (°C)	Variação de temperatura (°C)
0 a 6 h			**> 72 a 96 h**		
< 1.200 g	35	34,0 a 35,4	< 1.200 g	34	34 a 35
1.200 a 1.500 g	34,1	33,9 a 34,4	1.200 a 1.500 g	33,5	33 a 34
1.501 a 2.500 g	33,4	32,8 a 33,8	1.501 a 2.500 g	32,2	31,1 a 32,2
> 2.500 g (e > 36 semanas)	32,9	32 a 33,8	> 2.500 g (e > 36 semanas)	31,3	29,8 a 32,8
> 6 a 12 h			**> 4 a 12 dias**		
< 1.200 g	35	34 a 35,4	< 1.500 g	33,5	33 a 34
1.200 a 1.500 g	34	33,5 a 34,4	1.501 a 2.500 g	32,1	31 a 32,3
1.501 a 2.500 g	33,1	32,2 a 33,8	> 2.500 g (e > 36 semanas)	–	–
> 2.500 g (e > 36 semanas)	32,8	31,4 a 33,8	4 a 5 dias	31	29,5 a 32,3
> 12 a 24 h			5 a 6 dias	30,9	29,4 a 32,3
< 1.200 g	34	34,0 a 35,4	6 a 8 dias	30,6	29 a 32,2
1.200 a 1.500 g	33,8	33,3 a 34,3	8 a 10 dias	30,3	29 a 31,8
1.501 a 2.500 g	32,8	31,8 a 33,8	10 a 12 dias	30,1	29 a 31,4
> 2.500 g (e > 36 semanas)	32,4	31 a 33,7	**> 12 a 14 dias**		
> 24 a 36 h			< 1.500 g	33,5	32,6 a 34
< 1.200 g	34	34 a 35	1.501 a 2.500 g	32,1	31 a 33,2
1.200 a 1.500 g	33,6	33,1 a 34,2	> 2.500 g (e > 36 semanas)	29,8	29 a 30,8
1.501 a 2.500 g	32,6	32,6 a 33,6	**> 2 a 3 semanas**		
> 2.500 g (e > 36 semanas)	32,1	30,7 a 33,5	< 1.500 g	33,1	32,2 a 34
> 36 a 48 h			1.501 a 2.500 g	31,7	30,5 a 33
< 1.200 g	34	34 a 35	**> 3 a 4 semanas**		
1.200 a 1.500 g	33,5	33 a 34,1	< 1.500 g	32,6	31,6 a 33,6
1.501 a 2.500 g	32,5	31,4 a 33,5	1.501 a 2.500 g	31,4	30,0 a 32,7
> 2.500 g (e > 36 semanas)	31,9	30,5 a 33,3	**> 4 a 5 semanas**		
> 48 a 72 h			< 1.500 g	32	31,2 a 33
< 1.200 g	34	34 a 35	1.501 a 2.500 g	30,9	29,5 a 32,2
1.200 a 1.500 g	33,5	33 a 34	**> 5 a 6 semanas**		
1.501 a 2.500 g	32,5	31,2 a 33,4	< 1.500 g	31,4	30,6 a 32,3
> 2.500 g (e > 36 semanas)	31,7	30,1 a 33,2	1.501 a 2.500 g	30,4	29 a 31,8

Fonte: adaptado de AAP/ACOG, 1988.

O controle térmico ideal é, portanto, aquele em que a temperatura corporal é mantida estável, possibilitando ganho de peso adequado ao recém-nascido. Certos fatores podem alterar esse balanço, como: procedimentos, agitação, estresse, uso de fototerapia, os quais demandarão ajustes na temperatura ambiente da incubadora, independentemente dos parâmetros sugeridos na tabela de controle térmico neutro.

Aferição da temperatura

De modo geral, a temperatura superficial da pele pode sofrer oscilações sem que haja repercussões na temperatura central do recém-nascido, o que exige um monitoramento mais cuidadoso das mudanças térmicas. A aferição da temperatura retal não é recomendada como rotina, devido ao risco de perfuração anal e estimulação vagal, que pode causar bradicardia. Normalmente, a temperatura retal é aferida por ocasião da admissão para confirmação da perfuração anal e quando se tem dificuldade de conseguir a leitura da temperatura na axila. Quando for necessário aferir a temperatura por via retal, o termômetro não deve ser inserido mais do que 3 cm.

Quando verificada corretamente, a região do corpo que mais se aproxima da temperatura interna ou central é a região axilar, local indicado para aferição em recém-nascidos. O termômetro indicado para leitura da temperatura no neonato é o de vidro (que leva no mínimo 3 minutos para informar a temperatura) ou o termômetro digital, pelo qual a leitura é mais rápida. Deve-se colocar o termômetro na cavidade axilar, com a ponta em contato com a pele, enquanto se segura firmemente o braço do neonato contra o tronco.

Nos casos em que se utiliza o controle da temperatura pela pele (temperatura superficial), recomenda-se a colocação do sensor de temperatura na região abdominal lateral direita, próximo ao fígado, porque essa região apresenta maior concentração de sangue, possibilitando maior exatidão na leitura. O *probe* (ou sensor de temperatura) deverá estar completamente exposto, sem que haja cobertas sobre ele, o que interfere na leitura do sensor e causa falsa elevação da temperatura da pele, fazendo com que, em resposta, a incubadora diminua seu aquecimento.

Faixa de temperatura corporal normal:

- Axilar:
  - Neonatos a termo = 36,5 a 37,5°C
  - Neonatos prematuros = 36,3 a 36,9°C
- Pele: 36 a 36,5°C.

O neonato responde ao estresse de resfriamento com vasoconstrição, e uma queda na temperatura da pele poderá ser um dos primeiros sinais de hipotermia. A temperatura central pode não baixar por um tempo; no entanto, quando apresenta queda, o neonato já não consegue compensá-la. A temperatura axilar pode se manter normal devido à área de aferição, que pode estar próxima ao estoque de gordura marrom.

Hipoxia intraútero pode deprimir o sistema nervoso central e, em consequência, a incapacidade de regular a temperatura. Se houver também infecção e septicemia, poderá ocorrer instabilidade da temperatura.

A temperatura ambiente deve ser mantida entre 23,8° e 26,1°C, com umidade em torno de 30 a 60%. As incubadoras, berços de calor radiante e berços ou bacinetes devem ser mantidos longe dos ductos do ar-condicionado, longe de ventiladores e janelas, pois esses fatores podem esfriar ou aquecer a incubadora ou berço aquecido, afetando a estabilidade da temperatura do neonato.

Mecanismos e prevenção de perda de calor

O calor é produzido continuamente pelo corpo e é um subproduto do metabolismo, sendo perdido continuamente para o meio ambiente. Quando a produção de calor é exatamente igual à perda, ocorre equilíbrio térmico.

As perdas ou transferências de calor para o meio ambiente podem ocorrer do interior para a superfície (gradiente interno) e da superfície corporal para o ambiente (gradiente externo). A transferência de calor pelo gradiente externo inclui: radiação, condução, convecção e evaporação. Conhecer esses fatores é útil para se manter a temperatura do recém-nascido dentro da faixa normal, evitando-se a instabilidade térmica e suas consequências.

Incubadoras

O uso de incubadora é indicado para todos os recém-nascidos < 32 semanas de gestação e < 1.500 g de peso, pois esse grupo de pacientes é mais suscetível à instabilidade do controle da temperatura corporal. Recomenda-se também o uso de incubadoras de parede dupla, principalmente para prematuros. O regulador da temperatura deve ser colocado no controle automático, que funciona de acordo com a demanda de calor necessário, a fim de manter a temperatura corporal do recém-nascido.

A temperatura da incubadora varia de acordo com as demandas de aquecimento do neonato, sendo muito importante que o *probe* seja colocado no quadrante direito do abdome e fique sempre exposto, para garantir uma leitura correta da temperatura da pele pelo sistema da incubadora, a qual regulará então a produção de calor. Estudo com essa modalidade de controle térmico revelou que ocorreu maior variação na temperatura corporal sob temperatura do ar mais elevada, e também notou que os neonatos permaneceram mais tempo no ambiente térmico neutro, com uma taxa de mortalidade mais baixa quando comparados aos neonatos que permaneceram em incubadoras no sistema de controle de temperatura fixa do ar.

O uso de incubadora também diminui os níveis de ruído para o prematuro e possibilita o controle da luminosidade, fatores importantes para dar suporte ao desenvolvimento neuropsicomotor.

O processo de retirada do prematuro da incubadora deverá ser progressivo, para que o neonato possa ajustar-se. Os critérios para se iniciar o processo são: > 1.500 g e > 32 semanas idade gestacional, além de ganho de peso adequado, aproximadamente 15 a 20 g/kg/dia. Deve-se vestir o neonato com roupa de manga comprida, envolvê-lo em cueiro ou cobertor fino, ajustar o sistema de aquecimento da incubadora na modalidade controle de ar, com temperatura de 28°C. Durante 12 horas, checar a temperatura axilar a cada 3 horas com a alimentação. Se estiver estável após 12 horas, reduzir a temperatura da incubadora para 27°C, continuar checando a cada alimentação. Após 12 horas, se o neonato houver mantido a temperatura corporal nos níveis normais, colocá-lo em berço ou bacinete.

Nos hospitais em que exista a unidade Mãe Canguru, os prematuros que não necessitem de suporte respiratório, administração contínua de líquidos e medicamentos injetáveis, e que estiverem fisiologicamente estáveis deverão ser transferidos da incubadora diretamente para a unidade Mãe Canguru e permanecer com a mãe em contato pele a pele 24 horas por dia.

Umidificação

A umidificação direta na incubadora ou por meio de tenda de umidificação aquecida deve ser utilizada para todos os prematuros < 30 semanas de gestação. A recomendação quanto ao tempo em que deverá ser utilizada varia de 72 horas a 2 semanas, conforme a UTI neonatal. Todavia, recomenda-se uma umidade relativa de 50% nas primeiras 2 semanas de vida; os prematuros extremos (<

25 semanas de gestação) podem necessitar de até 85% de umidade. A umidificação apresenta as seguintes vantagens: ajuda a manter a temperatura corporal e promove o balanço hidreletrolítico e requerimentos hídricos, o que pode contribuir para uma redução da abertura do ducto patente arterioso, comum em prematuros extremos, além de melhorar a integridade da pele.

O problema que ocorre com o uso de umidificação prolongada é o risco de infecções por bactérias e fungos. Além disso, devido à umidade, fica mais difícil manter a aderência dos eletrodos, das cânulas endotraqueais etc.

Berço de calor radiante

O berço de calor radiante pode ser utilizado para recém-nascidos > 33 semanas de gestação. Deve-se levar em conta que, no berço de calor radiante, a perda insensível de água pode chegar a 40 a 50%, em comparação às perdas ocorridas na incubadora. O sensor de temperatura deverá estar localizado no neonato de modo que esteja exposto ao calor, nunca ocluído pelo corpo, por roupas ou cobertas. Deve-se checar o posicionamento do *probe* com frequência, pois o adesivo se desprende facilmente, dando uma falsa informação da temperatura do neonato, e o berço aumenta automaticamente o aquecimento em resposta à falsa informação do *probe*, podendo causar hipertermia.

Outra desvantagem do método é que não existe meio de reduzir a luminosidade ou o nível de ruído, como nas incubadoras.

Alterações da estabilidade térmica

Hipotermia

Ocorre hipotermia quando a temperatura axilar é inferior a 36,5°C em neonatos a termo e inferior a 36,3°C em prematuros; quanto mais baixa a temperatura, mais graves as consequências, provocando vasoconstrição periférica como resposta ao frio. Este fator pode levar a uma acidose metabólica causada pelo metabolismo anaeróbico que ocorre. Quando isto ocorre, pode haver uma vasoconstrição na altura dos pulmões, contribuindo para agravamento da hipoxemia. A hipotermia está relacionada com aumento da mortalidade e da morbidade, principalmente de neonatos prematuros. Ver, adiante, *Quadro clínico*.

Fatores de risco

- Neonatos nas primeiras 8 a 12 horas de vida
- Prematuridade
- Neonato pequeno para a idade gestacional (PIG)
- Neonato com distúrbio no sistema nervoso central
- Neonato estressado.

Quadro clínico

- Extremidades e tórax frios
- Intolerância alimentar devido a diminuição da motilidade gastrintestinal, aumento de resíduo, vômitos, distensão abdominal e dificuldade de sucção)
- Letargia se a hipotermia se prolongar
- Choro fraco
- Hipotonia
- Acidose metabólica
- Hipoglicemia
- Mudança na coloração da pele (pálida ou mosqueada)
- Irritabilidade (consequência da hipoxemia)
- Apneia e bradicardia (consequência da hipoxemia).

A hipotermia causa vasoconstrição, meio pelo qual o organismo controla a perda de calor; aumenta o consumo de oxigênio, diminuindo sua oferta aos tecidos; acarreta acidose metabólica devido ao aumento do ácido láctico; aumenta o consumo de calorias, diminuindo o armazenamento de glicogênio, falta de ganho de peso ou perda de peso (Figura 7.1).

A hipoxemia, por sua vez, pode causar vasoconstrição pulmonar, interferindo na produção de surfactante, o que piora o quadro de estresse respiratório (Quadro 7.2).

Quando se utiliza lâmpada especial para aquecimento (lâmpada de aquecimento Emerson®) com distância ajustável, devem-se tomar certos cuidados, como manter uma distância de 70 cm do paciente, proteger os olhos do paciente, não utilizar lâmpadas mais fortes do que 250 watts e monitorar a temperatura.

No final do capítulo, o boxe Intervenções de enfermagem 7.1 descreve os procedimentos que deverão ser realizados em casos de hipotermia.

Hipertermia

Define-se hipertermia como temperatura axilar acima de 37,5°C. Ocorre vasodilatação periférica com esforço do organismo para dissipar o calor, causando vasodilatação, elevação da taxa de metabolismo e do requerimento de oxigênio e aumento da perda de líquidos, o que, por sua vez, provoca desidratação e acidose metabólica. O boxe Intervenções de enfermagem 7.2 lista os procedimentos que deverão ser realizados em casos de hipertermia.

Fatores de risco

- Equipamento com defeito
- Reaquecimento excessivo
- Uso incorreto de lâmpadas de aquecimento
- Incubadora muito próxima de janela que receba muito sol
- Sensor de temperatura do berço de calor radiante ou incubadora sem bom contato com a pele
- Uso de prostaglandina

- Síndrome de abstinência
- Septicemia bacteriana (toxinas)
- Anomalias no sistema nervoso central que afetem os centros de regulação térmica.

Quadro clínico

- Intolerância alimentar
- Diminuição ou aumento da atividade

- Irritabilidade
- Choro fraco ou inexistente
- Hipotensão
- Extremidades quentes
- Rubor
- Taquicardia
- Taquipneia
- Desidratação nos casos mais graves
- Diaforese.

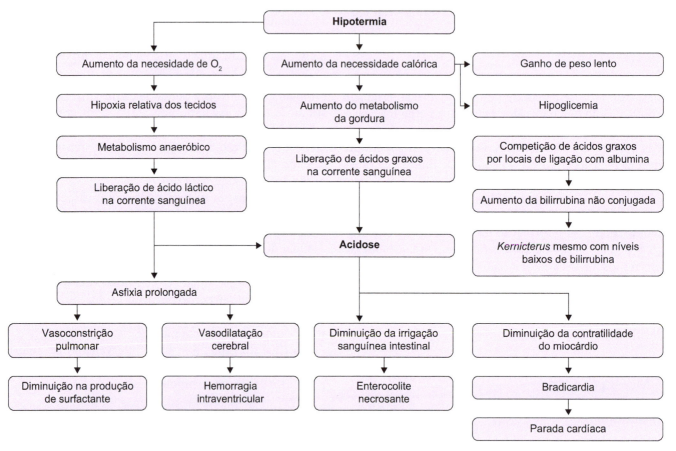

Figura 7.1 Consequências fisiológicas da hipotermia.

Quadro 7.2 Mecanismos e intervenções em casos de perda de calor.

Mecanismos	Intervenções
Radiação: transferência do calor corporal para superfícies frias do ambiente que não estão em contato com o corpo (p. ex., as paredes da incubadora). Se a incubadora estiver perto de uma parede, janela ou corrente de ar-condicionado, o recém-nascido perderá calor por radiação, independentemente de quão aquecida esteja a incubadora	▸ Manter o recém-nascido em incubadora adequadamente aquecida, para manter a temperatura corporal nos níveis normais ▸ Recém-nascidos < 1.500 g deverão ser colocados em incubadora de parede dupla; caso não esteja disponível, pode-se improvisar, forrando as paredes internas da incubadora com papel-alumínio, o que formará uma barreira isolante; deixar partes livres para que se possa observar o paciente ▸ Manter incubadoras e berços aquecidos afastados de paredes, janelas e correntes de ar-condicionado

(continua)

Quadro 7.2 Mecanismos e intervenções em casos de perda de calor. (*continuação*)

Mecanismos	Intervenções

Condução: perda de calor por contato direto de um corpo com outro. Ocorre quando há contato, por exemplo, com estetoscópios frios, placas de raios X, mãos frias etc.

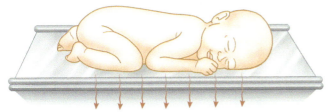

- Aquecer o estetoscópio antes de examinar o recém-nascido
- Lavar as mãos com água aquecida antes de tocar o paciente
- Usar mantas, cobertores e lençóis preaquecidos quando for trocar a roupa da incubadora ou berço de calor radiante
- Cobrir as placas de raios X com um tecido aquecido antes de proceder ao exame
- Aquecer previamente o gel de contato usado nos exames de ultrassonografia
- Forrar a balança com lençol ou coberta antes de pesar o recém-nascido

Convecção: envolve a perda de calor através do movimento do ar ao passar pela superfície da pele. Depende da velocidade e da temperatura do ar. Ocorre quando se abrem as portinholas da incubadora, ou quando se utiliza ar frio nos capacetes, oxitendas e ventiladores mecânicos

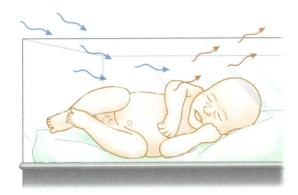

- Evitar abrir com frequência a portinhola da incubadora; prestar os cuidados de modo concomitante, evitando manipulação frequente
- Utilizar "manga de íris" (*seta*) na portinhola da incubadora para reduzir a perda de calor, principalmente em recém-nascidos < 1.500 g

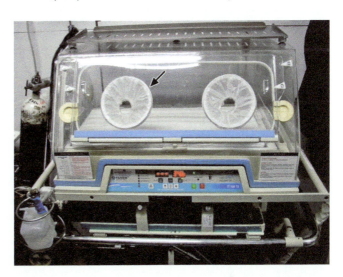

- Administrar oxigênio e ar via capacete aquecido (temperatura entre 32° e 36°C)
- Nos pacientes intubados, o O_2 e o ar devem estar aquecidos a cerca de 35° a 36°C
- Nos recém-nascidos em berço aquecido com 1.500 g ou que tenham a temperatura instável, usar plástico transparente para diminuir a corrente de ar frio, ou tenda de material plástico transparente com umidificação aquecida

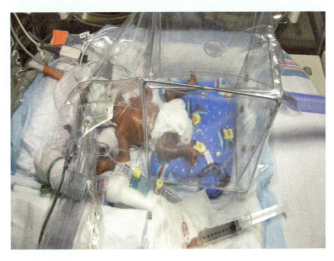

(continua)

Quadro 7.2 Mecanismos e intervenções em casos de perda de calor. (*continuação*)

Mecanismos	Intervenções
	▸ Utilizar lâmpadas de aquecimento quando for necessário realizar procedimentos com a incubadora aberta

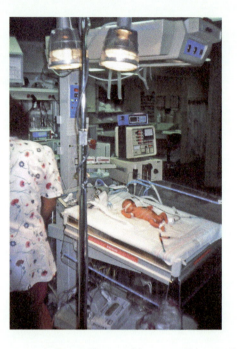

Evaporação: perda de calor durante a conversão do estado líquido para o gasoso, através da pele e do trato respiratório (p. ex., quando o recém-nascido está com o corpo molhado, ou em contato com cobertas ou fraldas úmidas). Também ocorre em ambientes com pouca umidade, e há ruptura da integridade da pele

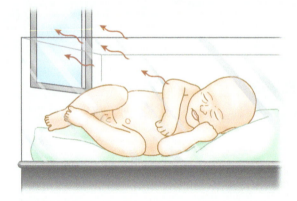

▸ Após o parto, secar o recém-nascido e mantê-lo em superfície aquecida
▸ Ao banhar o recém-nascido, fazê-lo por partes, secando em seguida
▸ Trocar as fraldas quando necessário; evitar que permaneça molhado por longos períodos
▸ Banhar o recém-nascido < 1.500 g dentro da incubadora, para evitar resfriamento
▸ Usar acessórios para promover a umidificação do ambiente; podem-se utilizar capacetes ou tendas plásticas com umidificação aquecida ou acessórios especiais para incubadora que fornece a opção de umidificação aquecida (*seta*)
▸ Pode ser utilizado óleo de girassol na pele íntegra do neonato logo após o nascimento, o que, segundo estudos realizados por Darmstadt et al. (2014), previne perda de calor

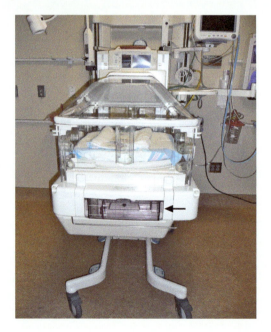

Intervenções de enfermagem 7.1

Hipotermia

Intervenções	Justificativas
Aquecimento adicional com cobertas e lâmpadas aquecidas	O aquecimento deve ser feito o mais lentamente possível, pois o reaquecimento rápido pode causar vasodilatação periférica e, em consequência, hipotensão; isso afetará a perfusão dos órgãos vitais, comprometendo ainda mais o recém-nascido
Ajuste da temperatura da incubadora 1° a 1,5°C acima da temperatura do recém-nascido nas primeiras horas do reaquecimento até a temperatura do recém-nascido se normalizar	O consumo de O_2 é mínimo quando a diferença entre a temperatura da pele e a temperatura do ambiente é inferior a 1,5°C
Monitoramento da temperatura do recém-nascido, bem como da incubadora ou berço de calor radiante a cada 30 min durante o período de aquecimento	Para se avaliar a eficiência do reaquecimento
Recém-nascido em jejum até a temperatura se normalizar	As alterações metabólicas decorrentes da hipotermia diminuem a motilidade gastrintestinal, aumentando os riscos de enterocolite necrosante
Teste de glicose periférica de hora em hora até estabilização da temperatura	Pode ocorrer hipoglicemia devido ao aumento do consumo dos carboidratos na tentativa de manter a temperatura. Se a glicose periférica for < 40 mg/dℓ, administrar glicose de acordo com a prescrição médica
Monitoramento dos sinais vitais	Devido à hipotermia, podem ocorrer apneia, bradicardia e, durante o aquecimento, hipotensão
Monitoramento do quadro respiratório, como retrações, saturação do O_2 e gasometria arterial	Pode ocorrer hipoxia devido ao aumento da demanda de O_2 para produção de calor, e diminuição da produção de surfactante, acarretando piora respiratória em caso de síndrome de angústia respiratória, quadro em que o surfactante já está comprometido
Monitoramento dos valores de bilirrubina; iniciar fototerapia se estiver indicada	Existe risco de *kernicterus* mesmo com níveis baixos de bilirrubina. Devido à acidose, a permeabilidade vascular cerebral é alterada, aumentando o risco de passagem de bilirrubina para o tecido cerebral

 Intervenções de enfermagem 7.2

Hipertermia

Intervenções	Justificativas
Monitoramento dos sinais vitais	Pode ocorrer hipotensão devido à vasodilatação periférica; se necessário, administrar volume, para estabilizar a pressão arterial, de acordo com a prescrição médica
Remoção e/ou diminuição das fontes externas de calor, como cobertas, lâmpadas aquecidas, fototerapia (dependendo dos níveis de bilirrubina e do grau de hipertermia), tenda ou capacete com umidificação aquecida	Diminuição das fontes de calor
Checagem da temperatura do berço aquecido ou incubadora; baixá-la progressivamente	Evitar alterações bruscas da temperatura corporal, que interferem na hemodinâmica
Monitoramento dos sinais de infecção	Certos quadros infecciosos podem causar hipertermia
Monitoramento dos sinais de desidratação, como turgor da pele, mucosas e diurese	A hipertermia pode dar início a desidratação devido ao aumento da perda insensível de água
Monitoramento de crises convulsivas	Podem ocorrer convulsões em consequência do aumento da temperatura, afetando o sistema nervoso central

Bibliografia

American Academy of Pediatrics (AAP) and American College of Obstetricians and Gynecologists (ACOG). Guidelines for perinatal care. 6. ed. Elk Grove Village, IL: AAP/ACOG; 2007.

American Academy of Pediatrics (AAP). Late pre-term infants – a population at risk. Pediatrics. 2007; 120:1390.

American Association of Pediatrics (AAP) and American College of OBGYN. Guidelines for perinatal care. 2. ed. Elk Grove Village, IL: AAP/ACOG; 1988.

Baumgart S, Engle WD, Polin RA. Effects of heat shielding on convective and evaporative heat losses and on radiant heat transfer in the premature infant. J Pediatrics. 1981; 90(6):948-56.

Brown VD, Landers S. Heat balance. In: Gardner SL, Carter BS, Enzman-Hines M et al. Handbook of neonatal care. 7. ed. St. Louis, MI: Mosby-Elsevier; 2011. p. 113-33.

D'Apolito K. Hats used to maintain body temperature. Neonatal Network. 1994; 13(5):93-4.

Darmstadt SL, Ahmed S, Ahmed AL et al. Mechanisms for prevention of infections in preterm neonates by tropical emolient a randomized control trial. Pediatrics Infect Dis J. 2014; 33(11)1124-7.

Gaylord MS, Wright K, Lorch K et al. Improved fluid management utilizing humidified incubators in extremely low birth infants. J Perinatal. 2001; 21:438.

Guyton AC. Tratado de fisiologia médica. 2. ed. Rio de Janeiro: Interamericana; 1984; p. 766-75.

Jia YS, Lin ZL, Lu H et al. Effects of delivery room temperature on admission temperature of premature infants: a randomized controlled trial. J Perinatol. 2013; 33(4):264-7.

Korones SB. High risk newborn infants. 4. ed. St. Louis, MI: CV Mosby; 1986; p. 91-2.

Maayan-Metzger A, Yosipovitch G, Haddad E et al. Effects of radiant warmer on trans-epidermal water lost and skin hydration in preterm infants. J Perinatal. 2004; 24:372.

Philip AG. The evolution of neonatology. Pediatr Res. 2005; 58(4):799.

Scopes JW. Termorregulação do recém-nascido. In: Avery GB. Neonatologia, fisiologia e cuidado do recém-nascido. São Paulo: Artes Médicas; 1978. p. 97-105.

Silverman WA, Fertig JW, Berger AP. Influences of the thermal environment upon survival of the newly born premature infants. Pediatrics. 1958; 22:876.

Sinclair JC. Servo-control for maintaining abdominal skin temperature at 36°C in low birth weight infants. Cochrane Database Syst Rev. 2004; 1:CD001074.

Thomas K. Thermoregulation in neonates. Neonatal Network. 1994; 13:15-22.

8

Fundamentos da Administração de Medicamentos

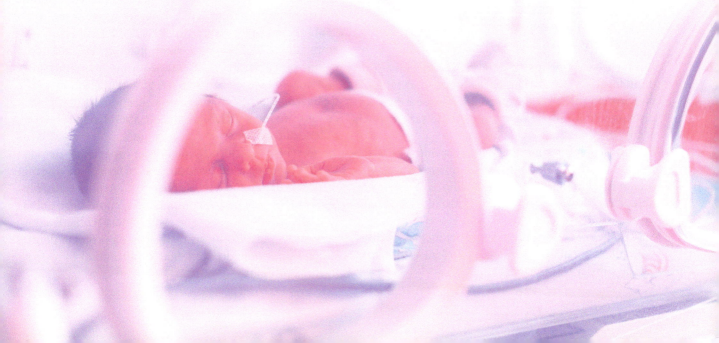

Introdução

O principal objetivo da administração de um medicamento é produzir a concentração efetiva da substância, que terá ação terapêutica para um local específico, alcançando os efeitos desejados e evitando toxicidade.

No paciente neonatal, existem fatores que podem interferir nesses objetivos. O crescimento ponderal é variável, o que afeta a dosagem do medicamento; 10 a 20% de mudança no peso corporal podem indicar necessidade de ajuste da dose. Na 1ª semana de vida, o peso utilizado para se calcular a dosagem dos medicamentos e líquidos deve ser o peso ao nascimento, tendo em vista que flutuações no peso corporal do recém-nascido nesse período estão mais relacionadas com as mudanças dos líquidos corporais do que com o ganho, ou não, de peso.

Após a 1ª semana, deve ser utilizado o "peso de cálculo", que varia a cada 2 a 3 semanas, para se calcular a dosagem dos medicamentos a serem administrados. O comprometimento pela enfermidade ou a maturidade dos órgãos envolvidos na metabolização, absorção e eliminação dos medicamentos também devem ser considerados quando se faz um plano de tratamento. É necessário que os profissionais responsáveis pelo cuidado de um paciente neonatal levem em consideração essas variáveis, fazendo os ajustes necessários para que a administração de medicamentos na UTI neonatal seja feita de maneira precisa, efetiva e segura.

Absorção, distribuição, metabolismo e eliminação

Absorção

Trata-se da transferência da substância do local de administração para a circulação. A taxa de absorção está relacionada com a via de administração, o grau de ionização, o peso molecular, a solubilidade lipídica e o transporte ativo. As vias mais comuns de administração de medicamentos no período neonatal são:

- Intravenosa: é a via mais confiável para administração de medicamentos; não há necessidade de o fármaco passar pelo processo de absorção, porque é injetado diretamente no plasma ou componente sanguíneo; a ação é imediata
- Intramuscular: a substância é absorvida por meio da vascularização muscular, e sua absorção é diretamente proporcional ao fluxo sanguíneo, à superfície de coleção do medicamento no músculo e ao tônus muscular
- Subcutânea: é a introdução de medicamentos no tecido celular subcutâneo. Essa via não tolera administração de substâncias irritantes

- Enteral: a absorção se dá por meio do trato gastrintestinal; não é direta, e às vezes o fígado metaboliza a substância antes que ela alcance a circulação. Fatores como atraso no esvaziamento gástrico, pH gastrintestinal, refluxo gastresofágico, atividade da enzima pancreática, função biliar e má absorção das gorduras podem contribuir para diminuição da absorção do medicamento por essa via
- Tópica: a absorção se dá através da pele. Não é muito utilizada em neonatos. A absorção aumenta quando a pele é mais fina e frágil, como em prematuros extremos.

Distribuição

A distribuição pode ser definida como a rápida transferência do medicamento do compartimento com alta concentração para o compartimento com baixa concentração, até que o equilíbrio seja estabelecido. As substâncias, uma vez dentro do plasma, passam por dois estágios:

- Substância livre: não está ligada à proteína
- Substância ligada: reversivelmente ligada tanto à proteína plasmática como ao tecido. Em geral, as substâncias primariamente ácidas estão ligadas à albumina, e as substâncias primariamente básicas, à proteína plasmática.

Somente as primeiras poderão ser consideradas ativas e disponíveis para interagir com os tecidos receptores, produzir efeitos terapêuticos, ser metabolizadas e eliminadas. Muitas substâncias de composições diferentes mas com características similares vão competir pelos mesmos locais de ligação nas proteínas, provocando alterações na absorção e na ação terapêutica.

As substâncias que apresentam mais de 90% de ligação com a proteína são consideradas altamente ligadas. Ohming (1995) fornece alguns exemplos dessas substâncias e suas respectivas taxas de ligação à proteína, como: furosemida e indometacina, 95%; dexametasona, 65%; gentamicina, 45%; aminofilina, 35%; digitálicos, 20%; ampicilina, 10%. No caso da ampicilina, 90% são livres e com potencial de atuar terapeuticamente como antibiótico. No caso da furosemida, 95% representam a taxa de ligação à proteína plasmática – sendo, assim, farmacologicamente inativa – e somente 5% estão livres e com potencial de atuar terapeuticamente.

No recém-nascido, alterações na capacidade de ligação à proteína plasmática podem ocorrer devido a administração de sangue e seus derivados, introdução de certas substâncias e certos componentes, como bilirrubina. Esses fatores permitirão que a substância tenha de competir pelos mesmos locais de ligação da proteína dentro do plasma, podendo aumentar o percentual livre (não ligado à proteína).

Nos recém-nascidos prematuros, os níveis de proteína no plasma são baixos, e a proteína disponível quase sempre apresenta redução na capacidade de ligação. Isso pode acarretar aumento da substância livre no plasma e reações de toxicidade, mesmo quando a administração for feita em níveis terapêuticos.

A distribuição dos medicamentos também é afetada por fatores como fluxo sanguíneo nos órgãos, débito cardíaco, pH e tamanho relativo dos compartimentos do corpo.

Nos pacientes com disfunção hepática ou falência renal, existem alterações na capacidade de ligação da proteína.

Eliminação

Para que uma substância seja eliminada pelo organismo, deverá passar por dois processos: metabolização e excreção.

Metabolização

Antes de serem eliminadas pelo corpo, muitas substâncias passam por um processo de biotransformação. Esse processo ocorre principalmente no fígado, e fatores como reação metabólica lenta e imaturidade do fígado podem alterá-lo.

Excreção

É a eliminação da substância; pode ser metabolizada ou não. A principal via de eliminação é a renal. O conhecimento dos mecanismos de eliminação é importante porque poderá haver acúmulo do medicamento no organismo e aumento da toxicidade (p. ex., quando os pacientes apresentam problemas no sistema renal), principalmente quando ocorre diminuição das funções glomerulares e de filtração devido a doenças ou imaturidade.

Interações medicamentosas

Ao se administrarem medicamentos, deve-se estar ciente das possíveis interações de seus compostos. Quando certas substâncias são administradas juntas, pode haver alteração dos seus efeitos bioquímicos ou fisiológicos. Principalmente na UTI neonatal, em que recebem diversos medicamentos ao mesmo tempo, os pacientes se tornam vulneráveis a interações medicamentosas. Além desse fator, o estado geral do recém-nascido enfermo, com seus órgãos afetados por patologias diversas, influi no metabolismo e na eliminação dos medicamentos.

Em cada unidade de terapia deverá estar disponível uma fonte bibliográfica que traga uma lista dos fármacos mais utilizados e as possíveis interações medicamentosas envolvidas, para que as equipes médica e de enfermagem se informem antes de administrarem os medicamentos prescritos.

Com o avanço tecnológico, a introdução de etiquetas para os medicamentos e pulseira de identificação do paciente, com código de barras, tem contribuído para redução dos erros de administração de medicamentos e soluções intravenosas.

Prevenção de erros medicamentosos

A expressão erro medicamentoso refere-se a um engano ocorrido em qualquer estágio da provisão de produtos farmacêuticos a um paciente. Em estudos desenvolvidos por Marino et al. (2000) com pacientes de pouca idade, observou-se um índice maior desse tipo de erro, o que causa lesões importantes e até a morte (31%), em comparação com pacientes adultos. Na UTI neonatal, o erro mais comum acontece durante a administração do medicamento. Segundo estudo de Kaushal et al. (2001), para cada 100 admissões ocorrem 91 erros medicamentosos.

Os fármacos empregados na UTI neonatal são utilizados em dosagens pequenas, com margem de erro também pequena, e o paciente não verbal não participa do processo, como ocorre com o adulto. Embora atualmente os profissionais de enfermagem envolvidos no preparo e na administração de medicamentos estejam mais cientes dos cuidados necessários para evitar esse tipo de erro, ainda não houve diminuição significativa na incidência. Um dos fatores que contribuem para esse fato é que os erros muitas vezes são atribuídos apenas ao indivíduo que administra o medicamento. Investigações realizadas por ocasião de erros ou acidentes na administração de fármacos concluíram que existe uma cadeia de eventos que provocam o erro, a qual precisa ser analisada para que se possa efetivamente diminuir tais ocorrências de maneira eficaz.

As causas de erros medicamentosos são:

▸ Erro no cálculo da dosagem
▸ Medicamentos com nomes similares
▸ Dificuldade de compreensão da letra de quem fez a prescrição
▸ Medicamentos com doses fracionadas
▸ Abreviações
▸ Administração incorreta do medicamento (via, velocidade, diluição, interação, compatibilidade)
▸ Medicamento administrado a paciente errado
▸ Ampolas ou frascos similares
▸ Prescrições incompletas ou dúbias
▸ Distrações ou interrupções (conversas durante o procedimento)
▸ Fadiga, sonolência ou cansaço do profissional
▸ Ordens ou prescrições verbais
▸ Realização de diversas atividades ao mesmo tempo.

Passo a passo

Após a escolha do agente terapêutico ou do medicamento, sugerem-se alguns passos para assegurar uma administração segura da terapia:

▸ O responsável pelo preparo e pela administração do medicamento deverá ter conhecimento sobre a ação, os efeitos adversos, a toxicidade e a dosagem adequada
▸ Seguir a regra básica de administração de medicamentos. Certificar-se de que estejam corretos:
  • O medicamento
  • A dose
  • A via
  • O método de administração
  • A hora
  • O paciente
▸ Ler a etiqueta do frasco, do vidro ou da ampola três vezes:
  • Ao retirar o medicamento do armário
  • Antes de abrir o frasco ou ampola
  • Antes de descartar, recolocá-lo no armário ou na geladeira
▸ A pessoa que prepara a medicação deverá administrá-la
▸ Colocar no frasco ou seringa etiqueta na qual constem o nome do medicamento, a dosagem e a via de administração
▸ Confirmar a dose, a via, a frequência e o nome do medicamento na prescrição médica
▸ Caso tenha sido realizado o exame do nível do fármaco, obter o resultado
▸ Criar um ambiente de aprendizado, adotando um sistema não punitivo nos casos de notificação de erro medicamentoso
▸ Se possível, ter um farmacêutico presente durante a visita médica diária, pois isso pode colaborar para a redução dos erros relacinados com a prescrição e administração dos medicamentos
▸ Observar o código de barras do medicamento a ser administrado, a pulseira de identificação do paciente e a prescrição médica, cruzando tais informações
▸ Antes de administrar, checar a medicação com outro profissional de enfermagem (padronizar os medicamentos e soluções intravenosas de alto risco que devem passar pela checagem de duas pessoas)
▸ Registrar data e horário da administração
▸ Avaliar fatores que possam afetar a absorção, a distribuição, o metabolismo e a eliminação da substância.

Em caso de qualquer dúvida com relação à administração de medicamentos prescritos, mesmo após leitura das referências disponíveis, deve-se contatar o farmacêutico do hospital para futuros esclarecimentos antes de se proceder à administração.

Métodos de administração de medicamentos

Via enteral

Podemos defini-la como a via em que o medicamento é introduzido no trato gastrintestinal por via oral, ou por sonda gástrica ou jejunal. Essa via de administração pode ser problemática quando o paciente não tolerar alimentação, apresentar regurgitação ou requerer aspiração gástrica intermitente.

O medicamento deverá ser preparado de acordo com as instruções; os comprimidos deverão ser triturados e diluídos com água estéril, e as medicações líquidas poderão ser agregadas ao leite artificial ou materno. Se o paciente estiver com sonda gástrica, gastrostomia ou sonda jejunal, a medicação deverá ser administrada com uma pequena porção do leite no início da gavagem. Caso o paciente esteja sendo alimentado por via oral, a medicação poderá ser acrescentada a 10 a 15 mℓ de leite e administrada no início da alimentação, em copinho, para os recém-nascidos que estão amamentando, ou na mamadeira, para os demais. Deve-se evitar a administração de medicamentos por via oral diretamente na boca do recém-nascido, pois o sabor desagradável das medicações poderá causar regurgitação, que implica risco de aspiração.

Via retal

Utilizada basicamente para administração de supositórios, os quais podem ser utilizados para promover a evacuação, como no caso dos supositórios de glicerina, ou com fins terapêuticos, no caso de analgésicos, antitérmicos e sedativos. É importante cortar o supositório de acordo com o tamanho do recém-nascido, procurar arredondar o supositório, evitando assim possíveis lesões da frágil musculatura retal. Se necessário, deve-se lubrificar o supositório antes de introduzi-lo.

Via intramuscular

É a via de aplicação de medicamentos no tecido muscular. Em recém-nascidos, as opções quanto ao local de aplicação dessa via são bem limitadas, devido à pouca massa muscular. A região indicada para administração de injeções intramusculares nos recém-nascidos, segundo Horta e Teixeira (1973), é o músculo vasto lateral da coxa (face lateral, no terço médio), como ilustra a Figura 8.1. A agulha deverá ser introduzida a um ângulo de 90° em relação à pele (Figura 8.2A). O volume a ser administrado varia com o tamanho do paciente. Recomendam-se os seguintes critérios:

▸ < 1.000 g: o volume em cada área de aplicação não deverá exceder 0,25 mℓ
▸ > 1.000 g: o volume em cada área de aplicação não deverá exceder 0,5 mℓ.

Alguns medicamentos administrados por via intramuscular são mais bem absorvidos de maneira aglutinada, sem se espalhar pela musculatura; recomenda-se não massagear o local da injeção, mas somente fazer leve pressão na área.

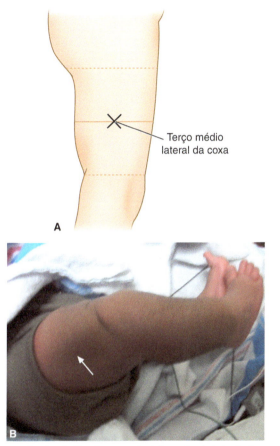

A

B

Figura 8.1 Região indicada para administração de injeção intramuscular em recém-nascido.

Via subcutânea

É a introdução do medicamento no tecido celular subcutâneo. Deverá ser evitado o uso de substâncias irritantes, como certos tipos de fármacos que apresentam um retardo na absorção. A solução a ser injetada deverá ser isotônica. O volume máximo não deverá ultrapassar 0,1 mℓ.

Os locais de aplicação indicados para injeção subcutânea são: face externa lateral da coxa e parede abdominal (Figura 8.3). A agulha deverá ser introduzida a um ângulo de 45° em relação à pele (Figura 8.2B).

Via intravenosa

É a via que permite a introdução de medicamentos diretamente na corrente sanguínea. A administração pode ser feita de maneira rápida, por determinado período, ou de modo contínuo. No período neonatal, de preferência devem-se usar as seguintes veias periféricas (Figura 8.4):

▶ Mãos: veias basílica, cefálica e arco venoso dorsal
▶ Braços: veias basílica, cefálica e intermédia do antebraço
▶ Pés e pernas: veias safena interna, mediana marginal e arco venoso dorsal
▶ Cefálica: veias frontal, superficial temporal e auricular posterior auricular.

Ao serem administrados medicamentos intravenosos, devem ser levados em consideração a osmolaridade e o pH da solução, bem como a compatibilidade das medicações quando administradas juntas. Algumas medicações, quando adicionadas ou administradas juntas, podem ser

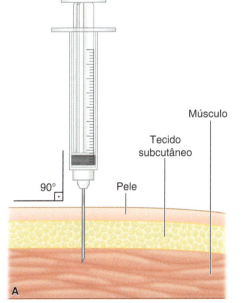

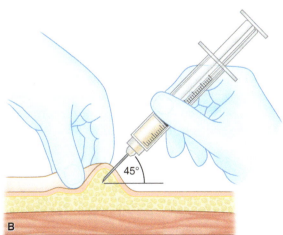

Figura 8.2 A. Esquema da aplicação de injeção intramuscular. **B.** Injeção subcutânea.

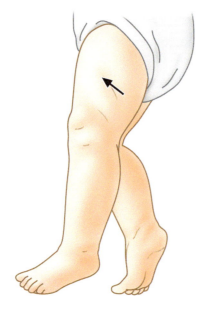

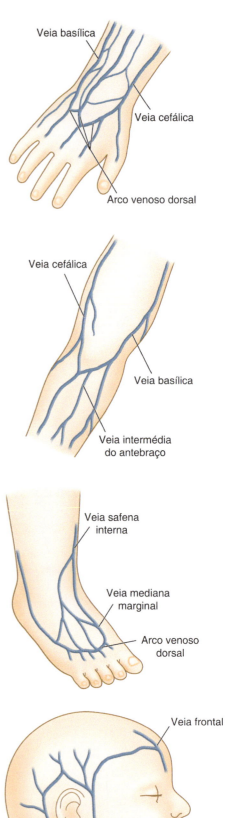

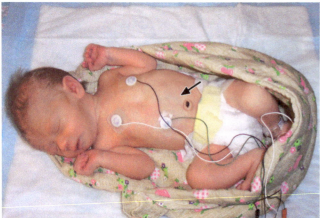

Figura 8.3 Locais indicados para administração de injeção subcutânea.

incompatíveis, causando precipitação da substância. No Apêndice O são descritos os fármacos mais utilizados na UTI neonatal e sua respectiva compatibilidade.

A fixação do cateter periférico venoso é importante para prevenir seu deslocamento fácil e permitir boa visualização do local, evitando que passem despercebidos irritação, flebite e extravasamento do medicamento ou solução. Para prevenir contaminação no local de inserção do cateter, recomenda-se a utilização de adesivo estéril transparente (Tegaderm®), o qual deve cobrir o cateter desde o local de inserção até o local em que será feita a conexão com a extensão (Figura 8.5).

Administração intravenosa rápida de medicamentos

Esse método de aplicação de medicação consiste em administrar um fármaco a uma velocidade de cerca de 1 a 2 min (velocidade de infusão de 0,5 mℓ/kg/min),

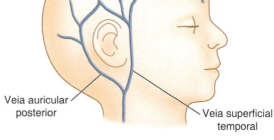

Figura 8.4 Veias periféricas indicadas para punção venosa no período neonatal.

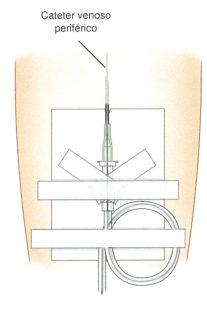

Figura 8.5 Fixação de cateter venoso periférico.

dependendo do medicamento e do volume a ser administrado. Certas substâncias não podem ser administradas rapidamente, devido ao risco de provocarem reações quando administradas dessa maneira.

No Apêndice B é indicado o tempo de infusão necessário para cada tipo de medicação mais administrada nas UTIs neonatais.

Administração intravenosa de medicamentos a uma velocidade de infusão específica

Esse método costuma ser adotado para certos antibióticos nefrotóxicos e/ou ototóxicos que, se forem administrados rapidamente, podem causar lesões, respectivamente, nos rins e no ouvido, como é o caso de aminoglicosídeos, vancomicina e anfotericina. No caso do cloreto de potássio, a administração rápida poderá resultar em parada cardíaca. O bicarbonato de sódio, se administrado rapidamente, pode causar sangramento intraventricular, sobretudo em recém-nascidos prematuros.

Para administração medicamentosa a uma velocidade de infusão específica, recomenda-se o uso de bomba de infusão para seringas, de preferência as que permitam infusão de volumes decimais. Antes de iniciar a infusão, deve-se verificar a velocidade de administração recomendada para o tipo de medicação (Apêndice B) e a diluição indicada.

Administração intravenosa contínua

Pode ser utilizada para hidratar e fornecer nutrientes, como na administração de soluções de glicose e eletrólitos, nutrição parenteral, ou para infusão contínua de medicamentos, como dopamina, dobutamina, fentanila, morfina, epinefrina, insulina, entre outros.

As medicações por infusão contínua deverão ser sempre aplicadas por meio de bomba de infusão volumétrica ou de seringa, para se manter um volume de infusão estável e constante, evitando-se, assim, oscilações repentinas nos volumes e concentrações infundidos, bem como suas consequências adversas.

Deve-se observar o local da infusão de hora em hora, para evitar extravasamento ou infiltração da solução ou medicação intravenosa (Figura 8.6).

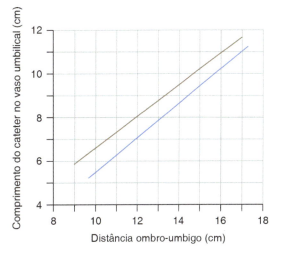

—— Veia umbilical – até a junção da veia cava inferior e o átrio direito
—— Artéria umbilical – até a bifurcação da aorta

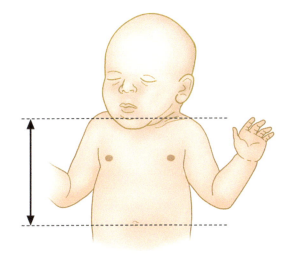

Figura 8.6 Determinação da extensão do cateter umbilical a ser introduzido: distância do ombro ao umbigo. Traçar linhas perpendiculares; a distância entre elas será o nível para colocação do cateter entre o umbigo e a parte distal final da clavícula (confirmar o posicionamento com radiografia). (*Fonte*: adaptada de Klaus e Fanaroff, 1979.)

Cateteres centrais

Via umbilical arterial e venosa e cateter periférico central

A cateterização de vias centrais está indicada para pacientes que deverão permanecer por período prolongado recebendo medicamentos intravenosos e soluções parenterais. As vias mais comumente utilizadas no período neonatal são a artéria umbilical, a veia umbilical e o cateter percutâneo central, cateter venoso tipo Broviac.

Todas as vias centrais deverão ser *heparinizadas*, com adição de heparina na proporção de ½ a 1 unidade de heparina por mililitro (mℓ) da solução parenteral a ser infundida, de acordo com o peso e a idade gestacional do paciente, com a finalidade de manter essa via pérvia, prevenindo a formação de microcoágulos ao longo do cateter.

A heparina tem efeito anticoagulante, mas não fibrinolítico. Estimula a liberação da lipase lipoproteica, contribuindo para metabolização de ácidos graxos no soro. Sempre se devem monitorar sinais de sangramento. Não é indicado o uso de heparina em neonatos com evidências de hemorragia intracraniana, sangramento gastrintestinal ou trombocitopenia.

Todos os cateteres centrais deverão passar por antissepsia, com solução antisséptica à base de clorexidina ou álcool a 70%; deixar secar por 3 minutos. Esse procedimento deverá ser feito sempre antes de conexão ou troca dos equipos, da coleta de amostras de sangue, da administração de medicamentos e sempre que houver necessidade de "quebrar" a integridade do sistema.

Cateteres umbilicais

Antes de iniciar a colocação de cateter umbilical, o neonatologista fará a medida da extensão do cateter a ser introduzido (Figura 8.6). Para cateter umbilical arterial, o posicionamento ideal alto é na altura das vértebras T8 e T10, e inserção baixa entre L5 e L4. Para cateter umbilical venoso, a inserção deve atingir a veia cava acima do diafragma. A fixação dos cateteres umbilicais deve ser feita de maneira cuidadosa, certificando-se de que não haverá deslocamento dos mesmos, o que poderia trazer sérias consequências. Uma das maneiras mais seguras de fixar os cateteres é o sistema de ponte. A visualização da numeração é fácil, e, além disso, é mantido um espaço para ventilação da base do cateter, o que reduz o risco de infecção (Figura 8.7).

Cateter umbilical arterial

A cateterização da artéria umbilical tem como objetivos principais: monitoramento da pressão arterial e coleta de gasometria e amostras de sangue para exames laboratoriais. A coleta de amostra de sangue para controle da glicose sanguínea poderá ser realizada por meio do cateter umbilical somente se a solução infundida for solução fisiológica a 0,45%, pois soluções que contêm glicose interferem na medida da glicemia, oferecendo resultados imprecisos.

Em algumas unidades neonatais, o cateter arterial também é utilizado para administração de líquidos, como hidratação e nutrição parenteral; essa prática, no entanto, é contraindicada por causa dos riscos de infecção decorrentes da "quebra" de integridade do sistema devido a coletas de sangue frequentes, dando oportunidade para a entrada de microrganismos patogênicos. Outro fator que contribui é o fato de as soluções utilizadas para nutrição parenteral serem ricas em nutrientes, o que propicia um ambiente ideal para o crescimento de germes patogênicos.

A via arterial não deverá ser utilizada para administração de sangue e seus derivados, epinefrina, substâncias vasoativas (dopamina, dobutamina), intralipídios, gliconato de cálcio (como infusão direta, sem diluição), cloreto de potássio, tolazolina, indocina etc., porque todas essas medicações podem causar espasmo da artéria, irritação do tecido arterial, formação de coágulos e subsequente necrose da artéria.

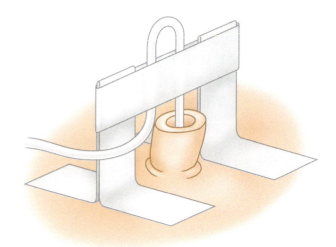

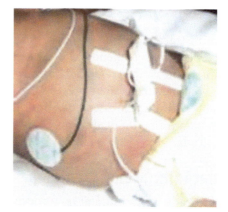

Figura 8.7 Fixação de cateter umbilical no neonato.

Cateter umbilical venoso

Essa via pode ser utilizada para administração de hidratação venosa, nutrição parenteral, administração intermitente de medicamentos, infusão contínua de medicamentos. Podem-se administrar por essa via altas concentrações de glicose, acima de 12,5%, vasopressores, sangue e derivados, antibióticos e outras medicações. Também pode ser empregada para coleta de sangue.

Cuidados especiais quanto ao uso de cateter umbilical

Quando se faz uso de cateter umbilical, devem-se observar os seguintes cuidados especiais:

- Certificar-se da fixação adequada do cateter
- Manter registro da medida inicial da inserção do cateter no plano de cuidados de enfermagem (Apêndice G)
- No início de cada plantão, certificar-se da numeração referente ao posicionamento do cateter, comparando com a medida feita inicialmente, quando de sua colocação; registrar no formulário de anotações de enfermagem
- No caso de cateter umbilical arterial, checar os pulsos femorais a cada 6 horas, avaliando simetria e intensidade. Verificar também a coloração e a temperatura das extremidades inferiores a cada hora, com a finalidade de avaliar a perfusão capilar e possíveis espasmos arteriais. Caso as extremidades inferiores, especialmente os dedos dos pés, apresentem sinais de espasmo vascular arterial (p. ex., cianose ou coloração azul), notificar imediatamente ao médico. Em caso de espasmo nas extremidades inferiores, recomenda-se o uso de pasta de nitroglicerina a 2%; aplicar na área afetada e, se necessário, repetir. Em conjunto com essa terapia, também pode ser feito o aquecimento da extremidade oposta à extremidade com espasmo. Caso não haja melhora no quadro, o cateter deverá ser removido
- Manter o local de inserção do cateter umbilical exposto, para melhor visualização em caso de sangramento ou deslocamento
- Observar sinais de infecção no local de inserção do cateter, como hiperemia da pele e drenagem de secreções na região
- Evitar entrada de ar no cateter arterial umbilical, devido ao risco de embolia gasosa. Todos os equipos e tubos usados deverão ser cuidadosamente inspecionados antes que se inicie a infusão pela artéria umbilical.

Coleta de sangue por meio de cateter umbilical

Para coleta de sangue por meio de cateter umbilical venoso ou arterial, deve-se seguir esta rotina:

- Desinfetar a conexão com solução antisséptica de clorexidina a 2% ou álcool a 70%, friccionando; deixar secar por 15 segundos, e proceder à coleta
- Utilizar uma seringa de 3 mℓ; conectá-la à torneira e aspirar parte da solução e do sangue depositados ao longo do cateter até atingir a marca de 3 mℓ; reservar, protegendo com agulha estéril
- Conectar a seringa para coleta de sangue, coletar a amostra de sangue desejada, repor o sangue com a solução que está sendo infundida (nutrição parenteral ou solução glicosada), coletado anteriormente, e, em seguida, com outra seringa contendo a solução fisiológica, limpar o cateter com um jato lento da solução
- Abrir a torneirinha para infusão contínua utilizada previamente.

Remoção de cateter umbilical arterial e venoso

Cada unidade determinará a técnica a ser adotada para remoção do cateter umbilical. A técnica descrita a seguir mostrou-se eficiente, com menos riscos de complicações:

- Certificar-se da prescrição médica para remoção do cateter
- Obter outra via de acesso intravenoso para administração de hidratação ou de aporte calórico e medicamentos
- Remover as suturas cuidadosamente, antes de prosseguir
- Remover o cateter até a marca aproximada de 3 cm, fixar com fita adesiva e interromper a infusão; aguardar 10 a 15 minutos e, então, concluir a remoção do cateter; exercer pressão na região umbilical por aproximadamente 10 a 15 minutos ou mais, se necessário, com a finalidade de prevenir sangramento e favorecer o processo de coagulação dos vasos umbilicais. Durante esse período de observação, manter o paciente em decúbito dorsal e permanecer ao lado dele durante todo o tempo de remoção do cateter
- Fazer um curativo levemente compressivo, com gaze 4 × 4 dupla, na região umbilical
- Após a remoção, manter o paciente em posição dorsal por cerca de 3 a 4 horas; a alimentação deverá ser suspensa durante esse período
- Notificar ao médico se ocorrer qualquer problema ou alteração durante a remoção do cateter.

Cateter percutâneo central

Nos últimos anos, tem sido muito difundida a utilização de cateter intravenoso percutâneo central (PICC). Esse apresenta muitas vantagens, pois é de fácil colocação e tem uma permanência prolongada sem muitas complicações (Figura 8.8). Deverá sempre ser tratado como qualquer outro cateter central, adotando-se as técnicas antissépticas já mencionadas. Deve-se manter a solução a ser infundida heparinizada (½ a 1 unidade de heparina por mililitro da solução) quando se faz a troca diária do

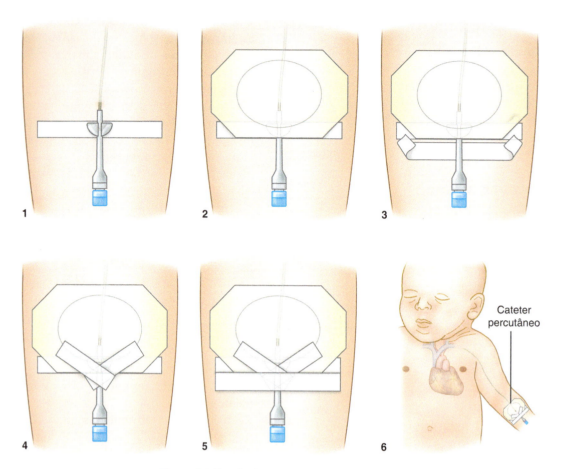

Figura 8.8 Fixação de cateter percutâneo central.

equipo de soro, mas atualmente não se recomenda usar solução heparinizada para limpar o cateter quando for realizada a troca do equipo de soro.

Se o cateter percutâneo for utilizado somente para administração intermitente de medicamentos, sem que se mantenha infusão contínua, recomenda-se:

- Peso ≤ 1.200 g: 5 unidades de heparina em 0,5 a 1 mℓ de solução fisiológica cada 8 h
- Peso ≥ 1.200 g: 10 unidades de heparina em 0,5 a 1 mℓ de solução fisiológica cada 8 horas.

Colocar o formulário "Cateter periférico percutâneo central" (Apêndice M) em local visível da incubadora ou do berço do paciente.

Indicações de cateter percutâneo central

- Administração de soluções hidreletrolíticas e nutrição parenteral com concentrações de glicose acima de 12,5%
- Administração contínua de medicações como insulina, fentanila; de vasopressores como dopamina, prostaglandina, epinefrina, dobutamina; e de medicamentos irritantes e corrosivos como solução contínua de cloreto de potássio, cloreto de cálcio e bicarbonato de sódio não diluído

- Administração de medicamentos com infusão rápida. Utilizar seringas de 5 mℓ ou maiores; a utilização de seringas de calibre mais fino pode levar à ruptura do cateter, por terem maior pressão
- Não utilizar essa via para administração de sangue e derivados, pois tendem a obstruir o cateter
- Coleta de sangue por meio do cateter percutâneo deve ser evitada, por causar obstrução do cateter. Atualmente já está disponível o "Power PICC",* concebido de maneira que permite a retirada de sangue do PICC sem que ocorra obstrução.

Por ocasião da retirada do cateter, se houver suspeita de infecção, recomenda-se coletar amostra para hemocultura diretamente através do cateter percutâneo antes de removê-lo.

Vias de acesso

As vias de acesso para cateter percutâneo central em recém-nascido devem ter calibre médio a grosso, pois duram mais tempo. De preferência, são utilizadas as veias antecubitais, laterais na cabeça (posterior auricular) e veia safena.

*O Power PICC permite a retirada de sangue, o que não é possível no PICC regular.

Deve-se observar constantemente o local de inserção do cateter em busca de sinais de vazamento da solução infundida, sangramento e infiltração (edema e isquemia) e infecção no local de inserção (hiperemia e drenagem de secreções), sensibilidade ao toque, instabilidade térmica corporal. Nos PICCs inseridos em extremidades, observar a perfusão da extremidade, e alterações na função de movimentos, temperatura e coloração.

Prevenção de infecção de cateteres centrais

Os cateteres centrais PICC, UAC, UVC e Broviac deverão sempre ser manuseados com cautela, levando-se constantemente em conta a prevenção de infecção sistêmica e/ou local.

Passos a serem seguidos quando se manuseia o cateter, quando se trocam equipos, ou quando se faz coleta de sangue:

- Lavar as mãos
- Usar luvas limpas (não é necessário que sejam estéreis)
- Friccionar a conexão que será desconectada com solução antisséptica (p. ex., clorexidina, ou álcool) por 15 segundos, e aguardar até que a solução desinfetante seque (15 segundos).

Recomendações para a troca do equipo ou de extensões, de acordo com as soluções que estão sendo infundidas:

- Nutrição parenteral, Intralipid®, albumina (a cada 24 horas)
- Medicamentos, infusão contínua de solução glicosada e/ou solução fisiológica (a cada 72 horas)
- Todas as conexões e extensões devem ser trocadas de acordo com os procedimentos de troca do equipo mencionados anteriormente, e quando se troca o curativo
- Evitar, quando possível, o uso de torneirinha no cateter PICC
- Colocar etiqueta em todos os equipos e extensões, informando data e hora da troca e o tipo de cateter.

Curativo

É importante fixar corretamente o cateter, para prevenir remoção acidental. Deve-se seguir os passos recomendados na Figura 8.8 e utilizar curativo transparente (Tegaderm®).

O curativo do cateter percutâneo central deverá ser trocado a cada 7 dias e quando se fizer necessário, se não estiver aderindo bem à pele. Caso contrário, não deverá ser trocado, pois é frequente o deslocamento do cateter durante as trocas. É importante seguir a rotina estabelecida em cada unidade.

Remoção de cateter percutâneo central

A remoção do cateter percutâneo central é indicada quando já não houver necessidade de acesso venoso, ou nos casos de septicemia e mau funcionamento.

Calçar luvas para o procedimento. Retirar o curativo cuidadosamente, 1 cm de cada vez, segurando o cateter perto da região de inserção; evitar que o cateter se parta, pois pode ocorrer vasospasmo; não forçar; colocar compressa morna por 20 a 30 minutos; tentar novamente. Se ainda houver resistência à remoção, notificar o neonatologista. Após a remoção, aplicar no local leve pressão, com gaze estéril, até que ocorra a hemóstase. Medir o cateter removido e comparar com os dados de profundidade, conforme a medida utilizada por ocasião da inserção. Proceder às anotações de enfermagem.

Extravasamento ou infiltração intravenosa

Apesar dos cuidados e da observação do local de infusão, às vezes ocorrem infiltrações de medicamentos ou infusões venosas nas vias de administração periféricas. O extravasamento de solução intravenosa para fora da parede vascular venosa causa irritação, isquemia e destruição do tecido, com necrose.

Segundo McCullen (2006), a incidência de infiltrações com extravasamento da solução venosa nos neonatos é de 57 a 70%.

Lesões que ocorrem nas extremidades, como pés e mãos, podem atingir outras estruturas, como tendões e nervos, causando alterações nos movimentos das extremidades. Se a infiltração ocorrer na região frontal, pode deixar cicatriz permanente, acarretando sérios problemas estéticos, que afetarão a criança no futuro.

Vários são os fatores que contribuem para que ocorram extravasamento ou infiltração intravenosa; entre eles, destacam-se:

- Má perfusão periférica (perfusão diminuída pode propiciar extravasamento da solução para fora da parede vascular venosa)
- Visualização inadequada do local de infusão intravenosa devido à técnica adotada para fixar o cateter venoso
- Falta de observação frequente do local de infusão
- Demora em interromper a infusão venosa mesmo aos primeiros sinais de irritação, flebite ou extravasamento.

Os sinais de infiltração ou extravasamento intravenoso periférico apresentam características distintas, dependendo do tipo de medicamento ou solução que extravase. Geralmente, incluem um ou todos os sinais mencionados a seguir:

- Edema local ou que se estende a toda a extremidade afetada

- Diminuição da perfusão local
- Esfriamento da extremidade afetada
- Alteração da coloração da pele local, aspecto escuro (preto) e necrótico
- Formação de bolhas no local da infiltração.

Assim que aparecerem os primeiros sinais de infiltração, deve-se interromper a infusão ou administração de medicamentos e notificar ao médico.

Tratamento

Uma vez que sejam detectados infiltração e extravasamento, o tratamento deverá ser realizado imediatamente, pois esta é a chave para prevenir uma lesão mais grave.

O tratamento recomendado dependerá do tamanho, da aparência da infiltração e do tipo de solução ou medicação que extravasou, bem como da duração aproximada que ocorreu a infiltração e o local.

Nas infiltrações periféricas com medicamentos como nutrição parenteral, soluções com glicose superior a 9%, potássio, cálcio, antibióticos, aminofilina, sangue, bicarbonato de sódio e outras substâncias utilizadas no período neonatal, pode ser utilizada a hialuronidase, uma enzima cuja ação é reduzir ou prevenir destruição do tecido afetado. A ação é rápida, e 10 a 30 minutos após a administração já se podem notar os efeitos com a diminuição da área afetada. Deve-se fazer a aplicação o quanto antes; recomenda-se não passar de uma hora, pois isto pode afetar a ação, reduzindo o efeito da ação desejada (Figura 8.9).

A utilização de creme de nitroglicerina a 2% e fentolamina também é recomendada.

As infiltrações com medicações alfa-adrenérgicas, precisam de outro tipo de fármaco para tratamento, que será discutido mais adiante.

As intervenções de enfermagem na administração de hialuronidase estão disponíveis no boxe Intervenções de enfermagem 8.1, no final do capítulo.

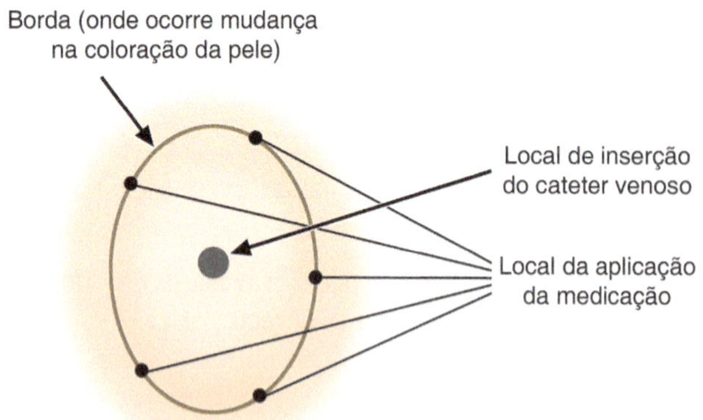

Figura 8.9 Administração de hialuronidase e fentolamina (Regitina®).

O tratamento não medicamentoso recomendado para esse tipo de extravasamento inclui elevar a extremidade afetada. Não se deve aplicar calor úmido nem compressas frias, pois podem aumentar a lesão. Observar a aparência da lesão a cada 15 minutos por cerca de 2 horas. Se houver lesões mais profundas, indica-se a avaliação de um cirurgião plástico precocemente, para guiar o curso do tratamento (Figura 8.9).

Nos casos de infiltração periférica com infusão de soluções que contenham adrenérgicos (p. ex., dopamina, dobutamina, epinefrina), recomenda-se o tratamento com fentolamina (Regitina®), que deverá ser administrada nos primeiros minutos após o ocorrido mas pode ser utilizada até 12 horas após o início do extravasamento. Para ambas as infiltrações mencionadas anteriormente os passos são os mesmos; o que difere é o tipo de medicação que será injetada no local da infiltração.

As intervenções de enfermagem na administração de Regitina® estão disponíveis no boxe Intervenções de enfermagem 8.2, no final do capítulo.

Dosagem de medicamentos | Cálculos e fórmulas

Saber calcular a dosagem de medicamentos antes de administrá-los de modo eficiente e seguro deve ser objetivo de cada profissional que trabalha em UTI neonatal. Muitas vezes, devido a mudanças rápidas e drásticas no estado do paciente, a agilidade e a eficiência no cálculo e no preparo das medicações tornam-se fundamentais.

Cálculo de dosagens

Dose prescrita/Dose do estoque × Diluição = mℓ

Exemplo 1

Foi prescrita ampicilina, 250 mg intravenosa. Se estiver disponível ampicilina 500 mg, fazemos a diluição com 5 mℓ de água estéril injetável. Quantos mililitros deverão ser aspirados do frasco para se obter a dose prescrita?

- Dose prescrita: 250 mg
- Dose em estoque: 500 mg
- Diluição: 5 mℓ
- Aplicação da fórmula: 250 mg/500 mg × 5 mℓ = 2,5 mℓ
- Deverão ser aspirados do frasco 2,5 mℓ para se obterem os 250 mg de ampicilina prescritos.

Exemplo 2

Será necessário adicionar heparina à solução hidreletrolítica a ser administrada via cateter percutâneo central. O frasco da solução hidreletrolítica é de 200 mℓ; o frasco de heparina disponível é de 100 unidades por mililitro.

Quantos mililitros de heparina devem ser adicionados à solução hidreletrolítica para se obter 1 unidade de heparina por mililitro nessa solução?

- Dose prescrita: o total necessário é de 200 unidades
- Dose em estoque: 100 unidades/mℓ
- Diluição: 1 mℓ
- Aplicação da fórmula: 200/100 × 1 mℓ = 2 mℓ
- Deverão ser adicionados 2 mℓ da solução de heparina ao frasco da solução hidreletrolítica para se obter a solução com 1 unidade de heparina por mililitro.

Exemplo 3

Prescrição de digoxina, 12 mcg 1 vez ao dia, por via oral. Frasco, em mãos, de digoxina 50 mcg/mℓ. Quantos mililitros devem ser aspirados do frasco para se chegar à dose prescrita?

- Dose prescrita: 12 mcg
- Dose em estoque: 50 mcg/mℓ
- Diluição: 1 mℓ
- Aplicação da fórmula: 12 mcg ÷ 50 mcg × 1 mℓ = 0,24 mℓ, conclui-se que deverá ser aspirado do frasco 0,24 mℓ para se obterem 12 mcg de digoxina.

Cálculo de gotejamento

O cálculo de gotejamento em microgotas é dado por:

$$\text{Microgotas} = \frac{\text{Volume total}}{\text{N}^{\underline{o}} \text{ de horas}}$$

Para 100 mℓ a serem infundidos em 8 h, temos: Microgotas = 100/8 = 12,5 microgotas ou 12,5 mℓ/h.

Cálculo do aumento da concentração de glicose no soro

Exemplo 1

Temos uma solução de glicose a 10% e é necessário mudar essa concentração para 12,5%. O frasco de glicose utilizado para ser adicionado na mudança da concentração é a glicose a 50%. O percentual a ser aumentado da concentração é:

- 12,5% – 10% = 2,5%
- Volume do soro é de 250 mℓ
- Glicose a ser acrescentada 50%
- Aplicação da fórmula (ver passos a seguir):

Primeiro passo

Calcular quantos gramas de glicose há no frasco de 250 mℓ SG 10%:

$$100 \text{ m}\ell \rightarrow 10 \text{ g}$$
$$250 \text{ m}\ell \rightarrow X$$
$$X = \frac{250 \times 10}{100} =$$
$$X = 25 \text{ g de glicose}$$

Segundo passo

Calcular quantos gramas de glicose há no frasco de 250 mℓ SG 12,5%:

$$100 \text{ m}\ell \rightarrow 12,5 \text{ g}$$
$$250 \text{ m}\ell \rightarrow X$$
$$X = \frac{250 \times 12,5}{100}$$
$$X = 31,25 \text{ g de glicose}$$

Terceiro passo

Calcular quantos gramas de glicose há na ampola de 20 mℓ de glicose 50%:

$$100 \text{ m}\ell \rightarrow 50$$
$$20 \rightarrow X$$
$$X = \frac{20 \times 50}{100}$$
$$X = 10 \text{ g de glicose}$$

Quarto passo

Quantos gramas de glicose serão necessários para colocar no SG 10% para transformar em SG 12,5%?

$$SG \ 10\% = 25 \text{ g}$$
$$SG \ 12,5\% = 31,25 \text{ g}$$
$$31,25 \text{ g} - 25 \text{ g} = 6,25 \text{ g}$$

Quinto passo

Calcular quantos mℓ de glicose tenho que colocar no frasco de SG 10% para obter SG 12,5%:

$$6,25 \text{ g} = X$$
$$10 \text{ g} = 20 \text{ m}\ell$$
$$\frac{6,25 \times 20}{10}$$
$$X = 12,5 \text{ m}\ell$$

Serão aspirados 12,5 mℓ de SG 50% e acrescentados no SG 10%. *Observação*: para um valor mais exato podemos retirar 12,5 mℓ do soro glicosado a 10% antes de colocar os 12,5 mℓ do soro glicosado 50%. Para tanto teremos de calcular quantos gramas de glicose estamos desprezando em 12,5 mℓ do SG 10% para repor. Quanto estamos desprezando de glicose se retirarmos 12,5 mℓ do SG 10%?

$$100 \text{ m}\ell \rightarrow 10 \text{ g}$$
$$250 \text{ m}\ell \rightarrow X$$
$$X = \frac{250 \times 10}{100} = 25 \text{ g de glicose nos 250 m}\ell \text{ do SG 10\%}$$

Quantos gramas de glicose estou desprezando quando retirar 12,5 mℓ do SG a 10%?

$$SG \ 10\%$$
$$10 \text{ g glicose} \rightarrow 100 \text{ m}\ell$$
$$X \rightarrow 12,5 \text{ m}\ell$$
$$X = \frac{10 \times 12,5}{100}$$
$$X = 1,25 \text{ mg}$$

Precisaremos repor 1,25 mg de glicose (equivalente a 12,5 mℓ) no SG 10% para obtermos exatamente 250 mℓ de SG 12,5%.

Cálculo do aumento da concentração de glicose no soro em situação de emergência

Exemplo 2

$$\text{Volume para ser adicionado à concentração inicial} = \frac{\left(\begin{array}{c}\% \text{ aumentado} \\ \text{da concentração}\end{array}\right) \times \left(\begin{array}{c}\text{volume} \\ \text{do soro}\end{array}\right)}{50\%}$$

Há 250 mℓ de uma solução de glicose a 10% e é necessário mudar essa concentração para 12,5%. Utiliza-se ampola de glicose a 50% para ser adicionada por ocasião da mudança de concentração. O percentual a ser aumentado na concentração é:

$$12,5\% - 10\% = 2,5\%$$

- Volume do soro: 250 mℓ
- Glicose a 50%
- Aplicação da fórmula: 2,5% × 250 mℓ/50% = 12,5 mℓ.
- Portanto, deverão ser adicionados 12,5 mℓ de glicose a 50% aos 250 mℓ da solução de glicose a 10% para que a concentração da solução seja mudada para aproximadamente 12,5%.

Cálculo de infusões medicamentosas contínuas

Cálculos das medicações prescritas em mcg/kg/min

Ao fazermos o cálculo da dosagem de dopamina a ser administrada devemos levar em conta qual a concentração disponível para ser utilizada no país ou localidade onde voce trabalha. As fórmulas utilizadas podem ser adaptadas de acordo com a concentração de dopamina disponível em seu hospital. O cálculo fornecido a seguir é um exemplo somente, e utiliza o frasco de dopamina com a concentração de 40 mg/mℓ. Verifique sempre qual a concentração utilizada em seu hospital antes de aplicar a fórmula aqui apresentada.

- Considerando-se que 1 mg = 1.000 mcg
- Frasco de dopamina 40 mg/mℓ
  1. Para a *dose*:

$$\text{Concentração (mcg/mℓ)} \times \text{velocidade de infusão (mℓ/h)} = \text{peso (kg)}$$

Exemplo 1

Dopamina prescrita, preparada em 25 mℓ de glicose a 5% (384 mcg/mℓ), para correr a 1 mℓ/h. O paciente pesa 800 g. Que dose ele receberá?

- Aplicação da fórmula: 384 × 1/0,8 ÷ 60 = 8 mcg/kg/min: esta será a *dose* recebida pelo paciente.
  2. Para a *velocidade* da infusão:

$$\frac{\text{Peso (kg)} \times \text{Dose (mcg/kg/min)} \times 60}{\text{Concentração (mcg/mℓ)}} = \text{mℓ/h}$$

Exemplo 2

Dopamina prescrita, preparada em 25 mℓ de solução de glicose a 5% (384 mcg/mℓ); o peso do paciente é de 800 g. Queremos que ele receba 8 mcg/kg/min. Qual será a velocidade da infusão a ser administrada?

- Aplicação da fórmula: = 1 mℓ/h é a *velocidade* de infusão.
  3. Para calcular a *concentração*:

$$\frac{\text{Peso (kg)} \times \text{Dose (mcg/kg/min)} \times 60}{\text{Velocidade da infusão}} = \text{mcg/mℓ}$$

Exemplo 3

Dopamina, com dose de 8 mcg/kg/min e velocidade de 1 mℓ/h. O peso do paciente é de 800 g. Que concentração dessa solução foi preparada em 25 mℓ de solução glicosada a 5%?

- Aplicação da fórmula: 0,8 × 8 × 60/1 = 384 mcg/mℓ é a *concentração* da solução.
  4. Para sabermos a *quantidade da medicação a ser adicionada* na seringa, vamos seguir o exemplo anterior, no qual foi preparada a solução de dopamina na concentração de 384 mcg/mℓ; seria necessário adicionarmos, a 25 mℓ de solução glicosada a 5% (384 × 25 = 9.600), 9.600 mcg de dopamina para preparar 25 mℓ da solução de dopamina. *O frasco de dopamina usado tem concentração de 40 mg/mℓ; a quantidade de dopamina a ser adicionada à solução glicosada é de 0,24 mℓ da dopamina (ver operação matemática adiante), com uma concentração na seringa correspondente a 384 mcg/mℓ.*

O frasco de dopamina vem graduado em mg – por isso, deve-se transformar em mcg; para isso, multiplicamos 40 por 1.000 = 40.000 mcg/mℓ.

Aplicando a regra de três:

$$\begin{array}{ccc} 40.000 & — & 1\ \text{mℓ} \\ 9.600 & — & \text{X} \end{array}$$

= 9.600 × 1 ÷ 40.000 = 0,24 mℓ de dopamina. O total de dopamina a ser adicionado à seringa de 25 mℓ de glicose a 5% é de 0,24 mℓ.

Cálculo das medicações prescritas em mg/kg/h

Poderão ser utilizadas as fórmulas anteriores, mas deverá ser omitida a operação feita pela constante 60 minutos na fórmula.

Exemplo 1

Dose da infusão:

$$\frac{\text{Concentração (mcg/mℓ)} \times \text{velocidade}}{\text{Peso}} = \text{mcg/kg/h}$$

Priscoline® (cloridrato de tolazolina)* foi prescrito para correr a 0,75 mℓ/h. A seringa preparada tem concentração de 183 mg em 25 mℓ de glicose a 5%. O paciente pesa 3.660 g. Qual a dose que o paciente receberá?

- Cálculo da concentração da solução: 183 mg/25 = 7,32 mg/mℓ
- Aplicação da fórmula para cálculo da *dose*: 7,32 × 0,75/3.660 = 1,5 mg/kg/h; esta é a *dose* que o paciente receberá por hora.

Exemplo 2

$$\text{Peso} \times \text{dose (mcg/kg/h)} = \text{mℓ/h}$$

Fentanil® (citrato de fentanila), preparado em 25 mℓ de solução glicosada a 5% (1,8 mcg/mℓ). O peso do paciente é de 800 g. Deseja-se que o paciente receba 1,0 mcg/kg/h. Qual deve ser a *velocidade* da infusão a ser administrada?

- Aplicação da fórmula para cálculo da *velocidade*: 0,8 × 1 mcg/kg/h/1,8 mcg/mℓ = 0,44 mℓ/h.

*Nota: cloridrato de tolazolina (Priscoline®) não está disponível em alguns países, mas pode ser importado com solicitação especial.

Exemplo 3

$$\text{Peso} \times \text{dose (mcg/kg/h)} = \text{mcg/mℓ}$$

Foi prescrito Fentanil® (citrato de fentanila) em infusão contínua com 1,0 mcg/kg/h e velocidade de 0,5 mℓ/h. O peso do paciente é de 800 g. Que *concentração* dessa solução foi preparada em 25 mℓ de solução glicosada a 5%?

- Aplicação da fórmula para se calcular a *concentração*: 0,8 × 1 mcg/kg/h ÷ 0,44 mℓ/h = 1,8 mcg/mℓ

Cartão com os medicamentos de emergência

É importante desenvolver um cartão de medicamentos de emergência previamente calculado para cada paciente, de acordo com o peso de cálculo estabelecido pelo médico; essa tabela será atualizada sempre que o peso de cálculo mudar (Quadro 8.1).

Quadro 8.1 Cartão de medicamentos de emergência.

Medicações de emergência – UTI neonatal

Nome do paciente: _____

Número de registro do paciente: _____

Peso de cálculo (p. ex., 1,7 kg): _____ Data e hora: _____

Peso de cálculo: _____ Data e hora: _____

	Dose	Concentração	Dose mℓ/kg	Dose final (mℓ)	Comentários
Reanimação neonatal					
Atropina	0,02 mg/kg IV	0,1 mg/mℓ	0,2	0,34 mℓ	
Gliconato de cálcio a 10%	100 mg/kg IV	100 mg/mℓ	1	1,7 mℓ	
Epinefrina 1:10.000	IV	0,1 mg/mℓ	0,1	0,17 mℓ	
Epinefrina 1:10.000	Endotraqueal	0,1 mg/mℓ	0,3	0,51	
Bicardonato de sódio	2 mEq/kg IV	0,5 mEq/mℓ	4	6,8	
Paralisia medicamentosa					
	0,01 mg/kg IV	0,1 mg/mℓ	0,1	0,17	
	0,1 mg/kg IV	1 mg/mℓ	0,1	0,17	
Sedação para intubação endotraqueal					
Fentanila	1 mcg/kg IV	50 mcg/mℓ	0,02	0,034	
Lorazepam	0,1 mg/kg IV	2 mg/mℓ	0,05	0,085	
Morfina	0,1 mg/kg IV	2 mg/mℓ	0,05	0,085	
Midazolam	0,05 mg/kg IV	1 mg/mℓ	0,05	0,085	
Taquicardia supraventricular					
Adenosina	50 mcg/kg IV	0,3 mg/mℓ	0,167	0,28	
	100 mcg/kg/IV	0,3 mg/mℓ	0,333	0,57	
	Nota: administrar rapidamente a cada 2 min, aumentando a dose para 50 a 100 mcg/kg para o máximo de 300 mcg/kg	*Nota*: diluir 1 mℓ (da adenosina, 6 mg/mℓ) em 9 mℓ de solução fisiológica, resultando em concentração de 0,3 mg/mℓ (300 mcg/mℓ)			
Desfibrilação		–			
Dose para desfibrilação manual	0,5 a 1,0 joule/kg		0,50	0,85	Desligar o desfibrilador
Dose para cardioversão	0,5 a 4,0 joules/kg		0,5	0,85	A dose pode ser dobrada para cada dose subsequente (máximo de 4 joules/kg)

IV: via intravenosa.
Fonte: adaptado da UTI neonatal do Loma Linda University Children's Hospital, Loma Linda, Califórnia.

Intervenções de enfermagem 8.1

Administração de hialuronidase

Intervenções	Justificativas
Interrupção da infusão intravenosa ou da administração do medicamento	Para evitar mais lesões do tecido
Notificação do médico e seguimento do protocolo para administração de hialuronidase	–
Aspiração da medicação, desinfecção da área com solução à base de iodo ou clorexidina	Para prevenir infecções
Administração de 15 unidades, 0,2 mℓ, por via intradérmica ou subcutânea (Figura 8.9), nos cinco pontos ao redor da área afetada. Troca de agulha a cada aplicação	–
Elevação da extremidade após a aplicação	–

 Intervenções de enfermagem 8.2

Aplicação de Regitina®

Intervenções	Justificativas
Interrupção da infusão intravenosa ou da administração do medicamento. Deixe o cateter no lugar se não tiver sido removido previamente	A primeira dose pode ser administrada diretamente através do cateter se este ainda estiver no lugar
Notificação do médico e obtenção de ordem para administração de Regitina®	–
Diluição da medicação com 1 mℓ de solução fisiológica a 0,9%	A dose recomendada é de 0,1 a 0,2 mg/kg, podendo chegar ao máximo de 10 mg SC. O frasco é de 5 mg
Diluição da medicação com 1 mℓ de solução fisiológica a 0,9%	A dose recomendada é de 0,1 a 0,2 mg/kg, podendo chegar ao máximo de 10 mg SC. O frasco é de 5 mg
Deve-se retirar a dose em uma seringa de 1 mℓ; diluir para um total de 1 mℓ de solução fisiológica	–
Desinfecção do local com solução de clorexidina a 2% ou álcool a 70%	Para prevenir infecção
Administração da primeira dose de 0,1 a 0,2 mℓ através de cateter se ainda estiver no local	Utilizar agulha de calibre próprio para administração subcutânea
Administração do restante em cinco doses de 0,1 a 0,2 mℓ SC, em cada borda da infiltração. Mude de agulha a cada aplicação	Linha-guia (onde o infiltrado acaba)
Elevação da extremidade e monitoramento do local	O efeito do medicamento pode ser observado em 5 a 20 min
Documentação da hora da infiltração, cor, aparência do local, hora da administração e mudanças da área após a utilização de Regitina®	–

SC: via subcutânea.

Bibliografia

Alexander M. Infusion nursing standards of practice. J infusion Nursing. 2006; 29:60.

Am Jad I, Murphy T, Nylander-Housholder L et al. A new approach to management of IV infiltration in pediatric patients. J Infusion Nursing. 2011; 34:242-9.

Beall V, Hall B, Mulholland JT et al. Neonatal extravasation, NAINR. 2013; 13(4):189-95.

Centers for Disease Control and Prevention (CDC). Healthcare Infection Control Practices Advisory Committee, 2011.

Cimino M, Kirschbaum M, Brodsky L et al. Assessing medication-prescribing errors in pediatric intensive care units. Pediatric Critical Care Medicine. 2004; 5(2):124-32.

Cotten CM, Turner BS, Miller-Belle M. Pharmacology in neonatal care. In: Merenstein GB, Gardner SL. Handbook of neonatal intensive care. 6. ed. St. Louis: Mosby; 2006. p. 175-91.

Fisher DE, Paton JB. Resuscitation of the newborn infant. In: Klaus MH, Fanaroff AA. Care of the high-risk neonate. 2. ed. Philadelphia: WB Saunders Co. Publishing; 1979. p. 23-44.

Horta W, Teixeira MS. Injeções parenterais. Rev Escola de Enfermagem da USP. 1973; 7(1):47-79.

Kanter D, Turenne W, Clonim A. Hospital-reported medical errors in premature neonates. Pediatric Critical Care Medicine. 2004; 5(2):119-23.

Kaushal R, Bates D, Landrigan C et al. Medication errors and adverse drug events in pediatric inpatients. JAMA. 2001; 285(16):2114-20.

Kenner C, Lott JW, Flandermeyer AA (Eds.). Comprehensive neonatal nursing – a physiologic perspective. 2. ed. Philadelphia: WB Saunders; 1998. p. 804-13.

Kuen S Treatment of intravenous infiltration in a neonate. J Pediatric Health Care. 2012; 24:184-8.

Marino B, Reinhardt K, Eichelberg W et al. Prevalence of errors in a pediatric hospital medication system: Implications for error proofing. Outcomes Management for Nursing Practice. 2000; 4(3):129-35.

McCullen K. Retrospective chart review of risk factors for extravasation among neonates receiving peripheral intra vascular fluids. J Wound Continence Nursing. 2006; 33:133-9.

Nascimento R. Prática de enfermagem – UTI neonatal. Rio de Janeiro: Atheneu; 1985.

Notterman DA. Farmacopeia pediátrica. In: Chernow B. Farmacologia em terapia intensiva. Rio de Janeiro: Revinter; 1995. p. 96-120.

Ohming BL. Neonatal pharmacodynamics, basic principles I: drug delivery. Neonatal Network. 1995; 14(2):7-26.

Palhares DB, Figueiredo CSM, Moura AJCM. Medicamentos em neonatologia. Rio de Janeiro: Atheneu; 2001.

Scari KK. Fotis MA, Noskin GA et al. Pharmacist participation in medical rounds reduces medication errors. Am J Health Syst Pharmacol. 2002; 59:2089.

Shulmenster L. Extravasation management: Clinical update. Seminairs in Oncology Nursing. 2011; 27:82-90.

Simpson J, Lynch R, Grant J et al. Reducing medication errors in the neonatal intensive care unit. Archives Disease Child Fetal Neonatal ED. 2004; 89:F480-2.

Sorrenson P. Pharmacology and drug administration. In: Intensive Care Nursing Course. Loma Linda University Children's Hospital; 1997.

Thomas E, Sherwood G, Mulhollem JL et al. Working together in the neonatal intensive care unit: Provider perspectives. J Perinatol. 2004; 24:552-9.

Wagner LT, Charlotte AK. Principles of neonatal drug therapy. In: Kenner C, Lott Kenner C, Lott JW, Flandermeyer AA (Eds.). Comprehensive neonatal nursing – a physiologic perspective. 2. ed. Philadelphia: W.B. Saunders; 1998. p. 804-13.

Weinstein SM, Plumer S. Principles and practice of intravenous therapy. 8. ed. Philadelphia: Lippincott & Williams & Wilkins; 2007.

Zenk KE. Neonatal medications and nutrition. 2. ed. Santa Rosa: NICU INK; 2000.

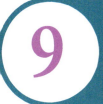

9

Controle da Dor e Sedação no Neonato

Introdução

O uso de analgésicos e sedativos no paciente neonato ainda é eventual, mesmo com os avanços no conhecimento da fisiologia da dor nessa etapa da vida. A dor é real e se inicia no tempo de viabilidade, ainda no ambiente intrauterino.

Na UTI neonatal, o recém-nascido passa por diversos procedimentos e algumas intervenções que causam dor. Guinsburg (1999) ressalta que, durante o período de hospitalização na UTI neonatal, o recém-nascido é diariamente submetido, em média, a 50 a 150 procedimentos potencialmente dolorosos. Já os pacientes prematuros (pesando cerca de 1 kg) sofrem cerca de 500 ou mais intervenções dolorosas ao longo da internação. Experiências dolorosas durante esse período de desenvolvimento do sistema neurológico podem trazer consequências em termos de tolerância e percepção da dor na idade adulta.

Até recentemente, a dor e o manejo da dor no recém-nascido haviam recebido pouca atenção na prática clínica. Contribuíram para isso estudos feitos por Flechsig (1920), Angulo e Gonzales (1929) e Langworthy (1993). Segundo esses estudos, o conceito de que a mielinização completa do nervo era necessária para a função completa do trato nervoso foi confirmado. Em 1941, McCraw realizou outro estudo confirmando os achados das pesquisas anteriores, concluindo que os neonatos seriam incapazes de perceber a dor e de responder à dor no mesmo grau que os adultos. Sendo assim, durante muitos anos se justificaram procedimentos como cirurgias, circuncisão, dissecção de veia etc., sem anestesia e analgesia.

Nos anos 1970, constatou-se que somente 80% das fibras que transmitem a dor são mielinizadas no adulto. Concluiu-se, então, que a mielinização não é necessária para a função do nervo e a condução do impulso doloroso. A mielinização é um componente importante para a velocidade da transmissão da dor. No neonato, a sensação de dor tem uma distância pequena para percorrer. Em 1981, Volpe constatou que o processo de mielinização das raízes sensoriais já se inicia no ambiente intrauterino, propiciando, assim, que o feto sinta dor. Ao nascer, o sistema nervoso da criança já tem capacidade de perceber e sentir dor.

Em estudos de Anand e Hickey (1987), Shapiro e Canada (1989) e Johnston e Stevens (1990) encontraram-se estruturas anatômicas e funcionais que tornam o recém-nascido capaz de sentir estímulos dolorosos e responder a eles. Essa informação agregou-se às descobertas anteriores, contribuindo para que fossem estabelecidos critérios e protocolos para o manejo da dor na população neonatal. O manejo da dor no recém-nascido é um desafio que requer uma equipe bem treinada e conhecedora da fisiologia, do processo de avaliação e do manejo efetivo da dor.

As justificativas dos profissionais de saúde para o tratamento inadequado da dor no período neonatal incluem argumentos como:

- Os recém-nascidos não sentem dor com a mesma intensidade que os adultos, devido à imaturidade do sistema nervoso
- Os neonatos não têm memória da dor
- Os neonatos não podem ser medicados de maneira segura ou efetiva
- Alterações comportamentais refletem o grau de dor que o neonato está sentindo
- Medo da dependência de narcóticos.

Em estudos realizados por Simons et al. (2003), a frequência de procedimentos invasivos pelos quais os neonatos têm de passar diariamente na UTI neonatal chega a 14,4, e somente 33% dos neonatos recebem analgesia antes desses procedimentos dolorosos.

Quantificar e reconhecer a dor no neonato é um desafio, mas são ações necessárias. A prevenção de dor deve ser prioridade; e, para aliviar a dor, devem-se utilizar métodos não farmacológicos e farmacológicos. O uso de medicamentos analgésicos deve ser o máximo necessário, mas por um período mais curto a fim de minimizar possíveis efeitos colaterais. Apesar de os estudos comprovarem que os neonatos a termo e prematuro sentem dor, as medidas para controle da dor ainda são utilizadas esporadicamente na maioria dos centros neonatais, fato comprovado por Carbajal et al. (2002) em estudo de coorte realizado em UTIs neonatais da Europa.

Fisiologia da dor

A dor tem como intuito principal prover proteção, e ocorre quando há uma lesão de tecido. As terminações nervosas livres encontradas na pele e em outros tecidos têm receptores da dor, localizados nas camadas superficiais da pele e em certos pontos como periósteo, paredes arteriais, superfícies articulares, foice e tentório da calota craniana.

O sistema nervoso é integrado por dois componentes funcionais: sistema nervoso periférico (SNP) e sistema nervoso central (SNC). Antes mesmo do nascimento, o feto é capaz de perceber e processar estímulos. As terminações nervosas surgem na região perioral já na 7ª semana de gestação, seguindo para a face, palma das mãos e sola dos pés na 11ª semana, e para o tronco e extremidades proximais na 15ª semana. A conexão entre os neurônios sensoriais (periféricos) e o corno dorsal espinal (central) inicia-se com 12 semanas e está completa na 30ª semana. Perto da 20ª à 24ª semana de gestação, as sinapses nervosas estão completas para a percepção da dor.

É por meio do sistema nervoso periférico que o estímulo da dor é percebido e captado. Os nervos sensoriais e motores da coluna espinal conectam os tecidos e órgãos ao SNC, completando assim esse sistema.

Receptores nervosos sensoriais

Os receptores da dor são encontrados ao longo dos tecidos do corpo e estão divididos em cinco categorias que recebem e transmitem a dor:

▸ Receptores mecânicos: captam informações táteis (pressão, toque, vibração)
▸ Receptores térmicos: detectam informações térmicas
▸ Receptores químicos: detectam informações químicas do organismo, como olfato, paladar e alterações bioquímicas do sangue (pH, tensão do oxigênio etc.)
▸ Receptores eletromagnéticos: detectam informações transmitidas pela luz (retina) e pelo som
▸ Receptores da dor ou terminações nervosas livres: detectam lesões tanto físicas como químicas nos tecidos.

Fibras sensoriais

Os nociceptores (terminações nervosas livres no local da lesão tecidual) transmitem informações por meio de fibras nervosas especializadas, chamadas fibras sensoriais, fibras A-delta e fibras C. As fibras A-delta, que são mielinizadas e conduzem o impulso doloroso rapidamente (a uma taxa de 6 a 30 m/s), transmitem a dor aguda, pontiaguda, bem localizada. As fibras C não são mielinizadas e conduzem o impulso mais lentamente (0,5 a 2 m/s); essas fibras transmitem dores menos agudas, sensações de queimação e dor crônica.

Sistema endócrino

O sistema endócrino regula a transmissão química dos sinais de dor. Os hormônios relacionados com esse sistema estão divididos em dois grupos: os neurotransmissores e os moduladores neurológicos

▸ Neurotransmissores (neuro-hormônios): a epinefrina, a norepinefrina, a dopamina e a acetilcolina são responsáveis pela transmissão dos impulsos por meio das sinapses. Esse processo já ocorre por volta da 16ª à 21ª semana de gestação
▸ Neuromoduladores (endorfinas): são consideradas opiáceos naturais produzidos pelo corpo, com ação similar à da morfina. Acredita-se que esses hormônios impeçam a transmissão do impulso da dor, bloqueando a liberação dos neurotransmissores excitatórios.

Mielinização

A bainha de mielina está localizada ao longo do axônio, e os impulsos dolorosos são conduzidos de nodo a nodo pelo nervo mielinizado, excitando um nodo após outro. A mielina isola o axônio e aumenta a velocidade de condução da dor. A mielinização está presente nas vias talamocorticais. De acordo com estudos recentes, já há mielinização a partir da 22ª semana de gestação. No recém-nascido, existe uma diminuição de fibras mielinizadas, tornando assim a velocidade da transmissão da dor um pouco mais lenta do que no adulto. Entretanto, esse fator é contrabalançado pelo tamanho do recém-nascido, pois a distância que o estímulo da dor tem de percorrer é menor.

Sistema de controle da dor no cérebro e na medula espinal

Segundo Guyton (1984), a estimulação elétrica em regiões diversas do cérebro e da medula pode reduzir e até mesmo bloquear os impulsos dolorosos transmitidos na medula. Foram descobertos dois sistemas de opiáceos no cérebro, tendo sido encontrados compostos semelhantes à morfina: as encefalinas e as endorfinas. Estas substâncias atuam como transmissoras excitadoras que ativam porções do sistema analgésico do cérebro.

Trajeto da dor

O sistema periférico da dor registra o estímulo doloroso inicial, os receptores localizados na pele e nos tecidos com terminações nervosas livres, como periósteo, paredes arteriais, superfícies articulares, foice e o tentório da calota craniana. O trajeto da dor inicia-se nos nociceptores, seguindo por meio das fibras A-delta e C. As fibras A-delta são finamente mielinizadas e associadas à dor aguda, em pontadas; a dor nessas fibras é transmitida à velocidade de 6 a 30 m/s. As fibras C não são mielinizadas e conduzem os estímulos dolorosos de maneira lenta (0,5 a 2 m/s), são específicas da dor crônica, contínua, sem localização específica, sensação de queimação. A dor, então, é transmitida pela coluna espinal, na qual atinge o corno dorsal. O corno dorsal integra a dor e outros estímulos sensoriais, modulando a percepção da dor por meio da modulação da transmissão nociceptiva que ocorre com a liberação de dopamina, norepinefrina e serotonina. O sinal da dor é transmitido para o cérebro por meio do caminho dos nervos espinotalâmicos e reticuloespinal, nos quais então a percepção da dor ocorre, seguida de respostas sistêmicas, como alterações cardiovasculares, respiratórias, hormonais, metabólicas e imunológicas. Uma vez que a sensação atinja o cérebro, respostas emocionais podem aumentar ou diminuir a intensidade da dor percebida (Figura 9.1). Segundo Margotto (2013), é necessário lembrar-se de que os neonatos têm um limiar de dor maior nas extremidades superiores, em comparação com as extremidades inferiores, porque as fibras inibitórias descendentes alcançam a porção cervical da coluna dorsal e precisam crescer para a porção lombar. Conforme as fibras nervosas se desenvolvem, muito mais dor será provocada nas extremidades inferiores, como nas pernas.

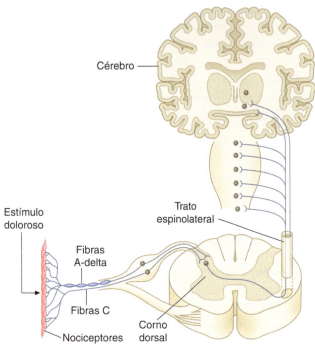

Figura 9.1 O trajeto da dor.

Sistema de controle da dor

A estimulação elétrica em diferentes regiões do cérebro e da medula pode reduzir ou quase bloquear os impulsos dolorosos transmitidos na medula. As regiões do cérebro nas quais ocorre analgesia dependente do estímulo são: a região periventricular e a região do diencéfalo, adjacente ao terceiro ventrículo.

O sistema de opiáceos do cérebro compõe-se de encefalinas e endorfinas, substâncias responsáveis por ativar o sistema analgésico do cérebro:

▸ Encefalinas: região periventricular, área da substância cinzenta, periaqueduto, substância gelatinosa das pontas dorsais da medula e os núcleos intralaminares do tálamo
▸ Endorfinas: hipotálamo e hipófise.

Contribui para inibição ou diminuição da sensação de dor no neonato o fato de que o sistema de liberação das encefalinas e da endorfina não está com seu funcionamento completo. Além disso, ocorre uma diminuição dos neurotransmissores da dor, que provoca, em consequência, campos receptivos maiores e respostas mais prolongadas. Principalmente nos prematuros, o desenvolvimento do hipotálamo também está incompleto; portanto, há menor capacidade de inibir respostas comportamentais à dor.

A repetição do mesmo estímulo doloroso causa uma resposta cada vez mais exagerada, que prossegue por um período prolongado, mesmo após o término da estimulação dolorosa. Devido a esse processo combinado com prolongadas exposições à dor sem analgesia, os prematuros, quando recebem algum cuidado não doloroso, têm reação igual à reação que tiveram quando receberam um estímulo doloroso.

Respostas comportamentais e fisiológicas à dor

Respostas comportamentais

As respostas comportamentais apresentadas pelo neonato são:

▸ Vocalização: choro, mas deve-se considerar que o neonato a termo enfermo e o prematuro, quando intubados, não podem expressar a vocalização da dor
▸ Expressões e mímicas faciais: tremor do queixo, levantamento das sobrancelhas, fenda palpebral estreitada, fronte saliente, expressão facial contraída (Figura 9.2)
▸ Atividade motora: extremidades flexionadas ou estendidas, tensas, músculos rígidos, ou hipotônicos e flácidos, aversão ao toque
▸ Estado do sono: períodos curtos de sono profundo
▸ Comportamento difícil de ser confortado ou acalmado.

Respostas fisiológicas

Efeitos imediatos da dor

Os efeitos imediatos da dor incluem:

▸ Redução do volume-minuto e da capacidade vital dos pulmões, com aumento do CO_2 e das necessidades de O_2; acidose metabólica
▸ Aumento das demandas do sistema cardiovascular (aumento da pressão arterial e da frequência cardíaca)
▸ Aumento do metabolismo, causando desequilíbrio do sistema endócrino (p. ex., aumento da glicose sanguínea, do lactato, de ácidos graxos)
▸ Resposta do sistema nervoso simpático, levando a hipotensão ou hipertensão arterial, mudanças na perfusão sanguínea periférica, aumento ou diminuição da temperatura corporal
▸ A liberação de endorfinas no processo também pode causar hipotensão e apneia
▸ Redução da secreção da insulina, o que diminui o ganho de peso
▸ Devido a oscilações na pressão arterial decorrentes da dor, ocorre também aumento brusco do fluxo sanguíneo cerebral, ou uma isquemia, podendo causar hemorragia e/ou isquemia intraventricular.

Dor por tempo prolongado

A dor por tempo prolongado afeta o sistema imunológico, causando sua diminuição ou supressão, além de aumentar a utilização do hormônio do estresse e modificar a organização cerebral, isto é, alterar o modo de percepção da dor, modificando a organização neuronal e simpática. Neonatos e crianças que passaram por procedimentos dolorosos intensos desenvolvem maior sensibilidade à dor, requerendo dose maior de analgésicos e anestésicos quando submetidos a procedimentos dolorosos no futuro. Além disso, têm sido observados efeitos negativos no desenvolvimento cognitivo e comportamental desses pacientes.

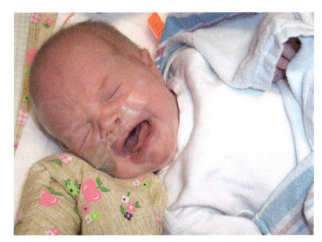

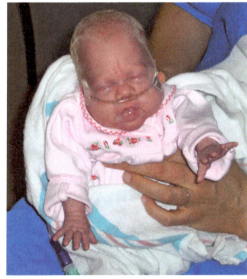

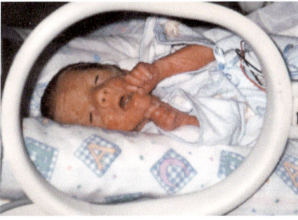

Figura 9.2 Expressões ou mímicas faciais de dor.

Procedimentos dolorosos no neonato

Procedimentos invasivos

São considerados procedimentos invasivos:

- Administração de medicação via cateter umbilical
- Aspiração endotraqueal
- Aspiração nas vias respiratórias superiores
- Aspiração suprapúbica
- Broncoscopia
- Cateterização vesical
- Cateterização umbilical arterial e venosa
- Colocação de cateter arterial periférico
- Pressão positiva contínua nas vias respiratórias (CPAP) nasal
- Endoscopia
- Injeções subcutâneas e musculares
- Inserção de cateter venoso periférico
- Inserção de cateter central periférico (PICC)
- Inserção e remoção de dreno torácico
- Intubação endotraqueal e remoção do tubo endotraqueal
- Paracentese
- Punção do calcanhar
- Punção lombar
- Punção de *shunt* ventricular periférico
- Punção venosa e arterial (coleta de sangue)
- Ventilação mecânica
- Outros.

Procedimentos cirúrgicos

São procedimentos cirúrgicos que podem causar dor ao neonato:

- Cirurgia cardíaca
- Circuncisão
- Colocação e remoção de cateter venoso central: Broviac®
- Cirurgias abdominais
- Ligadura do ducto arterial (PCA)
- Oxigenação por membrana extracorporal (ECMO)
- Reparo de fístula traqueoesofágica
- Reparo de defeitos da parede abdominal (gastrosquise e onfalocele)
- Reparo de hérnia inguinal
- Outros.

Demais situações que causam dor

Também causam dor ao neonato:

- Fraturas (clavícula, quadril, extremidades)
- Problemas derivados de alterações do SNC
- Espasticidade
- Dor abdominal resultante de várias cirurgias

- Enterocolite necrosante
- Obstrução intestinal
- Posicionamento prolongado ou inadequado
- Mudança de decúbito
- Troca de curativo
- Colocação de sonda gástrica oral ou nasal
- Exame ocular
- Administração intravenosa (IV) de medicamentos
- Traumatismos do parto, como hematona cefálico, *caput*, equimoses e fórceps
- Remoção de suturas

Avaliação da dor no recém-nascido

A avaliação da dor deve ser considerada o "quinto sinal vital", ou seja, deve-se incorporar a avaliação da dor a cada tomada dos sinais vitais. Dessa maneira, o paciente será avaliado com frequência, e serão realizadas intervenções apropriadas para controle da dor, quando necessário.

No recém-nascido, ainda incapaz de comunicação verbal, torna-se um desafio avaliar a dor. A utilização de instrumentos ou indicadores que levam em conta alterações comportamentais e fisiológicas pode auxiliar na qualificação e quantificação da dor no período neonatal. Um dos problemas na utilização dos indicadores comportamentais é que a capacidade do neonato de demonstrar respostas comportamentais aos estímulos dolorosos é grandemente influenciada pela maturação neuromuscular e pela gravidade da doença.

Ainda não existem escalas validadas para avaliação da dor no neonato de modo geral. No entanto, há evidências, em estudos realizados com adultos em quem a instituição, implementação e padronização de protocolos para avaliação da dor, mesmo que os instrumentos ou escalas utilizados não tenham sido perfeitos, de que tais procedimentos resultaram em melhora no manejo da dor nos pacientes.

Os instrumentos ou indicadores devem ter validade comprovada e sem a interferência de observações pessoais do avaliador. Acrescentando-se a utilização desse instrumento, deve-se agregar uma enfermagem bem treinada em observar as mudanças fisiológicas, metabólicas e comportamentais envolvidas no processo da dor, e não apenas um ou outro indicador, para que assim o manejo da dor seja eficiente.

Instrumentos para avaliação da dor

Entre as escalas para avaliação da dor no recém-nascido, destacam-se CRIES, NIPS e N-PASS.

▶ **CRIES (*C-crying; R-requires increased oxigen administration; I-increased vital signs; E-expression; S-sleeplessness*).** Validada para aferir a dor no pós-operatório do recém-nascido (Quadro 9.1). Ainda não foi validada como instrumento para

Quadro 9.1 CRIES – instrumento para avaliação da dor pós-operatória no período neonatal.

	0	1	2	Medida
Choro	Não	Agudo	Inconsolável	
Requerimento de oxigênio	Não	< 30%	> 30%	
Aumento dos sinais vitais (FC, PA)	Nenhum	< 20%	> 20%	
Expressão facial	Nenhuma	Contraída	Contraída	
Sono	Não	Acordado a intervalos frequentes	Acordado constantemente	
Total				

FC: frequência cardíaca; PA: pressão arterial.

Fonte: adaptado de Krechel e Bildner, 1995.

aferição da dor em casos de procedimentos dolorosos. O instrumento CRIES de avaliação da dor (avaliação da dor neonatal pós-operatória), desenvolvido por Krechel e Bildner (1995), é utilizado para avaliar a dor no pós-operatório, nas primeiras 48 horas, em pacientes neonatais > 32 semanas de idade gestacional (não é válido para prematuros < 32 semanas de gestação). A avaliação deve ser realizada a cada tomada dos sinais vitais. Se o somatório de cada item do instrumento for > 5, torna-se necessária a utilização de analgesia; escores entre 3 e 6 requerem alguma intervenção não farmacológica.

▶ **NIPS (*Neonatal Infant Pain Scale*).** Escala cujo uso é indicado em recém-nascidos prematuros e a termo, nas primeiras 6 semanas após o nascimento. Essa escala foi utilizada para avaliar a dor de neonatos prematuros que foram submetidos a punção capilar calcânea, mas a validação para outros estímulos dolorosos ainda precisa ser pesquisada (Quadro 9.2).

▶ **N-PASS (*Neonatal Pain Agitation and Sedation Scale*).** O instrumento N-PASS, um dos mais indicados para avaliação e sedação no neonato tanto a termo como prematuro, foi validado e tem sido utilizado em diversas UTIs neonatais. Uma das vantagens desse instrumento é permitir o ajustamento na pontuação de acordo com a faixa de idade gestacional do paciente (Quadro 9.3).

Avaliação da dor e agitação pela N-PASS

A avaliação da dor e da agitação pela N-PASS deverá ser realizada a cada tomada de sinais vitais, ou mais frequentemente, se necessário. O escore da dor varia de 0 a +2 para cada critério comportamental e fisiológico, e, ao final, somam-se os escores para se determinar a necessidade de intervenção. A documentação desse escore vai de 0 a +10. A intervenção para controle da dor é indicada para escore > 3.

Procedimentos que são conhecidos por causar dor ou estimulação dolorosa indicam intervenções mesmo antes de o escore atingir +3; lembre-se de que, como regra geral, o alvo no tratamento da dor e início da intervenção deve ser escore igual a +3 ou menor.

No paciente prematuro, os pontos iniciais ou o escore devem ter início de acordo com a idade gestacional, acrescentando-se os pontos necessários acima desse escore básico. Desse modo será compensada a capacidade limitada que o prematuro tem de demonstrar os sinais de dor.

Quadro 9.2 NIPS – instrumento para avaliação da dor neonatal.

Expressão facial

0 = músculos faciais relaxados (face em repouso com expressão neutra)
1 = contraída (músculos faciais tensos, testa enrugada)

Choro

0 = ausente (quieto, sem choro)
1 = resmungo (resmungo intermitente)
2 = choro vigoroso (choro alto, contínuo)

Padrão respiratório

0 = relaxado (manutenção do padrão normal de respiração)
1 = diferente do basal (retrações, padrão irregular, taquipneia, engasgo ou segurando a respiração)

Movimento dos braços

0 = relaxados (sem rigidez muscular, movimentos ocasionais)
1 = fletidos, estendidos (tensão, rígidez)

Movimentos das pernas

0 = relaxadas (sem rigidez muscular, movimentos ocasionais)
1 = fletidas, estendidas (tensão, rigidez, rápida extensão e flexão)

Estado de consciência

0 = dormindo ou acordado (quieto, dormindo tranquilo ou alerta, mas calmo)
1 = inconsolável (acordado, agitado, inquieto)

Fonte: adaptado de Lawrence et al., 1993.

Os escores ou pontos iniciais para serem acrescentados de acordo com a idade gestacional são:

- +3, se a idade gestacional estiver entre 23 e 27 semanas de gestação/idade corrigida
- +2, se a idade gestacional estiver entre 28 e 31 semanas de gestação/idade corrigida
- +1, se a idade gestacional estiver entre 32 e 35 semanas de gestação/idade corrigida.

A avaliação da dor ou agitação tem as seguintes características:

- É conhecida como o quinto sinal vital, isto é, a cada tomada de sinais vitais, ou mais frequentemente, se necessário, deverá também ser realizada avaliação da dor
- Os pontos na avaliação da dor vão de 0 a +2, para cada critério comportamental e fisiológico, sendo o total de pontos computados entre 0 e +10. Pontos são acrescentados para o paciente prematuro, de acordo com a idade gestacional
- Tratamento ou intervenções são indicados para total de pontos > +3
- Para procedimentos conhecidos como dolorosos são indicados tratamento ou intervenções antes de o total de pontos chegar a +3
- O objetivo do tratamento e intervenção da dor ou agitação é um total de pontos igual a +3 ou menor
- Após a analgesia ser administrada, a dor deverá ser reavaliada em 30 a 60 minutos, para se confirmar a efetividade do tratamento
- É indicada uma avaliação mais frequente da dor nos pacientes. Se recebem analgesia ou sedativos, avaliar

Quadro 9.3 N-PASS – avaliação de sedação, dor e agitação no neonato.

Critérios de avaliação	Sedação		Normal	Dor/agitação	
	−2	−1	0	1	2
Choro; irritabilidade	Não chora com estímulo doloroso	Resmunga ou chora com estímulo doloroso mínimo	Choro apropriado; sem irritação	Irritável ou chorando a intervalos; consolável	Choro estridente ou choro contínuo; inconsolável
Comportamento	Não acorda com nenhum estímulo, sem movimentos espontâneos	Desperta com estímulo mínimo; poucos movimentos espontâneos	Apropriado para idade gestacional	Inquieto, retorcendo-se; desperta com frequência	Arqueando-se, chutando; acordado constantemente ou despertar mínimo/sem estar sedado
Expressão facial	Boca relaxada, sem expressão	Expressão mínima com estímulo	Relaxada, apropriada	Qualquer expressão de dor intermitente	Qualquer expressão de dor continuamente
Tônus nas extremidades	Sem reflexo de agarrar; tônus flácido	Reflexo de agarrar fraco, diminuição do tônus muscular	Mãos e pés relaxados; tônus normal	Cerrar os dedos intermitentemente, ou dedos abertos (sinal de parar); corpo não está tenso	Cerrar os dedos continuamente ou dedos abertos; corpo tenso
Sinais vitais FC, FR, PA e SatO$_2$	Sem variação com estímulo; hipoventilação ou apneia	< 10% variação de base com estímulo	Entre os valores de base ou normal para a idade gestacional	Aumento de 10 a 20% da base, SatO$_2$ entre 76 e 85% com estimulação; aumento rápido	Aumento > 20% do valor da base, SatO$_2$ ≤ 75% com estimulação; aumenta lentamente sem sincronia com a ventilação

FC: frequência cardíaca; FR: frequência respiratória; PA: pressão arterial; SatO$_2$: saturação de oxigênio.
Fonte: cortesia de Pat Hummel e Mary Puchalski. Loyola University Health System, Chicago, 2003.

a cada 2 a 4 horas; no pós-operatório, avaliar a cada 2 horas nas primeiras 24 a 48 horas após a cirurgia, e, a partir desse período, a cada 4 horas até que o paciente não necessite receber analgésicos.

A seguir são apresentados dois exemplos para que se pratique a aplicação do método N-PASS no paciente neonatal.

Caso 1 | Bebê Jones

▸ Idade gestacional: 31 semanas; 1 semana de nascido; idade gestacional corrigida: 32 semanas.

Encontra-se estável, sem suplementação de oxigênio. Está com uma sonda orogástrica, recebendo gavagem a cada 3 horas. Não recebe qualquer medicação IV. Está recebendo somente cafeína por via oral, 1 vez/dia.

Está sendo avaliado o nível de dor. O bebê está relaxado, com tônus muscular normal, sinais vitais normais, não está irritado e chora apropriadamente. Sua expressão facial é relaxada. Qual total de pontos da dor você daria?

Resposta:

▸ Ponto inicial = +1
▸ Choro = 0
▸ Comportamento = 0
▸ Expressão facial = 0
▸ Tônus muscular = 0
▸ Sinais vitais = 0
▸ Total de pontos = +1.

Caso 2 | Bebê Garcia

▸ Idade gestacional: 24 semanas; 1 semana de nascido; idade gestacional corrigida: 25 semanas.

Encontra-se intubado, em ventilação convencional. Tem cateter umbilical venoso e arterial, sonda orogástrica, e está recebendo alimentação trófica de 2 mℓ a cada 3 horas. Está em fototerapia dupla, e há ordem para que receba fentanila a cada 2 horas para dor, quando necessário. Ao avaliar-se a dor, percebe-se que o neonato está irritado, mas consolável; inquieto, desperta com frequência, sua expressão facial indica dor intermitente, tônus muscular tenso intermitente, dedos abertos (sinal de parar) intermitentes. Ao ser estimulado, a saturação de oxigênio baixa para 70%, sendo necessário aumentar a concentração de oxigênio acima de 20% do que normalmente está recebendo, com recuperação lenta. Qual total de pontos você daria?

Resposta:

▸ Ponto inicial seria +3
▸ Choro = +1
▸ Comportamento = +1
▸ Expressão facial = +1
▸ Tônus muscular = +1
▸ Sinais vitais = +2
▸ Total de pontos = +9.

Há, portanto, indicação de que necessita de intervenção farmacológica para controle da dor.

Avaliação da sedação no recém-nascido

▸ O nível de sedação é dado independentemente da dor; para cada critério comportamental e fisiológico é avaliada a resposta do neonato ao estímulo
▸ Não é necessário verificar o nível de sedação a cada vez que se avalia a dor
▸ A sedação é avaliada de 0 a −2 pontos para cada critério comportamental e fisiológico, e o somatório é obtido entre 0 e −10 pontos
▸ Os níveis desejáveis de sedação variam de acordo com a situação:
  • Sedação profunda, 5; o alvo é um total de pontos de −10 a −5
  • Sedação leve, 5; o alvo é um total de pontos −5 a −2
  • A sedação profunda não é recomendada (a menos que o paciente esteja recebendo suporte ventilatório mecânico) devido à alta incidência de apneia e hipoventilação
▸ Um resultado de sedação em pacientes que não estejam recebendo opioides ou sedativos pode indicar:
  • Resposta do prematuro a dor prolongada, persistente ou ao estresse
  • Depressão neurológica, septicemia ou outra patologia.

Avaliação da sedação pela N-PASS

Pela N-PASS, não é necessário avaliar a sedação a cada tomada de sinais vitais. A sedação tem um escore de 0 a −2 para cada componente comportamental e fisiológico; realiza-se a soma dos valores obtidos em cada item avaliado, e o valor varia entre 0 e −10. O nível ótimo de sedação varia de acordo com a situação

▸ Escore de 0 é dado para o neonato que responde normalmente ao estímulo de acordo com a idade gestacional
▸ Níveis de sedação:
  • Profunda (escore de −10 a −5)
  • Leve (escore −5 a −2).

Prevenção e controle da dor

Antes de se decidir sobre quais intervenções para manejo da dor – farmacológicas ou não – serão utilizadas, devem ser analisados os seguintes aspectos:

▸ O instrumento utilizado para avaliação da dor escolhido por sua UTI neonatal está validado para aplicação em neonatos?

- A equipe cuidadora está habilitada para aplicar o instrumento para avaliação da dor utilizado em sua UTI neonatal?
- A frequência da medicação prescrita está apropriada ao tipo de dor que o neonato está sentindo?
- A quantidade e a frequência da medicação estão sendo suficientes para controlar a dor?
- Os efeitos colaterais da medicação estão sendo controlados?
- Ao utilizar intervenções não medicamentosas, a estratégia é apropriada para o nível de desenvolvimento, a condição e o nível de dor? Essa estratégia é segura para garantir e aliviar esse tipo de dor?

Prevenção de dor

Para prevenir a ocorrência de dor, devem ser analisados os seguintes aspectos:

- O plano de cuidado da equipe multiprofissional voltado para prevenção do ciclo da dor é fundamental e deverá ser discutido e atualizado diariamente
- O cuidado individualizado quanto ao desenvolvimento do neonato deverá ser levado em consideração ao se planejarem os cuidados e as intervenções para cada paciente
- Evitar, sempre que possível, procedimentos dolorosos frequentes, mas, se forem necessários, sempre aplicar intervenções que minimizem a dor nesses pequenos pacientes
- Deverá ser promovido treinamento da equipe multiprofissional que realizará procedimentos dolorosos nos pacientes da UTI neonatal. Isso contribuirá para que haja uma diminuição nas tentativas de realização desses procedimentos, como é o caso de punção venosa periférica, punção lombar, colocação de cateter venoso central periférico etc.
- Recomenda-se evitar muitos procedimentos ao mesmo tempo, pois essa prática poderá desencadear um período mais prolongado de dor, desconforto e estresse ao paciente, fazendo com que ele demore mais a retornar ao estado de equilíbrio fisiológico e comportamental prévio ao procedimento
- Os protocolos e procedimentos para controle e manejo da dor devem ser estabelecidos com clareza para que toda a equipe tenha uma conduta padronizada.

Manejo da dor

O principal objetivo no manejo da dor no paciente neonatal é a utilização de intervenções que minimizem a intensidade e a duração da dor, ajudando o paciente a recuperar-se prontamente dessa experiência estressante. Podem ser adotadas intervenções não farmacológicas ou farmacológicas, de acordo com a circunstância. Uma vez administrada a intervenção indicada, deve ser feita novamente uma avaliação da dor, 15 a 30 minutos após a intervenção, para se certificar da efetividade do tratamento administrado.

Intervenções não farmacológicas

As intervenções não farmacológicas têm como finalidade prevenir ou reduzir a intensidade de um processo doloroso leve. Nos casos de dor moderada a grave, bem como nos procedimentos dolorosos já mencionados, deverão somar-se às intervenções farmacológicas, que serão discutidas posteriormente.

▶ **Ambiente.** Diminuir a estimulação ambiente, como iluminação e níveis de ruído, e usar mínimo toque, reduzindo o manuseio do recém-nascido; usar distração alternativa como música suave e calma, sons intrauterinos.

▶ **Contenção facilitada e enrolamento.** Fazer o enrolamento antes do procedimento doloroso. Utilizar uma coberta ou cueiro, envolvendo o neonato com flexão das extremidades inferiores e alinhamento na linha mediana dos membros superiores flexionados, posicionando a mão perto da boca (Figuras 9.3 a 9.5).

▶ **Posicionamento.** A posição lateral com flexão das extremidades na linha mediana facilita a organização comportamental e promove relaxamento e diminuição do estresse provocado pela dor (Figura 9.6).

▶ **Método canguru.** Incentivar a mãe a adotar o método canguru (contato pele a pele). Foi demonstrado que esse procedimento reduz os sinais fisiológicos e comportamentais quando ocorre um procedimento doloroso (Figura 9.7).

▶ **Amamentação.** Alguns estudos sinalizam diminuição da dor quando a mãe amamenta durante o procedimento doloroso realizado no filho. Em um estudo sobre neonatos a termo realizado por Carbajal et al. (2002)

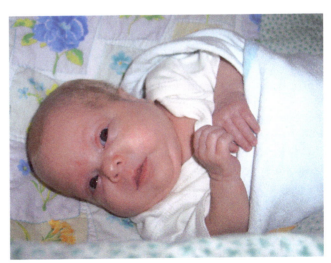

Figura 9.3 Neonato calmo, relaxado.

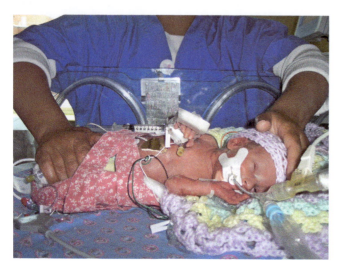

Figura 9.4 Contenção facilitada.

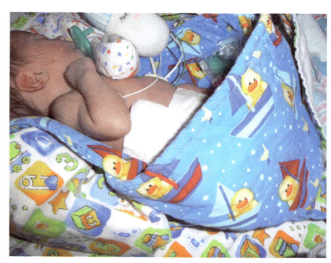

Figura 9.6 Neonato dentro do posicionador.

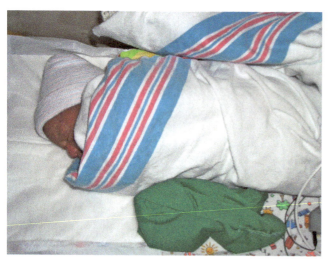

Figura 9.5 Enrolamento.

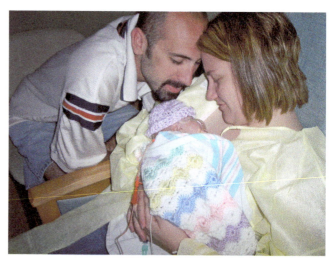

Figura 9.7 Método canguru.

observou-se que, quando amamentados durante a punção capilar no calcanhar, os pacientes apresentaram menor período de choro e irritabilidade durante o procedimento. Ainda se faz necessário estudo semelhante em neonatos prematuros.

▶ **Sucção não nutritiva.** O ato de oferecer chupeta ou o dedo para o recém-nascido sugar durante e após procedimentos dolorosos minimiza a intensidade e a duração da dor.

▶ **Sacarose.** Oferecer sacarose a 24% é mais efetivo do que outras soluções glicosadas para diminuir os sinais de dor. A sacarose é um dissacarídeo que tem um equivalente de glicose e um equivalente de frutose; 0,05 mℓ por gota = 1 mg de sacarose por gota, sendo equivalente a 1 a 2 mg de sacarose por tratamento. Existe entre os profissionais na UTI neonatal uma preocupação sobre aumento da glicemia com a administração de sacarose. É importante lembrar que um paciente que esteja recebendo por via intravenosa uma infusão de glicose a 10%

receberá 2 mℓ/h, o equivalente a 200 mg de dextrose por hora, mantendo-se a glicemia controlada. Assim, a dextrose apresenta uma concentração muito mais alta de glicose do que a sacarose. Conclui-se que a sacarose é segura para ser administrada a neonatos a termo e prematuros sem alterar os níveis de glicose. Para ser efetiva, a sacarose sempre deve ser administrada juntamente com sucção não nutritiva.

A sacarose é efetiva por meio de sua atuação no sistema nervoso central, liberando opioides endógenos, bloqueando os caminhos da dor. Todavia, o mecanismo da diminuição da dor pela administração de sacarose a 24% ainda não está bem definido e, ocasionalmente, alguns neonatos não respondem ao seu uso. Também não é efetiva em neonatos expostos a uso abusivo de narcóticos durante a gestação.

Para um efeito melhor e mais efetivo, deve-se administrar a sacarose a 24% 2 minutos antes do procedimento doloroso. Administrar na porção proximal da língua, na qual se encontram as terminações nervosas responsáveis por sua absorção, ou na parede interna lateral da boca.

A sacarose não é efetiva se administrada por sonda gástrica; essa técnica, portanto, é contraindicada.

Oferecer sucção não nutritiva com sacarose a 24% ou glicose a 25% torna mais efetivos seus efeitos calmante e analgésico. Para procedimentos mais prolongados, a dose pode ser repetida a cada 5 minutos para ajudar na manutenção da analgesia. Pode ser administrada mesmo em neonatos com problemas intestinais (p. ex., enterocolite necrosante), pois não passa para o intestino, porque sacarose e glicose administradas em pequenas gotas são absorvidas pela mucosa oral.

A sacarose a 24% e a glicose a 25% são indicadas em procedimentos como coleta de sangue capilar, aspiração nasofaríngea ou orofaríngea, punção lombar, punção intravenosa ou arterial, colocação de cateter periférico venoso, circuncisão, injeções intramusculares, cateterização urinária, inserção de tubo gastrintestinal e exame ocular (retinopatia da prematuridade [ROP]).

O preparo, a dose e a administração devem respeitar o seguinte:

- Preparo: sacarose a 24%: 24 g de sacarose em 100 mℓ de água. Mantida sob refrigeração, a validade é de 24 horas
- Dose: neonatos a termo > 1.500 g: 0,05 a 2,0 mℓ/dose (2 minutos antes do procedimento); pré-termos < 1.500 g: 0,02 a 0,5 mℓ/dose (2 minutos antes do procedimento). A glicose a 25% pode ser utilizada diretamente do frasco já preparado pela farmácia. Uma vez aberto, terá validade de 24 horas.

É importante que a sacarose a 24% e a glicose a 25% sejam dispensadas pela farmácia; a administração e a dosagem devem ser registradas no prontuário de medicações. Nas anotações de enfermagem deverão ser registrados os escores antes do procedimento doloroso, a administração das doses de sacarose e o escore após o procedimento doloroso.

Doses repetidas de sacarose a 24% em neonatos a termo e prematuros estão em fase de pesquisa. Estudos preliminares realizados por Yayesh et al. (2013) mostraram aumento significativo na utilização do trifosfato de adenosina (ATP) e do estresse oxidativo, o que pode levar a efeitos adversos nos neonatos, que apresentam reserva de energia limitada. A sacarose também pode não ser um analgésico efetivo porque não tem impacto nos circuitos nociceptores do cérebro e da coluna espinal do neonato. Portanto, recomenda-se cautela em seu uso.

O uso de leite materno, aleitamento materno e contato pele a pele (método canguru) durante procedimentos dolorosos no neonato tem se mostrado eficaz. O leite materno pode endogenamente converter-se em substância analgésica, segundo estudo realizado por Gabriel et al. (2013).

Intervenções farmacológicas

A administração de agentes farmacológicos tem como principal objetivo aliviar a dor causada por procedimentos dolorosos e invasivos. Os agentes farmacológicos analgésicos devem ser administrados mesmo antes de se apresentarem sinais de alterações fisiológicas e comportamentais associadas ao processo da dor. Deve-se considerar sempre intervenções farmacológicas na metade da dose normal, nos procedimentos dolorosos, tais como: colocação de cateter venoso central percutâneo, dissecção de veia, colocação de dreno de tórax, pós-operatório, infecções abdominais (enterocolite necrosante), fraturas ou lacerações de pele extensas, pacientes em ventilação mecânica, entre outros. Nos procedimentos dolorosos (p. ex., colocação de dreno torácico), recomenda-se utilizar também anestésicos locais, como a lidocaína, além do analgésico.

Analgésicos e sedativos

Analgésicos não opioides

A seguir, são descritos indicação, contraindicação, dosagem e efeito colateral dos analgésicos não opioides:

- Indicação: paracetamol é recomendado para alívio temporário nos casos de dor mínima a moderada, desconforto, logo após vacina DTP e como antipirético. Pode ser administrado em conjunção com opioides para diminuir a dose do mesmo; potencializa a ação dos opioides. Para procedimentos menores (p. ex., circuncisão), administrar antes do procedimento e continuar por 24 horas depois. Esse analgésico não alivia a dor no pós-operatório nem dores intensas
- Contraindicação: é contraindicado a pacientes portadores de deficiência de G6PD
- Dose: paracetamol, 10 a 15 mg/kg/dose por via oral no neonato a termo, a cada 4 a 6 horas; prematuros, a cada 8 a 12 horas. Nos casos de pós-vacinação, utilizar por 48 a 72 horas
- Efeito colateral: pode causar hepatotoxicidade.

Analgésicos narcóticos ou opioides

Os analgésicos opioides são agentes farmacológicos com ação analgésica similar à do ópio. Os efeitos mais importantes dos analgésicos narcóticos se dão sobre o sistema nervoso central e o trato gastrintestinal. Sua ação principal é atribuída à estimulação do agente farmacológico de certos receptores opioides, que contribuem para bloquear a dor. É importante conhecer os efeitos dos opioides para que possam ser previstos certos efeitos colaterais que poderão comprometer o estado do paciente. Esses medicamentos estão entre os mais potentes utilizados para analgesia em neonatos tanto a termo como prematuros. Alguns dos efeitos dos analgésicos opioides são:

- Sistema nervoso central: sedação, sonolência, aumento da pressão intracraniana
- Sistema respiratório: depressão respiratória, com diminuição da frequência e da profundidade dos movimentos respiratórios. Também pode causar rigidez da musculatura torácica, o que dificulta os movimentos respiratórios
- Sistema cardiovascular: hipotensão, bradicardia
- Sistema gastrintestinal: redução da motilidade gastrintestinal, vômitos e náuseas
- Sistema endócrino: hiperglicemia e diminuição da eliminação do hormônio antidiurético, causando diminuição do débito urinário e até retenção urinária.

Os efeitos adversos dos narcóticos podem ser minimizados quando se administra o medicamento por infusão contínua, o que promove estabilidade e a continuidade da ação terapêutica do fármaco.

▸ **Monitoramento dos efeitos.** Após a administração de opioides, deve-se monitorar cuidadosamente, nos primeiros 30 minutos, sinais de respiração irregular, apneia, bradicardia e diminuição da pressão arterial. Recomenda-se ter à mão medicação antagonista de narcóticos (p. ex., naloxona) e reanimador artificial com máscara conectado à fonte de oxigênio, para o caso de ser necessária ventilação artificial.

O uso prolongado de opioides, por 1 a 2 semanas, pode causar tolerância e dependência fisiológica. Ainda não existem pesquisas sobre os efeitos aditivos dos opioides no neonato, mas na prática observam-se sinais similares aos dos recém-nascidos filhos de mães aditas a opioides, que, após o nascimento, passam pela síndrome de abstinência. Para minimizar esses efeitos de abstinência, recomenda-se a retirada gradual do fármaco.

▸ **Administração.** Sugere-se nas infusões contínuas, com diminuição gradual da dose, cerca de 0,1 a 0,5 mcg/dia, de acordo com a tolerância do neonato, até que a infusão não seja mais necessária.

Morfina

A morfina, um opioide natural, é um dos analgésicos mais utilizados nas UTIs neonatais. Suas ações analgésica e sedante ocorrem porque essa substância estimula os receptores opioides supraespinais. A via de administração mais utilizada na população neonatal é a intravenosa, para administração intermitente ou contínua. Na administração intravenosa, a ação é imediata, ocorrendo o ponto máximo após 20 minutos, com duração da ação de 2 a 4 horas. Além do sistema nervoso central, a morfina concentra-se nos tecidos parenquimatosos de pulmões, rins, fígado, baço e músculos.

A morfina é eliminada pelos rins após biotransformação por conjugação com o ácido glicurônico, que se processa no fígado. Deve-se ter cautela ao estabelecer a dosagem para os pacientes que estejam com comprometimento dos rins e/ou do fígado, pois esses fatores podem retardar a eliminação da substância, ocasionando certo grau de toxicidade.

Devido ao aumento da pressão intracraniana e à instabilidade na pressão arterial, deve-se ter cautela com seu uso na primeira semana de vida do prematuro extremo (com 23 a 30 semanas de gestação), e não se recomenda o uso desse analgésico nessa população durante as primeiras 2 semanas de vida. A infusão contínua de morfina apresenta menos efeitos colaterais, além de minimizar a síndrome de retirada ou dependência que ocorre com uso prolongado.

- Dose: intermitente: 0,05 a 0,1 mg/kg IV a cada 2 a 4 horas; infusão contínua: 0,01 a 0,02 mg/kg/h.

Fentanila

A fentanila é um opioide sintético, considerada bem mais potente que a morfina porque migra mais rapidamente para o cérebro, apresentando maior atividade nos receptores opioides. Como a fentanila não aciona o mecanismo de liberação de histamina, os efeitos hemodinâmicos são mínimos. A administração IV de fentanila é intermitente, feita lentamente por cerca de 2 minutos ou por infusão contínua.

A fentanila é metabolizada pelo fígado e eliminada pelos rins; portanto, fatores que afetem o fluxo sanguíneo para o fígado e a função renal poderão afetar o metabolismo e a eliminação dessa substância.

- Dose
  - Sedação e analgesia intermitente: 1 a 4 mcg/kg IV a cada 2 a 4 horas
  - Infusão contínua: 0,5 a 1,0 mcg/kg/h IV, diluída em soro glicosado a 5% ou solução fisiológica. A infusão contínua é mais recomendada por permitir uma dose sem interrupção, evitando-se também o acesso contínuo no cateter venoso, o que diminui o risco de contaminação e infecção adquirida na UTI neonatal. A tolerância ocorre em 3 a 5 dias, sendo então necessário ajustamento da dose.

Sedativos ou hipnóticos

Para diminuir a atividade, a agitação e a ansiedade do paciente, indica-se a administração de sedativos. Deve-se ter em mente que esses agentes sedativos *não reduzem a dor*. Entre os sedativos mais utilizados na UTI neonatal destacam-se os barbitúricos, os benzodiazepínicos e o hidrato de cloral.

Barbitúricos

Comumente utilizados como anticonvulsivantes nos neonatos, também provocam ação sedativa de curta duração. Os efeitos farmacocinéticos e clínicos dos barbitúricos, quando utilizados como sedativos, ainda são pouco conhecidos.

- Barbitúricos de ação curta: tiopental é utilizado para anestesia geral. A sedação ocorre em 7 a 10 minutos, com duração de 30 a 90 minutos
  - Dose: 20 a 30 mg/kg por via retal
- Barbitúricos de ação intermediária: pentobarbital, utilizado quando existe necessidade de imobilização do paciente para procedimentos não dolorosos
  - Dose: 0,5 a 1,0 mg/kg IV; a ação ocorre em 1 a 10 minutos, com duração de 1 a 4 horas.

Diazepínicos

Trata-se dos medicamentos mais utilizados na UTI neonatal como sedativos, antes de procedimentos dolorosos e em pacientes criticamente enfermos, como no caso dos pacientes em ventilação mecânica. Têm ação ansiolítica, hipnótica, são relaxantes musculares e indutores de amnésia. Não apresentam atividade analgésica. Os diazepínicos mais utilizados na UTI neonatal são o diazepam e o midazolam.

- Diazepam:
  - Dose: 0,1 a 0,25 mg/kg IV a cada 6 horas; tem ação em 2 a 3 minutos, com duração de 2 a 6 horas
- Midazolam: sedativo hipnótico potente, por ser altamente solúvel em lipídios. Havendo um pH fisiológico, o midazolam entra no cérebro rapidamente, resultando em ação imediata. Podem ocorrer depressão respiratória, hipotensão e diminuição do fluxo cerebral em pacientes enfermos
  - Dose intermitente: 0,05 a 0,1 mg/kg IV (lentamente, em 2 a 3 minutos) a cada 2 a 4 horas; dose contínua: 0,1 a 0,6 mcg/kg/min em solução de glicose a 5% ou solução fisiológica.

Hidrato de cloral

Sedativo hipnótico recomendado quando há necessidade de sedação por período curto, como para realização de exames radiológicos e outros testes que requeiram imobilização do recém-nascido durante o procedimento. O hidrato de cloral não tem ação analgésica; portanto, se o paciente estiver com dor, pode haver aumento da agitação quando se administra o hidrato de cloral. Em recém-nascidos, o acúmulo de metabólitos ativos de hidrato de cloral pode desencadear acidose metabólica e hiperbilirrubinemia direta e indireta. Além desses efeitos colaterais, também causa irritação gástrica e depressão residual do sistema nervoso, sonolência prolongada, depressão respiratória, depressão miocárdica e arritmia cardíaca.

- Dose: 30 a 75 mg/kg/dose via oral após a alimentação. A ação tem início cerca de 10 a 15 minutos após a administração; sono profundo ocorre em 30 a 45 minutos. A maioria dos neonatos acorda em 2 horas
- Precauções: o hidrato de cloral tem um processo lento de eliminação, e pode apresentar efeitos residuais no neonato por mais de 72 horas, aumentando o risco de toxicidade e potencialização dos efeitos colaterais se forem administradas várias doses.

Anestésicos tópicos

Creme de prilocaína e lidocaína (EMLA)

- Ação: vasoconstrição no local de administração
- Indicações: circuncisão, punção venosa e arterial, punção lombar
- Efeitos adversos: com uma dose única não foram relatados efeitos adversos. Com o uso de doses frequentes, foram registrados alguns casos de metemoglobinemia, que levaram a óbito. A toxicidade também aumenta quando o creme é aplicado em uma pele que não esteja íntegra, com abrasões em mucosas
- Aplicação: o local de aplicação deverá ser coberto com adesivo impermeável transparente, cerca de 60 minutos antes do procedimento.

Lidocaína

- Indicação: infiltração em procedimentos invasivos como colocação de dreno torácico, cateter venoso central periférico, punção lombar e arterial
- Concentração: 0,5 a 1% sem epinefrina
- Dose: o volume não deve exceder a 0,5 mℓ/kg por via subcutânea.

Bibliografia

Acharya A, Annamali S, Taub NA et al. Oral sucrose analgesia for preterm infants. Ach Dis Fetal Neonatal Ed. 2004; 89:F17.

Algren CL, Algren JT. Pediatric sedation essential for the perioperative nurse. Nurs Clin of America. 1997; 32(1):17-29.

Alvarez D, Torsney C, Beland B et al. Modeling the prolong effects of neonatal pain. Prog Brain Res. 2000; 29:365.

American Academy of Pediatrics (AAP). Prevention and management of pain in the neonate: an update. Pediatrics. 2006; 118:2231-41.

Anand KJS. Pain assessment in preterm infants. Pediatrics. 2007; 119:605.

Anand KJS. Pain, plasticity, and premature birth: a prescription for permanent suffering? Nat Medicine. 2000; 6:971.

Anand KJS. Pharmacologic approaches to the management of pain in the neonatal intensive care unit. J Perinatol. 2007; 27(Suppl):S4.

Anand KJS. Relationship between stress responses and clinical outcomes in newborn, infants and children. Crit Care Med. 1993; 21:S358.

Anand KJS. The international evidence-base group for neonatal pain: consensus statement for the prevention and management of pain in the newborn. Arch Pediatr Adolesc Med. 2001; 155:S173.

Anand KJS, Hickey PR. Pain and its effects in the human neonate and fetus. N Engl J Med. 1987; 317:1321.

Angulo Y, Gonzales AW. Is myelinogeny an absolute index of behavioral capability? J Comp Neurol. 1929; 48:459.

Aranda JV, Carlo W, Hummel P et al. Analgesia and sedation during mechanical ventilation in neonates. Clin Ther. 2005; 27:877.

Ballantyne M, Stevens B, McAllister M et al. Validation of the premature infant pain profile in the clinical setting. The Clin J Pain. 1999; 15:207-303.

Beauman SS. Pain assessment and management: How good are we? The National Conference of Neonatal Nursing. Las Vegas, Nevada, April 4-6, 2005, p. 181-90.

Bildner J, Krechel S. Increasing staff nurse awareness of post-operative pain management in the NICU. Neonat Net. 1996; 15:11.

Boyle EM, Freer Y, Khan-Orakzai Z et al. Sucrose and non-nutritive sucking for the relief of pain in screening for retinopathy of prematurity: a randomized controlled trial. Arch Dis Child Ed Pract 2007; 92(4):ep101-8.

Brasil. Ministério da Saúde (MS). Secretaria de Políticas da Saúde – Área de Saúde da Criança. Manual Atenção Humanizada ao Recém-Nascido de Baixo Peso – método mãe canguru. Brasília: MS; 2002.

Broome ME, Tanzillo H. Differentiating between pain and agitation in premature neonates. J Perinat Neonat Nurs. 1996; 15:11.

Brummelte S, Granau RE, Chau, V et al. Procedural pain and brain development in premature newborns. Anais of Neurology. 2012, 71(3):385-96.

Carbajal R, Veerapen S, Danan C et al. Breast feeding is analgesic in healthy newborns. Pediatrics. 2002; 109:590.

Chernow B. Farmacologia em terapia intensiva. Rio de Janeiro: Revinter; 1993.

Codipeitro L, Ceccarelli M, Ponzome A. Breastfeeding or oral sucrose solution in term neonates receiving heel lance: a randomized control trial. Pediatrics. 2008; 122(3):716-21.

Coll CG. Behavioral responsivity in preterm infants. Clin Perinatol. 1999; 17(1):113-23.

Da Silva PSL, Oliveira Iglesias SB, Leão FV et al. Procedural sedation for insertion of central venous catheters in children: comparison midazolam/fentanyl with midazolam/ketamine. Pediatrics Anesthesia. 2007; 17(4):358-63.

Duhn M. A systematic integrative review of infant pain assessment tools. Advances in Neonatal Care. 2004; 4(3):126-140.

Evans J, Vogelpohl DG, Bourguignon CM et al. Pain behaviors in LBW infants accompany some "nonpainful" caregiving procedures. Neonatal Network. 1997; 16(3):3-47.

Farrington EA, McGuinness GA, Johnson GF et al. Continuous morphine infusion in postoperative newborn infants. Am J Perinatol. 1993; 10:84-7.

Field T, Goldson E. Pacifying effects on non-nutritive sucking on term and preterm neonates during hellstick procedures. Pediatrics. 1984; 74(6):1012.

Flechsig P. Anatomie des menschlichen Gehirns und Rückenmarks. Leipzig, 1920.

Frank LS. Identification, management and prevention of pain in the neonate. In: Kenner C, Lott JW, Flandermeyer AA. Comprehensive neonatal nursing: a physiologic perspective. 2. ed. Philadelphia: WB: Saunders; 1998.

Gabriel M, Mendoza B, Figueroa L et al. Analgesia with breastfeeding in addition to skin-to-skin contact during heel pick. ADC Fetal and Neonatal Ed. 2013; 98:499-503.

Gardner SL, Enzman-Hines M, Dickey LA. Pain and Pain Relief. In: Garner SL, Enzman-Hines M, Hernandez JA. Handbook of neonatal intensive care. 7. ed. St Louis, MI: Mosby-Elsevier; 2011. p. 223-69.

Gibbins S, Stevens B, Hodnett E et al. Efficacy and safety of sucrose for procedural pain relieve in preterm and term neonates. Nursing Research. 2002; 5(6):375-82.

Goetzman BW, Wennberg R. Neonatal intensive care handbook. 3. ed. St. Louis, MO: Mosby; 1999. p. 260.

Gray L, Watt L, Blass EM. Skin-to-skin contact is analgesics in healthy newborns. Pediatrics. 2000; 105:110.

Grunau RE, Holsti L, Peters JW. Long-term consequences of pain in human neonates. Seminars in Fetal and Neonatal Medicine. 2006; 11:268-75.

Guinsburg R. Avaliação e tratamento da dor no recém-nascido. J Pediatr. 1999; 75(3):149-60.

Guinsburg R. Conforto e analgesia no período neonatal. In: Costa HPF, Marba SD. O recém-nascido de muito baixo peso. Rio de Janeiro: Atheneu; 2003. p. 103-17.

Guyton AC. Tratado de fisiologia médica. 6. ed. Rio de Janeiro: Interamericana; 1984. parte IX.

Hummel P, Puchalski M. Assessment and management of pain in infancy. Newborn and Infant Nursing Reviews. 2001; 1(2):114-21.

Hummel P, Puchalski M. Neonatal pain management: what is in your bag of tricks? 2003.

Johnston CC, Filion F, Snider L et al. Routine sucrose analgesia during the first week of life in neonates younger than 31 weeks post conceptual age. Pediatrics. 2002; 110:523.

Johnston CC, Stevens B. Pain assessment in newborns. J Perinat Neonat Nurs. 1990; 4(1):41.

Johnston CC, Stevens B, Pinelli J et al. Kangaroo care is effective in diminishing pain response in preterm neonates. Arch Pediatr Adolesc Med. 2003; 157:1084.

Khurana S, Hall R, Anand KJS. Treatment of pain and stress in the neonate when and how. Neo Review. 2005; 69(2):76-86.

Krechel S, Bildner J. Cries – a new neonatal postoperative pain measurement score: initial testing of validity and reliability. Pediatr Anaesthesia. 1995; 5:53.

Lambert GH, Muraskas J, Anderson CL et al. Direct hyperbilirubinemia associated with chloral hydrate administration in the newborn. Pediatrics. 1990; 86:277.

Langworthy OR. Development of behavior patterns and myelinization of the nervous system in the human fetus and infant. Carnegie Contrib Embryol. 1993; 24-3.

Lawrence J, Alcock D, McGrath P et al. The development of a tool to assess neonatal pain. Neonatal Network. 1993;12(6):61.

Marcatto JD, Tavares EC, Pereira da Silva Y. Benefícios e limitações da utilização de glicose no tratamento da dor em neonatos: revisão da literatura. Rev Bras Ter Intensiva. 2011; 23(2).

Margotto PR. Dor neonatal. In: Assistência ao recém-nascido de risco. 3. ed. Brasília: Pórfiro; 2013. p. 122.

Mayers DJ, Hindmarsh KW, Sankaran K et al. Chloral hydrate disposition following single-dose administration to critically ill neonates and children. Develop Pharmacol and Ther. 1991;16(2):71-7.

McGraw, M. Neural maturation as exemplified in the changing reactions of the infant to pinprick. Child Development. 1941; 12(1):31-41.

Msinous R, Stephen LA. A pilot study of changes in cerebral blood flow velocity, resistance and vital signs. Following a painful stimulus in preterm infant. Adv Neonat Care. 2007; 7(2):88-104.

Olsen GD. Morphine binding to human plasma protein. Clin Pharmacol Ther. 1975; 17:31-5.

Ors R, Ozek E, Baysoy G et al. Comparison of sucrose and human milk on pain response in newborns. European J Pediatrics. 1999; 158:63-6.

Overgard C, Kurdsen A. Pain relieving effects of sucrose in newborn during heel stick. Biol Neonates. 1999; 75:279-84.

Pasero C, McCaffey M. The under treatment of pain are providers accountable for it. Am J Nur. 2001; 101:62.

Pasero C. Pain relieve for neonates. Am J Nurs. 2004; 104:44.

Roberts RJ. Drug therapy in infants: pharmacologic principles and clinical experience. Philadelphia: WB: Saunders; 1984. p. 304-05.

Shah PS, Aliwalas L, Shah V. Breastfeeding or breast milk to alleviate procedural pain in neonates: a systematic review. Breastfeed Med. 2007; 2(2):74-82.

Shapiro C, Canada W. Pain in the neonate: assessment and intervention. Neonatal Network. 1989; 8(1):7-19.

Silvasi DL, Rosen DA, Rosen KR et al. Continuous intravenous midazolam infusion for sedation in the pediatric intensive care unit. Anesthesia and Analgesia. 1988; 67(3):286-88.

Simons S, van Dijk M, van Lingen R et al. Routine morphine infusion in preterm newborn who received ventilatory support: a randomized controlled trial. JAMA. 2003; 290:2127-419.

Simons SHP, van Dijk M, van Lingen RA et al. Routine morphine infusion in preterm newborn who received ventilatory support: a randomized controlled trial. JAMA. 2005; 290:2419.

Sinesterra S, Miravet E, Alfonso I et al. Metahemoglobinemia in an infant receiving nitro oxide after the use of eutetic mixture of local anesthetic. J Pediatrics. 2000; 141:325-86.

Stevens B, Johnston C, Petryshen P et al. The efficacy of developmentally sensitive interventions and sucrose for relieving procedural pain in very low birth weight neonates. Nursing Research. 1999; 48(1):35-43.

Stevens B, Yamada J, Ohlsson F. Sucrose for analgesia in newborn infants undergoing painful procedures. The Cochrane Library. 2005; 3:1-65.

Sweetwynw K. Neonatal sedation and analgesia. Neonat Pharm Quart. 1993; 2(1):5-11.

Tronic EZ, Scanlon KB, Scanlon JW et al. Protective apathy, a hypothesis about the behavioral organization and its regulation to clinical and physiological status of the preterm infant during the newborn period. Clinics in Perinatology. 1990; 17(1):125-54.

Upadhyay A, Aggarwal R, Narayan S et al. Analgesic effect of expressed breast milk in procedural pain in term neonates: a randomized, placebo-controlled, double-blind trial. Acta Paediatr. 2004; 93:518-22.

Van Marter LJ, Pryor CC. In: Cloherty JP, Eichenwald EC, Stark AR. Manual of neonatal care. 6. ed. New York: Wolters Kluwer and Lippincott WW Publisher; 2008. p. 665-74.

Van Straaten HL, Rademaker CM, de Vries LS et al. Comparison of the effect of midazolam or vecuronium on blood pressure and cerebral flow velocity in the premature newborn. Develop Pharmacol Ther. 1992; 19(4):191-5.

Volpe J. Neurology of the newborn. Philadelphia: WB Saunders; 1981.

West A. Understanding endorphins. Nursing. 1981; 81:50-3.

Yayesh A, Slater L, Boskovic S et al. Oral sucrose for heel lance increased ATP utilization and oxidative stress in preterm neonates. J Pediatrics. 2013; 163(1):29-35.

Young THE, Man Gun OB. Neofax. A manual of drugs used in neonatal care. 10. ed. Ohio: Ross Products Division of Abbott Laboratories; 1997.

Zenk KE, Sills JH, Koeppel RM. Neonatal medications and nutrition: a comprehensive guide. 2. ed. Santa Rosa, CA: NICU INK; 2000.

10

Pais | Membros da Equipe Cuidadora

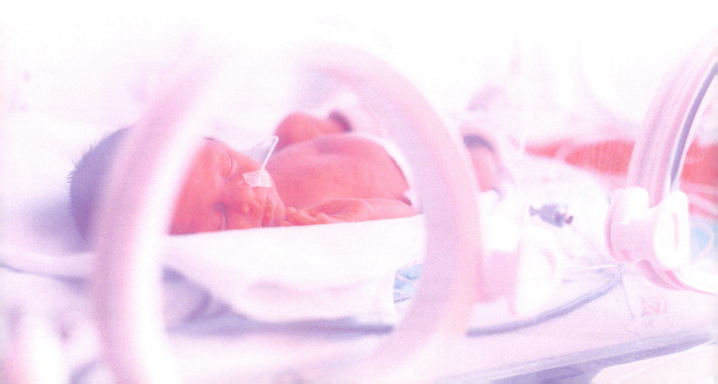

Introdução

Com o surgimento das UTIs neonatais, aprimorou-se o cuidado especializado do recém-nascido enfermo por meio de técnicas, procedimentos e equipamentos sofisticados, sem, no entanto, incluir a família como parte atuante no processo de recuperação do neonato. Surgiram então os problemas relativos aos aspectos psicossociais que acompanham os pais do paciente prematuro e portador de anomalias congênitas.

Já no pré-natal devem ser tomadas algumas medidas que facilitem o processo de apego e a interação dos pais na UTI neonatal. Somente nos últimos anos é que se reconheceu a importância de serem atendidos não só as necessidades do neonato, mas também os aspectos psicossociais dos pais. Em 1907, Budin observou que mães separadas dos filhos recém-nascidos logo após o parto perdiam interesse por cuidar de seus filhos e nutri-los. Kennel et al. (1975) observaram evidências de um período crítico em que se desenvolve o apego entre mãe e filho. Quando ocorre uma falha ou interrupção nesse processo de apego, pode haver um aumento na incidência de negligência no cuidado do filho, abuso físico e aumento das taxas de espancamento, segundo Klaus (1982).

Muitas UTIs neonatais já assumiram o papel importante de guiar os pais a reassumirem o relacionamento com o filho e de ajudá-los a passar por esse período estressante de hospitalização. Atualmente, muitas UTIs neonatais em diversos países estão promovendo o cuidado centrado na família, do qual os pais são participantes ativos desde a admissão até a alta do hospital, sendo considerados membros da equipe cuidadora, não visitas. Levik et al. (2014) discorrem sobre a importância de os cuidadores desenvolverem uma parceria com os pais na UTI neonatal. É essencial que a família acompanhe o filho durante essa fase, participando dos cuidados (fator que vai promover o apego), para que possa ser capaz de cuidar dele após a alta do hospital e para incutir segurança em todos nesse momento.

Para que haja promoção genuína e duradoura dessa interação da família, é importante conhecer os mecanismos que o estabelecimento do vínculo materno e do apego dos pais ao filho envolve, a fim de que se possa proporcionar, dentro da UTI neonatal, um ambiente que incentive e apoie a integração dos pais no cuidado e na recuperação de seu filho.

Aconselhamento dos pais no pré-natal

Um dos maiores desafios da Neonatologia é lidar com o desconhecimento e as incertezas que ocorrem em uma gestação de alto risco, principalmente quando se faz necessária a comunicação com a gestante e a família sobre todos os aspectos que um parto prematuro envolve, em relação à morbidade e à mortalidade. Esse conhecimento é importante para que o casal possa tomar uma decisão ciente das complicações implícitas a esses casos, como morbidade e perda de qualidade de vida no futuro do prematuro (Quadro 10.1).

Cada país e cada instituição médica deverão definir com clareza seu código de ética no que toca aos casos de partos prematuros, principalmente quanto ao estabelecimento do limite de viabilidade e a patologias fetais específicas, que contraindicariam a reanimação do neonato na sala de parto. A seguir, são oferecidas sugestões com base nas determinações do comitê de ética da American Academy of Pediatrics (AAP) e da American Heart Association (2006), no seu protocolo de reanimação neonatal na sala de parto:

▸ Discutir sobre os limites de viabilidade fetal, isto é, não iniciar a reanimação na sala de parto em prematuros com 23 semanas de gestação e/ou peso < 400 g, trissomia do 13, trissomia do 18, anencefalia, neonato não responsivo após 10 minutos de reanimação. Algumas exceções poderão ser feitas se for solicitado pelos pais
▸ Explicar como serão os primeiros dias de vida do neonato na UTI neonatal
▸ Explicar de maneira clara os procedimentos e intervenções necessários na sala de parto e nos primeiros dias após o nascimento, tais como: rever as complicações potenciais relacionadas com a permanência prolongada na UTI neonatal; discutir o diagnóstico esperado, a terapia e o prognóstico envolvidos no processo de internação
▸ Ressaltar a importância da lactação desde os primeiros dias após o nascimento
▸ Discutir a necessidade de transfusões de sangue e a possibilidade de se conseguir um doador direto escolhido pela família
▸ Informar as taxas de sobrevivência de acordo com a idade gestacional dessa gravidez, bem como as taxas de incapacidade de maior duração relacionadas com o parto prematuro
▸ Esclarecer a importância do leite materno para o neonato de alto risco, enfatizando que a equipe da UTI neonatal estará disponível para orientar a mãe assim que o filho nascer

Quadro 10.1 Propósito do aconselhamento pré-natal.

▸ Explicar os procedimentos de apoio necessários para o neonato nos primeiros dias de vida
▸ Apresentar aos pais uma visão geral das potenciais complicações da estada prolongada na UTI neonatal
▸ Informar os pais sobre a variação nas taxas de possíveis capacidades e sobre a hospitalização prolongada.

Fonte: adaptado de AAP, 2008.

Quando possível, levar os pais para uma visita na UTI neonatal, onde poderão conhecer alguns dos equipamentos utilizados no cuidado do prematuro e o pessoal que estará envolvido no cuidado do paciente.

Essas sugestões são ideais, mas algumas vezes, devido a circunstâncias de emergência, pode haver dificuldade no cumprimento dessa agenda de consulta do neonatologista. Entre tais situações destacam-se: mãe já em trabalho de parto, parto precipitado, prolapso de cordão ou placenta prévia etc., uso de certas medicações que podem afetar a capacidade da parturiente de compreender a informação prestada, nível de escolaridade dos pais, reação dos pais às informações recebidas, nível de estresse.

Afeiçoamento e apego maternos

Os laços afetivos entre mãe e filho começam a se desenvolver durante a gravidez, bem antes do nascimento. Para a mãe e o recém-nascido, é após o nascimento que começa uma interação recíproca; esse apego se fortalece a cada momento. É nesse período crítico, descrito por Klaus e Kennell (1982) como "período materno-sensitivo", que se inicia esse processo de afeiçoamento. Quando ocorre uma separação do binômio formado por mãe e filho nesse período, há interferência no processo de apego, que afetará o relacionamento entre ambos no futuro.

Outros fatores também acrescentam estresse a esse período crítico. Durante a gravidez, o casal constrói imagens, sonhos e esperanças em relação a esse "ser" que eles imaginam com um rosto bonito, gordinho, saudável, ativo, perfeito. O nascimento de um recém-nascido enfermo, com alguma anomalia congênita, ou de um prematuro bem pequeno e frágil desfaz esse sonho, trazendo desapontamento, sentimentos de incapacidade e culpa, e medo da perda. Esses sentimentos causam estresse e, muitas vezes, distanciamento entre os pais e o filho.

A equipe da UTI neonatal deve estar alerta para ajudar os pais a superarem essa fase difícil. Crítica e julgamento à atitude dos pais devem ser abolidos, para que se possa ajudá-los de maneira mais efetiva.

Os pais, quando veem o filho pela primeira vez na UTI neonatal, revelam uma distância emocional e, muitas vezes, uma percepção não realista, e suas principais preocupações nessa primeira fase da estada do neonato na UTI neonatal sempre são a chance de sobrevivência do filho e as incapacidades que ele poderá vir a apresentar no futuro.

Algumas mães têm um sentimento de culpa muito grande nessa etapa; cogitam ter feito algo que possa ter afetado o filho durante a gravidez, tomando para si a responsabilidade do que está acontecendo com esse ser indefeso. Às vezes, sentem que falharam em cumprir seus papéis de mulher e mãe, por causa da incapacidade de controlarem seu próprio corpo e o resultado da gravidez.

As reações emocionais que os pais experimentam são similares às emoções observadas por ocasião da morte de um ente querido; são as chamadas etapas do luto. Se esse processo for muito dominante na família, a visão do bebê perfeito e sadio continuará a interferir no desenvolvimento do vínculo dos pais com o filho (Quadro 10.2).

- Primeira etapa: choque
- Segunda etapa: negação
- Terceira etapa: tristeza, raiva e ansiedade
- Quarta etapa: equilíbrio
- Quinta etapa: reorganização.

Citamos como exemplo o caso da mãe de um prematuro de 25 semanas de gestação que se mostrava resistente em dirigir-se até a UTI neonatal para ver o filho; após 2 dias, animou-se e foi até a UTI neonatal. Ao chegar lá, contudo, não quis se aproximar da incubadora. Questionada sobre o motivo, disse ter medo de olhar o filho e constatar ser ele deformado, portador de algum defeito, feio, muito frágil; tinha receio do que havia idealizado, mas, ao mesmo tempo, sentia curiosidade. Percebendo a situação, o enfermeiro do neonato aos poucos conseguiu que a mãe se aproximasse da incubadora. Enfatizou para a mãe a normalidade física do neonato, ressaltando aspectos como mãos, pés e corpo perfeitos, uma bela face, mas assinalando o fato de ser ele muito pequeno, com um sistema prematuro em todas as suas funções. Salientou que a presença, o toque, o cheiro e a voz maternos faziam muito bem ao paciente. Além disso, a mãe foi incentivada a prover seu próprio leite para ajudar seu filho nesses momentos críticos. A partir daí, iniciaram-se a aproximação e a restauração do vínculo entre mãe e filho.

Esse exemplo real mostra a responsabilidade e a importância do cuidador na restauração do apego materno. Em passagem de plantão, pelo fato de aquela mãe não ter ido visitar seu bebê por 2 dias, alguns profissionais

Quadro 10.2 Etapas do processo emocional dos pais na UTI neonatal.

Primeira etapa	Choque	Sensação de impotência, muito choro, vontade de fugir da realidade
Segunda etapa	Negação	Inaceitação da realidade; "isso não pode estar acontecendo comigo", dizem os pais; retorno à religiosidade, "barganha" com Deus para que as coisas melhorem
Terceira etapa	Tristeza, raiva, ansiedade	Sentem raiva de Deus, do médico, dos enfermeiros. Nesta fase os pais choram muito e se retraem, ficam muito calados
Quarta etapa	Equilíbrio	Os pais começam a ficar mais tranquilos, têm mais esperança, desenvolvem confiança na equipe cuidadora, sentem-se mais aptos a cuidar do filho
Quinta etapa	Reorganização	Os pais atuam de modo mais independente, assumem a responsabilidade de cuidar do filho

Fonte: adaptado de Dare et al., 2003.

da equipe cuidadora haviam afirmado que ela não se importava com o filho, pois não havia razões físicas que a impedissem de estar com ele. No entanto, deve-se ter o cuidado de não julgar a reação dos pais e rotular seu comportamento, o que pode fazer com que a equipe cuidadora deixe de contribuir para a restauração do vínculo familiar perdido por ocasião do parto prematuro. A equipe cuidadora deve procurar entender o problema pelo qual a família está passando e mostrar-se empática nessa etapa tão difícil de sua vida.

Para amenizar essa experiência traumática para os pais, o enfoque do cuidado individualizado centrado no desenvolvimento e com a participação da família deve ser implementado em todas as UTIs neonatais. Sob esse enfoque, os pais não são considerados *visitas*, mas sim parceiros da equipe de cuidadores do pequeno paciente.

Deverão ser desenvolvidas estratégias para promover o desempenho dos pais nessa jornada que realizarão na UTI neonatal, tentando criar uma relação saudável entre mãe filho, assim contribuindo para restaurar o apego materno que foi interrompido por ocasião do parto prematuro.

Klaus e Kennel (1979, 1982) estudaram os efeitos desastrosos a longo prazo de uma separação prolongada dos prematuros de suas mães, em termos de desenvolvimento motor, mental e afetivo do neonato. Os estudos realizados mostraram uma ligação entre abandono infantil e maus-tratos pelos pais e o desenvolvimento de neonatos nascidos prematuramente.

Os achados possibilitaram uma mudança no modo como as UTIs neonatais tratam os pais e os envolvem no cuidado precoce do filho.

É importante que todos os cuidadores entendam as etapas pelas quais a mãe passa e que levarão ao desenvolvimento do apego durante uma gravidez a termo para que, assim, possam desenvolver intervenções que previnam ou minimizem os efeitos da separação por ocasião de um nascimento prematuro. Segundo Klaus e Kennel, as etapas do apego materno são:

- Planejamento da gravidez
- Confirmação da gravidez
- Aceitação da gravidez
- Movimento fetal
- Aceitação do feto como indivíduo
- Nascimento
- Ouvir e ver o bebê
- Tocar e segurar o bebê
- Prestar cuidados.

Ao considerarmos essas etapas, podemos notar que, quando o parto ocorre prematuramente, muitos fatores importantes para o desenvolvimento do apego são interrompidos por dias ou até semanas. É fundamental, portanto, que a participação dos pais seja incluída nas atividades da rotina de cuidados ao paciente na UTI neonatal precocemente, de preferência já nas primeiras horas após a admissão do neonato.

Muitos estudos têm mostrado que as mães dos neonatos enfermos ou prematuros estão em grande risco de apresentar estresse psicológico, que se manifesta como sintomas de depressão. Esses sintomas deverão ser avaliados e o tratamento iniciado, para que, dessa maneira, se possa promover um apego saudável da mãe ao filho.

A adaptação e o modo de reagir da mãe e do pai com relação à internação do filho na UTI neonatal são diferentes; normalmente as mães consideram a experiência de ter um filho na UTI neonatal mais estressante do que consideram os pais.

Os pais, muitas vezes, expressam seu estresse por meio de reclamações e descontentamento com a equipe cuidadora. A falta e/ou inconsistência de informações são grandes fatores para o desenvolvimento de problemas no relacionamento entre pais e equipe.

Como foi dito anteriormente, após as primeiras etapas de ajustamento emocional, os pais desejam participar no cuidado do filho, mas muitas vezes, por timidez ou devido a níveis socioeconômico e educacional baixos, não sabem se têm direito de perguntar ou pedir algo, sentindo-se intimidados por expressar ou fazer perguntas e solicitar participação nos cuidados.

Para que possa ser desenvolvido um ambiente de confiança e participação, devem-se levar em consideração as necessidades de cada casal durante essa jornada na UTI neonatal, promovendo-se uma "cultura" de parceria com os pais.

O trabalho integrado da equipe multiprofissional envolvida no cuidado do recém-nascido enfermo deve incluir não só as equipes médica e de enfermagem, mas também os serviços de profissionais como assistentes sociais e psicólogos especializados. Tal conduta é importante para o sucesso da recuperação da relação entre pais e filho e também facilita o relacionamento dos pais com a equipe multiprofissional envolvida no cuidado do recém-nascido.

Estratégias para promover o apego e o envolvimento dos pais

Antes do nascimento, é importante conversar com os pais sobre o que está ocorrendo, assegurando a eles que a equipe estará presente desde o nascimento até o cuidado na UTI neonatal e que todos os recursos tecnológicos e profissionais especializados serão utilizados no cuidado do paciente. Nessa oportunidade, será entregue aos pais um folheto de informações (Quadro 10.3), que os ajudará a desenvolver confiança na equipe e no cuidado que será prestado, auxiliando a reduzir o estresse. Para ajudar

Quadro 10.3 Sugestão de conteúdo do folheto de informações aos pais.

Tópicos	Conteúdo
O que é a UTI neonatal	Explicar de modo sintético os cuidados recebidos na UTI neonatal. Informar os números de telefone para contato com a UTI neonatal
Terminologia	Apresentar a terminologia básica que será utilizada no decorrer da internação (p. ex., bradicardia, apneia, saturação de oxigênio, gavagem, prematuro, icterícia, septicemia)
Horários de participação dos pais	Especificar que os pais são colaboradores da equipe cuidadora e poderão permanecer na unidade o tempo que desejarem, sendo necessário que saiam apenas no horário de troca de plantão (mencionar os horários), e em situações de emergência, se for a rotina do hospital
	Outros visitantes só poderão entrar na unidade em companhia dos pais; o número de visitantes permitido a cada turno vai depender da rotina da UTI neonatal
Quais profissionais trabalham na UTI	Sintetizar as atribuições gerais de cada profissional: • Neonatologista • Enfermeiros • Técnicos de enfermagem • Fonoaudiólogo • Terapeuta ocupacional • Fisioterapeuta • Terapeuta respiratório
Equipamentos utilizados	Descrição básica dos equipamentos utilizados na UTI neonatal; incluir fotos (p. ex., de incubadora, berço aquecido, monitor cardíaco, oxímetro de pulso, paciente em fototerapia, ventilador, capacete, tenda de umidificação etc.)
Testes e tratamentos	Quando são feitos e qual a razão: antibióticos, alimentação parenteral, oxigênio, gasometria arterial, ultrassonografia cerebral, ecocardiograma, fototerapia, radiografias etc.
Alimentação	Explicar a importância do leite materno para o prematuro. Fornecer as orientações pertinentes a ordenha e manuseio do leite materno. Meios de alimentar o bebê, como gavagem e sucção ao seio (incluir fotos ou ilustrações)
Cuidado neuroprotetor	Resumir os cuidados para promover o desenvolvimento neuropsicomotor prestados na UTI neonatal e como os pais podem participar: posicionamento e toque terapêutico, ambiente da UTI neonatal (som e ruído), higiene, cuidado pelo método canguru e alimentação (incluir fotos ou ilustrações)

Fonte: adaptado de Henry Medical Center UTI Neonatal, folheto informativo para os pais, 2008. Loma Linda University Children's Hospital, UTI Neonatal, folheto informativo, 2003.

os pais e desenvolver intervenções individualizadas para eles, foi criada uma escala de avaliação do estresse de pais na UTI neonatal (PSS – *Parents Stress Scale*-NICU). A PSS foi traduzida para o português e validada por Souza (2010). No Apêndice N desta obra consta a escala a ser administrada para os pais, bem como orientação sobre como utilizá-la.

As intervenções de enfermagem para promoção de apego estão disponíveis no boxe Intervenções de enfermagem 10.1, ao final do capítulo.

Para que haja uma avaliação contínua da interação dos pais com relação ao bebê, a ficha de interação contribui para continuidade do cuidado e monitoramento do contato dos pais com o bebê, para que possam ser precocemente aplicadas as devidas intervenções (Figura 10.1).

Visita dos irmãos

A inclusão da visita dos irmãos na UTI neonatal dependerá de protocolos estabelecidos em cada instituição. Muitas UTIs neonatais já permitem a visita de irmãos com idade superior a 3 anos pelo menos 1 vez por semana, o que contribui para integração da família. É importante que cada UTI neonatal disponha de profissionais especializados em psicologia infantil para conversarem com os irmãos, explicando como é o ambiente da UTI neonatal, como devem se comportar ao lado do berço ou incubadora do irmão, o tipo de equipamento que o bebê está utilizando, como tocar o irmão. Esse mesmo profissional acompanhará a visita.

O fato de os pais se ausentarem de casa com certa frequência após o nascimento do neonato a termo enfermo ou prematuro pode causar preocupação e estresse aos irmãos. Para eles, é difícil entender a necessidade dos pais de se ausentarem com frequência, pois ainda não conheceram o irmão ou irmã, não puderam ainda desenvolver um vínculo com o bebê.

Data/hora	Atividade											
	Olhou	Tocou	Segurou	Método canguru	Banho		Alimentação			Telefonemas	Sem contato	Comentários
					Banheira	Esponja	Gavagem	Seio	Mamadeira			
Códigos: M = mãe P = pai A = avós I = irmãos O = outros.												

Figura 10.1 Ficha de interação dos pais na UTI neonatal.

Caso a visita não seja possível no início, deve-se mostrar uma foto do irmão ou irmã na UTI neonatal ou permitir que vejam o bebê através do visor. Essas intervenções também contribuem para que melhor compreendam a existência do irmão ou irmã. Já crianças com menos de 3 anos normalmente têm limitações para entender o que está ocorrendo em relação ao nascimento de um novo membro na família.

Uma das preocupações entre os cuidadores quanto a permitir ou não a visita de irmãos na UTI neonatal tem sido o aumento das taxas de infecção. Na prática, muitas das UTIs neonatais que permitem a visita de irmãos não registraram aumento das infecções, mas é importante lembrar que certas precauções devem ser tomadas. O protocolo para visita de irmãos deve incluir os seguintes aspectos:

» A visita dos irmãos deverá ser agendada com antecedência, para que possa ser programada sem intercorrências negativas para os irmãos e de modo que não interfira em algum cuidado que esteja sendo prestado ao neonato. Os pais deverão apresentar a certidão de nascimento da(s) criança(s), para comprovação da idade. A idade recomendada para visita é a partir de 3 anos
» Também deverá ser levada em conta a estabilidade do neonato, quão crítico é o seu estado e o tipo de equipamento que está sendo utilizado. Não se recomenda visita quando se trata de neonatos criticamente instáveis (p. ex., em circulação extracorpórea por membrana [ECMO], portadores de anomalias congênitas como gastroclise, onfalocele, hidrocefalia, deformidades faciais graves). Quando o paciente estiver mais estabilizado e certas anomalias tiverem sido corrigidas cirurgicamente, pode-se avaliar a possibilidade de os irmãos visitarem
» A criança deve ser preparada para a visita de acordo com sua idade e seu desenvolvimento. Um psicólogo especializado em desenvolvimento infantil deverá explicar a ela, em linguagem simples, como é a aparência do neonato e todos os equipamentos que estão conectados a ele, e, de preferência, mostrar uma foto do neonato, explicando como tocar o bebê, controlar o tom de voz e como se comportar na UTI neonatal. O tempo de permanência será também determinado de acordo com a idade e o comportamento da criança. Em geral, a visita é programada para 30 minutos
» É importante que a criança esteja saudável. Em surtos de doenças infantis contagiosas ou gripes, não deve ser permitida a entrada de irmãos. Deverá ser exigido também comprovante de que a vacinação está atualizada
» Após lavar as mãos e colocar o avental, a criança será levada para encontrar o irmão, acompanhada pelo psicólogo. A permanência na UTI deve ser breve, por 10 a 30 minutos, de acordo com a maturidade da criança e a estabilidade do neonato.

Grupo de apoio aos pais na UTI neonatal

A organização de um grupo de apoio aos pais na UTI neonatal é primordial para que haja maior participação e integração entre os pais e a equipe cuidadora. Também promove uma troca de experiências, de dor, frustrações, medos, ansiedade e expectativas, que são únicas dos pais. Algumas características do grupo são:

» Frequência: os encontros deverão ser semanais; deve-se escolher um horário conveniente para a maioria dos pais
» Equipe: a equipe deverá ser composta de enfermeiro, assistente social e psicólogo, podendo ser incluídos outros profissionais de acordo com a necessidade dos pais que serão atendidos nesses encontros
» Agenda
  • Intercâmbio de experiências, perguntas
  • Assuntos de interesse geral apresentados por convidados (p. ex, neonatologista, fonoaudiólogo, fisioterapeuta) e que abragem uma variedade de assuntos relacionados com a estada do neonato na UTI neonatal, como desenvolvimento neuropsicomotor, posicionamento, problemas respiratórios, aleitamento materno e método canguru, entre outros
  • Ajudar os pais a desenvolverem uma percepção realista da evolução do filho e de seu prognóstico
  • Componente de socialização: ensinar os pais a fazerem um caderno de memórias e lembranças do filho, tipo colagem; também podem ser incentivados a escrever um diário no qual anotarão os progressos do filho, cartões com mensagens para o filho, que serão colocados no berço ou na incubadora; sapatinhos, coberta personalizada para a incubadora, lençolzinho, manta etc. (Figura 10.2)
  • Durante esses encontros, poderá ser oferecido um chá, almoço ou pequeno lanche, de acordo com o orçamento e os horários disponíveis.

Contato pele a pele | Método canguru

O contato pele a pele (também conhecido como método canguru ou mãe canguru) ganhou esse nome em alusão ao fato de que o canguru-fêmea carrega seus filhotes em uma bolsa de pele que tem no abdome (o marsúpio), onde ficam em contato pele a pele enquanto se desenvolvem. Por este método, o recém-nascido é colocado em contato com a pele da mãe em posição vertical, na região torácica, entre os seios. O método surgiu em Bogotá (Colômbia), criado em 1979 pelos neonatologistas Rey e Martines, da Universidade Nacional de Bogotá, onde,

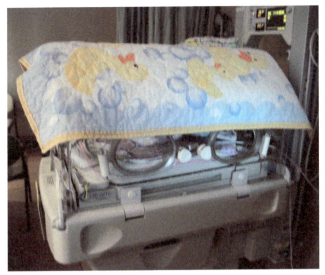

Figura 10.2 Coberta para a incubadora, feita pelos pais. (*Fonte*: cortesia de UTI Neonatal Piedmont Henry Hospital, Stockbridge, GA.)

Quadro 10.4 Benefícios do método canguru para os pais e para o neonato.

Pais

▸ Melhora no vínculo afetivo e no apego
▸ Aumento do senso de controle e da competência em prestar cuidados, e elevação da autoestima
▸ As visitas ao bebê são mais frequentes, o que estreita o vínculo familiar
▸ Afeta positivamente o comportamento e a mudança de humor da mãe; menor incidência de depressão
▸ Aumenta a produção de leite e o sucesso no aleitamento materno
▸ Pais mais afetuosos com o bebê por volta dos 3 aos 6 meses de vida

Neonato

Benefícios térmicos

▸ Controle térmico efetivo
▸ Sincronia térmica: a temperatura da mãe aumenta ou diminui para manter a temperatura do neonato em estado neutro, no qual não ocorre perda de calor nem utilização extra de calorias para manter a temperatura

Benefícios cardiopulmonares

▸ Oxigenação adequada ou aumento da oxigenação
▸ Diminuição ou ausência dos períodos de apneia, bradicardia e respiração periódica
▸ Frequência cardíaca mais baixa e estável

Benefício comportamental

▸ Aumento do período de atividade alerta
▸ Aumento do período de sono profundo
▸ Melhora na regulação própria do ciclo do sono e estado de alerta
▸ Diminuição das respostas ao estresse: baixa os níveis de cortisol e de betaendorfinas
▸ Diminuição dos períodos de choro
▸ Menos respostas à dor durante procedimentos dolorosos
▸ Melhor posicionamento corporal

Alta hospitalar precoce

▸ Aumento do ganho ponderal
▸ Diminuição da incidência e da gravidade de infecções, caso ocorram, bem como da taxa de mortalidade
▸ Transferência para berço aberto precocemente

Interação regulatória

▸ Interação regulatória do comportamento, sucção, metabolismo endócrino, sistema imunológico

Benefícios a longo prazo

▸ Aumento da circunferência cefálica e da estatura dos 9 meses a 1 ano de idade
▸ Chora menos aos 6 meses de vida
▸ Melhor desenvolvimento psicomotor e mental com 1 ano de idade
▸ Melhores medidas nas escalas de aptidão psicomotora dos 6 meses aos 2 anos de idade
▸ Melhor padrão de desenvolvimento cognitivo

em certa ocasião, devido à falta de incubadoras no berçário para uso individual, os neonatologistas convidaram as mães dos recém-nascidos prematuros a permanecerem na UTI neonatal e manterem seus filhos junto ao corpo, pele a pele, durante as 24 h do dia, para que assim fornecessem o calor necessário à manutenção da temperatura corporal dos bebês. Isso também contribuiu para redução das taxas de infecção. Os médicos nessa unidade observaram que os prematuros ganhavam peso mais rápido e apresentavam menos problemas, como apneia e bradicardia.

Pesquisadores de vários países foram até a Colômbia para estudar esse método e ficaram impressionados com os resultados favoráveis obtidos nos prematuros. Decidiram, então, adotar esse tipo de cuidado em seus países. Nos EUA e em certas regiões da Europa, são vários os centros médicos que incorporaram o método, levemente modificado, no atendimento ao recém-nascido prematuro ou enfermo. Muitos são os benefícios documentados do método canguru: maior apego da mãe ao recém-nascido, ganho de peso corporal mais rápido e alta hospitalar antecipada. Em estudo feito por Hurst et al. (1997), concluiu-se que o contato pele a pele também contribui para aumentar a produção do leite materno (Quadro 10.4).

O início do contato pele a pele varia de acordo com a idade gestacional, o peso, a gravidade da doença e a estabilidade do recém-nascido, bem como com a disponibilidade e o desejo da mãe em aplicar o método.

A Organização Mundial da Saúde (OMS) tem divulgado e recomendado o método canguru como padrão no cuidado do neonato prematuro e de muito baixo peso ao nascimento, bem como do neonato a termo enfermo.

No contexto de promoção do desenvolvimento neuropsicomotor do prematuro e do recém-nascido de baixo peso, o Programa de Avaliação e Cuidados Individualizados para o Desenvolvimento do Neonato (NIDCAP) preconiza o método canguru como um componente fundamental para o cuidado e apoio ao desenvolvimento do neonato de alto risco.

A abordagem do tema método canguru pode ser feita antes do nascimento, quando as gestantes são identificadas e recebem orientações específicas relacionadas com os cuidados a serem tomados com o bebê durante o contato pele a pele. O método é recomendado a todos os neonatos estáveis, com Apgar > 5, nascidos de parto normal, com > 35 semanas de gestação. Durante o primeiro minuto após o parto, o neonato é colocado em posição prona em contato pele a pele com a mãe. Caso se enquadre nos critérios de idade gestacional, peso e patologias que não contraindiquem o alojamento conjunto, esse neonato deverá ser encaminhado, juntamente com a mãe, para o alojamento conjunto, no qual ambos permanecerão 24 horas por dia.

Os Ministérios de saúde de Brasil, Colômbia, Peru, Moçambique e Indonésia preconizaram a adoção do método em todos os hospitais da rede pública de saúde.

O método canguru está dividido em três etapas: intensiva, semi-intensiva/pré-alta e domiciliar com acompanhamento ambulatorial (Quadro 10.5).

Neste capítulo, será discutida somente a etapa 1 – intensiva. Para mais detalhes sobre as etapas 2 e 3 do método canguru, consultar o *Manual Mãe Canguru*, do Ministério da Saúde (www.ms.gov.br), e o manual *Kangaroo Mother Care – A Practical Guide*, da OMS, no *site* www.who.org.

Método canguru na UTI neonatal | Etapa 1

Em recém-nascidos prematuros com 33 a 34 semanas de gestação, o método canguru é bem tolerado já na primeira semana após o nascimento, podendo ser aplicado na unidade de cuidados intermediários da UTI neonatal.

Cada UTI neonatal deverá estabelecer os critérios para aplicação do método canguru na primeira etapa, devendo-se levar em conta o preparo e a competência da equipe cuidadora na aplicação do método. Em um estudo realizado por Frank et al. (2002), somente 17 a 33% dos pais aplicaram o cuidado canguru em algumas UTIs neonatais nos EUA. O fator predominante para que não ocorresse o cuidado foi a falta de apoio das equipes de enfermagem e médica para realização de tal cuidado. Entre os impedimentos à realização do método canguru na etapa 1 citam-se:

- Preocupação com a segurança durante o procedimento em relação a perda acidental de cateteres arteriais, extubação endotraqueal acidental e instabilidade cardiorrespiratória
- Número de pacientes por enfermeiro que não permite tempo para o procedimento
- Falta de experiência dos cuidadores
- Falta de conhecimento dos pais sobre o procedimento e receio de que essa atividade cause instabilidade ou algum problema ao neonato
- Crença de que a tecnologia é melhor que o método canguru para manutenção da temperatura e da estabilidade fisiológica.

Quadro 10.5 Etapas do método canguru.

Etapa	Descrição
Etapa 1: UTI neonatal intensiva	▸ Quando não atender os critérios para o alojamento conjunto ao nascer, o neonato a termo ou prematuro será encaminhado para a UTI neonatal, onde deverão ser iniciadas, logo que possível, a interação e a participação dos pais, com incentivo a visitas frequentes ao neonato, participação nos cuidados e incentivo à lactação ▸ Quando o neonato estiver clinicamente estável, mesmo que intubado ou com CPAP nasal, deverá ser iniciada a aplicação do método canguru. De preferência, sempre que possível, o método deverá ser aplicado inicialmente pela mãe, devido aos benefícios fisiológicos e psicológicos que contribuem para equilibrar seu estado no pós-parto. Posteriormente, o pai também deverá ser incentivado a realizar o método canguru. Mais adiante, serão apresentadas as técnicas do método na etapa 1 da UTI neonatal
Etapa 2: semi-intensiva	▸ Realizada no alojamento conjunto canguru, quando o neonato se encontra clinicamente estável, com peso superior a 1.250 g, ganho de peso diário adequado por pelo menos 3 dias, nutrição enteral plena, podendo ser utilizado o peito, copinho ou sonda gástrica, ou o sistema de suplemento nutricional, se for necessário. O paciente, nessa etapa, poderá receber medicação oral e mesmo intravenosa, caso seja necessário. A mãe deverá estar bem orientada sobre essa etapa e sentir-se confortável e segura do cuidado que vai prestar; também deverá contar com apoio da família para que possa permanecer o maior tempo possível com o filho. Os pais podem optar por aplicar o método canguru em tempo integral ou apenas em parte ▸ Cada quarto deverá abrigar, no máximo, 2 a 4 mães com seus filhos. A disposição física do alojamento conjunto, bem como o equipamento a ser utilizado e a composição da equipe assistencial deverão seguir as recomendações locais do Ministério da Saúde
Etapa 3: domiciliar	▸ Será realizada após o neonato receber alta do hospital, com acompanhamento ambulatorial. Em geral o neonato deverá estar com peso mínimo de 1.500 g, ganho de peso constante e alimentado exclusivamente ao seio materno. Os pais darão continuidade ao cuidado canguru 24 h por dia em seu domicílio; eles deverão sentir-se seguros e capacitados para prosseguir com o cuidado em casa. Os familiares também deverão ser orientados sobre como manusear o neonato durante essa etapa. É fundamental o acompanhamento ambulatorial do paciente. Os pais deverão trazer o filho 3 vezes na primeira semana após a alta e 2 vezes por semana a partir da segunda semana pós-alta, continuando o acompanhamento até que ele esteja pesando 2.500 g, quando o método canguru não mais será necessário

CPAP: pressão positiva contínua nas vias respiratórias.

Protocolos para aplicação do método canguru
UTI Neonatal

Os protocolos para aplicação do método canguru no prematuro e no neonato a termo enfermo vêm enfocar a segurança e uniformidade para aplicação do método (Quadro 10.6). Cada caso deve ser analisado individualmente – a idade mínima e o peso podem ser alterados.

Quadro 10.6 Idade mínima para se iniciar aplicação do método canguru, com base no peso ao nascimento.

Peso	Dias de nascido
600 a 1.000 g	7 dias de vida ou mais (depende da estabilidade fisiológica e comportamental)
1.000 a 1.500 g	2 a 3 dias de vida ou mais (depende da estabilidade fisiológica e comportamental)
> 1.500 g	Após a estabilização fisiológica, podendo ocorrer no primeiro dia de vida

É necessário sempre levar em consideração o preparo da equipe e dos pais, bem como a estabilidade fisiológica do neonato.

- Critérios de inclusão:
  - Peso ao nascimento > 600 g
  - Estado clínico considerado estável: pressão arterial, temperatura, frequência cardíaca, respiração e saturação de oxigênio
  - Cateteres periféricos e/ou centrais (tipo Broviac® e cateter periférico percutâneo central – PICC), desde que estejam bem fixados
  - Os pacientes intubados:
    ○ Deverão estar em ventilação mecânica pelo menos 24 h antes de o método canguru ser aplicado pela primeira vez
    ○ SIMV (ventilação mecânica sincronizada) < 35 rpm
    ○ $FIO_2 < 0,50$ (50%).

Em um estudo realizado por Ludington-Hoe et al. (2004), em cinco UTIs neonatais, não se observaram, em pacientes intubados, efeitos adversos, tanto fisiológicos como comportamentais; também não se registrou extubação acidental em nenhum dos pacientes no estudo – tendo sido, portanto, seguro o método canguru nos pacientes intubados

- Critérios de exclusão:
  - Pacientes portadores de cateter umbilical arterial ou venoso, devido ao risco de deslocamento do cateter com sangramento que poderá passar despercebido durante o tempo em que o neonato estiver em posição canguru. No entanto, atualmente a maioria das UTIs neonatais não considera serem esses tipos de cateter fatores de exclusão para aplicação do método, permitindo que os pais apliquem o método canguru, sempre levando em conta a competência dos pais e um bom monitoramento da equipe cuidadora
  - Dreno de tórax, devido à instabilidade respiratória e ao risco de remoção acidental do dreno, que poderá trazer consequências gravíssimas; o método canguru continua sendo contraindicado a esses pacientes

- Administração de medicamentos vasopressores de uso contínuo como dopamina, dobutamina e epinefrina, devido à instabilidade hemodinâmica que esses pacientes apresentam
- Instabilidade respiratória com necessidade de oxigênio com concentração > 50% e que requeira aumento frequente na FIO_2
- Ventilação de alta frequência/oscilatória, e com óxido nítrico. Em geral, esses pacientes estão muito instáveis, e o manejo do circuito rígido do respirador é difícil de ser realizado sem risco de extubação acidental
- Estado clínico instável, com bradicardia e apneia frequentes
- Certas patologias cardíacas e respiratórias, como hipertensão pulmonar, síndrome de aspiração de mecônio e convulsões incontroláveis.

Tempo recomendado

O tempo recomendado para aplicação do método canguru na UTI neonatal será determinado pelo próprio neonato e pela mãe e/ou o pai; a equipe cuidadora deve estar sempre atenta a sinais de instabilidade fisiológica e comportamental, que indicam necessidade de finalizar o cuidado canguru e levar de volta o neonato à incubadora ou ao berço de calor radiante.

Para que o neonato e seus pais usufruam plenamente dos benefícios do cuidado canguru na UTI neonatal, a aplicação do método deverá ser pelo tempo mínimo de 1 hora, podendo a duração ser estendida. Na prática, observa-se que o neonato chega ao relaxamento e ao sono profundo entre os primeiros 20 a 30 minutos de contato pele a pele.

Observa-se também que alguns neonatos na UTI neonatal, principalmente se intubados, após 1 a 2 horas já começam a apresentar sinais de alterações comportamentais e fisiológicas, indicativos de necessidade de encerrar a aplicação do método.

Os prematuros que, tendo já saído da fase crítica e encontrando-se estáveis, ainda requerem aporte de oxigênio e hidratação intravenosa e apresentam bradicardia e apneia, deverão permanecer na etapa 1 do método canguru até que se enquadrem nos critérios da etapa 2.

Preparo pré-método canguru

É necessário determinar se o neonato está preparado para o procedimento. Deverá ser realizada uma avaliação pela equipe multiprofissional juntamente com os pais; todos os neonatos deverão estar hemodinamicamente estáveis para o procedimento, intubados ou não.

Quando o neonato estiver estável, os pais deverão ser orientados a respeito do procedimento e de todos os detalhes dessa etapa na UTI neonatal. Deve-se ter disponível um folheto informativo (Quadro 10.7) para que os pais se preparem e possam também esclarecer dúvidas com relação ao procedimento.

Preparo para a transferência

O preparo cuidadoso antes do procedimento permite uma transição fácil, pouco estressante para o neonato, para os pais e para a equipe:

- Preparar todo o material e o equipamento necessário para realização do cuidado canguru, como cadeira reclinável, suporte para os pés, travesseiros, cobertas aquecidas, biombo ou cortinas para prover privacidade, ambiente silencioso; reduzir a luminosidade e providenciar água para os pais beberem, se necessário, durante o procedimento
- Checar a fixação e a integridade dos cateteres venosos periféricos, providenciar extensões ou conexões necessárias, permitindo o comprimento suficiente sem provocar trações ou deslocamento acidental
- Os cabos dos monitores e ventiladores devem estar livres para serem movidos, e com comprimento suficiente para que possam ser posicionados
- O pai ou a mãe deverão estar preparados, vestindo camisa ou blusa com abertura na frente, ou avental hospitalar com abertura na frente, para facilitar o procedimento. As mães deverão retirar o sutiã
- Certificar-se de que os pais estão alimentados; antes de iniciarem o procedimento, deverão ir ao banheiro, se necessário, e lavar as mãos. O preparo prévio dos pais permite que eles se concentrem e relaxem

durante o procedimento, podendo assim receber todos os benefícios fisiológicos e psicológicos que o método canguru pode proporcionar-lhes

- Registrar sinais vitais, saturação e concentração de oxigênio antes de iniciar o procedimento e a cada hora, até a finalização do procedimento. De preferência, aferir os sinais vitais diretamente dos monitores e a temperatura por meio do *probe* da incubadora, se estiver presente. Desta maneira, não será necessário interromper o cuidado, o que poderá causar instabilidade fisiológica e comportamental do neonato
- Observar os sinais comportamentais e fisiológicos durante todo o período do cuidado
- Nos pacientes intubados e com CPAP nasal deve-se avaliar, antes de serem colocados na posição canguru, se há necessidade de aspiração endotraqueal ou nasal, respectivamente. Avaliar a fixação da cânula endotraqueal; se houver dúvida quanto à efetividade da fixação, esta deverá ser refeita
- Drenar qualquer acúmulo de água nos circuitos do ventilador, evitando que o líquido chegue ao paciente no momento da transferência
- Colocar o neonato em posição supina, mantendo-o dentro do posicionador tipo botinha ou envolto em um cueiro; trocar a fralda (Figura 10.3)
- Esperar 10 a 15 minutos após esses procedimentos de preparo; observar o retorno da estabilidade fisiológica e comportamental antes de retirar o neonato da incubadora ou berço aquecido
- Providenciar um biombo para proporcionar privacidade e descontração durante o procedimento

Quadro 10.7 Teor do folheto para orientação aos pais sobre o método canguru.

O que é o método canguru	Metas do método canguru	Quando começar a aplicação do método canguru
- O método canguru indica um contato especial que só os pais podem prover ao bebê. Consiste em você segurar o bebê vestido apenas com uma fraldinha e colocá-lo em contato com a pele no seu peito - Somente o pai ou a mãe do bebê poderão realizar o cuidado canguru - O método canguru teve início em Bogotá, Colômbia, em 1979. Devido à falta de incubadoras, as mães se converteram em "incubadoras" para seus bebês. Para surpresa dos médicos e enfermeiros, os bebês se desenvolveram e cresceram mais rapidamente, tiveram menos problemas respiratórios e foram para casa antes dos outros bebês que permaneciam em incubadora. Nos anos 1980, esse método começou a ser aplicado nos EUA e na Europa. No Brasil, muitos hospitais adotam o método canguru	- Permitir que você se achegue a seu bebê, promovendo um vínculo natural entre os pais e seu bebê - Dar oportunidade de você participar do cuidado do seu bebê - Ajudar a mãe a aumentar a produção de leite e também amamentar mais precocemente - Retomar o controle de vocês como pais - Ajudar a desenvolver confiança na capacidade de cuidar do seu bebê - Contato mais próximo dos pais - O toque dos pais contribui positivamente para o crescimento e o desenvolvimento do bebê - O som dos batimentos cardíacos ou da respiração da mãe ou do pai pode acalmar o bebê - Ajuda as mães que estão ordenhando o leite ou amamentando a produzirem mais leite - Melhora a oxigenação do bebê - Aumenta o período de sono profundo, muito importante para o crescimento do cérebro de seu bebê	- Quando seu bebê estiver estável e tolerar ser carregado - Fale com o enfermeiro, terapeuta ou médico de seu bebê acerca de seu desejo de carregar o recém-nascido. Eles vão escolher um bom momento para você fazê-lo - O enfermeiro de seu bebê lhe dará toda informação de que você necessite para prestar o cuidado canguru, e informará a hora em que você poderá iniciar - Você vai segurar seu bebê ao lado da incubadora - Uma cortina ou biombo lhe dará privacidade - No dia em que for realizar o cuidado, coloque uma blusa ou camisa que abotoe na frente - Não use joias ao redor do pescoço - Mantenha bons hábitos de higiene, tome banho antes de realizar o método canguru - Evite usar perfumes e loções - O enfermeiro do seu bebê estará todo o tempo observando seu bebê por meio dos monitores e também estará perto de você para ajudar

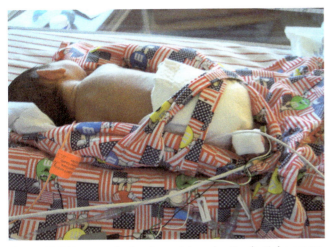

Figura 10.3 Neonato dentro do posicionador tipo botinha em posição lateral. Cortesia de UTI Neonatal Piedmont Henry Hospital, Stockbridge, GA.

- Disponibilizar poltrona ou cadeira de balanço acolchoada para promover conforto, e, se necessário, utilizar travesseiros ou almofadas
- Para os pais, providenciar algum apoio para os pés
- Para o neonato, providenciar coberta ou cueiro aquecido e touca.

Transferência para a posição canguru

A transferência em pé é a mais recomendada, por promover maior estabilidade fisiológica e comportamental. Nessa posição, a própria mãe ou mesmo o pai retira o neonato da incubadora, conforme os seguintes passos:

- Primeiro a mãe ou o pai coloca as mãos viradas para cima, embaixo do cueiro ou da coberta que envolve o neonato ou abaixo do posicionador tipo botinha, apoiando o corpo e a cabeça do neonato (Figura 10.4A)
- Virar o neonato na posição em que será colocado no tórax verticalmente (Figura 10.4B)
- Colocar o neonato entre os seios (Figura 10.4C)
- Depois de o cuidador checar as conexões e os tubos, o pai ou a mãe deverá sentar-se e acomodar-se confortavelmente (Figura 10.4D)
- Manter os monitores cardíacos fora da visão dos pais, para que eles não se preocupem com possíveis alarmes durante o procedimento; assim, os pais se concentrarão no filho e não ficarão estressados com o que estiver ocorrendo no ambiente
- O cuidador colocará uma coberta aquecida sobre o neonato. Se necessário, colocará também a touca
- No paciente intubado ou com CPAP nasal, faz-se necessária a presença de duas pessoas durante a transferência. Uma pessoa se encarregará da estabilidade dos tubos do ventilador e da cânula endotraqueal ou CPAP nasal, e a outra será encarregada das conexões e dos equipos das soluções intravenosas, dos cabos de

monitores e da oximetria de pulso. Os passos serão os mesmos da transferência em pé ou sentada, descritos anteriormente
- Ajuste a temperatura da incubadora no modo de controle preestabelecido em ar, permitindo assim que se mantenha estável para quando o neonato retornar à incubadora
- Após 30 minutos do início da aplicação do método canguru, registrar os sinais vitais e a oximetria de pulso pelo monitor; as tomadas subsequentes da temperatura deverão ser feitas por meio do *probe* de temperatura de pele conectado ao paciente. Observar também o estado comportamental do neonato
- Repetir a aferição dos sinais vitais de hora em hora, até o término do procedimento.

A transferência em que a mãe permanece sentada e recebe o bebê das mãos do cuidador causa mais alterações comportamentais e fisiológicas no paciente e só deverá ser adotada nos casos em que os pais não tenham condições físicas de fazer a transferência em pé.

Transferência após aplicação do método canguru
- A mãe ou o pai deverá se posicionar o mais próximo possível da beirada da cadeira; para facilitar, deve colocar-se em pé
- No paciente intubado ou com CPAP nasal, uma pessoa se encarrega do circuito do ventilador e da cânula endotraqueal ou do CPAP nasal
- Uma pessoa encarrega-se dos equipos das soluções intravenosas e dos cabos dos monitores
- A mãe ou o pai fica em pé e coloca o neonato novamente em posição supina na incubadora ou no berço aquecido
- Anotações: tempo do cuidado e como o neonato e o pai ou a mãe toleraram o procedimento, sinais vitais e oximetria de pulso.

Deve-se sempre lembrar que o método canguru é um direito do neonato e dos pais; toda a equipe deverá trabalhar para promover e apoiar o procedimento o mais precocemente possível, para que todos possam receber plena e integralmente os benefícios do cuidado (Figura 10.5).

Nas UTIs neonatais em que o contato pele a pele não foi bem-sucedido, o problema deve-se em grande parte à falta de estabelecimento prévio de critérios e rotinas e de conhecimento da equipe envolvida no procedimento.

Para que esse método seja bem aceito, recomenda-se que as equipes médica e de enfermagem e demais profissionais de saúde (fonoaudiólogo, fisioterapeuta, terapeuta ocupacional) sejam bem informados sobre os benefícios dessa técnica. Devem-se desenvolver protocolos, critérios e rotinas específicas para que esse método seja individualizado. Contudo, a mãe é quem deverá tomar a decisão final de realizar ou não o cuidado.

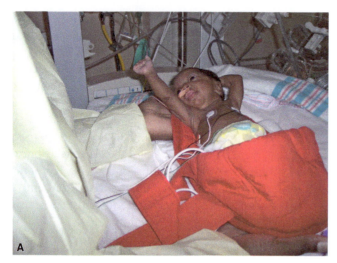
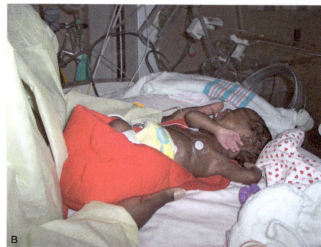
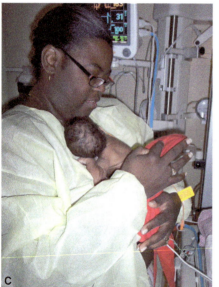
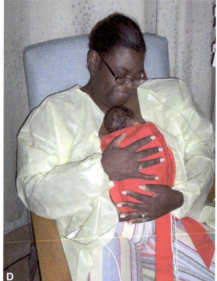
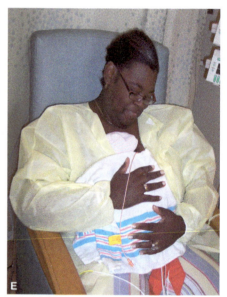
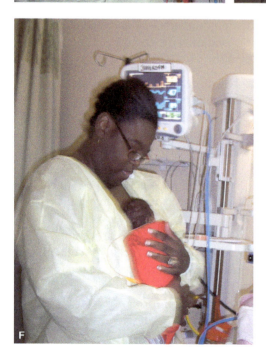
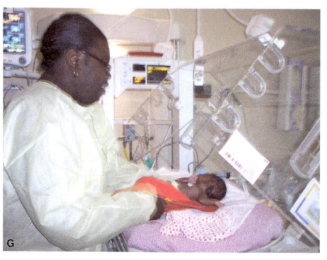

Figura 10.4 A. Mãe posicionando as mãos e apoiando a cabeça e as costas do neonato. **B.** Virando o neonato na posição em que será colocado no cuidado canguru. **C.** Colocando o neonato entre os seios. **D.** Sentando. **E.** Iniciando o cuidado canguru. **F** e **G.** Mãe recolocando o bebê na incubadora. (*Fonte*: cortesia de UTI Neonatal Piedmont Henry Hospital, Stockbridge, GA.)

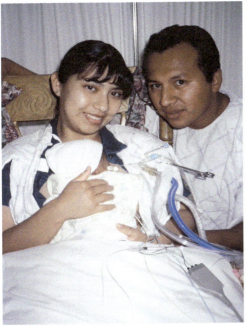 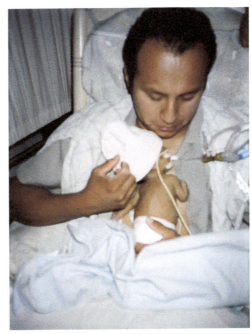

Figura 10.5 Mãe e pai durante aplicação do método canguru. (*Fonte*: cortesia de UTI Neonatal Loma Linda University Children's Hospital, Loma Linda, CA.)

 Intervenções de enfermagem 10.1

Promoção de apego

Intervenções	Justificativas
O recém-nascido deve ser mostrado aos pais após o nascimento, se possível antes de ser transferido para a UTI neonatal	A visualização traz à mãe a segurança de que seu filho está vivo, e ajuda a promover o afeto inicial
Deve-se tirar uma foto com câmera instantânea, assim que possível, e entregá-la aos pais	Ajuda a promover afeto mesmo estando o recém-nascido longe dos pais
Na primeira visita dos pais, deve-se explicar todo o equipamento utilizado no cuidado do recém-nascido, informando sobre o que está ocorrendo, o curso da doença e o plano de tratamento Entregar folheto informativo da UTI neonatal	O ato de informar com clareza o que está ocorrendo e o plano de tratamento traz segurança e ajuda a diminuir o estresse, fazendo com que os pais se sintam parte do tratamento (Quadro 10.3)
Deve-se sempre responder às perguntas dos pais ou procurar as respostas necessárias caso você não saiba. Mostrar-se amável mesmo quando tenha de responder várias vezes às mesmas perguntas	Para os pais com estado emocional alterado, é difícil lembrar e assimilar toda a informação recebida. O estresse diminui a capacidade de aprendizagem, fazendo-se necessário repetir as informações
Durante as visitas, deve-se dirigir a atenção dos pais ao filho em vez dos equipamentos, alarmes e outros pacientes	É importante uma equipe de enfermagem atenta e presente durante a visita dos pais, mostrando-se disponível para responder a perguntas e ouvir as preocupações deles
Incentivo à presença dos pais, promovendo horários flexíveis de visita. Deve-se incentivá-los a estar presentes durante a visita médica	A presença frequente ajuda a promover afeição dos pais pelo filho, além de incentivá-los a participar da recuperação do bebê. É importante enfatizar os aspectos positivos da visita dos pais, tanto para o neonato como para eles. Além disso, quando participam da visita médica podem esclarecer dúvidas e inteirar-se do plano de tratamento e do progresso do filho
Deve-se incentivar os pais a tocarem o recém-nascido e mostrar-lhes a maneira de fazê-lo sem aumentar o estresse do recém-nascido	O toque faz parte do mecanismo de apego e deve ser incentivado de acordo com as condições do paciente. Em geral, o toque firme na cabeça e no dorso do recém-nascido é bem aceito e o acalma
Os pais devem ser orientados sobre as diversas maneiras de comunicação do recém-nascido (Capítulo 12)	Se os pais estiverem cientes de que, às vezes, o paciente não se sente bem e deseja ficar quieto sem nenhum estímulo, deve-se certificar de que, em alguns momentos, a presença deles ao lado do filho será apenas para observação e, em outros, poderão participar mais

(continua)

Intervenções de enfermagem 10.1 *(continuação)*

Deve-se mostrar aos pais gestos e gostos do recém-nascido, bem como certo comportamento peculiar quando dorme ou está desperto, que o diferencia dos demais	Promove interação e reciprocidade entre pais e filho, facilitando a aproximação, e dá um novo significado às horas de visita que passam com o bebê
Os pais devem ser envolvidos nos cuidados básicos desde as primeiras visitas. Por exemplo, na troca e na pesagem de fraldas, descrevendo se estão apenas molhadas ou se contêm fezes, e qual a quantidade; na gavagem, higiene corporal e higiene oral, de preferência com o leite materno, exercícios e massagem	Promove a aproximação e proporciona um senso de participação que os identifica no papel de pais, dando também um significado importante às visitas
Incentivo e promoção do contato pele a pele (método canguru) assim que o recém-nascido esteja estável e se enquadre nos critérios estabelecidos para esse procedimento	O contato pele a pele favorece o desenvolvimento de afeição e apego da mãe pelo filho
Incentivo ao aleitamento materno e/ou ordenha	A capacidade da mãe de prover alimento ao filho contribui para que ela se sinta mais próxima do bebê, dando-lhe maior senso de participação na recuperação por meio dos benefícios do leite materno. Também contribui para o desenvolvimento do seu papel, podendo prestar um cuidado exclusivo de mãe (Capítulo 18)
Promoção de envolvimento e aprendizado dos pais nos cuidados mais complexos que requerem certo treinamento antes da alta hospitalar, como colostomia, gastrostomia, cânula nasal, traqueostomia	Esse aprendizado antecipado ajuda os pais a se sentirem capazes de proporcionar um cuidado seguro e sem ansiedade após a alta hospitalar
Em suas visitas, os pais devem ser incentivados a participar dos cuidados gerais que deverão ser prestados após a alta (p. ex., alimentação, higiene), bem como verificar temperatura, entre outros	O aprendizado antecipado diminui o estresse que ocorre no dia da alta hospitalar, quando são muitas as preocupações e informações a serem aprendidas (Capítulo 23)
Os pais devem ser incentivados a verbalizar suas preocupações e sentimentos	Falar sobre o assunto ajuda a aliviar o estresse
Deve-se ajudar a desenvolver nos pais percepção realista da evolução do recém-nascido e de seu prognóstico	Essa perspectiva ajuda a reduzir o medo do desconhecido, o que causa aumento do estresse e a formação de uma percepção distorcida da realidade
Os pais devem ser incentivados a trazer fotos dos familiares mais próximos, objetos como medalhas, rosários etc., para serem colocados perto do recém-nascido	Reforça a sensação de que o recém-nascido não estará só; que faz parte da família
Os pais devem ser incentivados a cultivar sua fé religiosa, caso professem alguma	A religiosidade, quando desenvolvida, dá esperança e diminui a ansiedade, muitas vezes relacionada com o futuro, que é desconhecido
Deve-se oferecer aos pais alguma lembrança do filho, como fotos, a touca que ele utilizou etc.	Esses objetos aproximam os pais do filho e contribuem para desenvolver apego
Uma boneca de pano deve ser entregue à mãe	Essa boneca de pano é entregue à mãe para que ela a coloque entre os seios enquanto dorme. No dia seguinte, a boneca será colocada na incubadora, junto ao neonato. Dessa maneira, o bebê sentirá o cheiro da mãe. A boneca deve ser trocada diariamente e lavada, e a mãe deverá banhar-se diariamente antes de usar a boneca. São medidas recomendadas para evitar riscos de infecção

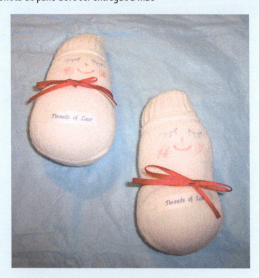

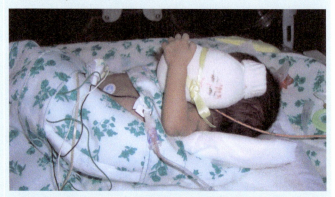

Incentivar a mãe a falar com o filho	A voz materna acalma o neonato e, principalmente nos prematuros, contribui para o crescimento do cérebro neste período, segundo Krueger (2012) e Johnson et al. (2007)

Bibliografia

Affonso D, Bosque E, Wahlberg V et al. Reconciliation and healing for mothers through skin-to-skin contact provided in American tertiary level Intensive Care Nursery. Neonatal Network. 1993; 12(3):25-32.

Ainsworth MDS. The development of infant-mother attachment. Review of Child Devel Res. Chicago: Betyem, Caldwell, Henry N, University of Chicago; 1973, v. 3.

Als H, Fulkerson L. Developmental supportive care in the neonatal intensive care unit. Zero to Three. 1995; 15:1-10.

American Academy of Pediatrics (AAP). Prenatal care at the threshold of viability. In: Williams H. Counseling parents of VLBW infants. Neonatology 2008 Conference, Emory University School of Medicine. Atlanta; 2008.

American Academy of Pediatrics and American Heart Association. Neonatal Ressuscitation. 5. ed. Text Book; 2006.

Bauer K, Uhrig C, Sperling P et al. Body temperature and oxygen consumption during skin-to-skin (Kangaroo) care in stable infants weighting less than 1500 g. J Pediatrics. 1997; 130: 240-4.

Beck H. Recognizing and screening for postpartum depression in mothers of NICU infants. Adv Neonatal Care. 2003; 3:37.

Bornhorst B, Heyne T, Peter CS et al. Skin to skin (Kangaroo) care, respiratory control and thermoregulation. J Pediatr. 2001; 138-93.

Brasil. Ministério da Saúde (MS). Secretaria de Políticas de Saúde, Área Saúde da Criança. Atenção humanizada ao recém-nascido de baixo peso – método mãe canguru. Brasília: MS; 2002.

Browne J. Early relationship environment: physiology of skin-to-skin contact for parent and their preterm infant. Clin Perinatol. 2004; 31:287.

Budin P. The nursing. London: Caxton Publishing Co., 1907.

Cardoso ACA, Romiti R, Ramos JLA et al. Método mãe canguru: aspectos atuais. J Pediatria. 2006; 28(2):128-34.

Carfoot S, Williamson PR, Dickson R et al. A systematic review of randomized controlled trials evaluating the effect of mother-baby skin-to-skin care on successful breastfeeding. Mid Wifery. 2003; 19:148-55.

Charpak N, de Calume ZF, Ruiz JG et al. The Bogota declaration at the second international workshop on the method. Second International Workshop of Kangaroo Mother Care. Acta Paediatr. 2000; 89:1137.

Dare S Jr, Iamamura PEA, Figueira BD et al. Humanização e abordagem desenvolvimentalista nos cuidados ao recém-nascido de muito baixo peso. In: Costa HPF, Marba ST. O recém-nascido de muito baixo peso. Rio de Janeiro: Atheneu; 2003. p. 85-102.

DiMenna L. Considerations for implementation of a neonatal kangaroo care protocol. Neonatal Network. 2006; 25(6):405-12.

Doering LV, Dracup K, Moser D. Comparison of psychosocial adjustment of mothers and fathers of high-risk infants in the NICU. J Perinatology. 1999; 19:132.

Gates LUS et al. Family issues/professional-family partnerships. In: Kenner C, McGrath JM. Developmental care of newborns and infants. St. Louis: Mosby Publisher; 2004.

Engler A, Ludington-Hoe SM, Cusson RM et al. Kangaroo care: national survey of practice, knowledge barriers, and perceptions. MCN: Am J Matern Child Nurs. 2002; 27:146-53.

Feldman R, Edelman AI. Skin to skin contact (Kangaroo Care) accelerates autonomic and neurobehavioral maturation in preterm infants. Develop Med & Child Neurol. 2003; 45(4):274-81.

Feldman R, Eidelman AI, Sirota L et al. Comparison of skin-to-skin (kangaroo) and traditional care: Parenting outcomes and preterm infant development. Pediatrics. 2002; 110:16.

Feldman R, Weller A, Sirota L et al. Testing a family intervention hypothesis: the contribution of mother-infant skin to skin (kangaroo care) to family interaction and touch. J Fam Psychol. 2003; 17:94-107.

Fohe K, Kropf S, Avenarius S et al. Skin-to-skin contact improves gas exchange in premature infants. J Perinatol. 2000; 20:311-5.

Frank L, Bernal H, Gale G. Infant holding policies and practices in neonatal units. Neonatal Network. 2002; 21:13-20.

Gardner SL, Goldson E. The neonate and the environment: impact on development. In: Gardner SL, Carter BS, Enzman-Hines, Hernandez JA. Handbook

of neonatal intensive care. 7. ed. St Louis, MI: Mosby-Elsevier Publishing Company; 2011; 295-99.

Halamak LP. The advantages of prenatal counseling by a neonatologist. J Perinatol. 2001; 21(2):116-20.

Hurst NM, Valentine CJ, Renfro L et al. Skin-to-skin holding in the NICU influences maternal milk volume. J Perinatol. 1997; 17(3):213-17.

Imamura PEA. Humanização do atendimento neonatal. In: Rigolo LMS. Manual de Neonatologia da Sociedade de Pediatria de São Paulo. 2. ed. Rio de Janeiro: Revinter; 2000.

Jackson K, Ternestedt BM, Schollin J et al. From alienation to familiarity: experiences of mothers and fathers of term infants. J Adv Nurs. 2003; 43:120.

Johnston CC, Filion C, Nuyt A. Recorded maternal voice in preterm infants: a review. Adv Neonat Care. 2007; 7(5):258-66.

Kennel J, Trouser M, Klaus M. Evidence for sensitive period in human mother: In: Parent-infant interaction. Ciba Foundation Symposium 33 (new series). Amsterdam: Elsevier Publishing Co.; 1975.

Klaus MH, Kennel JH. Care of the parents. In: Klaus MH, Fanaroff AMB. Care of the high-risk neonate. 2. ed. Philadelphia, PA: WB Saunders Company; 1979.

Klaus MH, Kennel JH. Parent-infant bonding. 2. ed. St Louis: CV Mosby; 1982.

Klaus M, Jerauld R, Kreger N et al. Maternal Attachment: Importance of the first post-partum days. New England J Med. 1972; 286-460.

Krueger C. Exposure to maternal voice in preterm infants: A review. Adv Neonat Care. 2012; 10(1):13-20.

Levick J, Quinn M, Vennema C. NICU parent-to-parent partnership – a comprehensive approach. Neonat Netw. 2014; 33(2):66-73.

Ludington-Hoe S, Anderson G et al. Randomized controlled trial of kangaroo care cardiorespiratory and thermal effects on healthy preterm infants. Neonat Netw. 2004; 23:39.

Ludington-Hoe S, Ferreira C, Swinth J et al. Safe criteria and procedure for kangaroo care with intubated preterm infants. J Obstet Gynecol Neonat Nurs. 2003; 32:579.

Malusky SK. A concept analysis of family-centered care in the NICU. Neonat Netwk. 2005; 24(6):25-32.

McAllister M, Dionne K. Partnering with parents – establishing effective long-term relationship with parents in the NICU. Neonat Netw. 2006; 25(5):334-37.

McGrath JM. Building relationship with families in the NICU – exploring the guard alliance. J Perinat&Neonat Nurs. 2001; 15(4):74-83.

Mew A, Holditch-Davis D, Belyea M et al. Correlates of depressive symptoms in mothers of preterm infants. Neonatal Netw. 2003; 22:51.

Newman CB, McSweeney MA. Descriptive study of sibling visitation in the NICU. Neonatal Netw. 1990; 9:27.

Nyston K, Axelsson K. Mother's experience of being separate from their newborns. J Obstet Gynecol Neonat Nurs. 2002; 31:275.

Ohgi S, Fukuda M, Moriuchi H et al. Comparison of kangaroo care and standard care: behavioral organization, development and temperament in healthy low-birth-weight infants through 1 year. J Perinatol. 2002; 22:374.

Siegel R, Gardner SL, Merenstein GB. Families in crisis – theoretical and practical considerations. In: Merenstein GB, Gardner SL. Handbook of Neonatal Intensive Care, 6. ed. St. Louis, Mo: Mosby Publishers; 2006. p. 863-913.

Stanley J. Music Therapy Research in NICU. Neonatal Network. 2012; 31(5):311-6.

Tamez RN, Silva MJP. Enfermagem na UTI neonatal. Rio de Janeiro: Guanabara Koogan, 2006, p. 75.

Toma TS. Parte II. Método Mãe Canguru. In: Carvalho MR, Tamez RN. Amamentação, bases científicas. Rio de Janeiro: Guanabara Koogan, 2005.

Vandenberg K. Individualized developmental care for high-risk newborns in the NICU: a practice guideline. Early Hum Dev. 2007; DOL: 10.1016/j.earthunderdev. 2007.03.008.

Venâncio SI, Almeida H. Método mãe canguru: aplicação no Brasil, evidências científicas e impacto sobre o aleitamento materno. J Pediatr. 2004; 80(5 Suppl):S173-S80.

Williams H. Counseling parents of VLBW infants. In: Neonatology 2008 Conference, Emory University School of Medicine, Atlanta, Ga, Nov 27, 28, 2008.

Woodwell WH Jr. Perspectives on parenting in the NICU. Advances in Neonatal Care. 2002; 2(3):161-9.

Xavier CC, Jorge SM, Gonçalves AL et al. Prevalência de aleitamento materno em recém-nascido de baixo peso. Rev Saúde Pública. 1991; 25:381-7.

11

Perda Perinatal

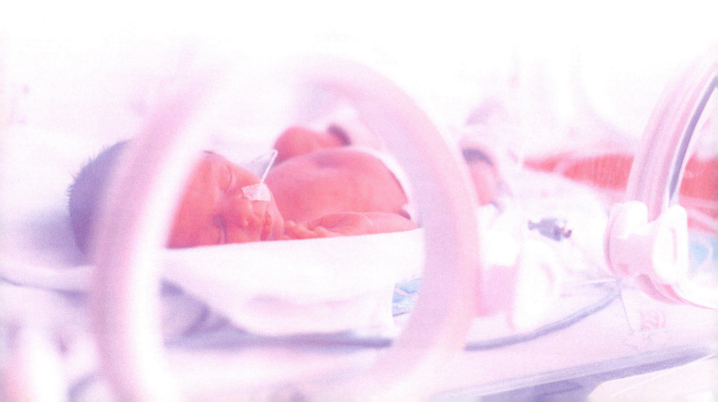

Introdução

Apesar do avanço tecnológico e da especialização dos profissionais que prestam cuidados ao recém-nascido de alto risco, em certas situações a morte do paciente pode ser inevitável, bem como a tristeza dos pais. Os profissionais da UTI neonatal podem oferecer suporte e apoio aos pais, dando-lhes força nessa etapa difícil. Não existe apenas uma maneira de passar pelo período de luto e perda, e cada família reage de maneira diferente, sendo importante que a equipe reconheça e respeite esse processo. Seja qual for o tempo de gestação, uma vez que o casal tome conhecimento da gravidez, já se inicia, na maioria dos casos, o processo de apego e começam os sonhos com o futuro do bebê.

Toda gestante espera dar à luz um bebê normal e saudável; portanto, o parto prematuro é inesperado psicológica e fisiologicamente. Quando o neonato morre, os pais perdem não só o filho, mas os sonhos de um futuro feliz com ele. É importante respeitar o direito dos pais de expressarem o que pensam e sentem e falarem sobre a dor que estão sentindo, e proporcionar espaço e tempo para que eles vivenciem esse pesar.

O sentimento de pesar é uma resposta natural do ser humano diante de uma perda. A perda de um filho é, sem dúvida, uma das mais trágicas, principalmente por ser a perda de um sonho, dos planos traçados, de um futuro brilhante etc. Desde o momento em que os pais tomam ciência da perda, inicia-se o processo de pesar ou luto, que pode durar semanas, meses ou anos. Para os pais, torna-se mais fácil se eles compreendem esse processo. Existem reações individuais influenciadas por crenças religiosas, pela cultura e pelos costumes.

Ainda não existem evidências que forneçam apoio psicológico e aconselhamento após a perda perinatal para que as morbidades psicológicas a longo prazo sejam evitadas. O que se sabe, na prática, é que oferecer um ambiente de cuidado e empatia pela situação facilita, para a mãe e os familiares, o processo de aceitação da realidade da morte. É importante formar uma identidade para o bebê enquanto ele ainda está vivo – por exemplo, falar do que o bebê gosta, dos tipos de sons aos quais se mostra sensível (principalmente a voz familiar dos pais), se gosta de música suave, de toque firme, carinho na cabecinha, entre outros aspectos.

A equipe médica deve ser clara ao dar uma visão do quadro, descrever a gravidade do quadro e explicar que todo o possível já foi feito, mas o bebê não está respondendo de acordo e a expectativa é de que ele não sobreviva. Esta notícia deverá ser dada de modo particular aos pais. Avisá-los antes que a morte ocorra ajuda-os a lidar com o sentimento de perda.

Reações diante da perda

As reações de perda incluem quatro etapas, descritas a seguir.

Golpe e aturdimento

Essa fase é temporária. Os pais podem se sentir tão desorientados que reagem como se nada tivesse ocorrido. Nessa etapa, é difícil tomar decisões e até mesmo seguir a rotina normal de atividades. Muitos pais nessa fase sentem necessidade de tocar, olhar e segurar o bebê, manter junto a si lembranças, como fotos e outros objetos de recordação. Alguns pais consideram que essas lembranças não são necessárias no momento, mas, no futuro, as procuram como fontes de alívio da dor.

Busca por respostas

Em geral, essa etapa se segue ao golpe inicial. Pode haver rancor pela perda do filho e surgirem muitas perguntas, como: por que aconteceu tudo isso ao meu bebê? Como isso sucedeu? A raiva e o desejo de culpar as pessoas pelo ocorrido podem refletir-se no trato com as pessoas que cuidaram do filho, com os familiares, e até mesmo com Deus. Muitos pais culpam a si mesmos. Essa etapa de busca pode durar até 4 meses após a perda.

Confusão e desorientação

Aceitar a perda é muito doloroso, e, como consequência, os pais podem até se esquecer de satisfazer suas necessidades básicas, como comer e dormir. Nessa etapa é muito importante que os pais procurem compartilhar seus sentimentos e sua dor com quem os rodeia, procurar grupos de apoio na comunidade ou filiações religiosas.

Resolução e reorganização

Nessa etapa final, os pais sentem que retornam ao nível de energia e controle que tinham antes da perda, recuperando a capacidade de tomar decisões. O processo se dá de maneira mais acelerada naqueles que aceitam e expressam sua dor; reprimir os sentimentos retarda o processo de resolução.

Os sintomas do luto podem ser fisiológicos e psicológicos:

- Sintomas fisiológicos: alterações gastrintestinais como anorexia, perda de peso, náuseas, vômitos, dor abdominal ou sensação de vazio, diarreia ou constipação intestinal. Também se observam sintomas respiratórios e cardiovasculares, como dispneia, hiperventilação, tosse, palpitações, sensação de peso no peito. No sistema neuromuscular podem ser experimentados cefaleia, vertigens, desmaios e fraqueza muscular
- Sintomas psicológicos ou de comportamento: sentimento de culpa, tristeza, raiva, hostilidade, vergonha, solidão, pesadelos, insônia, isolamento, esquecimento, entre outros.

Papel da equipe da UTI neonatal

A perda de um filho é muito difícil para os pais porque, quando o bebê nasce, eles já planejaram a vida dele, seu futuro etc. Com a morte, no entanto, o futuro que imaginavam para ele se perde. Perde-se um sonho.

Para ajudar no processo de ajustamento da perda, devem-se oferecer aos pais opções para que passem por esse processo. É importante permitir que eles expressem se gostariam, ou não, de ver e tocar o recém-nascido. A UTI neonatal deve dispor de um quarto privado para o qual o bebê possa ser levado para estar com a família até que chegue o momento da morte. De preferência, sempre deverá estar presente um psicólogo, um enfermeiro assistencial do paciente e o médico. Deve-se oferecer o bebê para que os pais o segurem pelo tempo que quiserem, explicar a eles como é o processo da morte e a retirada do suporte, informando que será fornecida medicação para aliviar possível desconforto. O médico responsável pelo caso deve explicar que foram utilizados todos os tratamentos possíveis, mas, infelizmente, o bebê não reagiu como se esperava. Após a morte, é importante permitir que o corpo do bebê fique com os familiares o tempo que desejarem, sem limitações, e respeitar a maneira cultural e religiosa como eles lidam com a morte e a perda. Deve-se oferecer apoio caso a família queira a presença de algum líder religioso específico.

Deve-se fornecer aos pais recordações que testemunhem a existência do bebê (p. ex., fotografias, mantinhas). É importante ser cauteloso nas palavras dirigidas a quem acaba de sofrer tal perda; muitas vezes, no intuito de ajudar, certas frases podem causar mais tristeza e pesar. Limbo e Wheeler (1998), após entrevistarem alguns pais que perderam seu bebê, selecionaram algumas frases que ajudam e outras que atrapalham o enfrentamento do processo de pesar e perda, causando ressentimento e impedindo a expressão do pesar, importante para que os pais se recuperem psicologicamente:

- O que dizer: "Sinto muito"; "O que posso fazer por você neste momento?"; "Estou aqui com você e quero escutá-lo"; "Tudo isso deve ser bem difícil para vocês"
- O que não dizer: "Você é jovem e poderá ter outros filhos". (Os pais têm de passar pelo luto desse bebê antes de terem outro; é importante lembrar que um bebê não substitui outro); "Você agora tem um anjinho no céu". (Os pais não querem um anjinho no céu, mas sim o seu bebê vivo); "Isso aconteceu para o melhor"; "Foi melhor acontecer agora do que mais tarde, quando você estivesse mais apegada ao bebê"; "Talvez houvesse algo anormal com o bebê, algum defeito... Foi melhor assim"; "Não fique triste, não chore".

As intervenções na assistência da perda perinatal devem enfocar o atendimento individualizado da família, guiando-a para que esta passe pelas etapas de perda e luto de maneira que seus sentimentos não sejam reprimidos, devendo-se respeitar a liberdade dos pais para tomarem suas próprias decisões (ver boxe Intervenções de enfermagem 11.1).

O formulário de luto inclui informações sobre o neonato, os pais, os cuidados prestados e os encaminhamentos realizados. Esse documento deve ser mantido para contatos posteriores. Alguns dias após o funeral, um dos componentes da equipe deve telefonar para as famílias que perderam bebês, procurando avaliar como estão passando pelo processo de perda e oferecer-lhes apoio e suporte.

Intervenções de enfermagem 11.1

Perda perinatal

- Deve-se mostrar preocupação genuína e oferecer apoio; lembre-se de que você não poderá anular a dor pela qual os pais estão passando, mas poderá aliviá-la
- A presença de um capelão para oferecer apoio espiritual, se a família assim desejar, deve ser solicitada
- Não se deve permitir que experiências vivenciais ou crenças próprias venham a interferir no processo de ajuda a essa família
- Os pais devem ser estimulados a colocar nome no filho, se ainda não o fizeram, mesmo que esse tenha vivido por algumas horas ou dias. Ao falar com os pais, procure referir-se ao filho pelo nome
- Deve-se perguntar se os pais querem ver, tocar e segurar o corpo do filho. Prepará-los previamente quanto ao aspecto do recém-nascido após a morte
- O corpo do recém-nascido deve ser preparado, vestido e envolto em uma manta ou coberta, antes que os pais cheguem. Deve-se ter disponíveis essas roupas em diversos tamanhos e cores para serem utilizadas no preparo do corpo antes de entregá-lo aos pais

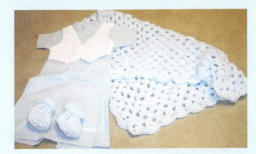

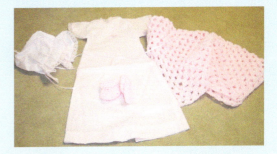

Intervenções de enfermagem 11.1 (continuação)

▸ Manuseio do recém-nascido com cuidado e respeito

▸ Uma caixa com lembranças do neonato deve ser entregue aos pais para que possam manter como recordação: fotos, cartão com os dados de peso, mecha de cabelo, pulseira de identificação, impressões plantares, coberta usada pelo paciente e qualquer outro objeto significativo para os pais

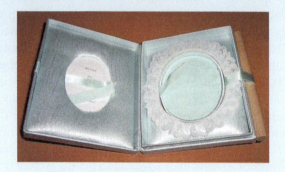
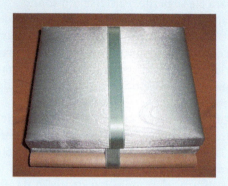

▸ Se os pais não quiserem levar essas lembranças do filho no momento da perda, elas deverão ser guardadas. Muitas vezes, após semanas, meses e mesmo anos, alguns pais voltam e procuram por essas lembranças do filho que perderam

▸ Deve-se providenciar um quarto ou uma sala vaga na qual os pais e familiares possam reunir-se e estar em contato com o filho e, em privacidade, segurá-lo e despedir-se dele

▸ É importante permitir que os pais observem as práticas culturais e religiosas nessas circunstâncias

▸ Se possível, deve-se acompanhar o funeral; essa atitude demonstra apoio e suporte, revelando também que o bebê era único e especial

▸ Deve-se fornecer informação sobre grupos de apoio e literatura disponível sobre o processo de luto, pesar e perda

▸ Se a mãe já estiver em processo de lactação, orientá-la sobre como suprimir a lactação

Bibliografia

Abe N, Catlin A, Mihara D. End of life in the NICU: a study of ventilator withdrawal. MCN Am J Maternal Child Care. 2001; 28:141-6.

American Academy of Pediatrics (AAP). The pediatrician and childhood bereavement. Pediatrics. 2002; 105-443 (January 2004).

Burkes N. Saying good-bye. Neonatal Netw. 2004; 23:75.

Egan K, Arnold R. Grief and bereavement. Am J Nurs. 2003; 103:42.

Laprise S, Morgan M. Brazos vazíos y corazones heridos. Loma Linda, CA: Loma Linda University Medical Center; 1987.

Lawson LV. Culturally sensitive support for grieving parents. MCN Am J Maternal Child Nurs. 1990:15:76-9.

Limbo RK, Wheeler SR. When a baby dies: a handbook for healing and helping. 2. ed. La Crosse, WI: RTS Bereavement Services; 1998.

Merenstein G, Gardner S, Houser MM. Grief and perinatal lost. In: Merenstein GB, Gardner SL. Handbook of neonatal intensive care. 6. ed. St. Louis: C.V. Mosby; 2006; 914-52.

Moore D, Catlin A. Lactation suppression, forgotten aspect of care for the mother of a dying child. Pediatr Nurs. 2003; 29:383.

Stringer M, Shaw VD, Savani RC. Comfort care of neonates at the end of life. Neonatal Netw. 2004; 23:41-6.

van Aerde J. Guidelines for health care professionals supporting families experiencing a perinatal loss. Paediatr Child Health. 2001; 6(7):469-77.

Workman E. Guiding parents though the death of their infant. Obstet Gynecol Neonatal Nurs. 2001; 30:569.

12

Impacto do Ambiente e Cuidado na UTI Neonatal no Neurodesenvolvimento

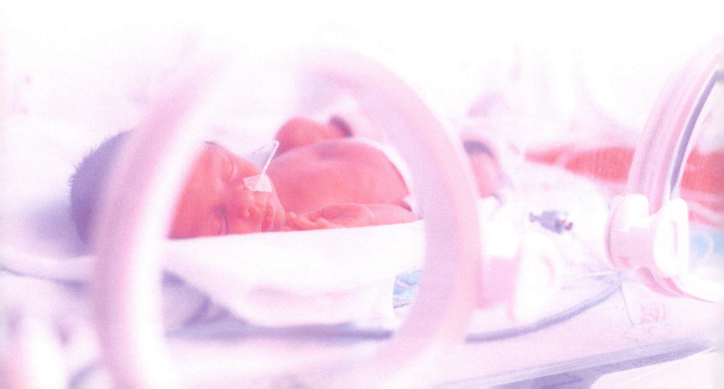

Introdução

Os avanços tecnológicos em neonatologia têm contribuí-do para diminuição da mortalidade infantil, especialmente entre recém-nascidos extremamente prematuros. Há algumas décadas, acreditava-se que o neonato não tinha ciência do seu ambiente e seria incapaz de participar em uma interação significativa, incapaz de ouvir, ver, distinguir odores ou sentir sabor. Nos últimos 10 a 20 anos, as pesquisas mostraram que os recém-nascidos a termo são capazes, sim, de perceber seu ambiente e interagir com ele por meio de comportamentos específicos, como corrobora Brazelton (1979). O ambiente da unidade de terapia intensiva (UTI) neonatal, no entanto, proporciona aos neonatos, nascidos a termo ou prematuros, um espaço bem diferente daquele do mundo intrauterino.

O útero materno é ideal para o crescimento e o desenvolvimento, permitindo ao feto repouso e sono profundo, que contribuem para o crescimento do cérebro. Em contraposição, o ambiente da UTI neonatal tem iluminação intensa e contínua, além de ser barulhento. Os procedimentos e as diversas atividades rotineiras na UTI provocam interrupção frequente dos períodos de sono e repouso, prejudicando o desenvolvimento neuromotor dos prematuros. Durante a vida intrauterina, o feto permanece em sono profundo cerca de 80% do tempo, o que promove crescimento e maturação do cérebro.

O enfoque do cuidado do neonato na UTI neonatal foi direcionado, por muitos anos, para intervenções que promovessem apenas a estabilização fisiológica do paciente, e ao longo do tempo observou-se o aparecimento de novas tecnologias com potencial de aumentar a sobrevida, de maneira que cada vez mais prematuros extremos, com menos de 24 semanas de gestação, sobrevivem ao ambiente extrauterino.

As sequelas associadas à prematuridade envolvem tanto o desenvolvimento físico como o desenvolvimento psicossocial e emocional dos prematuros (Quadro 12.1).

Com o avanço tecnológico e o maior conhecimento sobre a fisiologia e o desenvolvimento neurológico do neonato pré-termo, as taxas de sobrevida têm aumentado, mas os prematuros com menos de 30 semanas de gestação ainda apresentam maior taxa de mortalidade e morbidade. O cuidado que visa proteger e promover o

Quadro 12.1 Sequelas associadas à prematuridade.

Sequelas físicas	Sequelas psicossociais e emocionais
Respiratórias	**Cognitiva**
▸ Doença crônica pulmonar ou displasia broncopulmonar	▸ Deficiência cognitiva com diminuição dos coeficientes de inteligência e comportamental
▸ Propensão a infecções respiratórias	▸ Déficit de atenção
▸ Complicações decorrentes de intubação prolongada	
▸ Síndrome de morte súbita infantil	
Cardiovasculares	**Transtornos de aprendizado**
▸ Hipertensão arterial	▸ Falta de coordenação visual e/ou auditiva
▸ Hipertrofia do ventrículo direito	▸ Deficiência em coordenar, planejar e organizar
▸ Insuficiência cardíaca congestiva	▸ Atraso no início da fala
Gastrintestinais	**Emocionais e sociais**
▸ Refluxo gastresofágico	▸ Autoestima baixa
▸ Síndrome do intestino curto devido a enterocolite necrosante	▸ Falta de confiança em si próprio ou nos outros
▸ Crescimento insuficiente devido à dificuldade de se alimentar, seja por aversão oral adquirida por intubação prolongada ou por incapacidade de ingerir a quantidade de nutrientes necessária para promover o crescimento	▸ Muito dependente
	▸ Tendência a depressão e ansiedade
	▸ Aumento da irritabilidade
	▸ Falta de consciência social: comportamentos violentos ou agressivos contra si mesmo e/ou contra os outros
	▸ Falta de remorso ou senso de culpa
Deficiências neurossensoriais	**Deficiências no comportamento**
▸ Problemas visuais: deficiência visual, cegueira parcial ou completa, estrabismo, astigmatismo, miopia	▸ Dificuldade de se acalmar
▸ Dificuldades ou perdas auditivas	▸ Hiperatividade
	▸ Dificuldade de se adaptar a novas situações
	▸ Déficit de atenção
	▸ Alienação: autismo
Atrasos no desenvolvimento	**Impacto na família**
▸ Comprometimento neurológico: convulsões, paralisia cerebral	▸ Estresse financeiro
▸ Deformidades relacionadas com posicionamento incorreto e/ou permanência prolongada na mesma posição durante a estadia na UTI neonatal	▸ Estresse familiar, conjugal e individual
	▸ Envelhecimento precoce e aparecimento de problemas físicos associados a idade avançada

Fonte: adaptado de Gardner e Goldson, 2006.

desenvolvimento neuromotor, bem como o desenvolvimento psicomotor, não deve mais ser opcional, mas sim fazer parte do padrão de cuidado de cada UTI neonatal.

De acordo com dados de novembro de 2015 da Organização Mundial da Saúde (OMS), anualmente nascem cerca de 15 milhões de bebês prematuros, ou seja, 1 em cada 10 bebês.

Nos EUA, mais de 300 mil neonatos nascem com peso < 2.500 g, aproximadamente 7,5% de todos os nascidos vivos; 60 mil desses são de baixo peso (< 1.500 g) e mais de 80 mil nascem com ≤ 30 semanas de gestação, sendo de 10% a taxa de mortalidade. A taxa de mortalidade e morbidade aumenta quanto menor for a idade gestacional.

No Brasil, as estatísticas fornecidas pelo Ministério da Saúde revelam que:

» Dos pré-termos nascidos vivos, 6 a 9% pesam < 2.500 g
» O total de pré-termos nascidos com 37 semanas de gestação é de 62,37%.

De acordo com dados da OMS, no Brasil nascem por ano cerca de 279.300 prematuros.

Dados fornecidos por Leona et al. (2002) indicam que, entre 1998 e 1999, a taxa de mortalidade neonatal precoce de prematuros com peso de 1.500 g e idade gestacional de 30 ou mais semanas foi de aproximadamente 15,3%, enquanto a taxa de mortalidade neonatal tardia foi de 6%. Em estudo desenvolvido pela Maternidade do Hospital das Clínicas de São Paulo entre 1996 e 2000, observou-se melhora na taxa de mortalidade na faixa de peso entre 1.000 g e 1.500 g, que ficou entre 10 e 20%. Em 2000, a taxa de mortalidade neonatal de prematuros extremos com peso entre 500 e 1.000 g ainda estava entre 50 e 75%.

De acordo com a OMS, aproximadamente 1 milhão de crianças morre a cada ano devido a complicações da prematuridade, e as que sobrevivem enfrentam uma vida com incapacidades. Portanto, medidas de prevenção de partos prematuros devem ser prioridade de todos os governos.

Desenvolvimento fetal

Quando o parto sobrevém prematuramente, o desenvolvimento do cérebro do feto deixa de ocorrer no ambiente intrauterino para se dar no ambiente estressante da UTI neonatal. Dependendo da idade gestacional ao nascer, o cérebro do prematuro ainda está passando por etapas importantes de desenvolvimento e organização.

O ambiente intrauterino é condutor crucial de sensações positivas para o desenvolvimento normal do cérebro fetal. Dentro do útero o feto recebe proteção contra o ambiente aversivo externo. Além desse fator, o ambiente intrauterino também promove, segundo Lickliter (2011), estímulos tátil, vestibular, químico, hormonal, auditivo e visual. O parto prematuro compromete o desenvolvimento normal do cérebro e interrompe a evolução de eventos importantes. Podemos então dizer que o cuidado na UTI neonatal significa *cuidar do cérebro em desenvolvimento*. Por esta razão, é fundamental conhecer as etapas do desenvolvimento do cérebro fetal e de sua plasticidade, para que possam ser minimizados os efeitos adversos do ambiente da UTI neonatal no crescimento do cérebro. Como mencionamos anteriormente, o cuidado do prematuro na UTI neonatal resume-se a cuidar do cérebro em desenvolvimento, promovendo, durante os cuidados e as interações com o paciente, a estabilidade fisiológica, motora e comportamental.

O desenvolvimento do cérebro fetal passa por várias etapas. Entre elas, destacam-se a neurulação, a segmentação, a proliferação glial, a migração, a organização e a mielinização (Quadro 12.2).

O ambiente intrauterino, que se caracteriza por ter luminosidade limitada e os ruídos externos filtrados, favorece o ciclo normal de sono sem interrupções contínuas. A parede do útero funciona como barreira que provê segurança, permitindo que o feto mantenha flexão e contenção seguras, mas desempenhe movimentos espontâneos. Os movimentos da gestante e do feto promovem estímulo vestibular e tátil. Os ciclos hormonais maternos promovem estimulação rítmica e cíclica para o feto. A nutrição é balanceada, fornecida através do líquido amniótico. O *input* auditivo vem da voz, do fluxo sanguíneo e dos movimentos intestinais da gestante. Os sons extrauterinos são filtrados pelo líquido amniótico e pela parede abdominal materna; ocorre estimulação contínua das sinapses e conexões neurais.

Quando o prematuro nasce, seu cérebro e seu sistema sensorial ainda estão se desenvolvendo. Experiências precoces com o ambiente externo podem alterar as respostas neuroendócrinas ao estresse, a organização e as funções do cérebro. Já as experiências precoces positivas promovem melhor organização das funções cerebrais e autocontrole diante dos estressores do ambiente.

Quadro 12.2 Etapas do desenvolvimento do cérebro fetal.

Neurulação	3 a 4 semanas	–
Segmentação	2 a 3 meses	–
Proliferação dos neurônios	3 a 4 meses	Ocorre principalmente no cerebelo
Proliferação glial	5 meses	Ocorre o crescimento do cérebro
Migração neural para o sistema nervoso central	3 a 5 meses	Entre a 20ª e a 24ª semana de gestação já há todos os neurônios
Organização	5 meses a anos	–
Mielinização	Inicia-se por volta da 20ª semana de gestação até a vida adulta	–

Fonte: adaptado de Wiznitzer, 2007.

De acordo com Rees (2011), os neonatos prematuros estão expostos a flutuações na temperatura, no toque vestibular e gustatório, no olfato, além de barulho, luminosidade, oscilações nos níveis de oxigênio e nutrientes – todos, fatores diferentes daqueles do ambiente intrauterino. Essas alterações podem constituir um *input* negativo e alterar permanentemente o desenvolvimento normal do cérebro.

A plasticidade neural está presente no feto e permite que o cérebro integre e organize informações, iniciando uma produção intensa de conexões dos neurônios e nervos. A plasticidade neural também é influenciada pela atividade dos neurônios e pela ativação das sinapses; se as células pré- e pós-sinápticas são ativadas concorrentemente, as sinapses são estabilizadas; caso contrário, se perdem. O desenvolvimento neural é influenciado pelo *input* sensorial; o cérebro fortifica e retém as conexões utilizadas repetidamente, eliminando as não utilizadas. Dessa maneira, o uso impróprio do *input* sensorial pode afetar o desenvolvimento do cérebro. A falta e o excesso de *input* podem comprometer o cérebro e causar dano permanente.

É necessário levar em conta os prematuros tardios de 34 a 37 semanas de gestação. O cérebro desses bebês ainda está em crescimento. Em torno da 34ª semana de gestação, somente 65% do cérebro estão completos, em comparação ao cérebro dos neonatos a termo. Estudos recentes encontraram alterações significativas no cérebro de prematuros tardios (McGowan et al., 2011; Walsh et al., 2014). Com relação ao peso do cérebro, no prematuro de 34 semanas corresponde a 65% do volume do cérebro do RN a termo. Os prematuros tardios correm risco significativo de desenvolver hemorragia intraventricular cerebral, leucomalacia periventricular, falência respiratória hipóxica, hipoglicemia, hiperbilirrubinemia, infecções e malformações congênitas.

Nos prematuros extremos, a suscetibilidade a hemorragia intraventricular é maior; quanto mais prematuro, maiores as chances de desenvolver hemorragia peri- e intraventricular. Isto se deve ao fato de que na vida fetal a região da matriz germinal, que reveste os ventrículos, provê um suprimento sanguíneo significativo para propiciar o desenvolvimento do córtex cerebral durante a proliferação celular. O processo de maturação ocorre gradualmente após 18 a 20 semanas de gestação e é completo por volta de 35 a 36 semanas. O local mais suscetível de ocorrência de hemorragia intraventricular é a região subependimal, que corresponde às áreas laterais dos ventrículos. Cerca de 25% das hemorragias intraventriculares ocorrem nas primeiras 12 horas, 50% ocorrem nas primeiras 24 horas e 90% ocorrem nas primeiras 72 horas de vida.

A hemorragia cerebral periventricular e a intraventricular associam-se a mecanismos provocados por:

- Eventos que precedem hipoxemia-isquemia
- Hipertensão intracraniana com comprometimento da perfusão cerebral

- Destruição da matéria branca periventricular
- Destruição dos precursores da matriz germinal
- Isquemia do cérebro focal, secundária a vasospasmo e hidrocefalia pós-hemorrágica.

O desenvolvimento do sistema sensorial ocorre em uma sequência específica na vida intrauterina, constituída por estímulos táteis cinestéticos ou proprioceptivos, e vestibulares, como olfato, paladar e visão (Quadro 12.3).

Na UTI neonatal o prematuro fica exposto a estímulos sensoriais auditivos e visuais ao mesmo tempo, sem obedecer à ordem de seu desenvolvimento, o que pode interferir em seu desenvolvimento percentual e comportamental. De acordo com Boekelheid et al. (2012), a

Quadro 12.3 Capacidades sensoriais.

Toque/cinestético	▸ Método de comunicação mais comum, desenvolve-se por volta de 7 ½ semanas de gestação. Áreas mais sensíveis ao toque: face, contorno dos lábios, mãos e pés
Audição	▸ Inicia-se no feto entre a 20ª e a 24ª semana de gestação. Frequências baixas podem ser percebidas também a partir da 24ª semana. A partir da 28ª semana de gestação, reage a sons de média a alta intensidade (sussurro e conversação normal – 30 a 50 decibéis). Entre a 32ª e a 34ª semana, ocorre maturação rápida da cóclea e do nervo auditivo
	▸ > 34 semanas: aumenta a velocidade de condução do som, a capacidade de localizar e discriminar sons (30 decibéis)
Visão	▸ Começa a se desenvolver, em média, 22 dias após a concepção. Pálpebras fundem-se por volta da 10ª semana de idade gestacional até cerca de 24 semanas de gestação
	▸ Na 25ª semana de gestação, inicia-se a mielinização do nervo óptico. Desenvolvimento da córnea: até a 27ª semana, o neonato tem visão nublada; entre a 24ª e a 28ª semana não há resposta pupilar; vascularização da retina inicia-se por volta da 25ª semana de gestação; reflexo de piscar presente a partir da 28ª semana; a partir da 30ª semana de gestação, já responde a luminosidade e objetos, e ocorre resposta pupilar
	▸ Entre a 34ª e a 36ª semana de gestação: pupilas completas, orientação espontânea à luz; o neonato começa a seguir objetos com o olhar, presta mais atenção a formas, objetos e faces; vê objetos a uma distância mínima de 26 a 30 cm. Desenvolvimento completo ocorre nos 6 meses a 1 ano de vida seguintes
	▸ Neonatos veem um objeto a 20 a 25,5 cm de distância
Olfato e gustação	▸ Deglutição ocorre a partir da 12ª semana de gestação. Percepção do sabor ocorre na 30ª semana de gestação
Capacidade de se comunicar	▸ Após o parto: choro
	▸ Sorriso: neonato a termo sorri espontaneamente ao nascer ou em resposta ao rosto humano 4 a 12 semanas após o parto
	▸ No prematuro, a capacidade de sorrir após o parto se inicia antes de 40 semanas

Fonte: adaptado de Gardner e Goldson, 2006.

exposição ao ambiente da UTI neonatal no período crítico de desenvolvimento do cérebro prediz como o prematuro irá se desenvolver no futuro.

Os insultos perinatais que ocorrem com maior frequência nos neonatos prematuros na UTI neonatal, e que contribuem para deficiência no desenvolvimento e na organização do cérebro, incluem hipoxemia, acidose, infecções e má nutrição.

Tendo em mente os fatores contribuintes, os cuidados a serem prestados podem ser planejados por toda a equipe cuidadora, com os objetivos de apoiar, estabilizar e promover um ótimo crescimento do cérebro.

Os prematuros também têm capacidade limitada de adaptar-se à vida extrauterina. O estresse provocado pelo ambiente e pelos procedimentos contribui para que o prematuro apresente instabilidades fisiológicas (p. ex., apneia, bradicardia, diminuição da P_{O_2} e aumento das demandas calóricas), que dificultam o ganho de peso. Essas instabilidades, além de comprometerem o desenvolvimento neurológico, interrompem o crescimento e o desenvolvimento. Segundo Bernbaum e Willamon (1986), o atraso no desenvolvimento neuromotor dos prematuros varia, sendo que a incidência de moderado a grave ocorre em 30% dos prematuros nascidos com menos de 1.250 g, e, nos nascidos com menos de 800 g, de 50%. De acordo com Als (1982) e Vandenberg (1997), há um percentual significativo de prematuros que, no futuro, apresentarão déficit de atenção e hiperatividade, transtornos de ansiedade e transtornos emocionais. Alguns prematuros apresentam comportamento similar ao dos autistas.

Avaliação de maturidade e estabilidade das funções cerebrais

Brazelton e Nugent (1995) desenvolveram um instrumento para avaliação da capacidade de o prematuro organizar os estados e ajustamento a estímulos externos; regulação das atividades motoras em relação a aumento de estímulos sensoriais; resposta aos testes de reflexo, alerta e orientação para estímulos auditivos e visuais; interação com o cuidador; e o mecanismo de consolar-se por si mesmo.

Em resposta à necessidade de um instrumento para avaliação do comportamento do prematuro, Als (1982) desenvolveu o *Assessment of Preterm Infant Behavior*

(APIB), fundamentado na teoria sincronoativa do desenvolvimento da organização do comportamento. O APIB refere-se à maturidade dos cinco subsistemas, e permite-nos determinar a tolerância do prematuro por ocasião do manuseio e a maturidade de cada sistema, possibilitando a elaboração de um plano de cuidado específico para cada prematuro de acordo com seu grau de desenvolvimento. Os subsistemas interagem entre si, promovendo um equilíbrio entre eles.

A interação com o paciente realizada pelos cuidadores na UTI neonatal deve concentrar-se na observação das respostas do prematuro em cada um dos seus subsistemas e na adequação ou modulação da assistência ou do estímulo a ser realizado, favorecendo o desenvolvimento neuropsicomotor com um gasto energético mínimo (Quadro 12.4).

O comportamento dos neonatos está vinculado à linha de funcionamento do sistema autônomo, do sistema motor e dos sistemas dos estados. Se o estímulo for apropriado para o neonato em determinado momento de interação – ou seja, no tempo certo e com nível de complexidade e intensidade relacionado com a capacidade do neonato de reagir – o prematuro mostrará sinais de calma e interação. Caso o estímulo seja muito complexo, intenso ou em tempo inapropriado, o prematuro tentará evitar a aproximação e mostrará sinais de estresse. Os cuidadores são reguladores e apoiadores do neonato, e comportamentos que indiquem estresse devem ser tratados, assim como devem ser evitados os estímulos desencadeadores dessa alteração comportamental.

Considera-se o neonato organizado quando já consegue interagir com o ambiente e tolerar a intervenção sem alterar suas funções fisiológicas e comportamentais. Um problema ainda observado na avaliação do prematuro extremo é a dificuldade de se determinarem alterações de comportamento, devido à falta de energia e ao tônus muscular que os prematuros apresentam para poderem expressar mudanças no comportamento. A equipe que presta cuidado a esse paciente terá de contar também com a observação das alterações fisiológicas como subsídio à avaliação do prematuro.

Para que o cuidado individualizado seja mais efetivo, o cuidador precisa estar atento a comportamentos autorreguladores ou de organização e a comportamentos de estresse, promovendo, assim, uma adequação

Quadro 12.4 Sistemas e subsistemas funcionais.

Autônomo	Motor	Estado comportamental	Atenção e interação social	Regulador
Funções vitais: respiração, ritmo cardíaco, coloração e aspecto da pele, sinais viscerais, como soluço, salivação, movimentos intestinais peristálticos e regurgitação	Tônus muscular, postura, movimentos voluntários e involuntários	Estado do sono: profundo, leve, sonolência, alerta inativo, alerta com atividade e choro	Capacidade de permanecer em estado de alerta, podendo fixar-se em objetos ou no rosto do cuidador	Táticas utilizadas pelo neonato para manter ou retornar a uma interação equilibrada dos subsistemas

individualizada dos estímulos e das intervenções a serem realizados. A partir da avaliação fisiológica e comportamental do neonato, poderemos utilizar suas respostas para modular as intervenções e facilitar a transição ou a homeostase com menos gasto energético, contribuindo para um desenvolvimento equilibrado. Para melhor avaliação, é necessário observar o comportamento do neonato organizado em contraposição ao desorganizado ou estressado (Quadro 12.5).

Cuidado neuroprotetor

O cuidado neuroprotetor e desenvolvimental tem por objetivo reduzir o estresse, prevenir a agitação, preservar energia, promover o crescimento e a recuperação, facilitar as capacidades de autorregulação e, com essas intervenções, diminuir as taxas de mortalidade e morbidade neonatal, principalmente de prematuros. Para Young et al. (2016), o cuidado neuroprotetor melhora a taxa de sobrevivência e o desenvolvimento neurológico nos prematuros extremos, nascidos perto do limite de viabilidade (p. ex., com 24 e 23 semanas de gestação).

Em um estudo de Als, Lawton et al. (1994) foram analisados os efeitos dos cuidados que focalizam o desenvolvimento neuromotor dos recém-nascidos de alto risco e prematuros. Nos pacientes do grupo experimental, em

que foram aplicados os cuidados com foco no desenvolvimento neuromotor, os pacientes passaram menos tempo intubados, houve menor necessidade de O_2, maior capacidade de iniciar precocemente sucção e alimentação por mamadeira e diminuição da incidência de hemorragias cranianas intraventriculares, e o tempo de hospitalização foi mais curto. O custo hospitalar foi bem menor no grupo experimental, com uma economia de quase 90 mil dólares por paciente. Em outro estudo, realizado por Fleisher et al. (1995), os resultados foram similares aos do estudo anterior, com uma economia do custo hospitalar de 150 mil dólares por paciente. No entanto, o impacto dos sangramentos cerebrais nos prematuros ainda é elevado, e interferem no neurodesenvolvimento, levando a várias incapacidades no futuro. Tal fato não afeta apenas os prematuros extremos (com 23 a 26 semanas de gestação), mas também os prematuros tardios, nascidos com 32 a 34 semanas de gestação (Howe et al., 2016). Entretanto, vale ressaltar que o custo hospitalar não deve ser o único motivador para a adoção do cuidado com foco neuroprotetor e desenvolvimental (Quadro 12.6).

Nos EUA, país em que atualmente a maioria das UTIs neonatais aplica o cuidado individualizado que apoia o desenvolvimento neuropsicomotor do prematuro, as estatísticas têm comprovado redução da mortalidade e da morbidade de prematuros extremos (Quadro 12.7).

Quadro 12.5 Comportamentos autorreguladores *versus* comportamentos de estresse.

Organização	Desorganização ou estresse
Sistema autônomo (alterações fisiológicas)	
▸ Cardiorrespiratório: frequência cardíaca e respiratória e pressão arterial estáveis e regulares, oxigenação dentro dos parâmetros normais	▸ Cardiorrespiratório: aumento ou diminuição da frequência cardíaca ou respiratória, irregularidade, pressão arterial instável, oxigenação alterada (diminuição da saturação), bocejos, soluços, tosse, espirros
▸ Coloração da pele: rosada, estável	▸ Coloração da pele: cianose, palidez, mosqueado, pletora, cianose perioral
▸ Gastrintestinal: tolerando a alimentação	▸ Gastrintestinal: distensão abdominal, intolerância alimentar, vômitos, engasgo, movimentos peristálticos (evacuações), soluços
	▸ Tosse, espirro, bocejo, tremores
Sistema motor	
▸ Boa postura	▸ Flacidez das extremidades, da face, do corpo
▸ Tônus bem regulado	▸ Hipertonicidade motora das pernas e dos braços
▸ Movimentos suaves sincronizados	▸ Abertura das mãos com espaçamento dos dedos
▸ Sinais de autorregulação: segurando o dedo, movendo a mão em direção à boca, agarrando, sugando o dedo ou procurando algo para sugar, segurando as mãos, colocando-se em posição fetal, confortável	▸ Arqueamento do tronco
	▸ Extensão da língua
	▸ Franzimento da testa
	▸ Ações protetivas como mão na face, mãos fechadas
	▸ Hiperflexão do tronco e extremidades
Estados	
▸ Estado de sono tranquilo	▸ Sono difuso, leve
▸ Boa atitude de se autoconsolar e acalmar-se	▸ Estado acordado, resmungos
▸ Olhar focalizado, alerta, rosto relaxado, sorriso	▸ Olhar vago
	▸ Choro, irritado
	▸ Estado de alerta com face de pânico ou preocupação
	▸ Oscilações rápidas nos estados
	▸ Irritação ao acordar

Fonte: adaptado de Als, 1998.

Quadro 12.6 Benefícios do cuidado desenvolvimental para o neonato de alto risco.

Fisiológicos	Desenvolvimento	Custos
Diminuição: ▸ Número de dias no ventilador ou CPAP (pressão positiva contínua das vias respiratórias) ▸ Suplemento de oxigênio ▸ Episódios de apneia ▸ Necessidade de sedação e analgesia ▸ Dias de nutrição parenteral ▸ Hemorragia cerebral intraventricular ▸ Displasia broncopulmonar	Melhora: ▸ Organização do comportamento autonômico e motor, modulação da atenção e das capacidades de autorregulação ▸ Qualidade na interação dos pais com o neonato ▸ Função cognitiva e QI ▸ Desenvolvimento da capacidade de sugar e alimentação oral ▸ Problemas de comportamento e déficit de atenção ▸ Capacidade da mãe para identificar e responder às mudanças de comportamento do neonato	▸ Diminuição do período de internação ▸ Alta hospitalar precoce ▸ Redução dos custos hospitalares ▸ Diminuição dos custos a longo prazo após a alta hospitalar

Fonte: adaptado de Gardner e Goldson, 2006.

Apesar de, nos últimos anos, ter havido uma mudança na prestação de cuidados na UTI neonatal, do cuidado convencional para o cuidado desenvolvimental, ainda se observa na população neonatal significativa morbidade relacionada com o impacto do ambiente e com os cuidados prestados na UTI. Entre esses problemas, segundo pesquisadores, destacam-se nos neonatos prematuros: desorganização comportamental, déficit de atenção, hiperirritabilidade, problemas de linguagem e cognitivos, disfunção no aprendizado escolar (Quadros 12.8 a 12.10).

Aspectos da implementação do cuidado neuroprotetor e desenvolvimental

Fazendo uma retrospectiva dos 25 anos decorridos desde a instauração do Programa de Avaliação e Cuidados Individualizados para o Desenvolvimento do Neonato

(NIDCAP), Dra. Als questionou por que esse sistema bem conceituado e baseado em evidências não havia sido implementado universalmente e aceito como padrão de cuidado neonatal. Mesmo nos EUA, onde teve início o sistema de cuidado desenvolvimental e há, atualmente, grande número de profissionais credenciados como avaliadores do Newborn Individualized Developmental Care and Assessment Program (NIDCAP), muitas UTIs neonatais ainda apresentam dificuldades de realizar o atendimento que visa promover o cuidado neuropsicomotor do prematuro.

É necessário lembrarmos que normas e rotinas instituídas podem contribuir para a qualidade do cuidado, mas não mudam o interior do cuidador. Muitos profissionais de saúde envolvidos no cuidado do prematuro têm dificuldade de abandonar sua maneira de prestar assistência, que sempre foi voltada para o cumprimento de tarefas, para tentar levar em conta outros fatores que contribuem para o desenvolvimento do prematuro. As mudanças são lentas, podem levar alguns anos, e requerem trabalho contínuo de conscientização.

Quadro 12.7 Taxa de mortalidade de prematuros extremos entre a 21ª e a 26ª semana de gestação.

Idade gestacional (em semanas)	Percentual de óbitos (%)
21	100
22	80
23	65
24	50
25	20
26	15

Fonte: adaptado de Bennett, 2007.

Quadro 12.8 Incapacidades maiores do desenvolvimento neurológico nos prematuros < 1.500 g.

Incapacidade	Percentual (%)
Paralisia cerebral	12
Retardo no desenvolvimento	21
Perda auditiva	10
Dificuldade visual	7
Hidrocefalia progressiva	1 a 3

Fonte: adaptado de Bennett, 2007.

Quadro 12.9 Maior incidência de sequelas aos 5 anos de idade, de acordo com peso ao nascimento.

Peso (idade gestacional)	Sem maiores incapacidades	Com uma ou mais incapacidades maiores
< 1.000 (< 28 semanas)	70 a 80%	30%
1.000 a 1.500 g (28 a 30 semanas)	80 a 85%	20%
1.501 a 2.500 g (32 a 36 semanas)	90 a 95%	10%

Fonte: adaptado de Bennett, 2007.

Quadro 12.10 Percentual de retinopatia da prematuridade de acordo com o peso ao nascimento.

Peso ao nascimento	Percentual (%)
< 1.000 g	70
1.001 a 1.500 g	20
1.501 a 2.000 g	10

No Brasil, apesar de o Ministério da Saúde disponibilizar material e cursos de capacitação sobre a humanização da assistência na UTI neonatal, direcionando o foco para os princípios do cuidado desenvolvimental, ainda são encontradas muitas UTIs neonatais que resistem a essa nova perspectiva.

O cuidado desenvolvimental, com treinamento e capacitação dos cuidadores, deveria ser um dos critérios para credenciamento do funcionamento das UTIs, assim como é necessário, em outras áreas do cuidado neonatal, o bom manejo dos aparelhos respiratório, cardíaco etc. Essa exigência deve ser enfatizada não só na rede pública, mas também na rede privada.

A Dra. Heidelise Als (1982) desenvolveu a teoria sincronoativa, com base nos trabalhos de Brazelton, que, em 1973, criou o sistema de avaliação comportamental neonatal, no qual são destacados seis estados de comportamento – sono profundo, sono ativo, sonolência, alerta e tranquilo, despertar ativo e choro intenso –, e, desse modo, determinou como compreender as reações dos neonatos. A Dra. Als acrescentou a esse sistema a divisão dos organismos em subsistemas que se relacionam (p. ex., os sistemas autônomo e motor), os estados de comportamento estudados por Brazelton e o estado de atenção e interação social. Fundamentados na teoria sincronoativa, todos os cuidados e intervenções da equipe multiprofissional devem considerar o equilíbrio dos subsistemas.

Westrup et al. (2000), ao avaliarem os efeitos do NIDCAP na Suíça, observaram que o cuidado NIDCAP tem benefícios limitados para o neonato pré-termo quanto à diminuição de doença crônica pulmonar grave e de enterocolite necrosante, e não apresentou efeito algum na incidência de hemorragia intraventricular nos prematuros extremos. Atualmente, acrescentam-se a este enfoque intervenções que venham a estabilizar o fluxo sanguíneo para o cérebro para prevenir sangramento cerebral, um dos fatores agravantes para o neurodesenvolvimento, a encefalopatia (Volpe, 2009), que é muito comum em prematuros, tanto extremos como tardios.

Para isso, faz-se necessário favorecer, em cada cuidado, a organização geral do neonato prematuro, otimizando seu desenvolvimento neuropsicomotor, promovendo as conexões neurais. O cuidado neuroprotetor tem início já na sala de parto e segue durante a internação do neonato.

Para que esse sistema de cuidado seja implementado de maneira mais eficiente e permanente, o cuidado com enfoque neuroprotetor e desenvolvimental deve fazer parte do currículo de todas as disciplinas envolvidas no cuidado de prematuros e neonatos enfermos, assim como nas especialidades de Enfermagem Neonatal, Medicina (Neonatologia e Pediatria), Fonoaudiologia, Fisioterapia, Terapia Ocupacional, Assistência Social e Psicologia. Assim, o profissional terá uma nova perspectiva sobre o assunto, para que possa desempenhar melhor assistência desenvolvimental, sendo incentivador, mentor e modelo para os outros membros de sua equipe.

Compreensão da linguagem do neonato de alto risco

Os subsistemas e suas alterações permitem que o neonato sinalize quando está pronto para uma interação, quando algo não está bem, se precisa de alguma mudança, e quando ele mesmo promove a homeostase dos sistemas.

Os diversos sinais comportamentais de desorganização ou estresse e organização comportamental do prematuro são mostrados nas Figuras 12.1 e 12.2.

Para que a teoria sincronoativa fosse utilizada de modo prático, a Dra. Als elaborou o sistema NIDCAP, que envolve avaliação e observação do neonato, recomendando intervenções que podem facilitar o equilíbrio dos subsistemas do neonato. A equipe multiprofissional que presta cuidado direto a esse paciente deverá realizar a avaliação e o planejamento das intervenções apropriadas para cada prematuro na UTI neonatal.

A avaliação e a observação do neonato englobam a parte motora e o estado de comportamento antes, durante e após ser realizada a intervenção, até que seja alcançado o estado desejado de estabilidade para o procedimento ou intervenção.

Durante essa avaliação, além dos aspectos específicos do comportamento e do estado fisiológico do neonato, levam-se em consideração o ambiente ao seu redor (níveis sonoros ou barulho, luminosidade), o histórico e o estado clínico atual do neonato.

Na vida intrauterina, o feto depende totalmente do sistema fisiológico e emocional da mãe para o funcionamento e regulação do seu sistema. Após o nascimento, essas necessidades são atendidas fisiologicamente, independentemente do sistema fisiológico materno, e dependem da equipe de cuidadores da UTI neonatal e dos pais do neonato. A partir desse momento, toda interação entre o neonato, a mãe e o profissional neonatal pode facilitar ou atrapalhar a transição e a autonomia do neonato em regular seu equilíbrio biorrítmico.

De acordo com Ancott et al. (2002), o cuidado NIDCAP pode reduzir a necessidade de suporte respiratório e o tempo de internação; todavia, não influenciou significativamente o neurodesenvolvimento aos 2 e 3 anos de idade, e não teve efeito na incidência de hemorragia intraventricular. Outro estudo realizado por Symington et al. (2006) encontrou benefícios limitados em neonatos pré-termo com relação a condições crônicas pulmonares graves e diminuição da enterocolite necrosante. Não houve alteração na incidência de hemorragias cerebrais, que continuou alta.

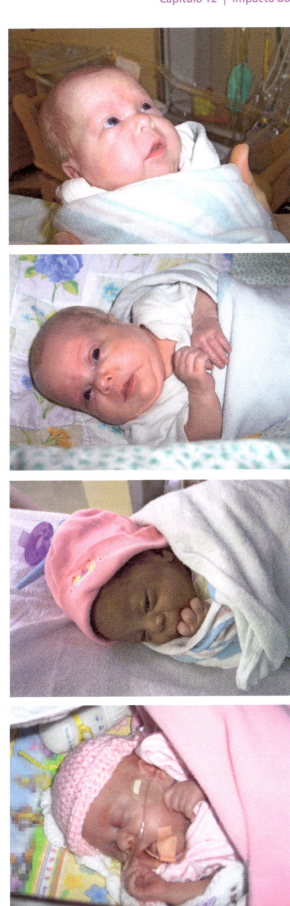

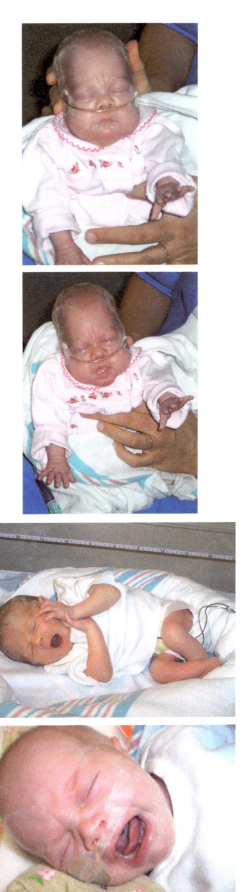

Figura 12.1 Sinais de comportamento organizado.

Figura 12.2 Sinais de comportamento desorganizado e estresse.

Modelo do cuidado neuroprotetor

O *modelo do cuidado neuroprotetor* consiste em medidas para cuidar e proteger o cérebro em desenvolvimento. Esse modelo de cuidado foi desenvolvido por Altimier e Phillips (2013) e foi denominado modelo de cuidado neuroprotetor neonatal integrativo. Envolve sete medidas neuroprotetivas no contexto do cuidado desenvolvimental centrado na família:

- Ambiente curador
- Parceria com as famílias
- Posicionamento e manuseio do neonato
- Proteção do sono
- Alívio do estresse e da dor
- Proteção da pele
- Nutrição otimizada.

Ambiente curador

A primeira medida do cuidado neuroprotetor é o ambiente curador, composto de ambiente físico, ambiente sensorial, sentidos olfato e paladar, ruídos e iluminação no ambiente.

Ambiente físico

O ambiente físico da UTI neonatal deve levar em conta todos componentes do cuidado neuroprotetor, criando uma organização física que favoreça a estabilidade fisiológica, mas que também leve em conta o desenvolvimento do cérebro do neonato. Mais detalhes do ambiente da UTI neonatal são descritos no Capítulo 1.

Ambiente sensorial

Controle térmico

É importante manter sob controle a temperatura ambiente, que deverá ser neutra, entre 22 e 26°C, com umidade de 30 a 60%; o ar deverá ser filtrado com 90% de eficiência (Altimier e Phillips, 2013). Não se deve esquecer que o neonato sai de um ambiente fluido, aquecido e com temperatura constante, para um ambiente seco com oscilações bruscas da temperatura ambiente. Essas alterações podem levar a aumento ou diminuição do fluxo sanguíneo para o cérebro, propiciando o aparecimento de sangramento intraventricular. Hipotermia ou hipertermia também alteram a necessidade calórica, causando ganho de peso inadequado. É necessário controlar a temperatura ambiente, dependendo de o bebê estar em berço aberto ou incubadora; a temperatura deve ser controlada para se promover um ambiente neutro entre 22 e 26°C.

A umidade deve estar entre 30 e 60% quando se utiliza a incubadora. Esta medida protege a pele, a qual, nos prematuros extremos, está sujeita a lesões que, além de causarem dor e desconforto, podem aumentar o risco de infecções, o que levará a alterações no desenvolvimento do cérebro.

Deve-se manter a temperatura do neonato entre 36,5 e 37,5°C. A instabilidade térmica pode levar a alteração do fluxo sanguíneo para o cérebro, podendo causar hemorragia intracraniana nos neonatos prematuros. Para mais detalhes sobre o controle térmico, ver Capítulo 7.

Quando possível, deve-se promover o método canguru, criando-se um ambiente mais próximo do ambiente intrauterino, que mantém estável a temperatura corporal do neonato e ao mesmo tempo promove o desenvolvimento do cérebro (o feto ouve a voz da mãe, e sente seus próprios batimentos e o cheiro da mãe).

Quando na incubadora, a posição do neonato deverá ser em linha mediana, flexionado, com certa contenção. Essa intervenção promove diminuição do gasto energético, acalma e promove descanso e sono profundo, estabiliza a respiração, e promove menor consumo de oxigênio e, sobretudo, o neurodesenvolvimento (ver Capítulo 13).

Senso de olfato

O sistema de olfato já está presente e funcional a partir da 28ª semana de gestação. Segundo Milford e Zapalo (2010), o odor materno influi no comportamento neonatal, ajuda no desenvolvimento do cérebro do neonato e promove apego materno. Tanto a mãe como os membros da equipe cuidadora não devem utilizar perfume nem produtos desinfetantes no entorno do neonato; devem-se utilizar apenas produtos inodoros. Quando a mãe trouxer roupa para o neonato vestir, deve-se recomendar que seja lavada apenas com sabão neutro, e sem aplicação de amaciante com perfume. Bartocci et al. (2000) observaram que, quando o neonato sente um odor diferente, pode responder com alteração na respiração, aumento ou diminuição da frequência cardíaca, e pode também criar uma resposta que diminui o fluxo sanguíneo para o cérebro. Devem ser promovidas experiências olfatórias positivas, como o cheiro do leite materno em uma toalhinha que a mãe tenha utilizado. A mãe e os familiares deverão evitar tabagismo e o uso de produtos perfumados na roupa que estarão usando ao segurar o neonato.

Para diminuir a exposição do neonato a odores "nocivos", sugere-se:

- Umedecer algodão ou gazes utilizadas para assepsia com o mínimo possível da solução
- Remover algodões ou gazes com antissépticos imediatamente após o uso
- Orientar a equipe a evitar o uso de perfumes e colônias muito fortes
- Estimular positivamente o olfato com um algodão embebido no leite da mãe
- Colocar próximo ao nariz do neonato uma pequena toalha que tenha sido posta em contato com a pele da mãe.

Sentido gustatório

Fazer a "higiene oral" do neonato com leite materno; isso ajuda o neonato a reconhecer o cheiro e o sabor similar ao do líquido amniótico, bem como o cheiro da mãe, o que contribui para as conexões neurais.

Ruídos e iluminação do ambiente

A UTI neonatal oferece um ambiente que pode vir a ser inapropriado para o desenvolvimento neuropsicomotor do prematuro, com interrupções frequentes do ciclo do estado de sono e alerta. Esse ambiente costuma ser muito iluminado e com ruídos contínuos, como alarme de monitores e incubadoras, bombas de infusão venosa, ventiladores, conversas, interfone, telefone, fechamento de portas, entre outros. Cada um desses estímulos é um estressor potencial para o cérebro em desenvolvimento.

O barulho constante e súbito, bem como a iluminação intensa, não favorecem o desenvolvimento do cérebro e dos sistemas ocular e auditivo, interferindo no biorritmo e no ciclo de variação entre noite e dia. Quanto mais enfermo estiver o prematuro, mais frequentes serão as interrupções recebidas durante as 24 h. Esse ambiente de estimulação negativa prolongada durante o período de desenvolvimento do cérebro desencadeia consequências para o prematuro, que poderá, futuramente, desenvolver dificuldades de atenção e aprendizagem, e dificuldade de chegar e permanecer em um estado comportamental de alerta ou quietude, prejudicando os padrões normais do sono.

Quando em fase de planejamento inicial, a UTI neonatal deve apresentar todas as condições possíveis para promover um ambiente neuroprotetor, de fácil adaptação às necessidades do prematuro e do neonato enfermo, mantendo-se o foco na capacidade de controle do barulho e da luminosidade e de acomodação das famílias.

As intervenções relacionadas com o ambiente da UTI neonatal e o cuidado neuroprotetor são:

- Modificação do ambiente com o objetivo de diminuir elementos causadores de estresse tanto no neonato a termo como no prematuro
- Instalações físicas da UTI neonatal: levar em conta um tipo de piso que minimize o ruído, e seja de fácil manutenção
- Controle da temperatura ambiente: esteja o neonato em berço aberto ou incubadora, a temperatura ambiente deve ser controlada para promover um ambiente neutro, com temperatura a 22 a 26°C
- Umidade de 30 a 60% quando se utiliza incubadora. Esta medida protege a pele, a qual, nos prematuros extremos, está sujeita a lesões que causam dor e desconforto e podem aumentar o risco de infecções, levando a alterações no desenvolvimento do cérebro

- Manter a temperatura do neonato entre 36,5 e 37,5°C. A instabilidade térmica pode alterar o fluxo sanguíneo para o cérebro, podendo levar a hemorragia intracraniana nos neonatos prematuros
- Dar suporte e proteção ao sono e ao descanso do neonato, promovendo um ambiente curador. A privação do sono interfere no desenvolvimento do cérebro e promove estresse, o que pode levar a aumento ou diminuição súbita do fluxo sanguíneo para o cérebro, que poderá propiciar sangramento intraventricular nos prematuros. Agrupar os cuidados entre toda a equipe para que possam ser proporcionados períodos longos de sono e repouso para o prematuro
- Incentivar a parceria com a família; a presença da mãe, sua voz e seu cheiro contribuem para acalmar o neonato e estimulam o desenvolvimento do cérebro. Promover o método canguru assim que o neonato se apresentar estável
- Educação da equipe multiprofissional sobre o cuidado neuroprotetor e desenvolvimental e seus princípios
- Promover cuidado neuroprotetor individualizado
- Durante o planejamento dos cuidados de rotina, levar em conta a idade gestacional e o peso do neonato
- Posicionar o neonato em linha mediana, utilizando apoio apropriado (Capítulo 13).

Apesar de o ambiente uterino fornecer uma barreira protetora contra a passagem do som ambiente, as estruturas do sistema auditivo estão aptas para proporcionar a audição entre a 20ª e a 25ª semana de gestação. Na vida intrauterina, o feto é exposto aos ruídos basais maternos, como batimentos cardíacos, ruídos digestivos e a voz da mãe, sendo a intensidade desses ruídos de cerca de 28 decibéis. Entretanto, ruídos de 40 a 60 decibéis podem passar através das paredes da placenta e irão afetar negativamente a audição. Após o nascimento, a resposta auditiva já pode ser observada entre a 25ª e a 26ª semana de gestação. A maturidade completa do córtex auditivo ocorre mais tarde na infância; somente entre a 28ª e a 34ª semana de gestação é que o prematuro desenvolve a capacidade de se orientar para o som, virando a cabeça em direção a um estímulo auditivo.

De acordo com a Agência de Proteção Ambiental (EPA) nos EUA, nos adultos a exposição contínua a ruídos não deve exceder a 90 decibéis (pelo tempo máximo de 8 horas), 95 decibéis (máximo de 4 horas) e 100 decibéis (máximo de 2 horas), não sendo permitida a exposição a níveis contínuos acima de 115 decibéis ou esporádicos acima de 140 decibéis. Sendo os neonatos prematuros mais suscetíveis aos efeitos de barulho ou ruídos, deve-se ter muito mais cuidado. A Academia Americana de Pediatria (1997) recomenda, com relação à exposição a ruídos ambientes na UTI neonatal, que sejam evitados níveis superiores a 45 decibéis.

Os níveis de ruídos na UTI neonatal foram monitorados em vários estudos, que revelaram ocorrências muito acima desse limite, ultrapassando, muitas vezes,

90 decibéis. Esses resultados comandam ações urgentes para redução dos ruídos na UTI neonatal. Krueger et al. (2005) estudaram os níveis de ruídos em uma UTI neonatal de 25 leitos, identificando as diferentes áreas (p. ex., secretaria, lavabo, posto de enfermagem, área do paciente). Também foi realizada coleta de dados em diferentes horários do dia e da noite, concluindo-se que, em algumas áreas da UTI neonatal, os ruídos ultrapassaram os níveis recomendados pelo Grupo de Estudo do Ruído e pela Academia Americana de Pediatria. Percebeu-se, ainda, uma variação na intensidade do ruído de acordo com o horário do dia.

O nível médio de ruídos na UTI neonatal em estudos realizados por Altimier (2005) variou entre 50 e 90 decibéis, como se observa no Quadro 12.11.

Sons acima de 60 decibéis têm sido associados a potencialização dos efeitos dos medicamentos ototóxicos, contribuindo para perda da audição nos prematuros. Outros possíveis efeitos adversos do ruído excessivo incluem destruição da cóclea e desenvolvimento tardio da fala e da audição. O ruído excessivo interfere, ainda, no repouso e no sono do neonato, resultando em fadiga, agitação, irritabilidade e choro, que podem causar aumento da pressão vascular intracraniana, multiplicando os riscos de hemorragia intraventricular nos prematuros, intensificando o consumo de oxigênio e aumentando a frequência cardíaca, o que resulta em maior consumo calórico e ganho de peso lento, que intensificam a percepção da dor, bradicardia e apneia. Segundo Smyser et al. (2016), no neonato prematuro o estado de repouso é reduzido. O ambiente da UTI neonatal não favorece o descanso e o sono profundo no prematuro.

Conversas e risadas, comuns entre os membros da equipe de assistência e visitantes, também contribuem para aumento do ruído nas UTIs neonatais.

Thomas e Martin (2000) analisaram os efeitos do ruído excessivo sobre os cuidadores que trabalham em UTI neonatal, e concluíram que os ruídos contribuem para aumentar o estresse entre os cuidadores, causando problemas de perda auditiva, respostas fisiológicas (elevação da pressão arterial e dos hormônios do estresse, resposta do sistema imunológico afetado), problemas para dormir, dificuldade de concentração e de comunicação, fadiga e irritabilidade, os quais aumentam os erros na administração dos cuidados.

As recomendações para redução dos níveis de ruído na UTI neonatal são:

▸ Avaliar o nível de ruído especificamente em cada UTI neonatal para facilitar o planejamento de intervenções para reduzi-lo
▸ Utilizar um sensor ou detector luminoso de ruído; cada vez que o som ambiente ultrapassar o nível estipulado, o sinal luminoso é ativado, indicando necessidade de reduzir o som (p. ex., conversação alta)
▸ Instruir toda a equipe cuidadora – tanto de enfermagem como médica, de serviços gerais ou limpeza, serviços de apoio com radiografia, ultrassonografia, ecocardiograma etc. – a manter a conversa em tom baixo e mover equipamento e material com cuidado, evitando ruído excessivo. Este fator é importante, pois, de acordo com Smyser et al. (2016), o estado de descanso é reduzido no prematuro
▸ Quando realizar alguma intervenção que possa acionar o alarme do monitor cardíaco (p. ex., por ocasião de aspiração na cânula endotraqueal), silencie o alarme durante o procedimento, acionando-o ao terminar
▸ Responder rapidamente aos alarmes dos equipamentos
▸ Evitar conversas perto da incubadora, como na passagem de plantão ou rondas; orientar os pais e as visitas a também evitarem conversas nas proximidades da incubadora
▸ Não permitir a utilização de telefone celular perto da incubadora
▸ Não colocar equipamentos como monitores e bombas de infusão de seringas em cima ou dentro da incubadora, pois o alarme delas pode ser acionado
▸ Fechar com delicadeza as portas e gavetas das incubadoras e berços aquecidos; evitar batê-las ou fechá-las rapidamente
▸ Desligar o *bip* dos monitores cardíacos
▸ Não bater na parede da incubadora para estimular o paciente durante um episódio de bradicardia ou apneia
▸ Manter o nível de atividade calmo; mesmo os casos de emergência podem ser atendidos de maneira organizada, sem barulho excessivo
▸ Não permitir música nem outro tipo de som; manter gravadores e rádios sempre fora da incubadora, a uma distância razoável e com volume abaixo de 55 decibéis; não permitir que esses aparelhos fiquem constantemente ligados, desligando-os a qualquer sinal de estresse

Quadro 12.11 Níveis de decibéis na UTI neonatal.

Equipamento	Nível de decibéis
Alarme da bomba de infusão venosa	60 a 78
Bater com os dedos na incubadora	70 a 95
Fechar as gavetas da incubadora	70 a 95
Água borbulhando em ductos ou conexões do ventilador ou do *oxyhood*	62 a 87
Abrir e fechar as portinholas da incubadora	80 a 111
Alarme do oxímetro de pulso	86
Conversa normal	50 a 60
Ventilador artificial convencional	53
Ventilador de alta frequência ou oscilador	59
Motor da incubadora	50 a 73,5
Rádio a um volume moderado	60 a 62

Fonte: adaptado de Gardner e Goldson, 2011.

» Orientar os pais a falar com os filhos e lerem história para eles com voz suave; aparentemente, isso acalma o prematuro enfermo e propicia a participação efetiva dos pais no cuidado e no bem-estar do neonato; lembrar-se sempre de que essa intervenção deverá ser constantemente avaliada, observando-se as respostas fisiológicas e comportamentais do prematuro

» Ao utilizar equipamentos (p. ex., incubadoras), provocar o menor ruído possível; recomenda-se o máximo de 40 decibéis

» Remover o acúmulo de água dos circuitos dos ventiladores mecânicos, dos capacetes ou CPAP nasal

» Planejar as instalações físicas de modo que promovam redução do ruído: boxes individuais para cada paciente (Figura 12.3); forro com azulejo de acrílico acústico (Figura 12.4) nos boxes ou quartos; pias ou lavabos de porcelana, em vez de aço inoxidável, pois provocam menos ruído (Figura 12.5); piso de linóleo laminado (Figura 12.6); telefones no quarto ou boxe a um volume mínimo ou com indicador luminoso

» Sinal luminoso verde significa que o ruído está em nível aceitável; se o sinal luminoso estiver vermelho, indica que o nível de ruído ultrapassou o preconizado para UTI neonatal.

Musicoterapia

Sabe-se que música erudita suave tem efeito calmante sobre neonatos a termo e pacientes crônicos com doenças cardíacas ou displasia broncopulmonar, mas ainda são escassos os estudos sobre a influência da musicoterapia nos prematuros de baixo peso. Leonard (1993) e Collins e Kuch (1991) mostraram que o som dos batimentos cardíacos fetais e de uma voz feminina, falando ou cantando, acalma o prematuro intubado, caso esteja agitado.

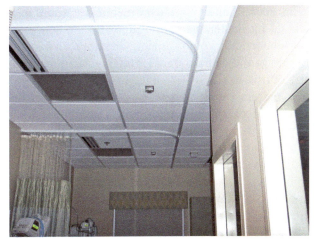

Figura 12.4 Forro de azulejo acrílico acústico. (*Fonte*: cortesia de Piedmont Henry Hospital NICU, Stockbridge, GA.)

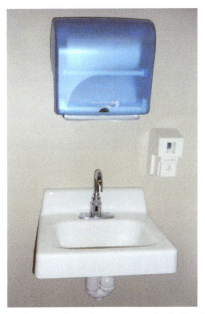

Figura 12.5 Pia de porcelana. (*Fonte*: cortesia de Piedmont Henry Hospital NICU, Stockbridge, GA.)

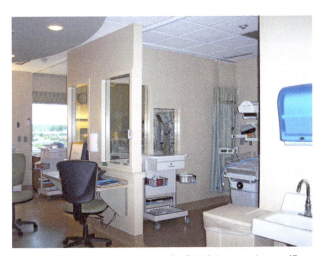

Figura 12.3 Boxes com meia-parede divisória com visores. (*Fonte*: cortesia de Piedmont Henry Hospital NICU, Stockbridge, GA.)

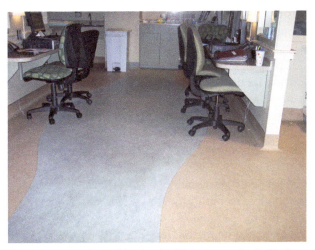

Figura 12.6 Piso de vinil laminado. (*Fonte*: cortesia de Piedmont Henry Hospital NICU, Stockbridge, GA.)

Em 2002, Standley realizou metanálise sobre a eficácia da musicoterapia para o prematuro, e apresentou alguns benefícios, como aumento da saturação do oxigênio e do ganho de peso, e maior tolerância ao manuseio, entre outros.

Na prática, de modo geral os cuidadores da maioria das UTIs neonatais que recorrem à musicoterapia afirmam que os prematuros apresentam mudanças comportamentais e fisiológicas positivas ao som de música erudita suave, resultando em melhora nos níveis de oxigênio, na pressão arterial e na frequência cardíaca, o que também contribui para melhor organização comportamental.

É necessária a realização de mais estudos sobre os efeitos a longo prazo da música para o desenvolvimento do prematuro. As evidências do uso da música para o neonato prematuro são escassas e ainda há carência de fatos que indiquem o tipo de música, o volume recomendado, a intensidade e a duração da música. Jabraeili et al. (2016) realizaram um estudo relacionado com o uso de música suave para fazer os bebês dormirem (canção de ninar). Com a utilização da música, houve melhora na saturação do oxigênio. Standley (2012) realizou metanálise relacionada com a utilização de musicoterapia na UTI neonatal, e concluiu que houve melhor benefício quando foi utilizada música ao vivo, tendo sido melhor o resultado quando utilizada no início da internação para neonatos < 1.000 g e < 28 semanas.

A utilização da música não deve ser contínua; deverão ser respeitados períodos de silêncio, durante os quais não deverá haver estimulação, para promover um sono profundo. A utilização de rádio e/ou música dentro da incubadora deve ser evitada, pois dentro da incubadora o som se amplifica e pode causar problemas auditivos, e aumentar a irritação e o estresse no neonato.

Iluminação e claridade

O sistema visual é o último a se desenvolver; as pálpebras permanecem fundidas da 10ª até próximo à 26ª semana de gestação. Através da parede abdominal da mãe o feto pode perceber o contraste entre níveis de luminosidade e escuridão, e dentro do útero a luz é percebida entre a 26ª e a 30ª semana de gestação.

O sistema visual se desenvolve intensamente entre a 23ª e a 30ª semana de gestação, quando muitos prematuros extremos já se encontram no ambiente da UTI neonatal.

À época do nascimento, os fotorreceptores estão desenvolvidos. A maturação do sistema visual ocorre após o nascimento por meio da interação com o meio ambiente. Mesmo no neonato a termo o sistema visual ainda é imaturo, e atinge pleno desenvolvimento por volta dos 6 meses a 1 ano de vida.

O início do reflexo pupilar ocorre entre a 30ª e a 34ª semana de gestação. Esse reflexo controla a passagem de luz, sendo a exposição da retina à luz maior quanto mais prematuro for o neonato; quanto maior a intensidade luminosa, menor a capacidade da pálpebra de filtrar a luz. A partir da 30ª semana gestacional, o prematuro abre e fecha os olhos diante de luz forte, e, quando em um ambiente menos iluminado, abre os olhos, focalizando objetos por breve tempo. A partir da 34ª semana, já está mais apto a focalizar e acompanhar objetos em movimento. Durante esse período, a iluminação excessiva pode interferir no desenvolvimento do sistema ocular, bem como causar desconforto e estresse, com alterações fisiológicas e comportamentais.

Ainda não foi estabelecido um nível de luminosidade seguro na UTI neonatal. Os pesquisadores preocupam-se com esse período, quando muitos prematuros extremos encontram-se na UTI neonatal, porque é quando ocorre a maioria dos casos de retinopatia da prematuridade (ROP). Ainda não há estudos consistentes que comprovem uma relação entre níveis de luminosidade e incidência de ROP.

Um estudo realizado em 1983 por Glass et al. descreveu uma redução na incidência de retinopatia da prematuridade em neonatos prematuros com menos de 1.000 g que tiveram os olhos protegidos da luz. Estudos mais recentes, realizados por Phelps e Watts (2001), não encontraram correlação entre diminuição da luminosidade e incidência de retinopatia da prematuridade.

Em outro estudo, desenvolvido por Brandon et al. (2002), foram relacionados os efeitos negativos de se manter o prematuro quase na escuridão por períodos prolongados, o que pode ter consequências no desenvolvimento da retina, em função da necessidade de essa membrana ser estimulada por alguma claridade para se desenvolver. O estudo revelou alguns casos em que houve até aumento da gravidade da retinopatia da prematuridade.

A exposição à iluminação contínua na UTI neonatal está associada a alterações comportamentais e estados de organização, ritmo biológico e circadianos endógenos, como nos padrões do ciclo de sono e endócrinos, além da diminuição da saturação de oxigênio. Alguns estudos também encontraram alterações nos componentes da nutrição parenteral e do leite materno quando expostos a iluminação intensa e contínua.

Outras pesquisas têm descrito, ainda, o efeito do ciclo circadiano endógeno (simulando o ciclo dia/noite) e sua importância no crescimento do cérebro e nas funções fisiológicas e comportamentais do pré-termo. Ao se reduzir a iluminação no período noturno, o ciclo circadiano pode ser resgatado, facilitando o descanso, a organização do comportamento e a diminuição da atividade, e a conservação de energia, aumentando o ganho ponderal, induzindo sono profundo por um período mais prolongado. Blackburn e Patterson (1991) ponderam que a redução da luminosidade para o prematuro provoca maior estabilidade do sistema respiratório e diminui a frequência cardíaca, a pressão arterial e a atividade motora. Por não terem sido encontrados efeitos colaterais dessa intervenção do ciclo dia/noite, seu uso é recomendado na UTI neonatal.

Há, ainda, preocupação quanto ao nível ideal de luminosidade, pois já se sabe que iluminação em excesso ou a escuridão não são benéficas para o desenvolvimento do sistema visual do prematuro, sendo necessária a realização de mais estudos para que se estabeleçam parâmetros seguros de luminosidade na UTI neonatal.

São intervenções para o controle da luminosidade:

» Mensuração da intensidade de luz na UTI neonatal, caso não tenha sido realizada
» Segundo White (2004), as recomendações quanto a luminosidade na UTI neonatal são de 1 a 60 W, sendo necessário que todas as lâmpadas da UTI sejam dotadas de mecanismo de controle ajustável de luminosidade
» Não utilização de vendas nos olhos, pois interferem no desenvolvimento da retina, e, segundo estudos já mencionados, não previnem retinopatia da prematuridade
» Manutenção da luminosidade ambiente em torno de 20 W ou menos; ou um pouco mais, se necessário, para alguns cuidados ou tratamentos
» Redução da luminosidade por um período de descanso, de preferência no turno da noite, para promover o ciclo dia/noite
» Nos períodos em que o prematuro está descansando, devem ser utilizadas cobertas especiais para a incubadora, com opção de abertura quando o prematuro estiver acordado e alerta, pronto para interação ou durante os cuidados ou procedimentos. As cobertas devem ser de tecido escuro, com acolchoamento para vedar a passagem da luz (p. ex., edredom) (Figuras 12.7 e 12.8)
» Quando for necessário mais iluminação, procurar utilizar foco de luz individual para cada paciente e evitar acender a luz principal do quarto ou boxe. A intensidade desse foco deve estar entre 1 e 60 W (Figura 12.9)
» Os prematuros com menos de 32 semanas de gestação devem ser instalados longe de janelas que recebam luz solar direta
» Se houver necessidade de fototerapia para algum paciente, coloque um biombo; se o quarto tiver cortina, mantenha-a fechada para vedar a luminosidade para os outros pacientes
» As janelas devem ter cortinas ou coberturas tipo vinil, que vedem a luminosidade quando necessário (Figura 12.10)

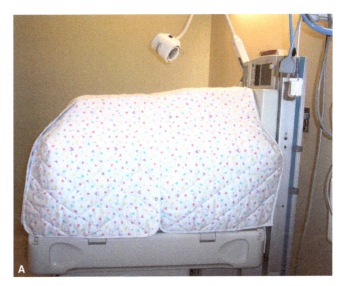

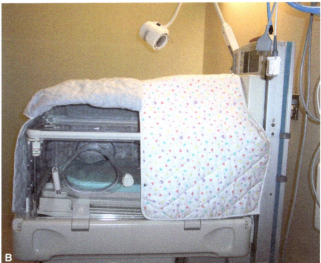

Figura 12.7 Coberta para incubadora (**A**) totalmente coberta e (**B**) parcialmente coberta. (*Fonte*: cortesia de Piedmont Henry Hospital NICU, Stockbridge, GA.)

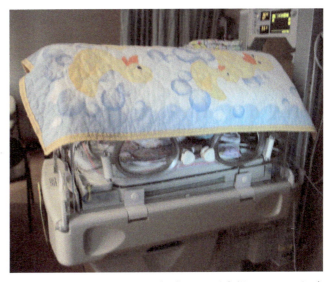

Figura 12.8 Coberta para incubadora parcial. (*Fonte*: cortesia de Piedmont Henry Hospital NICU, Stockbridge, GA.)

> Certifique-se de que o prematuro em posição supina não esteja exposto a luz direta nos olhos, tanto da luz principal como do foco individual ou da luz solar
> Exame ocular nos prematuros: quando forem utilizadas as gotas oftálmicas em preparo e durante o exame ocular, lembre-se de que as pupilas permanecem dilatadas por até 4 horas após a aplicação. Nesse período, os olhos ficam bem sensíveis à luminosidade, e faz-se necessário proteger esses pacientes da luz direta
> Nos momentos em que o prematuro estiver acordado, alerta, diminua um pouco a iluminação para facilitar a abertura dos olhos, o que propicia melhor interação com os pais e/ou o cuidador

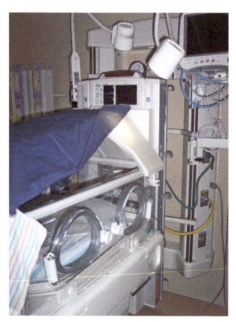

Figura 12.9 Foco de iluminação individual. (*Fonte*: cortesia de Piedmont Henry Hospital NICU, Stockbridge, GA.)

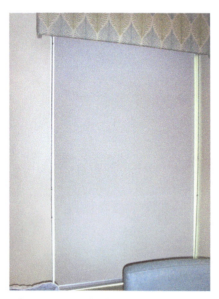

Figura 12.10 Cortinas tipo rolo de vinil liso. (*Fonte*: cortesia de Piedmont Henry Hospital NICU, Stockbridge, GA.)

> Quando o neonato, principalmente o prematuro, estiver em estado de alerta, calmo, coloque uma figura preta e branca próxima ao campo visual dele; isso estimula o desenvolvimento da visão (Figura 12.11). É importante que a estimulação visual seja realizada em intervalos curtos, e as ilustrações não devem permanecer continuamente, pois podem interferir com os períodos de descanso e sono profundo do neonato
> Manutenção da incubadora parcialmente coberta após 32 semanas de gestação para promover estimulação visual e desenvolvimento da retina.

Parceria com as famílias

Como se descreve no Capítulo 10, a família na UTI neonatal faz parte da equipe cuidadora, não sendo considerada visita. Os pais sentem-se intimidados pelo ambiente da UTI neonatal e necessitam ser guiados e incluídos no cuidado do seu filho para sentirem a importância da sua participação no desenvolvimento do bebê. É importante que a equipe cuidadora oriente os pais sobre o neurodesenvolvimento e como promovê-lo ao estar ao lado do filho, tocando-o, falando com ele e cuidando dele; explique a eles a importância do toque terapêutico, da voz materna para promover conexões neurais; ensine como posicionar o neonato, os sinais de estresse, conforto, sinais de fome, quando está cansado e precisa dormir,

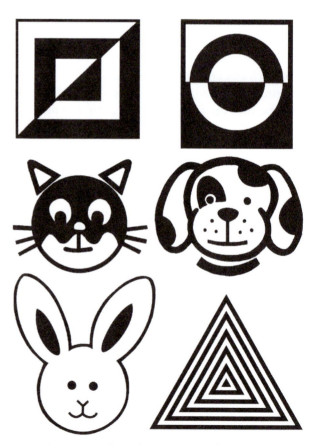

Figura 12.11 Desenhos para estimulação visual.

a importância do sono para o neurodesenvolvimento. Promova o método canguru assim que o neonato estiver fisiologicamente estável.

O envolvimento da família no cuidado do neonato é fundamental para o seu neurodesenvolvimento. Segundo Webb et al. (2015) e Doheny et al. (2012), a voz e o batimento cardíaco da mãe estimulam o desenvolvimento do cérebro e regulam o sistema cardiorrespiratório do prematuro extremo. Em 2014, Feldman et al. observaram que o contato pele a pele (método canguru) estimula a organização fisiológica e o controle cognitivo nos primeiros 10 anos de vida do prematuro.

Em outro estudo, Luong et al. (2015) relatam que os neonatos de baixo peso passam pelo período de transição logo ao nascer, estabilizando-se mais rapidamente quando colocados em contato pele à pele com a mãe.

Portanto, a UTI neonatal deve permitir a permanência dos pais durante as 24 horas do dia, sem limitações quanto aos horários de visita, incluindo a passagem de plantão e visita médica. Isso mantém a mãe informada sobre o que está ocorrendo e como ela pode ajudar o filho a desenvolver-se e se estabilizar. Afinal, os pais são membros da equipe cuidadora.

Posicionamento e manuseio do neonato

No interior do útero, o feto fica contido em um espaço de 360°, com as limitações da parede uterina. No terceiro trimestre de gestação, segundo Altimier e Phillips (2013), o cérebro do feto está em fase de crescimento rápido, com conexões e organização, sinapse, etapas sensíveis ao ambiente em que se encontra. Quando ocorre o nascimento prematuro, o neonato será exposto ao ambiente da UTI neonatal, sem o aconchego das paredes uterinas, e com uma postura sem alinhamento. É fundamental fornecer postura terapêutica para esse neonato com fornecimento de contenção, que vem a promover o desenvolvimento neuromotor e musculoesquelético e estabilidade fisiológica. Assegurar os períodos de sono também é fundamental para o crescimento do cérebro. O posicionamento correto promove estabilidade fisiológica e neurodesenvolvimento. Sugere-se posicionar o neonato sempre em linha mediana, e proporcionar barreiras para promover a flexão e aconchego (ver Capítulo 13 para mais sugestões com relação ao posicionamento do neonato).

É importante que toda a equipe trabalhe em conjunto para que as interrupções do descanso e as frequentes mudanças de decúbito sejam reduzidas ao mínimo.

Proteção do sono

Segundo Graven (2000), em torno da 28ª semana de gestação, os padrões do sono começam a aparecer. O sono é fundamental para o neonato na UTI neonatal. Os ciclos de sono são essenciais para o desenvolvimento neurossensorial, o aprendizado e a memória, e para preservação da plasticidade do cérebro na vida futura do bebê.

Entre as intervenções sugeridas por Altimier e Phillips (2013) estão:

- Proteger o ciclo de sono
- Evitar interromper o sono
- Diminuir a luminosidade, cobrindo a incubadora ou diminuindo a luz ambiente
- Manter baixos os ruídos
- Não despertar o neonato nesse período; *toda a equipe* deverá respeitar o período de sono, coordenando os cuidados
- Não se esquecer de providenciar horas de luminosidade para promover o ciclo circadiano normal.

Alívio do estresse e da dor

Na verdade, os primeiros cuidados que o neonato recebe após o nascimento são muito estressantes, relacionados com o ambiente e com os procedimentos que são realizados. Devemos lembrar que o estresse no período neonatal inclui aumento das necessidades de oxigênio e da utilização de calorias, o que leva a ganho de peso lento; pode levar a aumento do cortisol em decorrência de procedimentos dolorosos como punção do calcanhar, coleta de sangue, colocação de cateteres venosos e arteriais. O estresse tem efeitos negativos no desenvolvimento do cérebro do prematuro, além de causar instabilidade fisiológica, como alteração na pressão arterial e, consequentemente, alterações bruscas no fluxo sanguíneo para o cérebro, podendo propiciar sangramento cerebral. Segundo Ho et al. (2016) e Hartley et al. (2015), o enrolamento e a contenção do prematuro reduzem o estresse e controlam a intensidade da dor nesses bebês.

Procedimentos como banho, tanto de esponja como de imersão, troca de fraldas e pesagem são atividades consideradas estressantes para o neonato.

O banho nos neonatos prematuros pode trazer consequências negativas, tais como hipotermia, alterações nos sinais vitais, estresse e alteração das camadas protetoras da pele, o que pode facilitar a entrada de bactérias e aumentar o risco de infecção.

Também é muito importante o posicionamento do neonato para aliviar o estresse e promover o sono. O posicionamento correto estabiliza o neonato fisiologicamente; contudo, quando se utilizam medidas para manter o posicionamento, deve-se oferecer liberdade de movimento, mas também impulsionar o desenvolvimento neuromotor e musculoesquelético, promovendo ainda estabilidade térmica e integridade da pele. Ao fazer a mudança de decúbito ou prestar cuidados gerais, não se deve utilizar movimentos súbitos, pois isso causa muito estresse ao neonato prematuro (ver Capítulo 9 para mais detalhes sobre controle da dor e redução do estresse no neonato a termo e prematuro).

Proteção da pele

Segundo Altimier e Phillips (2013), a pele do prematuro é imatura, comparada com a do neonato a termo. No prematuro extremo, o *stratum corneum* não está desenvolvido, o que leva a uma significativa perda insensível de água através da pele. Além de maior perda de calor através da pele, também há um desafio à manutenção da temperatura nos prematuros. Portanto, devem ser desenvolvidos protocolos para o cuidado da pele, tais como o banho; o uso de emolientes é controverso, sendo necessários mais estudos para indicar o tipo a ser utilizado e como evitar infeções associadas a emolientes (p. ex., infecções virais e por fungos). Como alternativa, segundo Nonato e Lund (2001), o acréscimo de umidade na incubadora, acima de 70%, por 2 semanas diminui a perda de água através da epiderme. É importante também minimizar o uso de adesivos que, nessa população, pode causar irritação na pele, o que pode levar à passagem de microrganismos patogênicos através da pele não íntegra, aumentando o potencial de infecção. O tipo de adesivo recomendado deve ser à base de hidrogel. O banho nos neonatos < 1.000 g deve ser apenas com água morna, sem friccionar a pele. O banho só deve ser dado a cada 4 dias (ver Capítulo 6 para mais detalhes sobre o cuidado da pele do neonato).

Nutrição otimizada

O modo mais indicado para nutrir tanto o neonato a termo como o prematuro é o uso do leite materno. Todo esforço deve ser feito para dar apoio à mãe do neonato, principalmente do prematuro, para promover, de preferência, o uso do leite da própria mãe – o qual, além de nutrição, também transfere proteção imunológica para o neonato. A nutrição com o leite materno deve ser iniciada assim que possível, podendo ser a cada 3 horas, com volume mínimo, mas que vai promover o desenvolvimento da mucosa intestinal, além de transferir os componentes imunológicos do leite da própria mãe. É importante salientar que, quando o leite materno é utilizado, o avanço da dieta é mais rápido, levando a menos dias de uso da nutrição parenteral; o leite materno também reduz o risco de enterocolite necrosante, sepse e retinopatia da prematuridade; aumenta o QI; e melhora o desenvolvimento neuromotor (ver Capítulo 18 para mais detalhes sobre nutrição do neonato a termo e prematuro).

Atualmente, na maioria das UTIs neonatais preconiza-se o início precoce da nutrição parenteral e Intralipid®, pois, com o nascimento, ocorre interrupção da nutrição do prematuro nessa fase de crescimento rápido do corpo e do cérebro, e é importante o fornecimento de nutrientes como glicose, proteínas, vitaminas e gordura, para que o cérebro e o restante do corpo continuem a se desenvolver. Medida relevante é estabelecer um programa de apoio para as mães fornecerem seu próprio leite para os filhos. Deve-se fazer todo o possível para estimular e ajudar as mães a manterem um suprimento adequado de leite. Um dos métodos que favorecem a produção de leite é o contato pele a pele (método canguru), e tem-se observado que a ordenha à beira da cabeceira também traz benefícios em termos de aumento da produção de leite das mães dos prematuros. Muitas instituições não permitem a retirada do leite à beira do leito por receio de infecção, fato que não foi comprovado por pesquisas. O importante é que a mãe faça a higiene corporal diariamente, e a higienização completa e correta da bomba de tirar leite. A presença da microbiota normal na pele da mãe estimula o sistema imunológico do neonato.

Finalizando, de acordo com Altimier e Philipps (2013), é importante que a equipe da UTI neonatal aprenda os princípios do neurodesenvolvimento, para que possa oferecer cuidado apropriado. Ou seja, cuidar na UTI neonatal significa cuidar do cérebro em desenvolvimento e, se assim for, os outros órgãos e sistemas do corpo também se desenvolverão de maneira apropriada.

Bibliografia

Als H. Developmental care in the newborn intensive care unit. Current opinion in Pediatrics. 1998; 10:138-42.

Als H, Duffy FH, Almtyet G et al. Early experience alters brain function and structure. 2004; 113:846-57.

Als H. Towards a synactive theory of developmental care promise for the assessment and support of infant individuality. Infant Mental Health J. 1982; 3:229-43.

Als H, Gilkerson L, Duffy FH et al. A three-center randomized, controlled trial of individualized developmental care for very low birth weight preterm infants: medical, neurodevelopmental, parenting and caregiver effects. J Develop Behav Pediatrics. 2003; 24:399-408.

Als H, Lawthor G, Duffy FH et al. Individualized development care for the vry low birth weight preterm infant. Medical and Neurofunctional Effects. JAMA. 1994; 272:8; 853-8.

Altimier L. Developmental care: changing the NICU physically and behaviorally to promote patient outcomes and contain costs. Neonat Intens Care. 2005; 18(4):12-6.

Altimier L. The neonatal intensive care unit (NICU) environment. In: Kenner C, Lott JW. Comprehensive Neonatal Care: An Interdisciplinary Approach. 4. ed. St Louis: Saunders Elsevier; 2007. p. 480-90.

Altimier L, Phillips RM. The neonatal integrative developmental care model: seven neuroprotective core measures for family-centered developmental care. Newborn Infant Nurs Rev. 2013; 13(1):9-22.

American Academy of Pediatrics (AAP), Committee on Environmental hazards. Noise pollution neonatal aspects. Pediatrics. 1974; 54:476-9.

American Academy of Pediatrics (AAP). Noise: a hazard for the fetus and newborn. Pediatrics. 1997; 100(4).

Anand KJS, Scalzo FM. Can adverse neonatal experiences alter brain development and subsequent behavior? Biology of the Neonate. 2000; 77:69-82.

Argenta LC, David LR, Wilson JA et al. An increase in infant cranial deformity with supine sleeping position. J Craniofacial Surgery. 1996; 7(1):5-11.

Aucott S, Dnonohue PK, Atkins E et al. Neurodeveopmental care in the NICU Mental retardation and developmental disabilities Research Reviews. 2002; 8:298-308.

Barb SA, Lemous PK. The premature infant: toward improving neurodevelopmental outcomes. Neonatal Netw. 1989; 7(6):7-15.

Bartocci M, Serra G, Papiendieck G et al. Cerebral cortex response in newborn infants after exposure to the smell of detergent used in NICU: a near infrared spectroscopy study. Pediatrics Research. 2000; 47:388A.

Becker PT. Behavioral state organization of very low birth weight infants, effects of developmental handling during caregiving. Infant Behav & Develop. 1997; 20:503-14.

Bennett FC. Developmental outcome. In: MacDonald MG, Mullett MD, Seshia MM. Avery's neonatology: pathophysiology and management of the newborn. 6. ed. Philadelphia: Lippincott, Williams and Wilkins; 2005. p. 60-79.

Bennett FC. Outcome issues for VLBW. What are the life-long consequences? In: The Developmental Interventions in Neonatal Care Conference. Las Vegas, Nevada; Nov 13-15, 2007. p. 55.

Bernbaum J, Willamon M. Following the NICU graduate. Contemporary Pediatrics. 1986; 3:22-7.

Bhattacharyya TK, Dayal VS. Ototoxicity and noise-drug interaction. J Otolaryngology. 1994:13(6):361-6.

Bhutta AT, Anand KJ. Vulnerability of the developing brain neuronal mechanisms. Clinic in Perinatology. 2002; 29:357-72.

Bjornson K, Deitz I, Blackburn S et al. The effect of body position on the oxygen saturation of ventilated preterm infants. Pediatr Phys Ther. 1992; 4(3):109-15.

Blackburn S. Creating healthy brains. Stages of CNS development and vulnerability. In: Developmental Interventions in Neonatal Care Conference. Las Vegas, Nevada; 2007 November 13-15; 237-44.

Blackburn S, DePaul D, Loan LA et al. Neonatal Thermal Care: Part III – The effect of infant position and temperature probe placement. Neonatal Netw. 2001; 20(3):25-30.

Blackburn S, Patterson D. Effects of cycled light on activity state and cardiorespiratory function in preterm infants. J Perinat Neonatal Nurs. 1991; 4:47.

Blackburn S, Vandernberg KA. Assessment and management of neonatal neurobehavioral development. In: Kenner C, Gunderson LP, Flandermeyer AA. Comprehensive neonatal nursing. Philadelphia: WB Saunders; 1993. p. 1094-128.

Boekelheide K, Bluninberg B, Chapin R et al. Predicting later-life outcomes of early life exposures. Environmental Health Perinatol. 2012; 120(10): 1353-61.

Boundy E, Dastjerdi R, Spiegelman D et al. Kangaroo mother care and neonatal outcomes – A metanalysis. Pediatrics. 2016; 137(1)dil 10-150/Peds 2015;22-38.

Boykova M, Kenner C. Partnership in care: mothers and fathers. In: Kenner C, McGrath J (Eds.). Developmental care of newborns and infants. A guide for health professionals. Grenview, IL: National Association of Neonatal Nurses. 2010; 145-60.

Brandon D, Holditch-Davis D, Belyea M. Effect of environmental changes on noise in the NICU. Neonatal Netw. 2007; 26:213-8.

Brandon DH, Holditch-Davis D, Belyea M. Preterm infants born at less than 31 weeks gestation have improved growth in cycled light compared with continuous near darkness. J Pediatrics. 2002; 140:192-9.

Brasil. Ministério da Saúde (MS). Secretaria de Saúde. Área de Saúde da Criança. Atenção humanizada ao recém-nascido de baixo peso. Brasília: MS; 2002.

Brazelton TB. Behavioral competence of the newborn infant. Seminar in Perinatology. 1979; 3(1):35-44.

Brazelton TB, Nugent JK. Neonatal behavioral assessment scale. 3. ed. London: McKeith; 1995.

Bremmer P, Byers JF, Kiehl E. Noise and the premature infant: physiological effects and practice implications. J Obstetr Gynecol Neonat Nurs. 2003; 32(4):447-54.

Brown G. NICU Noise and the preterm infant. Neonatal Netw. 2009; 28(3): 165-73.

Bull M, Agran P, Laraque D et al. American Academy of Pediatrics. Committee on injury and poison prevention. Safe transportation of newborn at hospital discharge. Pediatrics. 1999; 104:986.

Butler S, Als H. Individualized developmental care improves the lives of infants born preterm. Acta Paediatr. 2008; 97(9):1173-75.

Byers J, Lowman L, Waugh R. Neonatal intensive care unit sound level, environment and infant responses. Neonat Intens Care. 2005; 18(3):48-53.

Byers JF, Waugh WR, Lowman LB. Sound level exposure of high-risk infants in different environmental conditions. Neonatal Netw. 2006; 25(1):25-32.

Cevasco AM. The effects of mothers' singing on full term and preterm infants and maternal emotional responses. J Music Therapy. 2008:45(3):273-306.

Cleveland L. Parenting in the neonatal intensive care unit. J Obstet Gynecol, Neonatal Nurs. 2008: 37:666-91.

Collins SK, Kuch K. Music therapy in the NICU. Neonatal Netw. 1991; 9:23-6.

Costa HPF, Marba ST. O recém-nascido de muito baixo peso. Rio de Janeiro: Atheneu; 2003.

Doheny L, Hurwitz S, Insoft R et al. Exposure to biological maternal sounds improve cardiorespiratory regulation in extremely preterm infants. Pediatrics International. 2012; 25(9):1591-94.

Einarsson-Backes L, Stewart KB. Infant neuromotor assessment: a review and preview of selected instruments. Am J Occupational Therapy. 1992; 46(3): 224-31.

EPA. United States Environmental Protection Agency. Website: https://www. epa.gov.

Fegran I. Nurses as moral practioners encouraging parents in the neonatal intensive care unit. Nurs Ethics. 12:52-64.

Feldman R, Rosenthal Z, Eidelman A. Maternal-preterm skin to skin contact enhances child psychologic organization and cognitive control in the first 10 years of age. Biological Psychology. 2014; 75(1):56-64.

Fichter M, Klotz M, Hirchberg D et al. Breast-milk contain relevant neurotrophic factors and cytokines for enteric nervous system development. Molec Nutr & Food Research 2011; 55(10):1592-6.

Fleck P. Connecting mothers and infants in the Neonatal Intensive Care Unit increase sense control, feel need, be a parent. Newborn & Infant Nurs Rev. 2016; 16(2):92-6.

Fleisher BE, Vandenberg K, Constantinou J et al. Individualized care for very-low-birth-weight premature infants. Clin Pediatrics. 1995; 34(10):523-9.

Folkerth RD. Periventricular leukomalacia: overview and recent findings. Pediatr Develop Pathol. 2006; 9:3-13.

Gardner S, Goldson E. The neonate and the environment: impact on development. In: Gardner SL, Carter BS, Enzman-Hines M, Hernandez JA. Handbook of Neonatal Intensive Care. 7. ed. St. Louis: Mosby; 2011. p. 270-331.

Gardner SL, Goldson E. The neonate and the environment: Impact on development. In: Merenstein GB, Gardner SL. Handbook of neonatal intensive care. 6. ed. St. Louis: Mosby; 2006. p. 252-84.

Glass P. Light and the developing retina. Documenta Ophtalmologica, Advances in Ophthalmology. 1990; 74:195-203.

Glass P, Avery GB, Subramanian KN et al. Effect of bright light in the hospital nursery on incidence of ROP. New Engl J Med. 1983; 313(7):401-4.

Graven SN. Sound and developing infant in the NICU: conclusions and recommendations for care. J Perinatol. 2000; 20(8 Pt 2):S88-S93.

Gray L, Philbin MK. Effects of the neonatal intensive care unit on auditory attention and distraction. Clin Perinatol. 2004; 31:243-60.

Grether JK, Nelson KB, Walsh E et al. Intrauterine exposure to infection and risk of cerebral palsy in very preterm infants. Arch Pediatrics & Adolescent Med. 2003; 157:26-32.

Hall JW. Development of the ear and hearing. J Perinatol. 2000; 20(8 Pt II): S12-S20.

Hall S, Phillips R, Hynan M. Transforming NICU Care to provide comprehensive family support. Newborn & Infant Nurs Rev. 2016; 16(2):69-73.

Hamrick SE, Miller SP, Leonard C et al. Trends in severe brain injury and neurodevelopmental outcome in premature newborn infants: the role of cystic periventricular leukomalacia. J Pediatrics. 2004; 145:593-9.

Hartley K, Miller C, Gepharts S. Facilitated tucking to reduce pain in neonates: evidence for best practice. Advances in Neonatal Care. 2015; 15(3):201-8.

Heinemann A, Hellstrom WL, Hedberg N. Factors affecting parents preserve with their extremely preterm infants in a neonatal intensive care room. Acta Paediatrics. 2013; 102(7):695-702.

Ho L, Ho S, Leung D et al. A feasibility and efficacy randomized controlled trial of swaddling for controlling pain in preterm infants. J Clin Nurs. 2016; 25(34):472-82.

Holditch-Davis D. The development of sleeping and waking states in high-risk preterm infants. Infant Behav & Development.1990; 13:513-31.

Holsti L, Weinberg J, Whitfield MF et al. Relationship between adrenocorticotropic hormone and cortisol anre related during clustered nursing care in preterm infants born at extremely low gestational age. Early Human Develop. 2007; 83:341-8.

Howe T, Shen C, Hsu Y et al. Predicting neurodevelopmental outcomes at preschool age for children with very low birth weight. Research in Developmental Disability. Research in Developmental Disability. 2016; 40:231-41.

Huppi PS. Advances in postnatal neuroimaging: relevance to pathogenesis and treatment of brain injury. Clinics in Perinatology. 2002; 29:827-56.

Huppi PS. Immature white matter lesions in the premature infant. J Pediatrics. 2004; 145:574-8.

Huttenlocher PR. Neuroplasticity: the effects of environment on the development of the cerebral cortex. Cambridge, MA: Harvard University Press; 2002.

Jabraeili M, Sabet T, Mustafa G et al. The effect of recorded Mum's Lullaby and Braham's Lullaby on Oxigen saturation in preterm infants: a randomized double blind clinical trial. J Caring Sciences. 2016; 5(1):85-93.

Kenner G, McGrath JM (Eds.). Developmental care of newborns and infants: a guide for health professionals. St. Louis: Mosby; 2004.

Kent WD, Tan AK, Clarke MC et al. Excessive noise levels in the neonatal ICU: potential effects on auditory system development. J Otolaryngol. 2002; 31:355-60.

Khwaja O, Volpe JJ. Pathogenesis of cerebral white matter injury of prematurity. Arch Dis in Childhood. Fetal and Neonatal Edition 2008; 93(2):F153-F161.

Kramer M, Chamorro I, Green D et al. Extra tactile stimulation of the premature infant. Nurs Research. 1975; 24(5):324-34.

Krueger C, Wall S, Parker L et al. Elevated sound levels within a busy NICU. Neonatal Netw. 2005; 24(60):33-7.

Langer VS. Minimal handling protocol for the intensive care nursery. Neonatal Netw. 1990; 9(3):23-7.

Lawhon G. Providing developmentally supportive care in the newborn intensive care unit: an evolving challenge. J Perinat Neonat Nurs. 1997; 10(4):48-61.

Leib SA, Benfield DG, Guidubaldi J. Effects of early intervention and stimulation on the preterm infant. Pediatrics. 1980; 66(1):83-90.

Leona CR, Ramos JL, Vaz FA. O recém-nascido pré-termo. In: Marcondes E, Vaz FA, Ramos JL, Okay Y (Eds.). Pediatria básica. 9. ed. São Paulo: Sarvier; 2002. p. 348-52.

Leonard J. Music therapy: fertile ground for application of research in practice. Neonatal Netw. 1993; 12:47-8.

Lickliter R The integrated development of sensory organization. Clinic Perinatol. 2011. 38(4):591-603.

Limperopoulos C, Gauvrea K, O'Leary H et al. Cerebral hemodynamic changes during intensive care of premature infants. Pediatrics. 2008; 122:e1006-13.

Lotas M, Walden M. Individualized developmental care for very low-birth-weight infants: a critical review. J Obstetric Gynecol & Neonat Nurs. 1996; 25:681-7.

Lou HC, Lassen NA, Friis-Hansen B. Impaired autoregulation of cerebral blood flow in the distressed newborn. J Pediatrics. 1979; 94(1):118-21.

Luong K, Nguyen T, Hu D et al. Newly born low birth weight infants stabilize better in skin-to-skin contact than when separate from their mothers: A randomized controled trial. Acta Paediatrica. 2015; 105(4):381-90.

Mann NP, Haddow R, Stokes L et al. Effect of night and day on preterm infants in a newborn nursery: randomized trial. British Med J. 1986; 293(6557):1265-7.

McAnulty G, Duffy FH, Butler S et al. Individualized developmental care for a large sample of very preterm infants: health neurobehaviour and neurophysiology. Acta Paediatrica. 2009; 98(12):1920-26.

McGowan JE, Aldeidice FA, Holmes VA et al. Early childhood development of late preterm infants: a systematic review. Pediatrics. 2011; 127(6):1111-24.

Milford C, Zapalo B. The NICU experience and its relationship to sensory integration. In: Kenner C, McGrath JM (Eds.). Developmental care of newborns and infants. 2. ed. v. 3. Glenview; National Association of Neonatal Nurses. 2010; 249-56.

Miller CL. The effects on cycled versus noncycled lighthing on growth and development in preterm infants. Infant Behavior & Develop. 1995; 18:87-95.

Nonato LB, Lund CH. Transepidermal water loss in the intensive care nursery: Measuring techniques and research recommendations. Newborn and infant Nursing Reviews. 2001; 1(1):11-20.

Pachi PR. A ambiência do recém-nascido. In: Costa HPF, Marba ST. O recém-nascido de muito baixo peso. Rio de Janeiro: Atheneu; 2003. p. 73-83.

Pamalec AH. Step states in premature infants. Develop Med & Child Neurol. 1967; 9:70.

Peabody JL, Lewis K. Consequences of newborn intensive care. In: Gottfried AW, Gaiter JL. Infant stress under intensive care: environmental neonatology. Baltimore: University Park Press; 1985. p. 199-226.

Perehudoff B. Parents' perceptions of environmental stressors in the special care nursery. Neonatal Netw. 1990; 9(2):39-52.

Phelps DL, Watts JL. Early light reduction for preventing retinopathy of prematurity in very low birth weight infants. Cochrane Data Base System Rev. 2001; (1):CD000122.

Philbin MK. Planning the acoustic environment of a neonatal intensive care unit. Clinics Perinatol. 2004; 31:331-52.

Ress S, Harding R, Walter D. The biological basis of injury and neuroprotection in the fetal and neonatal brain. In J Dev Neurosci. 2011; 29(6):551-63.

Scan-Salapatek S, Williams ML. The effects of early stimulation on low-birth weight infants. Child Development. 1973; 44:94-101.

Shogan MG, Schumann LL. The effect of environmental lighting on the oxygen saturation of preterm infants in the NICU. Neonatal Netw. 1993; 12(5):7-13.

Smith GC, Gutovich JBA, Smyser C et al. Neonatal Intensive Care stress is associated with brain development in preterm infants. Annals of Neurology. 2011; 70(4):541-9.

Smyser C, Snyder A. Shimony J et al. Resting state network complexity and magnitude are reduced in prematurely born infants cerebral cortex. 2016; 26(1):322-33.

Sostek AM, Anders TF, Sostek AJ. Diurnal rhythms in 2- and 8-week-old infants: sleep-waking state organization as a function of age and stress. Psychosomatic Medicine. 1976; 38(4):250-6.

Standley J. Music therapy research in the NICU an updated meta-analysis. Neonat Netw. 2012; 31(5):311-6.

Standley JM. A meta-analysis of the efficacy of music therapy for premature infants. J Pediatr Nurs. 2002; 17:107-13.

Strauch C, Brandt S, Edwards-Beckett J. Implementation of a quiet hour: effect on noise levels and infant sleep states. Neonatal Netw. 1993; 12(2):31-5.

Symington A, Penilli J. Developmental care promoting development and preventing morbidity in preterm infants. Cochrane Database Syst Rev. 2006; 19(2).

Thomann EB, Graham SE. Self-regulation of stimulation by premature infants. Pediatrics. 1986; 78(5):855-60.

Thomas KA. How the NICU environment sounds to a preterm infant. Maternal-Child Nurs. 1989; 14: 249-51.

Thomas KA, Martin PA. NICU sound environment and potential problems for caregivers. J Perinatol. 2000; 20(8 Pt 2):S94-9.

Thompson DK, Wood SJ, Doyle LW et al. Neonate hippocampal volumes: prematurity, perinatal predictors, and 2 year outcome. Annals of Neurol. 2008; 63:642-51.

Torres C, Holditch-Davis D, O'Hale A et al. Effects of standard rest periods on apnea and weight gain in preterm infants. Neonatal Netw. 1997; 16(8): 35-43.

Ullenhag A, Persson K, Nyqvist KH. Motor performance in very preterm infants before and after implementation of the newborn individualized developmental care and assessment programme in a neonatal intensive care unit. Acta Paediatrica. 2009; 98(6):947-52.

Vandenberg KA. Basic principles of developmental caregiving. Neonatal Netw. 1997; 16(7):69-71.

Volpe JJ. The encephalopathy of prematurity-brain injury and impaired brain development inextricably intertwined. Seminars in Pediatric Neurol. 2009; 16:167-78.

Walsh JM, Doyle LLW, Anderson PJ et al. Moderate and late preterm birth: Effect on brain size and maturation at term-equivalent age. Radiology. 2014; 273(1):232-40.

Webb A, Heller H, Benson C et al. Mother's voice and heartbeat sounds auditory plasticity in the human brain before full gestation. Proc Nat Acad Sci USA. 2015; 112(10):3152-57.

Weber A, Harrison T, Stwart D. Scores regulation theory: maternal-infant integration in the NICU as a mechanism for reducing the effects of allostatic load on neurodevelopmental in premature infants. Biologic Res for Nursing. 2012; 14(4):375-86.

Westrup B, Kleberg A, von Eichwald et al A randomized controlled trial to evaluate the effects of the newborn individualized developmental care and assessment program in a swidish setting. J Pediatrics. 2000; 105: 166-72.

White R. Lighting design in the neonatal intensive care unit: practical applications of scientific principles. Clin Perinatol. 2004; 31:323-30.

Wiznitzer M. Fetal brain development and the impact of premature birth: evaluation through technology. In: Developmental Interventions in Neonatal Care Conference. Las Vegas; 2007. p. 32.

Young JM, Morgan BR, Whyle HEA. Longitudinal study of white matter development and outcomes in children born very premature. Cerebral Cortex. 2016; 1-12.

Zomignani AP, Zambelli HJL, Margem A. Desenvolvimento cerebral em recém-nascidos prematuros. Rev Paulista Pediatr. 2009; 27(2):198-203.

13

Postura e Toque Terapêutico

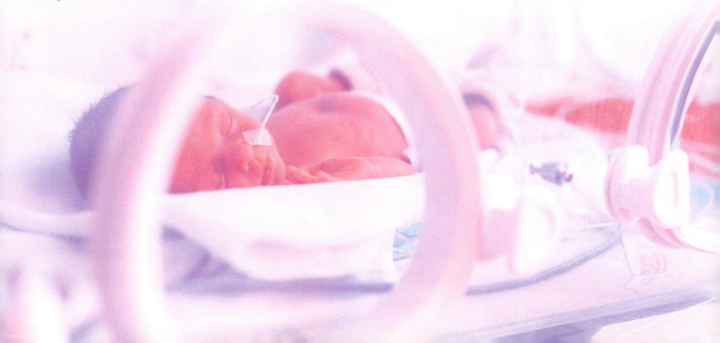

Introdução

No útero, o feto fica confinado a um espaço fechado, delimitado por barreiras definidas. Com o decorrer da gestação e o crescimento do feto, o espaço livre torna-se menor, forçando o feto a flexionar mais o corpo. No último trimestre de gestação, o sistema nervoso central (SNC) está em rápido desenvolvimento das camadas dos neurônios corticais, organizando-se e especializando-se em conexões vitais e caminhos para formação das conexões das sinapses dos nervos. Nessa etapa, há grande vulnerabilidade às condições ambientais.

O feto pode se movimentar. Ao estender braços e pernas, encontra resistência na parede uterina e no líquido amniótico, retornando à posição de flexão, sempre mantendo o alinhamento da cabeça, do tronco e das extremidades na linha mediana (Figura 13.1).

Após o parto, os recém-nascidos a termo apresentam espontaneamente postura de flexão, que contribui para um adequado desenvolvimento motor já nos primeiros dias de vida. Nos prematuros extremos, com menos de 30 semanas de gestação, os sistemas musculoesquelético e neurológico ainda não estão plenamente funcionais, o que justifica padrões de postura e movimentos inadequados.

Após o nascimento, é importante uma avaliação contínua do tônus muscular e das respostas comportamentais, bem como das respostas fisiológicas relacionadas com o movimento e a postura do neonato, tanto a termo como prematuro. O sistema musculoesquelético no prematuro é moldado pelo efeito da gravidade, da mobilidade e do alinhamento em que será posicionado pelo cuidador durante a permanência na UTI neonatal. Colocar o prematuro na posição fetal durante o período pós-natal reduz a fase distônica.

Em geral, os prematuros, principalmente os extremos, nascidos em torno da 24ª semana de gestação, apresentam desenvolvimento completo do tecido muscular, tônus flexor de extremidade, estruturas articulares, calota craniana e curvatura espinal, mas carecem de reservas de energia e de força musculoesquelética para lutar contra a gravidade e promover mudanças de postura sozinhos, sendo totalmente dependentes do cuidador para a realização desse processo.

O desenvolvimento do tecido muscular já ocorre antes do nascimento, mas a diferenciação das fibras musculares só estará completa na 40ª semana de gestação. O tônus flexor das extremidades começa, nas pernas do prematuro, por volta da 30ª à 32ª semana de gestação, e, nos braços, na 36ª. Normalmente, o prematuro, se deixado em posição supina, manterá tronco, pelve e extremidades sem nenhuma flexão e sem alinhamento entre cabeça e tronco. Como consequência, se não forem realizadas intervenções que promovam o posicionamento correto, o prematuro desenvolverá padrões de hiperextensão do pescoço e do tórax, assimetria postural e posição lateral da cabeça (Figura 13.2).

Além desses fatores de maturidade musculoesquelética, o prematuro também é colocado em situações que o induzem a postura inadequada, como no caso de intubação endotraqueal prolongada, cateteres umbilicais, drenos de tórax, atelectasia pulmonar, medicamentos para sedação e analgesia. As patologias associadas à prematuridade, que exigem manutenção do neonato na mesma posição por períodos mais prolongados, também contribuem para perpetuação de uma postura inadequada.

Esses padrões posturais causam dificuldade na oxigenação, tensão e dor musculares (torcicolo), deformidade craniana, rotação externa das extremidades, irritabilidade e estresse, instabilidade fisiológica e diminuição dos movimentos peristálticos intestinais. Futuramente, o prematuro também terá problemas comportamentais, como dificuldade de adaptação ao ambiente, sono leve,

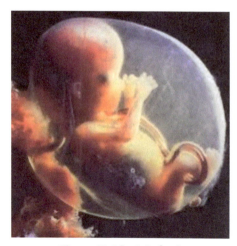

Figura 13.1 Posição fetal.

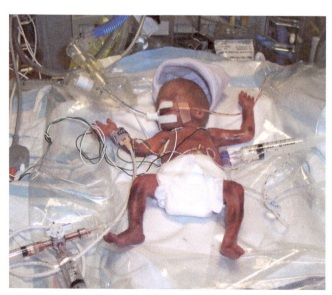

Figura 13.2 Prematuro em posição dorsal sem flexão.

incapacidade de acalmar-se, dificuldade para sentar, caminhar, virar de um lado para outro e dificuldades de coordenação por ocasião da alimentação oral.

Quando é acomodado na UTI neonatal em diferentes posições, o neonato experimenta uma variedade de pressões e forças nos músculos e nas articulações que terão influência positiva no desenvolvimento dessas articulações e dos receptores mecânicos, preparando-os assim para os movimentos mais coordenados.

Muitas vezes, ao se posicionar o neonato, são levadas em consideração as alterações fisiológicas e comportamentais que a postura pode acarretar, desconsiderando os efeitos do posicionamento também da calota craniana.

No prematuro, o crânio equivale a 30% da massa corporal; o osso paraoccipital temporal do prematuro, entre a 23ª e a 30ª semana de gestação, é 10 vezes mais fraco e fino do que no neonato a termo, o que predispõe a maior incidência do desenvolvimento de escafocefalia, achatamento da calota craniana lateralmente, e assimetria craniana nesses pacientes (Figura 13.3).

Os efeitos iatrogênicos não têm somente consequências estéticas, como muitos cuidadores acreditam, mas um impacto importante no desenvolvimento do cérebro, afetando também o desenvolvimento neurológico, o crescimento do cérebro e os movimentos da cabeça e do pescoço, o que acarreta alterações do fluxo sanguíneo venoso e arterial para o cérebro e disfunções do nervo vagal, refletindo em refluxo gastresofágico e êmese.

A equipe multiprofissional na UTI neonatal tem a grande responsabilidade de facilitar a transição da vida intrauterina para a extrauterina, por meio de suporte ao sistema musculoesquelético, promovendo e facilitando o posicionamento adequado do prematuro.

Alguns dos benefícios do posicionamento adequado do prematuro são:

- Reduz o estresse, promovendo conforto
- Promove o desenvolvimento de tônus muscular, reflexo e agilidade motores
- Facilita e promove o desenvolvimento do controle da cabeça, possibilitando a proximidade das mãos à boca, o que permite a orientação à linha mediana
- Acalma o paciente e contribui para uma alimentação oral mais coordenada

- Promove melhor respiração, com oxigenação mais eficiente
- Promove a função gástrica, como esvaziamento gástrico
- A flexão das extremidades inferiores promove os movimentos intestinais; a base da pelve vai estar relaxada, permitindo o relaxamento do reto e, assim, a passagem de fezes se dará mais facilmente, evitando constipação intestinal e acúmulo de gases
- Previne contraturas de rotação externa das extremidades
- Previne alterações no formato da cabeça e suas consequências no crescimento do cérebro.

O posicionamento mais adequado para cada neonato deverá ser estabelecido e avaliado pela equipe cuidadora, sempre objetivando a manutenção da estabilidade fisiológica e comportamental e levando em consideração patologias específicas.

A mudança frequente de decúbito (pelo menos a cada 3 a 4 horas) estimula o desenvolvimento do sistema musculoesquelético, facilitando a regulação dos estados de vigília e sono, e promove o crescimento simétrico da cabeça. A mudança de decúbito não é opcional e deve fazer parte do protocolo estabelecido como padrão de cuidado em cada UTI neonatal.

Deverá ser realizada a mudança de decúbito a cada 3 a 4 horas nos pacientes estáveis, ou a cada 8 horas naqueles fisiologicamente instáveis, que não toleram manuseio frequente, como no caso dos pacientes sob ventilação oscilatória de alta frequência, prematuros < 32 semanas nas primeiras 96 horas (Capítulo 4) ou com outra patologia que contraindique a mudança frequente de decúbito. Independentemente do tipo de posição escolhida, deve-se sempre facilitar a flexão, a atividade de linha mediana e a organização do neonato.

É necessário mudar os diversos tipos de posicionamento, obedecendo à sequência (p. ex., lateral direita, supina, lateral esquerda e prona, ou vice-versa) e eliminando a posição que cause instabilidade fisiológica ou comportamental.

Apesar da importância do posicionamento adequado, devem ser levados em consideração a individualidade de cada paciente, o comportamento e o estado fisiológico antes de se decidir a mudança de posição. Depois de posicionar o prematuro, deve-se prover a contenção facilitada até que o neonato passe ao estado organizado e de sono. Sempre se deve deixar as mãos do paciente livres, para que possam estar perto da boca, o que promove conforto e acalma.

Os principais objetivos que devem ser alcançados com a postura terapêutica incluem: equilíbrio fisiológico, flexão das extremidades, organização dos estados, aumento da atividade de linha mediana e aumento do tônus muscular.

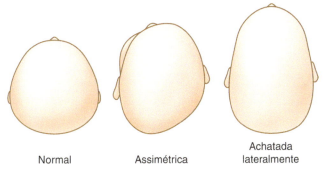

Normal   Assimétrica   Achatada lateralmente

Figura 13.3 Calota craniana.

A postura terapêutica deverá ser utilizada em todos os pacientes, mesmo que estejam intubados, com pressão positiva nas vias respiratórias (CPAP) nasal, cânula de oxigênio nasal, ou em neonatos prematuros ou a termo em crescimento sem necessidade de suporte respiratório e suplemento de oxigênio.

O posicionamento nunca deverá ter uma contenção restritiva, pois isso impede os movimentos e as sensações táteis, que são importantes para promover o desenvolvimento do sistema musculoesquelético.

Achatamento da calota craniana

Achatamento bilateral da cabeça e alongamento do rosto são ocorrências comuns em prematuros com menos de 32 semanas de gestação, sendo que o achatamento e a assimetria são resultado da permanência da cabeça do prematuro em contato direto com a superfície dura do colchão e da falta de rotação na mudança de decúbito (Figura 13.3). Independentemente da posição em que será colocado o paciente, sempre se deve utilizar travesseiro de água ou de silicone (Figura 13.4) ou coxim vazado feito com compressas, a fim de aliviar a pressão do contato com o colchão, em todos os prematuros < 32 semanas de gestação, e fazer também a mudança frequente de decúbito quando o paciente tolerar.

Em um estudo realizado por Hemingway e Oliver (2000), concluiu-se que os prematuros < 32 semanas, com peso de 1.500 g, posicionados com travesseiro de água ou

silicone, submetidos a mudança de decúbito a cada 3 horas, e não colocados na mesma posição duas vezes no período de 8 horas, tiveram menos assimetria da cabeça entre a 9ª e a 13ª semana de vida, em comparação a outros prematuros posicionados convencionalmente. Quando o neonato está desperto e fisiologicamente estável, pode ser colocado na posição de bruços ou ventral, sendo esta posição permitida somente com supervisão, 3 vezes ao dia, pelo tempo mínimo de 5 minutos, pois esta posição alivia a pressão na calota craniana posterior e lateral, fortalecendo os músculos do pescoço e peitorais. Deve-se lembrar também de alterar a posição do berço ou bacinete a cada 1 a 2 semanas, para que o neonato tenha diferente visão do ambiente, o que proporciona mudança da posição da cabeça. Durante o período de alimentação ao seio ou mamadeira, também se deverá alternar a posição em que o neonato é alimentado, para que não fique sempre na mesma posição.

Para completar o posicionamento, deve-se observar o tamanho das fraldas – ou seja, providenciar tamanhos adequados para cada faixa de peso, pois uma fralda para o recém-nascido a termo, se for utilizada em um neonato prematuro extremo, provocará abdução das pernas, afetando o posicionamento dos quadris, o que indiretamente afetará a postura da coluna e do pescoço (Figura 13.5).

Técnicas de postura terapêutica

Para melhor compreensão da técnica de postura, devem ser considerados os princípios de anatomia do sistema musculoesquelético, o modo como se inter-relacionam e o efeito positivo ou negativo que ocorre com essa interligação quando o paciente é posicionado (Figura 13.6). É importante sempre lembrar que:

- Cervical 1: controla a cabeça, o pescoço e a porção superior da cavidade torácica; os músculos do pescoço estão conectados às duas primeiras costelas

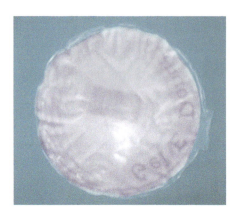

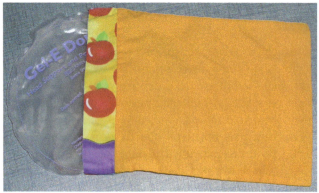

Figura 13.4 Uso de travesseiro de silicone.

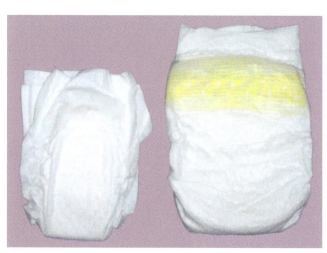

Figura 13.5 Fraldas pequena e média.

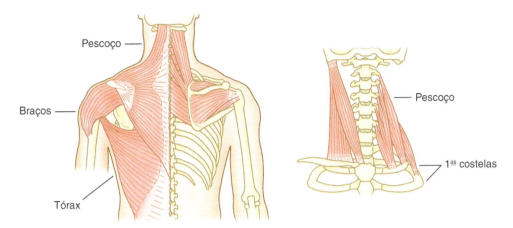

Figura 13.6 Interligação dos músculos.

- Torácica 5: controla o abdome
- Lombar 2: controla a pelve.

Para melhor compreensão da importância de uma postura adequada, pode-se fazer o seguinte exercício, sentado em uma cadeira, para se ter uma ideia mais clara de como cada posição afeta a respiração e a deglutição. Para cada posição, indica-se inspirar, expirar e deglutir a saliva:

- Cabeça e tronco na linha mediana
- Cabeça tombada lateralmente, para a direita ou para a esquerda
- Cabeça hiperestendida
- Cabeça flexionada.

Pode-se notar que tanto a eficiência da respiração como a deglutição tornam-se mais difíceis quando a cabeça não está na linha mediana em relação ao tórax. Se, para o adulto, é difícil exercer essas atividades de respirar e deglutir sem o alinhamento de cabeça, pescoço e tórax, para o neonato a termo e prematuro o posicionamento inadequado pode interferir no processo de respiração eficiente e dificultar a alimentação oral.

Seja qual for a posição escolhida, a cabeceira da incubadora ou do berço aquecido sempre deverá ser elevada em cerca de 30°. Essa intervenção contribui para reduzir a pressão intracraniana e, consequentemente, as hemorragias intraventriculares, comuns em prematuros extremos. É fundamental também prover um apoio para os pés. A planta dos pés deve estar apoiada em superfície firme mas flexível, para dar um *input* sensorial positivo, o que garante uma sensação de segurança ao prematuro. Em qualquer posição, a linha mediana sempre deve ser obedecida.

Para a realização da postura terapêutica, recomenda-se o seguinte material de apoio: posicionador do tipo botinha (Figura 13.7A); travesseiro de água ou silicone (Figura 13.7B); rolos de apoio (Figura 13.7C); posicionador ventral (Figura 13.7D); posicionador flexível (Figura 13.7E); posicionador do tipo coxim (Figura 13.7F); ninho feito com o posicionador flexível (Figura 13.7G) e saquinho (Figura 13.7H).

Posição supina (ou dorsal)

Segundo Pellicer et al. (2002), a posição supina com a cabeça e o tórax em linha média tem sido recomendada para prematuros extremos (< 30 semanas de gestação), durante os primeiros dias de vida (primeiras 96 horas), por facilitar a drenagem do fluxo sanguíneo para o cérebro e prevenir elevação desse fluxo, diminuindo as chances de ocorrer hemorragia intraventricular. Na assistência ventilatória, a posição supina diminui o volume corrente e a complacência pulmonar, e o neonato tem períodos mais curtos de sono profundo, chora mais e consome mais calorias, em comparação com as posições prona e lateral. Nos pacientes que estão recebendo alimentação, a posição supina não é muito indicada, pois pode promover aspiração de conteúdo gástrico e aumento do refluxo gastresofágico, comum em prematuros extremos devido à permanência da sonda gástrica por tempo prolongado.

Apesar dos problemas que apresenta, a posição supina às vezes poderá ser indicada, como no caso de certas patologias e determinados tratamentos que requeiram esse tipo de posicionamento (Quadro 13.1).

A posição supina deve promover o máximo de flexão e atividades da linha média. Devem-se utilizar travesseiros de água, gel ou silicone (Figura 13.4), para prevenir achatamento da cabeça. Antes do uso, deve-se colocar os travesseiros dentro da incubadora ou no berço de calor radiante, para que fiquem aquecidos.

Evite hiperflexão ou hiperextensão do pescoço; coloque um apoio (rolinho) nas escápulas a fim de promover uma leve flexão dos ombros; flexione os braços; utilize rolos para apoiar a flexão da bacia e dos joelhos, com os pés apoiados na superfície do colchão; ofereça apoio com o uso de rolos ao longo da lateral do paciente, formando um "ninho", ou dentro da botinha (Figura 13.8).

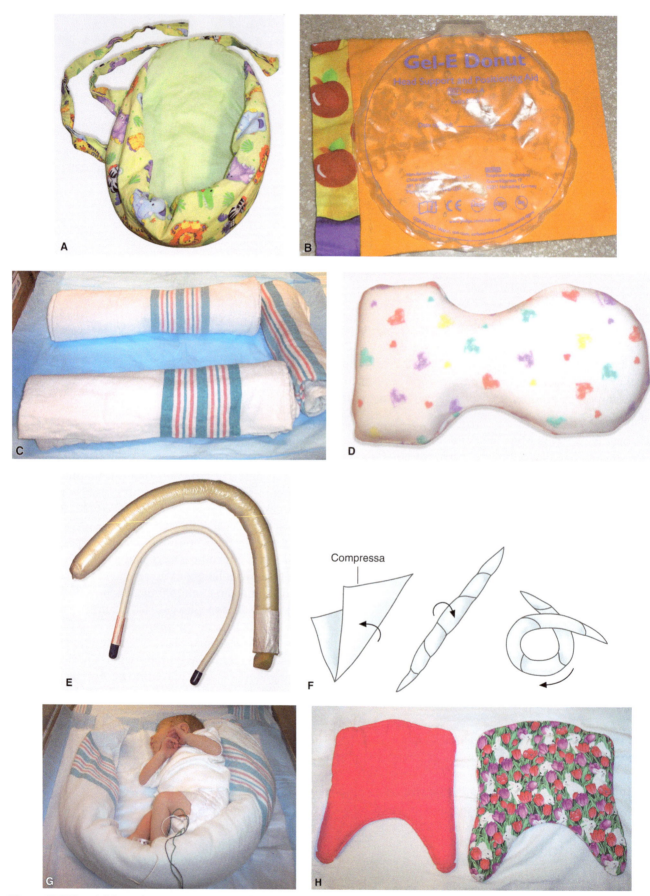

Figura 13.7 Material de apoio para a postura terapêutica. **A.** Botinha. **B.** Travesseiro de água ou silicone. **C.** Rolos de apoio. **D.** Posicionador ventral. **E.** Posicionador flexível. **F.** Coxim vazado para a cabeça. **G.** Ninho feito com o posicionador flexível. **H.** Saquinho posicionador. (*Fonte*: adaptada de Children's Medical Ventures/Respironics, Inc.)

Quadro 13.1 Posição supina.

Vantagens clínicas	Vantagens para o comportamento e o desenvolvimento
▸ Fácil acesso para prestar cuidados a pacientes clinicamente instáveis ▸ Indicada em casos de atelectasia pulmonar ▸ Facilita a drenagem do fluxo venoso para o cérebro ▸ Utilizada para pacientes com drenagem torácica ▸ Posição recomendada para redução do risco de síndrome da morte súbita em neonatos	▸ Mantém a cabeça na linha mediana, reduzindo o achatamento lateral da cabeça ▸ Existe facilidade de o paciente visualizar o ambiente em que se encontra, bem como ter contato social com o cuidador e os pais

Desvantagens clínicas	Desvantagens para o comportamento e o desenvolvimento
▸ Diminuição da tensão do oxigênio, complacência pulmonar e volume corrente ▸ Gasto calórico ou energético maior ▸ Pode aumentar o número de episódios de apneia, bradicardia e respiração periódica em alguns pacientes ▸ Aumenta episódios de refluxo gastresofágico ▸ Risco de broncoaspiração	▸ Neonato apresenta mais agitação, desorganização motora, choro e alteração no estado de sono ▸ Associada à posição do arco hipertônico (hiperextensão da cabeça, do pescoço e dos ombros) ▸ Causa retração escapular ▸ Não promove flexão, dificultando as atividades de linha média ▸ Promove deformidade posicional de rotação externa de braços e pernas ▸ Associada a plagiocefalia posterior (cabeça achatada), que poderá causar retardo das atividades motoras

Fonte: adaptado de Hunter, 2004.

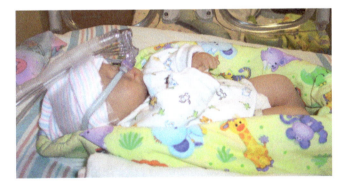

Figura 13.8 Posição supina/dorsal – CPAP nasal.

Em pacientes intubados, apoie o circuito do ventilador na altura da cavidade oral (no centro desta), para minimizar o contato da cânula endotraqueal com o palato do paciente. Os tubos do circuito devem ser posicionados de tal maneira que evitem deslocar a cabeça lateralmente (Figura 13.9).

Ao fazer a mudança de decúbito de pacientes intubados, não é necessário desconectar o respirador do paciente. Recomenda-se realizar a mudança de decúbito desses pacientes entre duas pessoas, evitando-se, assim, que o circuito se desconecte do ventilador, o que traz

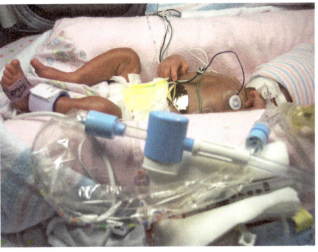

Figura 13.9 Paciente intubado em posição supina com apoio.

maior estabilidade fisiológica e comportamental. Nos pacientes sedados e, consequentemente, hipotônicos, às vezes há necessidade de um apoio adicional para a região do pescoço; pode ser utilizado um rolo ou coxim pequeno, que ajuda a flexionar levemente o pescoço e manter a cabeça em posição neutra.

Quando o paciente (tanto o neonato a termo como o prematuro) estiver apto a manter a temperatura corporal, e for colocado em bacinete ou berço aberto, deverá permanecer em decúbito dorsal ou na posição supina, para que possa se adaptar a esta posição quando receber alta hospitalar. Segundo recomendação da American Academy of Pediatrics (AAP, 1999; 2005), esta posição é indicada para o neonato dormir em casa, e tem por finalidade prevenir síndrome da morte súbita infantil.

Posição lateral

A posição lateral reduz os efeitos extensores provocados pela gravidade, promove a flexão e a orientação para a linha mediana e favorece o esvaziamento gástrico (Quadro 13.2). O decúbito lateral direito promove redução do resíduo gástrico; já o esquerdo, reduz o refluxo gástrico.

Nos prematuros extremos, deve-se ter o cuidado de não mantê-los por períodos muito prolongados na mesma posição lateral, pois isso pode causar atelectasia pulmonar no lado em que o paciente estiver em contato com o colchão.

A posição lateral correta pode ser atingida com a utilização de rolos, formando-se ninho ou botinha e apoiando com o saquinho posicionador (Figura 13.10). Os membros superiores e os joelhos deverão estar flexionados e as mãos próximas à boca. Coloque um rolinho entre os joelhos para estimular a adução dos membros

Quadro 13.2 Posição lateral.

Vantagens clínicas	Vantagens para o comportamento e o desenvolvimento
▸ Agiliza o esvaziamento gástrico quando o neonato é posicionado em decúbito lateral direito ▸ Menos refluxo do que na posição supina ▸ Melhora a oxigenação nos pacientes com problemas pulmonares, como atelectasia ou enfisema pulmonar intersticial (o lado afetado deverá estar em contato com o colchão)	▸ Orientação para a linha mediana da cabeça e das extremidades ▸ Estimula flexão das extremidades ▸ Promove atividades com as mãos, aproximação da mão à boca ▸ Acalma o paciente ▸ Favorece que o prematuro visualize o que está ao redor ▸ Promove flexão e adução dos quadris e joelhos, prevenindo rotação externa dos quadris ▸ Incentiva os movimentos antigravitacionais, promovendo assim o desenvolvimento do tônus muscular
Desvantagens clínicas	**Desvantagens para o comportamento e o desenvolvimento**
▸ Na prática, quando o neonato é posicionado no lado esquerdo observa-se lentidão no esvaziamento gástrico ▸ Contribui para uma ventilação desigual, podendo concorrer para atelectasia no lado dependente, isto é, de encontro ao colchão	▸ Promove achatamento lateral da cabeça quando não é realizada a mudança frequente de posição ▸ Difícil para manter a flexão nos pacientes mais ativos e hipertônicos

Fonte: adaptado de Hunter, 2004.

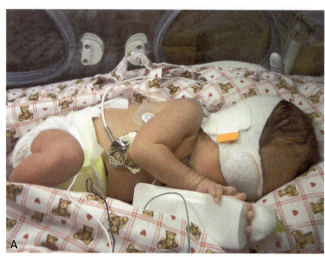

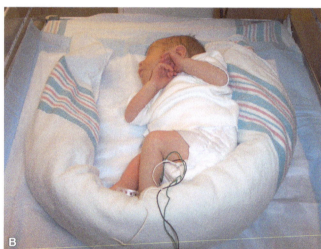

Figura 13.10 Posição lateral. **A.** Dentro do posicionador do tipo botinha. **B.** Ninho com posicionador flexível e rolos.

inferiores e proporcionar conforto. O rolo deve ser de espessura suficiente para promover uma leve separação das pernas. Deve-se evitar a separação excessiva, pois prejudicará o desenvolvimento das extremidades inferiores, causando uma abdução que dificultará a deambulação do prematuro no futuro. As costas devem estar apoiadas com rolo, "ninho" ou botinha, para que se mantenha a postura. Pode ser utilizado também o saquinho posicionador. É importante sempre fornecer um apoio para os pés.

Posição em decúbito ventral (ou prona)

A posição prona, ou ventral, promove o desenvolvimento motor, principalmente o fortalecimento dos músculos do pescoço, e o controle da cabeça estimula a flexão das extremidades e a adução dos quadris e joelhos, prevenindo rotação externa dos quadris e estimulando o paciente a colocar a mão próximo à boca, o que o faz acalmar-se (Quadro 13.3).

Ao manter-se o paciente na posição prona, deve-se colocar a cabeça lateralizada, sempre apoiada em travesseiro de água ou de silicone, para minimizar a possibilidade de achatamento e assimetria da cabeça. Utilizar o posicionador ventral (Figura 13.11A) ou um rolo feito com um cueiro pequeno (Figura 13.11B), colocado verticalmente embaixo do paciente, estendendo-se da cabeça até o quadril, o que promove flexão leve das extremidades superiores e inferiores, mantidas em adução juntas lateralmente ao corpo; as mãos deverão estar posicionadas próximo à boca, para facilitar a sucção não nutritiva e acalmar o paciente.

Uma opção em pacientes maiores pode ser colocar um rolo transversalmente na região do baixo ventre ou pélvica, o que permitirá também a flexão das extremidades inferiores e a rotação dos quadris (Figura 13.11C). A posição ventral deverá ser mantida com o apoio lateral de rolos ou apoio do tipo "ninho", com cobertas dobradas ou botinha. Isso promove manutenção da flexão das extremidades, com aproximação do tronco; e uma contenção leve, mantendo-se o corpo sempre alinhado, e a orientação da linha mediana. Os pés deverão estar apoiados também.

Quadro 13.3 Posição prona ou ventral.

Vantagens clínicas	Vantagens para o comportamento e o desenvolvimento
• Oxigenação e ventilação: melhoram a mecânica e o volume pulmonares (aumenta PaO_2) em neonatos intubados ou não • Diminui episódios de bradicardia, apneia e respiração periódica • Diminui o refluxo gastresofágico quando associada a elevação da cabeceira da cama a 30° • Diminui o consumo energético devido ao fato de o paciente estar mais calmo, com menos atividade • Diminui o risco de broncoaspiração • Diminui a perda de calor	• Promove flexão das extremidades, facilitando aproximação da mão à boca, mecanismo que acalma o prematuro • Facilita a extensão do pescoço e o levantamento da cabeça • Acalma, diminui choro, prolonga períodos de sono profundo • Previne assimetrias posturais do tronco e distúrbios da marcha • Estimula a adução de quadris e joelhos Previne rotação externa dos quadris
Desvantagens clínicas	**Desvantagens para o comportamento e o desenvolvimento**
• É mais difícil executar certos procedimentos quando o paciente está nessa posição • Se o paciente estiver agitado, poderá ocorrer mais facilmente extubação • Dificuldade de avaliar ou observar retrações esternais e subesternais • Interfere na observação de distensão abdominal • Não permite que se monitore o aparecimento de descoloração da pele do abdome por ocasião do desenvolvimento de enterocolite necrosante	• Deformidade da cabeça, com achatamento lateral • Pode desenvolver assimetrias motoras se não mantiver a posição correta • Dificulta a exploração visual e o contato visual com o cuidador

Fonte: adaptado de Hunter, 2004.

Enrolamento e contenção facilitada

O mesmo princípio de manutenção da linha mediana deverá ser aplicado quando se utilizar o enrolamento ou a contenção facilitada. Enrolamento é uma contenção facilitada que viabiliza a autorregulação do neonato durante a alimentação e procedimentos dolorosos e estressantes, além de ser importante para que o prematuro não precise utilizar energia na tentativa de manter a estabilidade musculoesquelética. Na alimentação oral, seja por copinho, mamadeira, seringa ou amamentação, o enrolamento favorece a coordenação entre sucção, respiração e deglutição durante a alimentação, principalmente em neonato prematuro, pois o bebê irá concentrar-se somente na tarefa de coordenar a deglutição e a sucção.

Passo a passo, o enrolamento deve ser feito da seguinte maneira:

• Posicione o neonato no centro da coberta ou cueiro (Figura 13.12A)

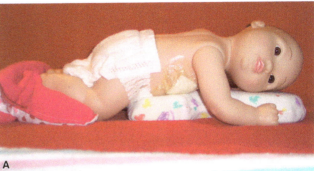

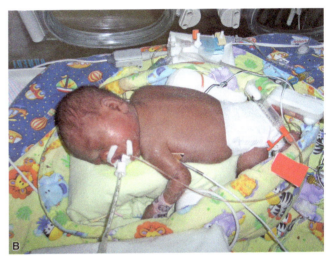

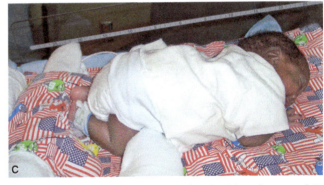

Figura 13.11 Posição prona ou ventral. **A.** Posicionador ventral. **B.** Rolo transversal abaixo dos quadris. **C.** Prona com botinha e posicionador ventral.

• Flexione o braço direito para a linha mediana torácica, envolva com parte da coberta (Figura 13.12B e C)
• Flexione os membros inferiores apoiando os pés na coberta (como para a posição de sentar), pois isso dá sensação de segurança ao neonato (Figura 13.12D e E)
• Enrole a coberta visando manter a posição, flexione o braço esquerdo para a linha mediana torácica, deixe a mão exposta (Figura 13.12F).

A contenção facilitada envolve colocação da mão ao redor da cabeça e manutenção da flexão das extremidades inferiores. Mantenha uma pressão de contenção leve (Figura 13.13).

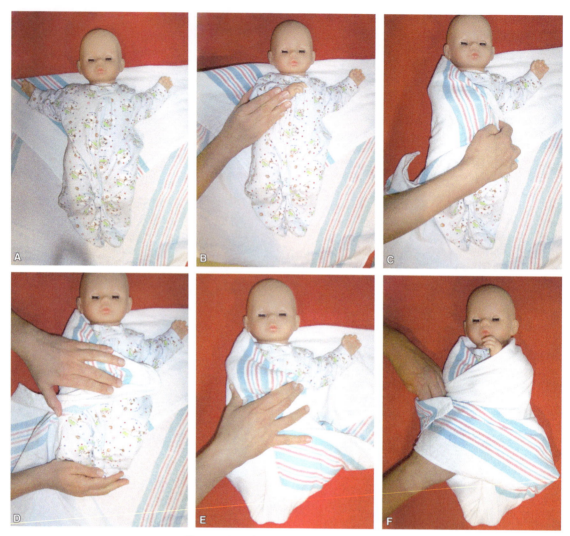

Figura 13.12 Passos para o enrolamento.

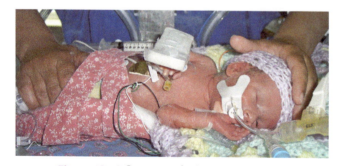

Figura 13.13 Contenção facilitada com as mãos.

Posição semirreclinada ou sentada

Por ocasião da alta, o neonato deverá ser transportado no assento de um carro especial para neonatos, de acordo com as normas da instituição. Em muitos países, a utilização do assento de carro para neonatos é obrigatória. A Associação Americana de Pediatria recomenda que os pacientes nascidos com menos de 37 semanas de gestação sejam testados antes da alta hospitalar no assento do carro em que irão para casa. O teste deverá ser realizado com antecedência mínima de 1 semana em relação à alta.

O teste consiste em posicionar o neonato no assento de carro com apoio lateral, para manutenção da linha mediana (Figura 13.14). O paciente deve estar conectado ao monitor cardiorrespiratório para monitoramento da frequência cardíaca, da respiração e da oximetria de pulso, e deverá ser feito registro desses dados (Quadro 13.4). O teste deverá durar 1 h 30 min. Qualquer alteração nos sinais vitais deverá ser relatada ao médico. O teste poderá ser repetido mais uma vez.

Durante o teste, caso ocorram diminuição da saturação de oxigênio e/ou bradicardia ou apneia, considera-se que o paciente não passou, e o teste deverá ser repetido. Se não passar novamente, recomenda-se a utilização de um carro especial semelhante a um berço, no qual o paciente será colocado deitado na posição supina.

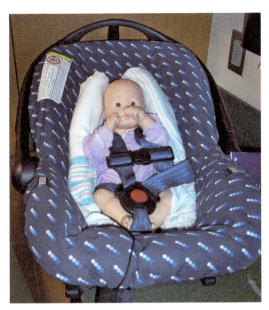

Figura 13.14 Posicionamento no assento de carro.

Quadro 13.4 Teste para assento de carro.

Nome do paciente: _____

Data:_____

Nome do administrador do teste:_____

Marca do assento de carro:_____

Número de série:_____

Resultado final: Passou_____ Não passou_____

Total de minutos: 90 min

Sinais vitais	Pré-teste	15 minutos	15 minutos	30 minutos	30 minutos
Frequência cardíaca					
Respiração					
Saturação de oxigênio					

Bibliografia

American Academy of Pediatrics. Committee on injury and poison prevention: safe transportation of newborn at hospital discharge. Pediatrics. 1999; 104:986.

American Academy of Pediatrics. Task force on infant positioning and SIDS. Positioning and sudden infant death syndrome (SIDS). Changing concepts of SIDS: implications for infant sleeping environment and sleeping position. Pediatrics. 2000; 105:650.

American Academy of Pediatrics (AAP). Task force on sudden infant death syndrome: the changing concept of SIDS: diagnostic coding shifts and new variables to consider in reducing risk. Pediatrics. 2005; 116:1245.

American Academy of Pediatrics. Transporting children with special health care needs. Pediatrics. 1999; 104: 988.

Argenta L, David LR, Wilson JA et al. An increase in infant cranial deformities with supine sleeping position. J Craniofacial Surgery. 1996; 7(1):5-11.

Balanguer A, Escribano J, Roque M. Infant position in neonates receiving mechanical ventilation. Cochrane Data Base Syst Rev. 2006; 4:CD003668.

Bhat R, Leipala J, Singh N et al. Effects of posture on oxygenation, lung volume, and respiratory mechanics in premature infants studied before discharge. Pediatrics. 2003; 112:29.

Bjornson K, Deitz J, Blackburn S et al. The effect of body position on the oxygen saturation of ventilated preterm infants. Pediatrics Phys Therapy. 1992; 109-15.

Blackburn S, DePaul D, Loan LA et al. Neonatal thermal care: part III – the effect of infant position and temperature probe placement. Neonatal Network. 2001; 20:25.

Brackbill Y, Douthitt T, West H. Neonatal posture: psychophysiological effects. Neuropediatrie. 1973; 4:145.

Chang Y, Anderson G, Lin C. Effects of prone position and supine position on sleepy state and stress responses in mechanically ventilated preterm infants during the first postnatal week. J Adv Nurs. 2002; 40:161.

Chappel J. Analyzing the effect of abnormal cranial shape on preterm infant development. In: Developmental Interventions in Neonatal Care (pré-conferência). Las Vegas, Nevada; 2007.

Creehan PA. Sending baby home safely. AWHONN. Lifelines. 2002; 5:60.

Corff KE, Seideman R, Venkataraman PS et al. Facilitated tucking a nonpharmacologic comfort measure for pain in preterm neonates. J Obstet Gynecol Neonatal Nurs. 1995; 4:216.

Franco P, Pardou A, Hassid S et al. Auditory arousal threshold are higher when infant sleep in prone position. Pediatrics. 1998; 132:240.

Gardner SL, Goldson E. The neonate and the environment: Impact on development. In: Handbook of neonatal intensive care. 7. ed. St. Louis: Mosby; 2011.

Glass R. Wolf LA. Global perspective on feeding assessment in the NICU. Am J Occup Ther. 1994; 48:514.

Goldberg RN, Joshi A, Moscoso P et al. The effects of head position on intracranial pressure in the neonate. Critical Care Medicine. 1983; 11(6):428-30.

Heimler R, Langlois J, Hodel D et al. Effects of positioning on the breathing, pattern of preterm infants. Arch Dis Child. 1992; 67:312.

Hemingway M, Oliver S. Preterm infant positioning. Neonat Intensive Care. 2000; 13-18.

Horne R, Franco P, Adamson T et al. Effects of body position on sleep and arousal characteristics in infants. Early Hum Dev. 2002; 69:25.

Hunter J. Positioning. In: Kenner C, McGrath J (Eds.). Developmental care of newborns and infants. St. Louis: Mosby; 2004.

Jeffery MA, Page M. Why the prone position is a risk factor for sudden infant death syndrome. Pediatrics. 1999; 104:263.

Kassin Z, Donaldson N, Khetri Wal B et al. Sleeping position, oxygen saturation, and lung volume in convalescent, prematurely born infants. Arch Dis Child Fetal Neonatal Ed. 2007; 1:17.

Kurlak L, Ruggins NR, Stephenson TJ et al. Effect of nursing position on incidence, type and duration of clinically significant apnea in preterm infants. Arch Dis Child. 1994; 71:F16-9.

Levy J, Habib RH, Lipsten E et al. Prone *versus* supine position in the well preterm infant: effects on work of breathing and breathing patterns. Pediatr Pulmonol. 2006; 41:754.

McEvory C, Mendoza M, Bowling S et al. Prone positioning decreased episodes of hypoxemia in ELBW infants (1.000 grams or less) with chronic lung disease. J Pediatr. 1997; 130:305.

Merritt TA, Pillers D, Prows SL et al. Early NICU discharge of very low birth weight infants – a critical review and analysis. Semin Neonatol. 2003; 8:95.

Ministério da Saúde. Secretaria de Políticas de Saúde. Área da Saúde da Criança. Manual atenção humanizada ao recém-nascido de baixo peso – método mãe canguru. Brasília, 2002.

Monterosso L, Kristjanson L, Cole J. Neuromotor development and physiologic effects of positioning in very low birth weight infants. J Obstet Gynecol Neonat Nurs. 2002; 31:138.

Mouradian L, Als H. The influence of neonatal intensive care unit care giving practices on motor functioning of preterm infants. Am J Occup Ther. 1994; 48:527.

Najarian SP. Infant cranial molding deformation and sleep position: implications for nursing care. J Pediatric Health Care. 1999; 13(4):173-7.

Neu M, Browne J. Infant physiologic and behavioral organization during swaddled vs. unswaddled weighing. J Perinatol. 1997; 17:193.

Pellicer A et al. Noninvasive continuous monitoring on brain hemodynamic in ventilated infants. Pediatrics. 2002; 109(3):434-40.

Reene D, Wimmer J, Mathew O. Does supine position increase apnea, bradycardia and desaturation in preterm infants. J Perinatol. 2000; 1:17.

Sahni R, Schulz KF, Kashyap S et al. Sleeping position and electrocortical activity in low birth weight infants. Arch Dis Child Fetal Neonat Ed. 2003; 90:F311.

Sweeney J, Gutierrez T. Motor development chronology: a dynamic process. In: Kenner C, McGrath J (Eds.). Developmental care of newborn and infants. St. Louis: Mosby; 2004.

Sweeney JK, Gutierrez P. Musculoskeletal implications of preterm infant position in the NICU. J Perinat and Neonat Nurs. 2002; 16(1):58-70.

Taquino L, Blackburn S, The effects of containment during suction and heel stick on physiological and behavioral responses of preterm infants. Neonatal Network. 1994; 13:55.

Vignocchi C, Miura E. Effect of motor physiotherapy in bone mineralization of premature: a randomized and controlled study. J Perinatol. 2008; 28:624.

Introdução

No ambiente intrauterino, o pulmão do feto está cheio de líquido, recebendo 10 a 15% do débito cardíaco total. Durante os primeiros minutos de vida, o líquido é absorvido ou expelido e os pulmões inflam-se com ar; nessa ocasião, o fluxo sanguíneo que perpassa os pulmões aumenta 8 a 10 vezes. A resistência pulmonar elevada diminui e deve-se, em parte, a decréscimo da tensão de CO_2, aumento do pH e da tensão de oxigênio, e dilatação dos vasos capilares alveolares. Alterações bioquímicas (p. ex., elevação da prostaglandina) estimulam o fechamento do ducto arterioso, aumentando assim o fluxo sanguíneo para os pulmões, e contribuem para diminuição da resistência pulmonar.

Enquanto a placenta realiza as trocas gasosas do feto, os pulmões continuam seu processo de desenvolvimento, que inclui os quatro períodos descritos a seguir.

▶ **Período embrionário.** Os pulmões se formam em torno do 26º dia da gestação, e consistem em um tubo único que se desenvolve da endoderme. É durante esse período que o diafragma se desenvolve, chegando à completa maturação próximo à 17ª semana de gestação.

▶ **Período pseudoglandular.** Abarca o intervalo entre a 6ª e a 16ª semana de gestação e caracteriza-se pelo desenvolvimento da árvore brônquica, que se completa em torno da 16ª semana de gestação.

▶ **Canalículos.** Sua evolução vai da 16ª à 26ª semana de gestação, e nessa etapa desenvolvem-se as estruturas circulatórias e alveolares. O epitélio alveolar começa a diferenciar-se em células tipo I (desenvolvem a membrana alveolocapilar) e tipo II (desenvolvem a síntese do surfactante).

▶ **Período sacular.** Compreende a fase entre a 27ª e a 40ª semana de gestação e continua ocorrendo após o nascimento. Nessa etapa, a membrana alveolocapilar se expande, preparando-se para realizar as trocas gasosas após o nascimento. Entre a 34ª e a 36ª semana de gestação, os alvéolos crescem, aumentando rapidamente o tamanho dos pulmões.

Na fase embrionária, os pulmões não têm a função de participar das trocas gasosas, mas exercem função metabólica secretória de líquidos. O fluxo sanguíneo do feto é desviado dos pulmões por meio do *ductus arteriosus*, passando direto à aorta (Figura 14.1). Isso ocorre devido à alta resistência do leito capilar pulmonar, que pode ser aumentada diante de hipoxia ou reduzida quando há aumento da oferta de O_2 com diminuição do CO_2. A função respiratória normal depende de vários fatores, como a integridade das estruturas respiratórias anatômicas envolvidas – pulmões, árvore brônquica, vias respiratórias superiores, caixa torácica, músculos respiratórios –, e dos elementos reguladores das atividades respiratórias localizadas no sistema nervoso central.

O processo de maturação anatômica e funcional dos pulmões requer, pelo menos, 35 semanas de gestação; o desenvolvimento funcional do pulmão fetal e a produção de surfactante são necessários para a função respiratória normal. A síntese de surfactante tem início entre a 23ª e a 24ª semana de gestação. Nos recém-nascidos prematuros, essas funções estão comprometidas, o que causa maior incidência de problemas respiratórios.

Os poros interalveolares e broncoalveolares são pequenos e menos numerosos, e por isso oferecem uma área menor de troca gasosa e facilitam o colapso alveolar com reserva limitada.

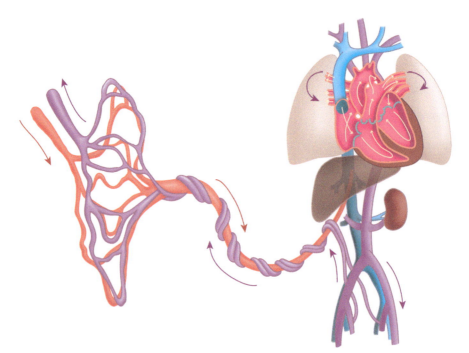

Figura 14.1 Circulação fetal. (*Fonte*: adaptada da Divisão de Produtos Ross e Laboratórios Abbott, Columbus, Ohio.)

Mecânica da ventilação

A mecânica da ventilação é constituída por movimentos de entrada e saída de ar dos pulmões – a inspiração e a expiração, respectivamente. A inspiração consiste na contração do diafragma; quando o conteúdo abdominal é movido para baixo, há uma expansão da caixa torácica. A expiração geralmente é um movimento passivo, e ocorre quando a caixa torácica alcança a posição de descanso.

Contribuem para esse mecanismo:

▶ Complacência pulmonar, que é a facilidade com que os pulmões são distendidos (relação entre o volume insuflado e a pressão no interior dos pulmões). Encontra-se reduzida quando os vasos pulmonares estão ingurgitados, com edema pulmonar ou processo inflamatório, e na presença de atelectasia
▶ Resistência pulmonar, ou seja, a diferença de pressão necessária entre dois pontos da via respiratória para que se estabilize um fluxo de 1 ℓ/s entre esses dois pontos. A resistência pulmonar é oposta às forças de elasticidade dos pulmões e à resistência do movimento de ar. Pode ser afetada pelo diâmetro interno da cânula endotraqueal, tempo expiratório insuficiente, ou por alterações anatômicas nas vias respiratórias superiores
▶ Respiração mais nasal do lactente no período neonatal, entre o 4º e o 6º mês
▶ Volume corrente, que se relaciona com a quantidade de ar inalada e exalada durante a ventilação normal.

Ruídos respiratórios

A ausculta dos ruídos respiratórios permite a avaliação do movimento de ar nos pulmões, principalmente nos pacientes em ventilação mecânica. Também permite que se avaliem a existência de secreções nas vias respiratórias e o posicionamento da cânula endotraqueal com inflação simétrica ou assimétrica dos pulmões (intubação seletiva, atelectasia e pneumotórax) (Quadro 14.1).

Quadro 14.1 Ruídos respiratórios.

Tipo	Causas
Estertores subcrepitantes ou bolhosos (ruídos decorrentes do ar movendo-se por meio de líquido ou atelectasia)	Atelectasia, pneumonia, edema pulmonar, bronquite
Roncos (ruídos decorrentes do ar passando através de áreas constringidas em decorrência de espasmos, secreções ou edema)	Asma, enfisema, tumor, secreções, estenose
Sibilos (ruídos decorrentes do ar passando pela traqueia com lúmen diminuído)	Edema das cordas vocais, estenose traqueal, corpo estranho alojado na traqueia ou tumor que reduza o lúmen da traqueia

Surfactante

O surfactante é uma lipoproteína composta de seis fosfolipídios e quatro apoproteínas, encontrada na parte distal das vias respiratórias e nos alvéolos dos pulmões normais. Esse líquido contribui para manter a tensão nos pulmões, aumenta a complacência pulmonar e promove estabilidade alveolar.

Os fatores que afetam a maturidade pulmonar com relação à produção e à síntese do surfactante podem estar relacionados com:

▶ Condições patológicas durante a gravidez
  • Aumentam a maturidade: hipertensão arterial materna, hemoglobinopatias (diminuem a capacidade de transporte de oxigênio), adição materna a narcóticos (p. ex., morfina e heroína), insuficiência placentária
  • Diminuem a maturidade: eritroblastose fetal, diabetes materno classes A, B, C
▶ Agentes farmacológicos administrados à gestante
  • Aumentam a maturidade: esteroides administrados entre a 27ª e a 34ª semana de gestação, heroína, agentes simpaticomiméticos (epinefrina, isoproterenol)
  • Diminuem a maturidade: fenobarbital e insulina
▶ Condições neonatais
  • Diminuem a produção ou estabilização: hipoxemia, acidose e hipotermia.

Reposição de surfactante

A terapia de reposição de surfactante, principalmente para recém-nascidos prematuros com estresse respiratório, já foi preconizada como tratamento e, em decorrência do aperfeiçoamento dos produtos disponíveis, houve uma queda na taxa de mortalidade dessa população. Estudos realizados entre 1991 e 1993 confirmaram os benefícios da administração de surfactante aos recém-nascidos a termo ou próximos do termo com grave falência respiratória; muitos deles não respondiam à ventilação mecânica, demandando altas concentrações de O_2.

A deficiência, ou indício de deficiência de surfactante, é secundária a lesões pulmonares, como nos casos de síndrome de aspiração de mecônio, síndrome de desconforto respiratório (doença da membrana hialina) ou pneumonia. Essas substâncias estranhas interferem nas propriedades biofísicas e bioquímicas do surfactante endógeno.

Ao se avaliar um recém-nascido com síndrome de desconforto respiratório associada a insuficiência de surfactante, que requer intubação e ventilação mecânica, deve-se considerar a possibilidade de administração de surfactante. O uso de surfactante está bem difundido, e estão em andamento muitas pesquisas para avaliar os resultados das diferentes formas de surfactantes, como estrato natural ou surfactante sintético.

As intervenções de enfermagem no paciente com distúrbios respiratórios constam no boxe Intervenções de enfermagem 14.1, ao final do capítulo; e para a administração de surfactante exógeno constam no boxe Intervenções de enfermagem 14.2, também ao final do capítulo.

Aspiração nas vias respiratórias

Aspiração nas vias respiratórias superiores

A aspiração nas vias respiratórias superiores remete à remoção de secreções das vias respiratórias, facilitando os processos de ventilação e oxigenação e a prevenção de complicações. A aspiração nas vias respiratórias superiores no recém-nascido com sonda de aspiração deve ser feita com cautela, pois pode causar traumatismo nas mucosas nasais, além de edema nas vias respiratórias superiores. É indicada somente quando houver abundância de secreções que não possam ser removidas por meios menos traumáticos, como a pera de aspiração (Figura 14.2).

Ao utilizar o cateter, leve em consideração os seguintes pontos:

» Calibre da sonda de aspiração nas vias respiratórias (Quadro 14.2): ao escolher o tamanho da sonda, deve-se levar em conta o tamanho do recém-nascido (nº 5 ou 6); evite usar sonda do mesmo calibre daquela utilizada para aspiração endotraqueal, que às vezes é de calibre maior, podendo provocar traumatismo
» Medição prévia da distância em que a sonda será introduzida: meça a distância desde o orifício nasal até o *tragus* (Figura 14.3)
» Antes de proceder à aspiração, lubrifique a ponta da sonda, contribuindo, assim, para prevenir traumatismo
» Aspire na cavidade oral primeiramente com a pera de aspiração, para evitar aspiração de conteúdo oral quando proceder à aspiração nasal
» Na aspiração com o cateter de aspiração, utilize pressão de sucção máxima de 80 mmHg.

Aspiração na cânula endotraqueal

A aspiração na cânula endotraqueal é um procedimento necessário em pacientes intubados, e tem como objetivo remover as secreções retidas na cânula endotraqueal, para favorecer a ventilação e a oxigenação.

Quadro 14.2 Calibre da sonda de aspiração de acordo com o diâmetro da cânula endotraqueal.

Diâmetro da sonda	Número da cânula de aspiração endotraqueal
2,0	4
2,5	5
3,0	6
3,5	8
4,0	10

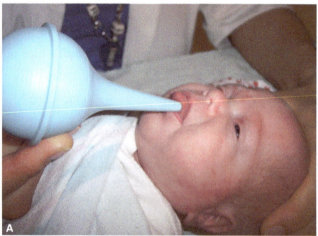

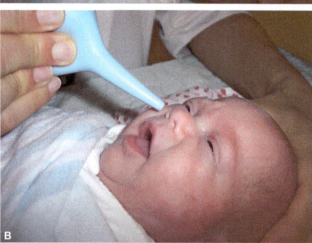

Figura 14.2 A. Pera de aspiração na cavidade oral. **B.** Pera de aspiração na cavidade nasal. (*Fonte*: cortesia do Piedmont Henry Hospital – UTI Neonatal, Geórgia, EUA.)

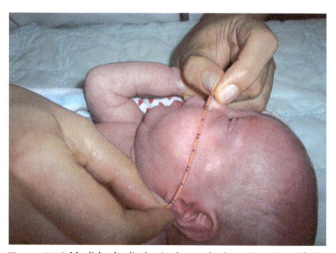

Figura 14.3 Medida da distância da sonda de aspiração orofaríngea. (*Fonte*: cortesia do Piedmont Henry Hospital – UTI Neonatal, Geórgia, EUA.)

Frequência da aspiração endotraqueal

A frequência da aspiração endotraqueal não deve ser previamente estabelecida, e sim determinada pelas mudanças no estado clínico do paciente (p. ex., diminuição da saturação de oxigênio, estado de agitação, aumento dos requerimentos de oxigênio e ruídos respiratórios que demonstrem presença de secreções pulmonares). Não se recomenda aspiração endotraqueal de rotina, pois interfere no repouso e no sono do recém-nascido, provocando agitação; além disso, aumenta o risco de infecções nosocomiais e a pressão sanguínea intracraniana, o que eleva o risco de hemorragia intraventricular nos recém-nascidos prematuros.

Nos neonatos, principalmente os prematuros, a pré-oxigenação é evitada utilizando-se 100% de oxigênio porque pode, segundo Clifton-Koeppel (2006) e Morrow (2008), levar ao risco de retinopatia da prematuridade como consequência da hiperoxigenação. Recomenda-se utilizar, antes da aspiração, um leve aumento (cerca de 10%) no nível de oxigênio, pelo fato de que, no prematuro, o nível de oxigenação no cérebro diminui paralelamente à diminuição da saturação do oxigênio, o que em geral ocorre durante a aspiração endotraqueal no neonato.

No neonato, a pressão do vácuo do aspirado recomendada é de 70 a 150 mmHg. Deve-se ter em mente que o valor da pressão negativa da aspiração depende também do calibre da cânula endotraqueal, da duração da aspiração e do volume e viscosidade da secreção, segundo Perdersen (2009). Em suma, atualmente recomenda-se a utilização de uma pressão menor do *vacum* para evitar efeitos iatrogênicos como hipoxemia, atelectasia e ferimento da mucosa endotraqueal.

Quando se trata da escolha do diâmetro ou do tamanho do cateter de aspiração, deve-se levar em conta que, se o cateter tiver diâmetro elevado, pode causar uma pressão maior, o que acarreta atelectasia.

Segundo Morrow e Pedersen, de modo geral o diâmetro do cateter de aspiração deve ser 50% menor que o diâmetro do tubo endotraqueal. Nas cânulas endotraqueais de n°s 2,5 e 3,5, pode haver uma oclusão de até 75% do tubo endotraqueal. Morrow (2008) sugere a seguinte fórmula para se calcular o tamanho do cateter de aspiração em relação à cânula endotraqueal:

$$\text{Diâmetro do cateter (Fr)} = [\text{Tamanho do tubo endotraqueal (mm)} - 1] \times 2.$$

Esta dimensão deverá ocluir menos de metade do diâmetro interno da cânula endotraqueal, e fornece um valor aproximado para evitar complicações.

A aspiração endotraqueal deve ser realizada por duas pessoas no sistema aberto, e por uma pessoa no sistema fechado, limitando-se a duração do procedimento para evitar aumento da agitação. Deve-se utilizar técnica asséptica no procedimento de aspiração endotraqueal (Figura 14.4).

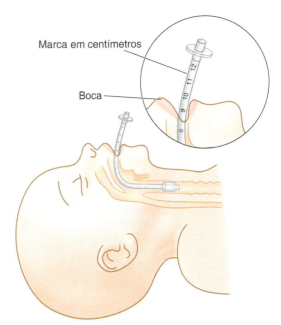

Figura 14.4 Medida da profundidade de introdução da sonda de aspiração endotraqueal. A profundidade máxima de introdução da sonda de aspiração é igual à última marca externa (em centímetros) da cânula endotraqueal + 3.

O sistema fechado de aspiração é o mais indicado por reduzir o risco de infecção nosocomial e por não haver necessidade de desconectar o circuito do ventilador mecânico, evitando-se também a interrupção da ventilação mecânica. Previne perda da pressão expiratória (PEEP) e perda do volume pulmonar, e minimiza hipoxemia; portanto, é o sistema mais indicado para aspiração em neonatos, principalmente em prematuros (Figura 14.5).

Para orientações quanto a sua utilização e medição da profundidade, localize e verifique a cor correspondente ao ponto até o qual a sonda pode ser introduzida sem causar traumatismo.

Existe uma prática de utilizar solução fisiológica para aspiração endotraqueal, porque acredita-se que facilite a passagem do cateter de aspiração e também ajude a fluidificar as secreções. Todavia, de acordo com Clifton, Morrow, Paratz e Whitnack, a solução fisiológica não se mistura com a secreção, não afetando a remoção da secreção, além de afetar os níveis de surfactante – portanto, não deve ser utilizada rotineiramente. O ideal para fluidificar as secreções é ventilação associada a umidificação.

As intervenções de enfermagem para aspiração na cânula endotraqueal estão listadas no boxe Intervenções de enfermagem 14.3, no final do capítulo.

Fisioterapia respiratória

As pesquisas sobre os benefícios da fisioterapia respiratória (tapotagem e vibração) para a oxigenação, atelectasia e remoção de secreções no período neonatal ainda não são conclusivas. Para remoção das secreções, deve-se

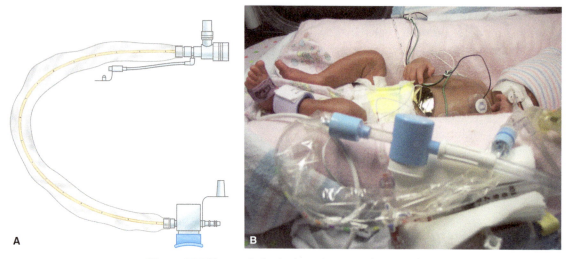

Figura 14.5 Sistema fechado de aspiração endotraqueal.

associar drenagem postural para ter o efeito de mobilização da postura, o que não é muito tolerado pelos neonatos, principalmente os prematuros. Sem a drenagem postural, não é possível direcionar as secreções para o local em que, após mobilizadas, poderão ser removidas. O fisioterapeuta pode fazer uma avaliação prévia para individualização, considerando o quadro clínico, a indicação do procedimento, o pcso e a idade gestacional. Os neonatos prematuros são mais suscetíveis a aumento da pressão intracraniana durante a fisioterapia respiratória, o que eleva o risco de hemorragia intraventricular. Segundo Wrightson (1999), a sugestão é de que, enquanto não existirem estudos mais definitivos sobre os benefícios da fisioterapia respiratória, esta não deve ser incluída de modo indiscriminado entre as medidas de "higiene" pulmonar no período neonatal.

Contraindicações

São contraindicações à fisioterapia respiratória:

» Fístula broncopulmonar
» Broncospasmo
» Coagulopatia
» Infusões pleurais grandes
» Edema pulmonar com insuficiência cardíaca congestiva
» Pneumotórax
» Fratura de costelas
» Bradicardia
» Instabilidade grave no quadro geral
» Pneumomediastino
» Hemorragia intraventricular
» Apneia.

Frequência

Depende do objetivo terapêutico e da tolerância ao procedimento.

Técnicas de fisioterapia respiratória para neonatos

Durante o procedimento, o recém-nascido deve ser monitorado e a terapia suspensa em caso de cianose, bradicardia, diminuição da saturação do oxigênio e agitação. Tapotagem e vibração são as técnicas utilizadas no período neonatal.

A ausculta nos pulmões deve ser realizada antes e depois do procedimento, para que se possa avaliar a efetividade do procedimento. Após a fisioterapia, deve-se sempre proceder à aspiração nas vias respiratórias.

Tapotagem

Para aplicação dessa técnica, podem-se utilizar um dispositivo de plástico macio, de tamanho pequeno, tipo máscara de reanimador manual, ou a polpa dos dedos. Os movimentos devem ser firmes e rítmicos, mas suaves, evitando-se proeminências ósseas como o esterno e a clavícula. A duração do procedimento varia de acordo com a tolerância do paciente, sendo, em média, de 1 minuto.

Vibração

Trata-se de uma técnica de fisioterapia respiratória menos traumática adotada no período neonatal. É realizada com a utilização de pequenos vibradores portáteis, com acessórios macios para proteger a pele. A vibração de baixa intensidade melhora a atelectasia. A duração do procedimento deve ser de cerca de 1 minuto, podendo estender-se a 2 minutos na região que mais necessite de vibração.

Gasometria

A gasometria é um exame laboratorial utilizado para avaliação da oxigenação e do equilíbrio acidobásico do sangue arterial, venoso ou capilar. O equilíbrio acidobásico é importante para que as funções orgânicas ocorram de maneira adequada e eficiente. A medida pode ser feita por meio da coleta de sangue venoso, arterial ou capilar. Nesse exame, analisam-se os seguintes parâmetros: pH, PO_2, PCO_2, bicarbonato e excesso de base (Quadro 14.3).

O equilíbrio acidobásico está atrelado aos mecanismos fisiológicos dos quais o organismo se utiliza para manter o pH nos valores normais. O mecanismo de compensação é acionado quando há necessidade de retorno ao pH normal.

Acidose e alcalose

A acidose ocorre quando o pH está abaixo do valor normal: pH < 7,35; já a alcalose ocorre quando o pH está acima do valor normal: pH > 7,45.

Tipos de acidose e alcalose

Acidose e alcalose respiratórias: estão relacionadas com o transporte do CO_2.

Acidose e alcalose metabólicas: refletem a ação do bicarbonato e estão relacionadas com o metabolismo e o funcionamento do sistema renal.

As diferentes causas e os tratamentos de acidose e alcalose estão listados no Quadro 14.4.

Métodos de coleta da gasometria

As vias mais comuns de coleta da gasometria no período neonatal são:

▶ **Gasometria de sangue venoso (GSV).** O sangue venoso pode ser coletado por meio de punção venosa direta, cateter venoso umbilical ou cateter venoso central.

▶ **Gasometria de sangue arterial (GSA).** O sangue arterial pode ser coletado por meio de punção arterial direta, cateter arterial periférico ou cateter arterial umbilical.

▶ **Gasometria de sangue capilar (GSC).** O sangue capilar pode ser coletado por meio de punção superficial da pele na região calcânea do recém-nascido. O calcanhar deve ser aquecido com compressa morna (cuidado para não aquecer muito), ou com aquecedor de ativação química que tenha limite de temperatura de aquecimento, para ativar a circulação periférica (Figura 14.6).

Quadro 14.3 Parâmetros da gasometria sanguínea.

Parâmetros	Valores normais
pH: equilíbrio acidobásico	7,35 a 7,45
PO_2: pressão parcial do oxigênio	50 a 80 mmHg
PCO_2: pressão parcial do gás carbônico	35 a 45 mmHg
HCO_3: concentração total do bicarbonato	22 a 26
BE: excesso de base	−4 a +4

Quadro 14.4 Causas e tratamento de acidose e alcalose.

Tipo	Causas	Tratamento
Acidose respiratória	▶ Retenção de CO_2 ▶ Hipoventilação ▶ Diminuição da ventilação alveolar ▶ Diminuição do pH	▶ Determinação da causa e ajuste do ventilador se o paciente estiver intubado ▶ Aspiração nas vias respiratórias superiores e/ou na cânula
Alcalose respiratória	▶ Aumento da ventilação alveolar ▶ Diminuição da PCO_2 e aumento do pH ▶ Hiperventilação	▶ Determinação da causa e ajuste do ventilador se o paciente estiver intubado
Acidose metabólica	▶ Aumento da produção de ácido. Nos casos de produção de ácido láctico (hipoxemia), problemas renais com retenção e perda de bicarbonato	▶ Determinação das causas e administração de bicarbonato
Alcalose metabólica	▶ Administração excessiva de bicarbonato de sódio ▶ Perda de ácido gástrico (vômito) ▶ Perda de hidrogênio pela urina ▶ Aumento da concentração de hidrogênio intracelular com deficiência de vitamina K e diarreia	▶ Determinação das causas e realização do tratamento

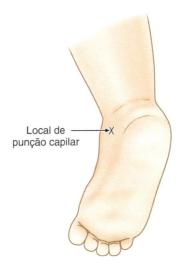

Local de punção capilar →X

Figura 14.6 Local indicado para punção superficial na região calcânea.

Oxigenoterapia

Oxigenoterapia consiste na administração de oxigênio com finalidade terapêutica. Para muitos recém-nascidos, essa terapia é essencial para a sobrevivência, como nos casos de certas patologias cardiorrespiratórias. A administração suplementar de oxigênio é indicada quando ocorre:

▶ Hipoxemia (diminuição dos níveis de oxigênio no sangue arterial)
▶ Cianose (aparente quando a PaO_2 está entre 75 e 85%).

No ambiente intrauterino, o sangue arterial está em torno de 70 a 80%. Apesar de seu efeito benéfico, o oxigênio também pode ser perigoso ao afetar a síntese do surfactante e causar barotrauma. Esses efeitos se fazem presentes na retina e nos pulmões, principalmente dos recém-nascidos prematuros.

Retinopatia da prematuridade

Nos anos 1950, já eram reconhecidos os efeitos da administração de oxigênio na retina dos neonatos prematuros, muitas vezes causando cegueira. A retinopatia da prematuridade decorre da fragilidade dos vasos capilares da retina, e também do fato de que os vasos sanguíneos da retina ainda não atingiram seu crescimento completo. Os efeitos tóxicos do oxigênio sobre os vasos da retina podem ter consequências no estágio de desenvolvimento desses vasos. Esses efeitos estão relacionados não apenas com a duração da exposição ao oxigênio, mas também com a pressão parcial do oxigênio no sangue arterial e a concentração de oxigênio utilizada. Outros fatores associados à retinopatia da prematuridade são:

- Baixo peso ao nascer e idade gestacional: < 1.000 g e < 28 semanas de gestação
- Ventilação mecânica prolongada
- Apneia e bradicardia: desencadeiam aumento e diminuição da oxigenação, com aumento e diminuição do CO_2. Dependendo da gravidade do episódio, pode ser necessária reanimação cardiorrespiratória, o que expõe ainda mais os frágeis vasos que irrigam a retina
- Septicemias bacterianas e por fungos
- Hemorragia intraventricular (HIV) e leucomalacia periventricular (LPV)
- Hiperglicemia no primeiro mês de vida
- Deficiência nutricional, principalmente por baixa ingestão de antioxidantes como vitaminas E e A, com ganho de peso deficiente
- Hiperbilirrubinemia

- A anemia acarreta diminuição de hemoglobina, demandando, em consequência, mais oxigênio, o que expõe a retina a maiores concentrações de oxigênio e aos efeitos tóxicos do oxigênio
- Durante a gravidez: hipertensão arterial, diabetes, sangramento e tabagismo.

Os recém-nascidos sob maior risco de retinopatia são os que têm menos de 33 semanas de gestação, devendo ser submetidos a exame de fundo de olho entre a 4ª e a 6ª semanas pós-natais. O acompanhamento posterior deve ser realizado de acordo com o estágio de desenvolvimento da retinopatia.

A retinopatia da prematuridade apresenta estágios com efeitos que vão de mínimos, na vascularização da retina, até descolamento da retina, que tem como consequência a cegueira. A classificação da retinopatia da prematuridade foi desenvolvida de acordo com a Classificação Internacional de Retinopatia. Os estágios da retinopatia da prematuridade, ou a gravidade dos estágios da doença, são:

- Estágio 1: linha de demarcação entre a retina central vascularizada e a retina periférica avascular
- Estágio 2: elevação definida – rima cntre a retina central vascularizada e a retina periférica avascular
- Estágio 3: proliferação fibrovascular extrarretiniana
- Estágio 4: deslocamento parcial da retina
- Estágio 5: deslocamento total da retina (cegueira completa).

A localização da retinopatia refere-se ao avanço do processo de vascularização da retina e divide-se em 3 círculos concêntricos ou zonas: zona 1, zona 2 e zona 3 (Figura 14.7).

O exame rotineiro dos olhos já é parte do cuidado dos prematuros na maioria das UTIs neonatais, sendo realizado em neonatos com peso < 1.500 g, ou idade gestacional < 30 semanas de gestação. O exame inicial deve ser realizado entre a 4ª e a 6ª semana após o nascimento, ou seja, com 31 a 33 semana de idade pós-gestacional. Os

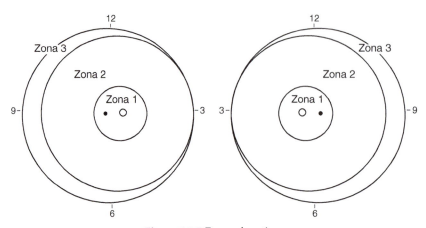

Figura 14.7 Zonas da retina.

exames subsequentes são realizados de acordo com o estágio em que foi encontrado o desenvolvimento da retina no prematuro, a uma periodicidade que pode variar de 1 vez por semana a 1 vez a cada 2 semanas. Mesmo após a alta hospitalar, esses pacientes devem ser observados periodicamente pelo oftalmologista, até a maturação da retina. A frequência de acompanhamento fica a critério do oftalmologista.

Atualmente, alguns centros têm utilizado a crioterapia com raios *laser* nos casos moderados aos mais avançados de retinopatia, interrompendo o processo destrutivo e prevenindo cegueira. Está em fase experimental a utilização, na retina, de Avastin®, medicação antineoplásica que, quando injetada na retina do prematuro que apresenta retinopatia da prematuridade, promove um bloqueio do crescimento anormal da vascularização, permitindo a normalização desse crescimento. Os prematuros submetidos a esse tratamento apresentaram significativa regressão da retinopatia, sem necessidade de outros tratamentos, como o *laser*. Por estar ainda em experimentação, são necessários mais estudos para o estabelecimento dos critérios de utilização e definição do estágio da retinopatia em que deve ser administrada, entre outros.

Nos tecidos pulmonares, a toxicidade do oxigênio afeta o parênquima pulmonar, provocando destruição das células epiteliais do tecido pulmonar, o que, consequentemente, diminui a capacidade funcional dos pulmões, levando a displasia broncopulmonar (ver, mais adiante, *Displasia broncopulmonar*).

A administração de oxigênio deve seguir alguns critérios já estabelecidos. A saturação sanguínea de oxigênio e a concentração do oxigênio administrado devem ser monitoradas para evitar a administração desnecessária de altas concentrações de oxigênio, que podem induzir barotrauma, tanto nos recém-nascidos a termo como nos prematuros. Os níveis de saturação de oxigênio recomendados de acordo com a idade gestacional variam entre as UTIs neonatais. Apesar de ainda não haver um consenso, a maioria dos neonatologistas recomenda que a saturação de oxigênio seja mantida entre 85 e 93% para prematuros < 34 semanas de gestação. Já em recém-nascidos prematuros > 34 semanas de gestação, deve ser mantida entre 90 e 95%. Todos os pacientes que estejam recebendo oxigênio, seja qual for o método de administração, devem ser conectados ao oxímetro de pulso e avaliados periodicamente por meio de gasometria, para estimativa dos níveis de oxigênio no sangue. Em estudo feito por Chow et al. (2003), foi desenvolvida uma rotina para manutenção da saturação de oxigênio entre 85 e 93% para neonatos < 32 semanas, e 85 a 95% para neonatos > 32 semanas. A incidência de retinopatia em estágio III ou IV caiu de 12,5% para 2,5%; nos neonatos < 750 g, a incidência de retinopatia caiu de 38%

para 12%. A necessidade de cirurgia ocular a *laser* caiu de 4,4% para zero.

No Quadro 14.5, vê-se o protocolo de uma UTI neonatal, referente aos limites de saturação de oxigênio de acordo com a idade gestacional. A hiperoxemia está associada a retinopatia e lesões pulmonares. Por sua vez, a hipoxemia (manutenção dos níveis de oxigênio entre 85 e 89%) está associada a aumento da mortalidade, manutenção da patência do canal arterial, ganho de peso lento, hipertensão pulmonar, alterações na estrutura do cérebro, problemas neurológicos e do desenvolvimento. É necessário que novas pesquisas sejam realizadas para o estabelecimento de critérios para definição dos níveis seguros de oxigenação em neonatos, principalmente em prematuros. Também é importante manter estáveis os níveis de oxigenação, sem flutuações extremas, sobretudo em prematuros extremos.

Oxímetro de pulso

O oxímetro de pulso é um método não invasivo que avalia a oxigenação dos tecidos por meio de espectrometria infravermelha e reflete a saturação de oxigênio da hemoglobina. Nos neonatos, os eletrodos devem ser colocados nas extremidades ou nos dedos (superiores ou inferiores).

Para que a leitura da saturação seja acurada, a frequência cardíaca registrada no oxímetro de pulso deve ser similar à frequência cardíaca mostrada no monitor cardiorrespiratório do paciente. Movimento do paciente, edema, vasoconstrição periférica, hipovolemia, luminosidade do ambiente e superfície úmida podem interferir nessa correlação (Figura 14.8).

Monitor transcutâneo

O monitor transcutâneo (TCM) é utilizado para aferição, por meio de um sensor eletroquímico, da pressão parcial do oxigênio e do CO_2 na pele. O eletrodo aquece a pele (43 a 44°C), aferindo a pressão parcial do oxigênio que se difundiu dos capilares arteriais para a superfície da pele. O local de aplicação do sensor deve ser mudado periodicamente, para evitar queimadura da pele em decorrência do aquecimento do aparelho. Faz-se necessária também calibração periódica do aparelho, para que a leitura dos valores seja mais acurada (Figura 14.9).

Quadro 14.5 Saturação de oxigênio de acordo com a idade gestacional.

Idade gestacional	Saturação de oxigênio
< 33 semanas	85 a 90%
33 a 37 semanas	90 a 94%
> 37 semanas	94 a 97%

Fonte: adaptado de Piedmont Henry Hospital – UTI Neonatal, Stockbridge, Geórgia, EUA.

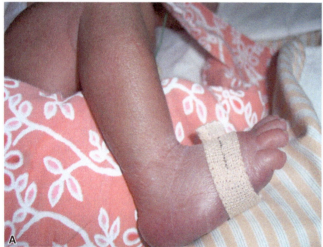

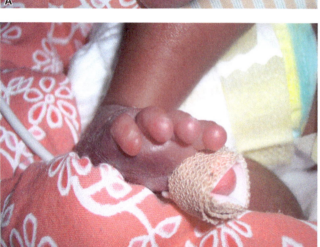

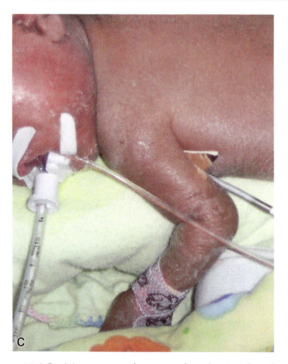

Figura 14.8 Posicionamento do sensor do oxímetro de pulso. **A.** Extremidade inferior – pé. **B.** Extremidade inferior – dedo do pé. **C.** Extremidade superior – punho. (*Fonte*: cortesia do Piedmont Henry Hospital – UTI Neonatal, Stockbridge, Geórgia, EUA.)

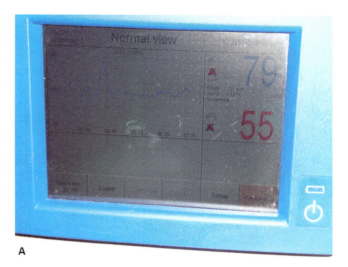

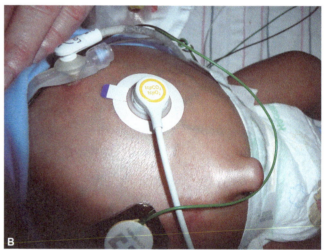

Figura 14.9 A. Monitor transcutâneo. **B.** Sensor transcutâneo.

Técnicas de administração de oxigênio

Cânula nasal

O oxigênio é administrado diretamente nas cavidades nasais pelo fluxo contínuo de oxigênio umidificado por meio da cânula (Figura 14.10). A concentração de oxigênio depende do fluxo estabelecido (ℓ/min). Normalmente, em neonatos o fluxo do oxigênio não deve ultrapassar 1 ℓ/min, para evitar irritação da mucosa nasal e faríngea, além de favorecer a deglutição de ar e distensão abdominal. Recomenda-se, no neonato, que o oxigênio esteja conectado ao *blender* ou misturador; dessa maneira, controla-se melhor a concentração de oxigênio administrada:

- Concentração de O_2 a 100% e 1 ℓ/min aproximadamente 66%
- Concentração de O_2 a 100% e ℓ/min aproximadamente 34%
- Concentração de O_2 a 40% e 1 ℓ/min aproximadamente 27%
- Concentração de O_2 a 40% e ℓ/min aproximadamente 22%.

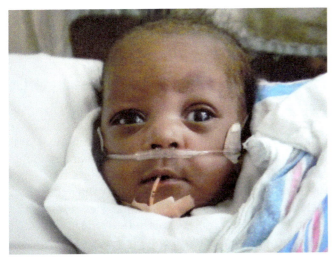

Figura 14.10 Cânula de oxigênio nasal. (*Fonte*: cortesia do Piedmont Henry Hospital – UTI Neonatal, Stockbridge, Geórgia, EUA.)

Ao conectar a cânula, certifique-se de que o oxigênio esteja fluindo através dela; caso não esteja, troque-a. É preciso certificar-se periodicamente de que as narinas estejam desobstruídas, realizando aspiração quando necessário.

Traqueostomia

A traqueostomia é uma abertura externa feita na traqueia com a finalidade de obter e conservar a perviedade da via respiratória. Em neonatos, essa técnica é aplicada em pacientes dependentes de ventilação mecânica ou com anomalias congênitas como estenose da laringe, atresia da cóanas e síndrome de Pierre Robin.

Existem diversos tipos de cânula de traqueostomia. Para o recém-nascido, preferem-se as cânulas sem o balão endotraqueal, que pode causar traumatismo na traqueia.

Intervenções de enfermagem no paciente traqueostomizado

- Realização de limpeza no local da traqueostomia 2 vezes ao dia, ou quando necessário
- Utilização de solução de água oxigenada diluída a 1:1 com água estéril e preparação da solução para cada uso, pois a água oxigenada perde suas propriedades quando exposta à luz
- Utilização de Cotonetes® embebidos na solução de água oxigenada diluída para limpeza da área ao redor do estoma
- Retirada da solução de água oxigenada com um Cotonete® embebido em água estéril
- Troca do fixador 1 vez ao dia, com cuidado para não apertar muito o fixador; é preciso deixar um espaço suficiente para a colocação de um dedo entre o pescoço e o fixador. Nessa ocasião, limpe bem a região do pescoço com água e sabonete neutro, enxágue e seque bem

- Colocação de uma gaze 2 × 2 cm ao redor do estoma, como mostra a Figura 14.11, para formação de um coxim confortável e controle da umidade da pele ao redor do estoma, evitando irritação da pele.

Administração de oxigênio umidificado através da traqueostomia:

- Realização de aspiração na cânula quando necessário; utilização de técnica asséptica. Lubrifique o cateter com solução fisiológica para facilitar a passagem da cânula, introduza o tubo de aspiração na medida da cânula e evite ultrapassar essa medida, para não causar traumatismo na mucosa da traqueia. Se houver secreções muito espessas, utilize algumas gotas de solução fisiológica para facilitar a saída das secreções. Introduza o cateter sem aspirar. Uma vez posicionado na distância desejada, inicie a sucção e gire o cateter entre os dedos polegar e indicador (em movimento circular), retirando-o suavemente. Evite aspirar por

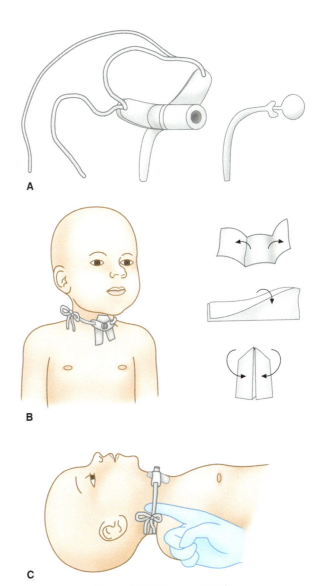

Figura 14.11 Traqueostomia.

mais de 15 segundos em cada passagem. Hiperoxigene o paciente antes e no decorrer da aspiração para prevenir hipoxia

- Troca da cânula de traqueostomia 1 vez por semana ou quando necessário. Prepare a cânula limpa, colocando o fixador e o guia. Coloque o neonato na posição, com a cabeça em alinhamento mediano, coxim sob os ombros, e envolva-o em uma coberta para acalmá-lo e facilitar o procedimento. Em seguida, retire a cânula e, depois de limpa, recoloque-a delicadamente. Não force a entrada da cânula, reposicione-a e tente novamente. Evite utilizar lubrificantes, pois podem causar obstrução na parte final da cânula

- Manutenção constante de uma cânula de traqueostomia à beira da cabeceira para o caso de ser necessário usá-la em uma emergência.

Capacete ou halo (*oxyhood*)

Essa forma de administração de oxigênio utiliza um capacete ou halo (Figura 14.12), com o qual o paciente recebe o oxigênio umidificado e aquecido, permitindo administração contínua, com flutuações mínimas nos níveis de oxigênio. Esse método é indicado para recém-nascidos que respiram espontaneamente, requerem concentração de oxigênio de 60% e apresentam estresse respiratório mínimo a moderado, mantendo a gasometria dentro dos parâmetros de normalidade.

As intervenções de enfermagem quanto ao uso do *oxyhood* estão disponíveis no boxe Intervenções de enfermagem 14.4, no final do capítulo.

Pressão positiva contínua das vias respiratórias

A aplicação de pressão positiva contínua das vias respiratórias (CPAP) consiste em administrar a mistura de oxigênio e ar comprimido sobre pressão contínua, através de dispositivos nasais (Figura 14.13), aumentando a capacidade funcional residual e reduzindo a resistência vascular dos pulmões, melhorando a oxigenação. Esse método mantém pressão positiva nas vias respiratórias durante a fase expiratória, permitindo distensão mais eficiente dos alvéolos. Também diminui a resistência supraglótica, previne atelectasia, aumenta a estabilidade da parede torácica, melhora a capacidade funcional residual e reduz episódios de apneia no recém-nascido prematuro. Também diminui a resistência nas vias respiratórias. Tem efeito protetor de surfactante.

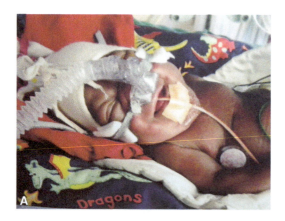

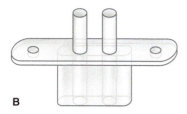

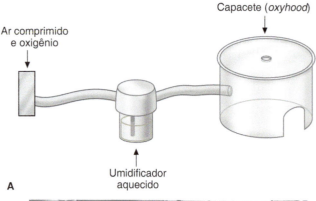

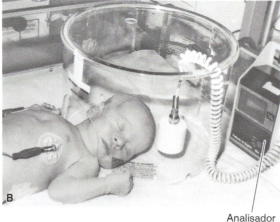

Figura 14.12 Capacete ou halo (*oxyhood*).

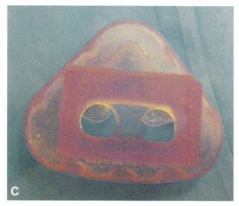

Figura 14.13 CPAP nasal. **A.** Tubo curto. **B.** Máscara nasal. **C.** Fixação da CPAP.

No sistema cardiovascular, a CPAP compromete o retorno venoso, resultando em diminuição do débito cardíaco, e pode provocar acidose metabólica, hipotensão arterial em consequência da diminuição da complacência pulmonar e da retenção de CO_2.

As funções renais também são afetadas devido a uma diminuição do fluxo sanguíneo para os rins, consequentemente afetando o débito urinário – ou seja, ocorrem diminuição do débito urinário e da eliminação do sódio, levando a aumento do hormônio antidiurético e da aldosterona. No sistema gastrintestinal, diminui a irrigação do sistema, e causa distensão abdominal. Portanto, deve-se ter cautela ao administrar alimentação enteral a esses pacientes. De preferência, deve-se utilizar alimentação mínima, se possível com o leite materno. A CPAP também pode aumentar a pressão intracraniana, o que nos prematuros extremos pode levar a hemorragia intraventricular. Nos neonatos de baixo peso e prematuros, a CPAP nasal reduz a incidência de barotrauma provocado pela ventilação mecânica.

Há atualmente uma tendência à utilização da CPAP nasal a partir do nascimento, administrada já na sala de parto de acordo com a indicação do manual de reanimação neonatal de 2016, para todos os prematuros entre a 27ª e a 28ª semana de gestação que respirem espontaneamente e estejam estáveis. Se houver necessidade de intubar, o surfactante é administrado e, após 10 a 15 minutos (tempo suficiente para absorção do surfactante), o paciente é extubado e colocado na CPAP nasal.

Caso o neonato tenha sido entubado, deve-se procurar extubá-lo assim que atingir estabilidade, e, de acordo com a evolução e a tolerância do paciente, colocá-lo sob CPAP nasal.

Métodos de CPAP nasal

São métodos de CPAP nasal:

- CPAP nasal de tubo curto
- CPAP nasal de tubo longo
- Máscara nasal
- CPAP de bolha com máscara protetora e pronga (Quadro 14.6).

Quadro 14.6 Tamanho recomendado da pronga em relação ao peso do neonato.

Peso	Nº da pronga
< 700 g	0
700 g a 1.000 g	1
1 a 2 kg	2
2 a 3 kg	3
> 3 kg	4

Fonte: adaptado de Margotto, 2013.

Indicações

- Apneia da prematuridade que não responda a tratamentos medicamentosos
- Doença da membrana hialina (síndrome de desconforto respiratório)
- PaO_2, 50 mmHg, concentração de oxigênio, 60%
- Desmame da ventilação mecânica
- Broncomalacia
- Displasia broncopulmonar
- Atelectasia
- Cardiopatias.

Contraindicações

- Hérnia diafragmática congênita
- Defeitos da parede abdominal (p. ex., gastrosquise e onfalocele)
- Defeitos da boca e do palato
- Atresia de esôfago
- Pneumotórax.

Normalmente, utilizam-se pressões de 2 a 6 cmH_2O, podendo-se aumentar até atingir 10 a 12 cmH_2O, em incrementos de 2 cmH_2O.

Complicações

- Pneumotórax ocorre em 5 a 15%
- Distensão gástrica e abdominal
- Irritação da mucosa nasal, podendo ocorrer necrose de asa e columela nasais
- Enfisema intersticial
- Pneumomediastino
- Diminuição do retorno venoso quando se utilizam altas pressões.

Devido a lesões no septo nasal decorrentes do uso de prongas nasais e mesmo da máscara, foram desenvolvidos novos acessórios que têm se mostrado eficientes em prevenir lesões do septo nasal. Foi desenvolvido o Cannulaide®, um adesivo para proteger a pele, no qual é inserida a pronga. Este sistema tem sido bem aceito e causa menos lesões do septo nasal (Figura 14.14). É muito importante que o tamanho da pronga seja adequado ao tamanho do neonato; também se deve levar em conta que o boné que segura o circuito do sistema seja também de tamanho adequado para que a pronga fique firme e não se desloque, o que pode comprometer a eficiência desse tipo de ventilação e criar lesões nasais.

Segundo Margotto (2013), devemos levar em conta certos cuidados para aumentar a eficiência e o uso seguro de CPAP nasal. Entre eles, destacam-se:

- Evitar fluxo excessivo; manter o fluxo entre 5 e 8 ℓ, ou menos; usar o suficiente para promover o borbulhamento
- Utilizar mangueiras flexíveis e leves para evitar deslocamento da pronga, o que pode causar lesões nasais

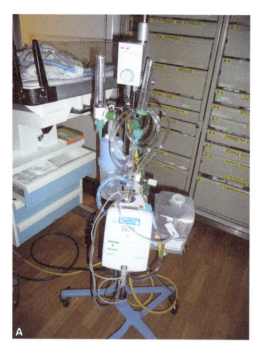

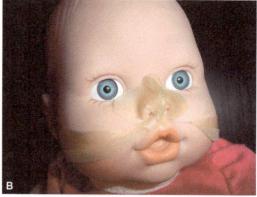

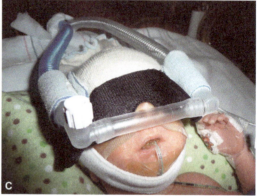

Figura 14.14 A. CPAP de bolha. **B.** Máscara protetora Cannulaide® Infant CPAP Nasal Seal. **C.** Pronga.

▶ Procurar apoiar as mangueiras para não pesar e causar tração no nariz
▶ Ser bem cuidadoso ao escolher uma pronga de tamanho adequado, que não seja muito grande, o que promove escape da pressão, diminuindo a eficiência da CPAP, ou pronga muito apertada que pode causar lesões na mucosa nasal. É importante também monitorar a umidificação e a temperatura da CPAP. Para prevenir distensão abdominal, colocar sonda gástrica aberta para drenar o acúmulo de ar no abdome.

As intervenções com relação ao uso de CPAP nasal estão disponíveis no boxe Intervenções de enfermagem 14.5, no final do capítulo.

Ventilação mecânica

A ventilação mecânica é utilizada na população neonatal quando ocorrem alterações na capacidade dos pulmões de manter a ventilação adequada. Entre as causas de falência respiratória mais comuns incluem-se:

▶ Problemas neurológicos (apneia da prematuridade, hemorragia intraventricular, anormalidades congênitas neurológicas, depressão respiratória por medicações)
▶ Mau desempenho das funções pulmonares (imaturidade pulmonar, infecções ou pneumonia, edema pulmonar, lesão pulmonar decorrente de asfixia, síndrome de aspiração de mecônio, malformações congênitas que limitem o crescimento dos pulmões)

▶ Comprometimento cardiovascular (cardiopatias congênitas, hipertensão pulmonar persistente, patência do ducto arterioso, policitemia)
▶ Obstrução das vias respiratórias (atresia de cóanas, síndrome de Pierre Robin)
▶ Problemas metabólicos (hipoglicemia, hipotermia, acidose metabólica).

Indicações

▶ Apneia persistente que não responda a tratamentos clínicos e farmacológicos
▶ CPAP: 8 mmH$_2$O com concentração de oxigênio de 80%
▶ Falência respiratória (PaCO$_2$, 55 mmHg, PaO$_2$, 50 mmHg)
▶ Comprometimento das funções pulmonares (pneumonia, aspiração de mecônio, síndrome de angústia respiratória, pneumotórax, hipertensão pulmonar persistente)
▶ Defeitos congênitos anatômicos (hérnia diafragmática, hipoplasia pulmonar)
▶ Problemas neurológicos que afetem os centros respiratórios.

Terminologia

▶ Pressão positiva no final da expiração (PEEP): pressão de distensão contínua; a pressão é preestabelecida e mantida nos pulmões durante a expiração, prevenindo colapso dos alvéolos ao final da expiração; o colapso alveolar é comum no paciente neonatal devido ao menor número e tamanho dos alvéolos. Valores indicados: 4 a 7 cmH$_2$O

» Frequência: reflete a frequência com que o fluxo de mistura gasosa será enviado ao paciente através do ventilador

» Pressão média das vias respiratórias (MAP): é a pressão média aplicada aos pulmões durante o ciclo respiratório. As mudanças que se fazem nos parâmetros do ventilador afetam a pressão média das vias respiratórias. Vêm influenciar esse parâmetro o fluxo, a pressão inspiratória máxima (PIP) e a PEEP

» Pressão inspiratória máxima (PIP): esse parâmetro reflete a pressão positiva máxima que chega ao paciente durante a inspiração, que infla os pulmões, controlando o volume corrente (no neonato, deve estar entre 4 e 6 mℓ/kg). Parâmetros indicados: 15 a 25 cmH$_2$O

» Tempo inspiratório (IT): o tempo de que o ventilador dispõe para a inspiração; a quantidade de fluxo que segue para os pulmões, em um período definido, controla o volume corrente. Recomenda-se um IT de 0,3 a 0,4 segundo

» Fluxo: o fluxo mínimo deve ser 2 a 4 vezes a ventilação minuto do paciente. Recomenda-se um fluxo entre 4 e 10 ℓ/min

» Fração inspirada de oxigênio ou concentração de oxigênio (FIO$_2$): percentual de oxigênio administrado, variando de 21 a 100%.

Tipos de ventilação mecânica

Os objetivos da ventilação mecânica incluem manter e atingir troca gasosa pulmonar adequada, diminuir as chances de lesão mecânica dos pulmões, reduzir o esforço respiratório e proporcionar maior conforto ao paciente.

» **Ventilação convencional.** Com o avanço nos tipos de ventiladores e microprocessadores, a ventilação mecânica no período neonatal está cada vez mais precisa e eficiente.

Nos neonatos, o sistema de ventilação mecânica mais utilizado são os aparelhos limitados a pressão e ciclados a tempo. Os ventiladores limitados a pressão permitem a geração de fluxo contínuo, essencial ao paciente que apresenta respiração espontânea. O fluxo contínuo é direcionado ao circuito do paciente; durante a inspiração, a válvula de expiração é fechada e o fluxo é dirigido ao paciente.

Atualmente estão sendo incorporados a esses sistemas o fluxo de demanda e o sistema sincronizado de fluxo. No sistema fluxo de demanda, um fluxo mecânico é selecionado e um fluxo baixo é mantido entre as frequências mecânicas. Se, no momento da inspiração espontânea, houver necessidade de suprir mais fluxo, é realizada a complementação com o fluxo de demanda.

Os ventiladores limitados a pressão e ciclados a tempo podem ser utilizados nas formas de ventilação mandatória intermitente (IMV) e CPAP. No modo IMV, a frequência respiratória é estabelecida mas não se ajusta às demandas do neonato. Por não ser sincronizada, é muito desconfortável, mantendo o neonato agitado, o que exige um trabalho da respiração mais acentuado, aumentando a necessidade de oxigênio e o metabolismo. O volume corrente é inconsistente e a pressão e o fluxo são irregulares, afetando a troca gasosa; podem ocorrer pneumotórax e alterações na perfusão cerebral.

A ventilação intermitente mandatória sincronizada (SIMV) é outra opção de ventilação em neonatos. Esses aparelhos têm transdutores de pressão que são posicionados no abdome do paciente, com capacidade de detectar os movimentos do diafragma, sendo possível a sincronia entre a frequência respiratória do ventilador e o esforço do paciente; permitem, ainda, que o neonato mantenha respirações espontâneas entre a ventilação mecânica. Esse sistema evita que o paciente tenha de competir com a frequência respiratória preestabelecida do ventilador, o que causa desconforto e aumenta a agitação do paciente, afetando, em consequência, a oxigenação adequada, e aumentando a pressão intracraniana e a pressão arterial sistêmica. Ocorre, assim, a ventilação iniciada pelo paciente, que produz um ciclo respiratório do ventilador a cada respiração espontânea, igualando as frequências do paciente e do ventilador. O ventilador com volume garantido tem sido o mais utilizado (Figura 14.15).

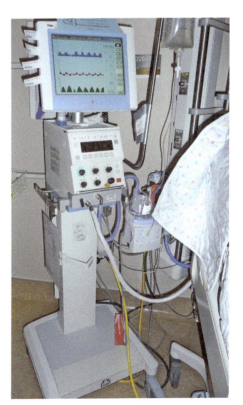

Figura 14.15 Ventilador convencional. (*Fonte*: cortesia de Piedmont Henry Hospital, Stockbridge, Geórgia, EUA.)

As intervenções de enfermagem relativas ao uso de ventilador convencional estão disponíveis no boxe Intervenções de enfermagem 14.6, no final do capítulo.

▶ **Ventilação de alta frequência.** A ventilação de alta frequência utiliza diversas técnicas de ventilação que resultam em volumes totais menores do que o espaço morto dos pulmões, com frequências suprafisiológicas.

Um dos principais objetivos da ventilação de alta frequência é reduzir o barotrauma causado pela ventilação convencional. Esse tipo de ventilação utiliza um volume corrente menor, com frequências acima de 60 ciclos por minuto, chegando, em certos casos, a passar de 1.000 ciclos/min. Essas altas frequências permitem a ventilação com geração de pressão intratorácica baixa. O volume corrente calculado é menor que o espaço morto anatômico dos pulmões. Esses aparelhos reduzem o barotrauma porque permitem a ventilação e trocas gasosas com a administração de pressão de pequena amplitude, ou seja aproximadamente a mesma da pressão média das vias respiratórias, na porção distal (Figura 14.16).

Modalidades

Jato (*jet ventilation*): frequência de 60 a 600 rpm com expiração passiva.

Oscilatória: frequência máxima de 300 a 3.000 rpm e expiração ativa.

Indicações

- Tratamento de falência respiratória do recém-nascido, sendo a PIP utilizada no ventilador convencional maior que 25 cmH$_2$O, PCO$_2$ maior que 60 mmHg e sem melhora do quadro respiratório após 24 horas no ventilador convencional
- Enfisema pulmonar intersticial
- Hipertensão pulmonar persistente
- Pneumonia grave
- Síndrome de estresse respiratório (doença da membrana hialina)
- Prevenção de doença crônica pulmonar nos prematuros
- Síndrome de hipoplasia pulmonar.

Terminologia

- Amplitude (AMP): é a mudança da pressão do ventilador e responsável pela eliminação do CO$_2$. O aumento na resistência nas vias respiratórias afeta a amplitude
- Frequência: reflete a frequência com que o fluxo da mistura gasosa é enviado para o paciente, sendo a medida feita em hertz (Hz). No neonato, essa medida é mantida entre 10 e 15 Hz, de acordo com o tamanho do paciente
- Pressão média das vias respiratórias (MAP): medida da pressão aplicada aos pulmões durante o ciclo respiratório. No ventilador de alta frequência, essa pressão oscila ao redor da amplitude e é mantida de maneira relativamente constante durante o ciclo ventilatório. A MAP está diretamente relacionada com a oxigenação do paciente
- Tempo inspiratório (IT): normalmente, esse tempo é fixo em 33%. Quando esse parâmetro é aumentado, o volume pulmonar também pode ser levemente aumentado
- Fluxo de frequência: o aumento no fluxo de frequência pode causar aumento na MAP. Normalmente, esse parâmetro é mantido entre 8 e 10 LPM.

Complicações

- Barotrauma
- Hemorragia intraventricular
- Displasia broncopulmonar
- Atelectasia
- Pneumotórax.

As intervenções sobre a ventilação de alta frequência estão disponíveis no boxe Intervenções de enfermagem 14.7, no final do capítulo.

Outras opções de ventilação pulmonar

Ventilação com óxido nítrico

O óxido nítrico já é utilizado para tratamento dos pacientes neonatais; quando administrado como um gás, causa vasodilatação potente, seletiva, promovendo vasodilatação dos pulmões. Tem meia-vida curta, de 3 a 5 segundos, e os resultados podem ser observados em minutos. Após sua inalação, o óxido nítrico é inativado antes de atingir a rede vascular sistêmica, melhorando a perfusão somente dos pulmões, por meio do relaxamento da musculatura lisa vascular desse órgão. Como consequência, melhora a ventilação, a perfusão e a oxigenação. A administração de óxido nítrico é feita através de um pequeno aparelho anexado ao ventilador mecânico.

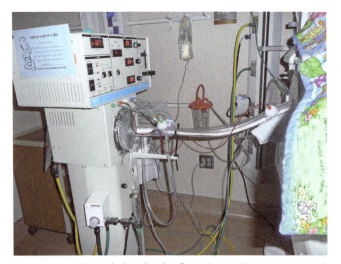

Figura 14.16 Ventilador de alta frequência. (*Fonte*: cortesia de Piedmont Henry Hospital, Stockbridge, Geórgia, EUA.)

Por inibir a produção de óxido nítrico endógeno, a redução da dose inicial de óxido nítrico para doses mínimas e/ou "desmame" deve ser considerada logo após a iniciação.

Um dos problemas da administração de óxido nítrico tem a ver com a alteração que causa na função das plaquetas. O óxido nítrico é um potente inibidor da agregação e adesão plaquetárias, o que aumenta os riscos de sangramento durante o seu uso, além de aumentar o risco de hemorragias e metemoglobinemia.

Seu uso foi aprovado para prematuros > 34 semanas de gestação e neonatos a termo com hipertensão persistente pulmonar. Nos prematuros < 34 semanas ainda estão sendo realizados mais estudos para definir a segurança de sua utilização.

Recomenda-se seu uso na 1ª semana de vida, e o tratamento dura cerca de 5 dias.

Ventilação não invasiva

Atualmente, tem sido divulgada a ventilação não invasiva (VNI). Essa modalidade utiliza o ventilador convencional, mas o paciente não necessita estar entubado, e recebe ventilação através de prongas nasais especiais, as mesmas utilizadas para CPAP. Não é necessário entubação endotraqueal ou traqueostomia para que o paciente seja ventilado utilizando este tipo de ventilação.

A ventilação fornece pressão positiva na inspiração e na expiração, a intervalos predefinidos. Tem sido relatado que o método previne o desenvolvimento de broncodisplasia pulmonar, reduz os riscos associados à entubação endotraqueal, como instabilidade hemodinâmica, aumento da resistência e traumatismo nas vias respiratórias, prevenindo, também, os riscos de infecção devido à colonização da traqueia que ocorre com frequência nos pacientes entubados. A VNI também reduz a produção de secreções endotraqueais, diminuindo a necessidade de aspiração, o que vai reduzir os traumatismos endotraqueais causados pela aspiração. Quando atingir estabilidade nos requerimentos do oxigênio (< 30%) e sem episódios de bradicardia e apneia por 24 horas, o neonato pode ser retirado dessa modalidade de ventilação.

A indicação dessa modalidade de ventilação inclui principalmente neonatos < 1.500 g, pacientes em quem em geral não se consegue realizar extubação devido à apneia da prematuridade. Com a modalidade de VNI, poderá ser possível extubar esses neonatos precocemente.

Oxigenação extracorpórea por membrana

A oxigenação extracorpórea por membrana (ECMO, de *extracorporeal membrane oxygenation*) é um método modificado da máquina de circulação cardiopulmonar extracorpórea que permite tratamento prolongado com suporte extracorpóreo à vida. O sangue do paciente passa pelo circuito externo, no qual ocorrem as trocas gasosas fora do pulmão (pela perfusão do sangue através da membrana do oxigenador), e, em seguida, volta novamente para a circulação do paciente via artéria carótida ou femoral (Figura 14.17). Esse método possibilita

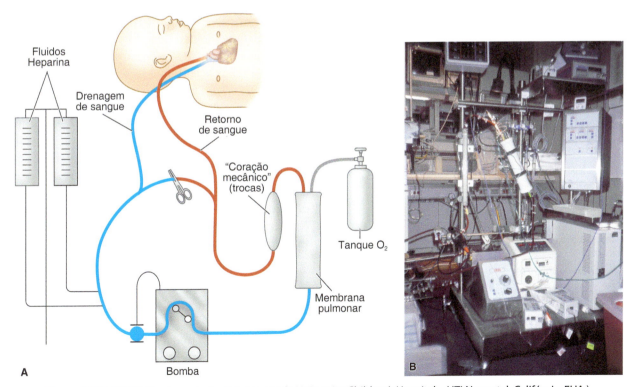

Figura 14.17 ECMO. (*Fonte*: cortesia de Loma Linda University Children's Hospital – UTI Neonatal, Califórnia, EUA.)

que os pulmões se regenerem, ao diminuir sua exposição aos efeitos tóxicos do oxigênio e hiperoxia, dando tempo ao pulmão de conservar e produzir mais surfactante. O sangue passa por um processo de heparinização, o que propicia aumento dos riscos de problemas de coagulação e sangramento.

Esse procedimento é indicado para recém-nascidos, a termo ou perto do termo, com falência respiratória aguda e irreversível, que não respondem às medidas ventilatórias convencionais e farmacológicas. Estão incluídos recém-nascidos com os seguintes diagnósticos: síndrome de aspiração de mecônio, pneumonia grave, síndrome de desconforto respiratório, pneumotórax persistente, hérnia diafragmática congênita, hipertensão pulmonar persistente e malformações cardíacas.

Os critérios para inclusão dos pacientes na recomendação de ECMO são:

» Idade gestacional: 34 semanas
» Peso ao nascer: 2.000 g
» Doença pulmonar reversível (ventilação mecânica, 10 a 14 dias ou menos)
» Sem hemorragia craniana intraventricular
» Cardiopatias congênitas corrigíveis
» Sem anomalias congênitas letais
» Sem problemas de coagulação sanguínea ou sangramento incontrolável.

A ECMO também implica riscos e potencial de complicações durante o procedimento, como sangramento, formação de coágulos, infecções e problemas com o equipamento, que, apesar de raros, podem ocorrer. Também se observa aumento da incidência de acidentes vasculares cerebrais isquêmicos em pacientes que passaram pelo procedimento. Este fato está relacionado com a utilização da veia jugular e da artéria carótida para colocação das cânulas do sistema. Após o procedimento, esses vasos ficam inutilizados, ou seja, sofrem lesão permanente, o que reduz consideravelmente sua função de perfusão sanguínea (Quadro 14.7).

Quadro 14.7 Índice de sobrevivência dos pacientes com problemas respiratórios submetidos ao tratamento com ECMO (janeiro de 1998).

Diagnóstico primário	Número de casos	Sobrevivência	Percentual de sobrevivência
Síndrome de aspiração de mecônio	4.671	4.385	94%
Pneumonia séptica	2.032	1.554	76%
Hipertensão pulmonar persistente	1.796	1.469	82%
Pneumotórax persistente	60	40	67%
Síndrome de estresse respiratório	1.219	1.027	84%

Fonte: adaptado de Extracorporeal Life Support Organization, 1998.

Ventilação líquida

Esse tipo de ventilação está em fase experimental e promete ser uma nova opção para o tratamento de pacientes com falência respiratória grave associada a insuficiência de surfactante e atelectasia. Na ventilação líquida são utilizados perfluorocarbonos, líquidos que são substituídos por nitrogênio como meio de carregar oxigênio e remover CO_2. Por apresentar tensão de superfície baixa, o líquido é distribuído homogeneamente pelos pulmões com uma pressão bem baixa, promovendo o transporte de agentes ativos biológicos e melhorando a remoção de detritos, como pus, mecônio e sangue, que interferem na eficiência da ventilação. O primeiro uso de perfluorocarbonos em humanos foi relatado por Greenspan et al. (1990). Ainda há muitas indagações sobre o uso dessa ventilação em recém-nascidos, mas há pesquisas em andamento e, em um futuro próximo, possivelmente estará disponível uma nova opção de terapia respiratória, principalmente para prematuros.

Taquipneia transitória do recém-nascido

A taquipneia transitória do recém-nascido, também conhecida como síndrome de pulmão úmido, ocorre em virtude da retenção de líquido nos pulmões do feto. Quando o recém-nascido realiza os primeiros movimentos respiratórios, ocorre a entrada de ar nos pulmões e, ao mesmo tempo, saída do líquido que, na vida fetal, circulava dentro dos pulmões. O líquido presente no interstício e nos alvéolos é absorvido pelo sistema linfático pulmonar. Quando não sai totalmente dos pulmões, esse líquido causa alterações respiratórias, levando a diminuição da complacência do pulmão e aumento da resistência das vias respiratórias. A incidência desse problema é mais comum entre recém-nascidos, a termo ou perto do termo, que nascem de parto cesariano, prematuro, de mães que receberam sedação excessiva e que apresentam sobrecarga de líquidos; ou filhos de mães diabéticas; com cordão umbilical clampeado > 45 segundos após o nascimento, asfixia perinatal, e com macrossomia. A absorção do líquido pulmonar não eliminado após o nascimento é realizada pelo sistema linfático, em geral em um intervalo de 12 a 72 horas.

Quadro clínico

» Gemidos expiratórios e cianose (ocorrem ocasionalmente)
» Taquipneia, com frequência respiratória > 100 rpm
» Taquipneia persistente sem dispneia (resolvendo-se em cerca de 5 dias)
» Retrações intercostais mínimas ou ausentes

- Ruídos respiratórios normais
- Respiração gemente e batimento das aletas nasais podem estar presentes
- Processo resolve-se em 12 a 72 horas
- Saturação de oxigênio dentro dos parâmetros normais.

Diagnóstico

- Por meio do quadro clínico
- Radiografias do tórax: revelam infiltrado pulmonar difuso, líquido nos pulmões
- Gasometria arterial: o pH pode estar levemente diminuído, com a PCO_2 ligeiramente elevada, mas ainda dentro dos parâmetros normais.

Tratamento

- Administração de oxigênio, se necessário, para manter PO_2 arterial (50 a 80 mmHg)
- Manutenção do recém-nascido em jejum se a frequência respiratória for > 60 rpm (para diminuir o risco de aspiração durante a alimentação em decorrência de taquipneia)
- Manutenção da saturação de oxigênio entre 90 e 95%
- Manutenção da temperatura nos parâmetros normais (ambiente térmico neutro), pois diminui a necessidade de oxigênio
- Hidratação intravenosa adequada para manter o equilíbrio hidreletrolítico
- Administração de oxigênio, se necessário
- Atuação de acordo com as intervenções gerais dos distúrbios respiratórios.

Síndrome de desconforto respiratório (doença da membrana hialina)

A síndrome de desconforto respiratório (doença da membrana hialina) caracteriza-se por deficiência de surfactante, que leva a um colapso progressivo dos alvéolos (atelectasia pulmonar) – que tem como consequências aumento da necessidade de oxigênio e estresse respiratório, ocorrendo fadiga – e reduz a perfusão nos pulmões. A incidência é maior entre recém-nascidos prematuros, de 32 semanas de gestação e peso de 1.500 g, mas pode ocorrer também em prematuros < 35 semanas de gestação. No recém-nascido pré-termo, os pulmões estão anatomica- e fisiologicamente imaturos. Esse fato reduz a ventilação, com oxigenação e perfusão deficientes, resultando em hipoxemia e acidose metabólica e culminando em falência respiratória progressiva. Outros fatores contribuem para essa síndrome, mesmo entre recém-nascidos a termo, como anoxia perinatal, parto cesariano eletivo não precedido de trabalho de parto, hidropisia fetal, hipotermia, diabetes gestacional e gestação gemelar (sendo o segundo gêmeo o mais afetado), além de todos os outros fatores que podem levar a hipoxia durante o nascimento, com redução da produção de surfactante.

Prevenção de síndrome de desconforto respiratório

Como profilaxia da síndrome de desconforto respiratório, sugerem-se as seguintes intervenções:

- Administração de glicocorticosteroides (esteroides) no pré-natal, pois induzem a maturidade pulmonar fetal, ocorrendo maior ramificação das vias respiratórias e também aumento da produção de surfactante. O resultado é melhor em fetos < 32 semanas de gestação. Devem ser administrados, preferencialmente, 24 a 48 horas antes do nascimento
- Manejo pré-natal para evitar situações que possam levar a redução da circulação nos pulmões do feto ou neonato; na gestante: hipotensão, muita sedação, hipoxia, estresse fetal sem realização do parto prontamente; no neonato: se houver atraso na reanimação na sala de parto, hipoxia ou acidose não corrigida, hipotermia, hipoglicemia e hipovolemia. Nos partos cesarianos eletivos em gestações < 39 semanas pode ocorrer deficiência de surfactante, o que pode levar o neonato a desenvolver síndrome de desconforto respiratório.

Quadro clínico

- Dispneia ou respiração superficial
- Imediatamente após o parto ou nas primeiras 6 horas ocorre insuficiência respiratória, com piora progressiva nas primeiras 48 horas de vida
- Aumento progressivo da frequência respiratória > 60 rpm
- Taquicardia
- Retrações esternais e intercostais marcadas (decorrentes da diminuição da complacência pulmonar)
- Batimentos das aletas nasais (asas do nariz)
- Diminuição difusa do murmúrio vesicular
- Cianose central
- Gemido expiratório, com o recém-nascido em repouso (um reflexo da passagem forçada do ar expirado pela glote parcialmente fechada)
- Ausculta pulmonar: diminuição dos ruídos
- Aumento progressivo dos requerimentos de oxigênio
- Episódios de apneia
- Acidose respiratória e metabólica em decorrência de alterações fisiopatológicas
- Palidez causada pela vasoconstrição periférica

- Edema intersticial e palpebral dentro das primeiras 24 horas (decorrente da alteração da permeabilidade vascular)
- Alterações fisiopatológicas: complacência pulmonar diminuída, decréscimo do fluxo sanguíneo em nível de capilar pulmonar, desvio de sangue da direita para a esquerda (30 a 60%), redução do volume pulmonar com diminuição da ventilação nos alvéolos.

Diagnóstico

- Quadro clínico
- Radiografia do tórax: normalmente mostra microatelectasia, com opacidade alveolar e broncogramas aéreos (aspecto de vidro moído)
- Gasometria arterial.

Tratamento

O tratamento recomendado inclui:

- Redução da hipoxemia e diminuição do trabalho da respiração por meio de ventilação mecânica assistida ou CPAP nasal (ver, anteriormente, *Ventilação mecânica*)
- Administração de surfactante (para saber sobre a técnica para administração de surfactante, veja o boxe Intervenções de enfermagem 14.2, no final do capítulo) (Alveofact® 50 mg/kg; para as demais formulações, utilize 100 mg/kg)
- Monitoramento da gasometria, correção de acidoses
- Manutenção da PaO_2 (50 a 80 mmHg e pH de 7,25; $PaCO_2$ 45 a 60 mmHg)
- Manutenção da temperatura corporal e sinais vitais dentro dos parâmetros normais
- Manutenção do equilíbrio hidreletrolítico e glicose (soro glicosado a 10 ou 5% em um volume em 24 horas de 60 a 80 mℓ/kg nos primeiros dias de doença, aumentando-se posteriormente de acordo com as necessidades do recém-nascido)
- Fornecimento de aporte calórico adequado de, no mínimo, 120 kcal/kg/dia
- Atuação de acordo com os cuidados gerais no paciente com distúrbios respiratórios.

Pneumonia

A pneumonia pode ser definida como infecção do pulmão do feto ou do neonato, podendo ocorrer ainda no ambiente uterino ou após o nascimento. A pneumonia, segundo Carey e Trotter (2000), ocorre em 1% dos neonatos a termo e em 10% dos neonatos prematuros. O neonato prematuro está mais suscetível a contrair a pneumonia devido à imaturidade do seu sistema imunológico e à falta dos anticorpos protetores maternos que ocorre no último trimestre de gravidez.

A pneumonia pode ser congênita, ainda no ambiente uterino, e estar associada a fatores maternos, como:

- História materna de corioamnionite
- Ruptura de membrana prolongada (> 24 horas)
- Parto prolongado com a membrana intacta
- Infecção urinária.

Pneumonia neonatal:

- Ocorre após o nascimento (dias a semanas)
- Infecção hospitalar na própria UTI neonatal por meio de contaminação pelos cuidadores.

Quadro clínico

- Estresse respiratório (taquipneia, deterioração respiratória, aumento das exigências de oxigênio, apneia, aumento de retrações, hipoxemia, aumento da PCO_2 arterial)
- Diminuição dos sons pulmonares uni- ou bilateral
- Hipoglicemia
- Instabilidade térmica
- Radiografias típicas com infiltrações alveolares, peribrônquicas, pulmões opacos.

Diagnóstico

- História clínica pré- e pós-natal
- Radiografias
- Culturas de aspirado endotraqueal e hemocultura
- Hemograma
- Cultura de urina
- Cultura do liquor.

Tratamento

De acordo com o resultado do hemograma e das radiografias, deve-se iniciar terapia antimicrobiana com antibiótico de longo espectro. Após os resultados das culturas e do antibiograma, podem ser feitos os ajustes nos tipos de antibiótico de acordo com a sensibilidade da bactéria; no caso de infecção viral, deve-se iniciar administração de um antiviral; se a cultura for positiva para fungo, deve-se iniciar administração de um antifúngico.

É importante manter os cuidados de apoio, como controle térmico, nutrição, oxigenoterapia e ventilação mecânica, se necessário, além do cuidado desenvolvimental e do controle da dor.

Hipertensão pulmonar persistente

Ocorre quando há demora na transição normal da circulação pulmonar e sistêmica e da resistência vascular pulmonar e sistêmica, causando o desenvolvimento de persistência do padrão fetal de circulação ou hipertensão pulmonar persistente. Em decorrência da pressão arterial pulmonar elevada, há grande desvio de sangue da direita para a esquerda no coração, via forame oval e ducto arterioso, resultando em diminuição do fluxo sanguíneo para os pulmões, hipoxemia grave e acidose.

Entre os processos etiológicos relacionados com hipertensão pulmonar persistente, incluem-se:

- Vasoconstrição pulmonar aguda decorrente de hipoxia e acidemia, geralmente presente nos casos de infecções por *Escherichia coli*, *Streptococcus* do grupo B, *Listeria* e *Haemophilus influenzae*
- Doença do parênquima pulmonar, encontrada nos casos de aspiração de mecônio, pneumonia grave, aspiração de sangue ou líquido amniótico, e de doença da membrana hialina (síndrome de angústia respiratória), pneumotórax, hipoplasia pulmonar, desenvolvimento anormal dos músculos lisos vasculares dos pulmões
- Defeitos cardíacos congênitos e fechamento do ducto arterioso no pré-natal
- Aumento da viscosidade sanguínea, quando o recém-nascido apresenta policitemia, e altos níveis de fibrinogênio no plasma (coagulação intravascular disseminada)
- Alterações no desenvolvimento vascular dos pulmões ocorrem diante de hipoxia fetal crônica, doenças cardíacas, problemas pré-natais que reduzem a oxigenação materna, pressão arterial ou capacidade de transporte do oxigênio
- Diminuição da área vascular pulmonar, como nos casos de hérnia diafragmática, cistos nos tecidos pulmonares, anormalidades no crescimento dos pulmões
- Distúrbios metabólicos, como hipocalcemia e hipoglicemia, pois podem afetar a contratilidade do miocárdio, comprometendo a circulação nos pulmões, com asfixia e acidose
- Hipotermia, que leva a acidose e hipoxemia, com comprometimento respiratório e cardíaco.

Quadro clínico

- Ocorre em neonatos perto do termo ou a termo
- História de hipoxemia ou asfixia ao nascer
- Cianose (apesar da administração de oxigênio)
- Desconforto respiratório sem lesões pulmonares ou cardíacas aparentes
- Taquipneia
- Sopro cardíaco que persiste após o nascimento
- Hipotensão arterial
- Hipoxemia com $PO_2 < 50$ mmHg
- Diferença na oximetria pré- e pós-ducto
- Sopro sistólico

- Insuficiência cardíaca congestiva decorrente de sobrecarga no ventrículo esquerdo
- Anormalidades metabólicas: hipoglicemia, hipocalcemia, acidose metabólica, diminuição do débito urinário.

Diagnóstico

- Radiografias de tórax: podem ser normais ou ter evidência de patologia pulmonar, como pneumonia ou aspiração de mecônio
- Gasometria: apresenta hipoxemia se houver estresse respiratório
- Ecocardiograma: para se descartar a presença de problemas cardíacos e avaliar pressões na válvula pulmonar, resistência vascular pulmonar e funções cardíacas
- Saturação de oxigênio pré- e pós-ducto (se a diferença entre essas leituras for > 10%, é indicado *shunt* da direita para a esquerda no nível do ducto arterioso)
- Quadro clínico: observação da evolução geral do paciente.

Tratamento

O tratamento tem como principais objetivos diminuir o fluxo sanguíneo para os pulmões e prevenir *shunt* cardíaco da direita para a esquerda, que causa sobrecarga pulmonar, diminuindo a resistência vascular dos pulmões e minimizando a vasoconstrição pulmonar causada pela hipoxemia.

Suporte assistencial

O apoio assistencial inclui medidas para estabilizar o paciente:

- Manutenção de um ambiente silencioso para evitar agitação e aumento do estresse, consequentemente aumentando o consumo de oxigênio, pois esses pacientes são muito sensíveis a alterações nos níveis de oxigênio. A diminuição na oxigenação leva a vasoconstrição nos pulmões, causando mais hipoxia e acentuando a hipertensão pulmonar
- Recomendam-se sedação contínua e paralisação medicamentosa (relaxamento) do paciente para evitar desconforto e agitação. Utiliza-se a administração de fentanila e morfina para sedação intermitente ou contínua, e de Pancurânio (Pavulon®) como agente paralisante
- Manutenção da PaO_2 dentro dos parâmetros normais com uso liberal de oxigênio. O oxigênio tem efeito vasodilatador nos vasos pulmonares. Recomenda-se manter a concentração de oxigênio > 90% a despeito da saturação do oxigênio que o paciente apresente tanto na gasometria como no oxímetro de pulso

- Manutenção da estabilidade hemodinâmica, por meio da administração de fármacos vasopressores para manter a pressão vascular sistêmica em nível acima da pressão vascular pulmonar, levando a diminuição do *shunt* da direita para a esquerda. Entre essas medicações, destacam-se dopamina, dobutamina e anrinona
- Correção da acidose metabólica
- Manutenção do volume circulante e balanço hidreletrolítico, com solução fisiológica, sangue e derivados
- Analgesia contínua (morfina e fentanila)
- Relaxante muscular ou paralisia medicamentosa para evitar agitação e "briga" com o ventilador mecânico
- Manutenção do pH entre 7,40 e 7,50 (a alcalose respiratória diminui a vasoconstrição pulmonar e permite melhor oxigenação)
- Manutenção da temperatura corporal dentro dos parâmetros normais para evitar hipo- ou hipertermia, que aumentariam a acidose, o consumo de oxigênio e, consequentemente, a hipoxemia
- Manutenção do paciente em ventilação mecânica convencional ou de alta frequência
- Atuação de acordo com as intervenções gerais nos distúrbios respiratórios
- Estimulação mínima, posicionamento para manter o conforto
- Cateteres venosos centrais para evitar a necessidade de puncionar veias periféricas para hidratação, administração de medicamentos e coleta de sangue. Recomenda-se o uso de cateteres umbilicais venosos e arteriais
- Monitoramento dos sinais vitais
- Infusão adequada de líquidos
- Cuidados que possam causar diminuição na PO_2 devem ser minimizados, como aspiração endotraqueal, mudanças nos parâmetros do ventilador, coleta de sangue e mudança de decúbito (a cada 8 a 12 horas)
- Manutenção do estímulo ambiental no mínimo possível.

Terapia vasodilatadora

Vasodilatadores sistêmicos

Os vasodilatadores de efeito sistêmico, como a tolazolina, podem ser utilizados nos pacientes com hipertensão vascular pulmonar. Essa é uma medicação bloqueadora alfa-adrenérgica com propriedades histaminérgicas, um vasodilatador sistêmico que, por conseguinte, induz vasodilatação vascular pulmonar. Essa medicação causa hipotensão em decorrência de seu efeito vasodilatador generalizado; portanto, recomenda-se monitorar a pressão arterial cuidadosamente durante sua administração e dispor de vasopressores e volume (soro fisiógico), para serem administrados em caso de hipotensão. Outra medicação de suporte utilizada nos casos de

hipertensão vascular pulmonar é o Nitroprussiato de sódio (Nipride®), que tem efeito direto de vasodilatação arterial e venosa, reduzindo a resistência vascular periférica e diminuindo o retorno venoso.

Vasodilatadores pulmonares

O óxido nítrico inalante é um novo tratamento de escolha para hipertensão vascular pulmonar. Trata-se de apenas um potente vasodilatador vascular pulmonar, sem os efeitos vasodilatadores sistêmicos de outros métodos utilizados (ver, anteriormente, *Ventilação com óxido nítrico*).

Oxigenação extracorpórea por membrana

Alguns casos não evoluem bem com os tratamentos já mencionados e requerem o uso de ECMO. Nesses casos, a taxa de mortalidade é de 20 a 40%.

Pneumotórax

Pneumotórax é o resultado de hiperdistensão dos alvéolos e da porção distal dos pulmões, provocando ventilação desigual e, em consequência, ruptura dos alvéolos. O ar sai dos alvéolos, segue pela árvore traqueobrônquica e toma diferentes caminhos, seguindo para o espaço pleural visceral e parietal, criando o pneumotórax (Figura 14.18).

Alguns fatores que predispõem à ocorrência de pneumotórax são:

- Recém-nascidos a termo sadios, em decorrência de pressões altas que se produzem ao nascer com a primeira respiração, causando pneumotórax espontâneo. Essa pressão pode ficar entre 40 e 80 mmHg
- Neonatos com doenças pulmonares com falta de complacência pulmonar e que necessitam de altas pressões de ventilação mecânica, para que seja possível a ventilação dos alvéolos. Costuma ocorrer em pacientes com síndrome de angústia respiratória e atelectasia

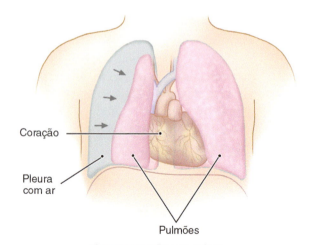

Coração

Pleura com ar

Pulmões

Figura 14.18 Pneumotórax.

- Neonatos com síndrome de aspiração de mecônio, em decorrência do efeito da obstrução provocada pelo mecônio preso nos alvéolos, promovendo retenção de ar nos alvéolos distais
- Sangue e secreções espessas nos alvéolos
- Intubação seletiva no brônquio direito
- Qualquer recém-nascido que necessite ser ventilado com reanimador manual corre risco de pneumotórax se não houver controle das pressões administradas
- Após terapia com surfactante (em decorrência de alteração da complacência pulmonar após o tratamento)
- Imaturidade pulmonar
- Síndrome de desconforto respiratório (doença da membrana hialina).

Quadro clínico

Pode apresentar-se assintomático, como nos casos de certos pneumotórax pequenos, ou de evolução lenta ou súbita, como nos pneumotórax mais significativos.

Quadro clínico lento

- Irritabilidade, agitação
- Letargia
- Taquipneia, taquicardia, aumento da PA
- Aumento do uso dos músculos acessórios, com retrações acentuadas, gemido expiratório e batimento das asas do nariz
- Aumento paulatino da dispneia, com diminuição da oxigenação e perfusão.

Quadro clínico súbito

- Cianose generalizada
- Diminuição da amplitude do complexo QRS no monitor cardíaco
- Dispneia acentuada
- Diminuição dos ruídos respiratórios
- Bulhas cardíacas diminuídas, desviadas ou abafadas
- Hipotensão arterial grave e perfusão periférica diminuída
- Enfisema subcutâneo
- Gasometria: hipoxemia, hipercapnia, acidose respiratória e metabólica
- Parada cardíaca e morte.

Diagnóstico

- Radiografia de tórax de emergência (lateral e anteroposterior) (Figura 14.19)
- Transiluminação do tórax (transiluminador de alta intensidade com sonda de fibra óptica). O lado afetado permite a passagem da luz através da pele para o lado afetado
- Quadro clínico.

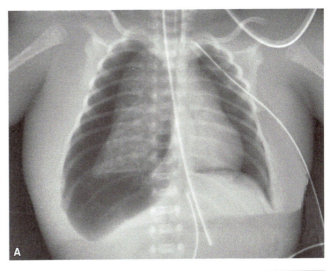

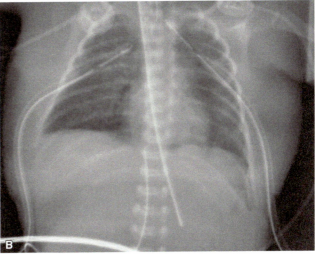

Figura 14.19 Radiografias de tórax indicando pneumotórax antes (**A**) e após (**B**) a drenagem.

Tratamento

Pacientes assintomáticos

Nos pacientes assintomáticos, sem doença respiratória associada, não é necessário intervir, pois em poucos dias ocorre reabsorção do ar na pleura e o processo se resolve. Se ocorrer estresse respiratório moderado, deve-se administrar oxigênio a 100% através do capacete para facilitar a lavagem do nitrogênio do sangue e dos tecidos, estabelecendo uma diferença na tensão do gás no tórax e no sangue. Esse gradiente de difusão resulta em reabsorção do gás da cavidade pleural, resolvendo o pneumotórax.

Pacientes sintomáticos

Tratamento cirúrgico

A toracocentese ou drenagem de tórax é um procedimento de emergência. Todo o material deve estar sempre preparado e disponível para ser utilizado dentro da área de atendimento dos pacientes na UTI neonatal.

O método utilizado pode ser aspiração por cateter dos tipos *Jelco* de calibre grosso (16) ou *Butterfly* (calibre 21) em casos de drenagem de emergência. Para drenagem em que há necessidade de permanência do cateter, recomenda-se o cateter torácico flexível com guia metálico. A Figura 14.20 ilustra a punção torácica para drenagem de pneumotórax.

O sistema de drenagem pode ser realizado com aspiração contínua, por meio de aparelhos adaptados à aspiração geral da unidade, ou por meio de aparelho elétrico de aspiração, podendo também ser feito por meio de drenagem por gravidade, na qual parte do sistema que seria colocado no aspirador fica aberta para o meio ambiente (Figuras 14.21 a 14.24).

A escolha do material está atrelada ao sistema de aspiração utilizado na UTI neonatal e ao tipo de drenagem: com agulha ou com dreno torácico? Seja qual for o método adotado, esse procedimento deve ser realizado com técnica asséptica e o médico deverá usar indumentária apropriada (avental, luvas estéreis, máscara e gorro).

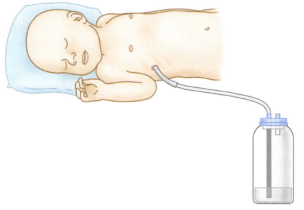

Figura 14.22 Sistema de drenagem torácica por gravidade (um frasco).

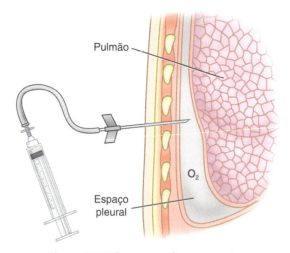

Figura 14.20 Drenagem de pneumotórax.

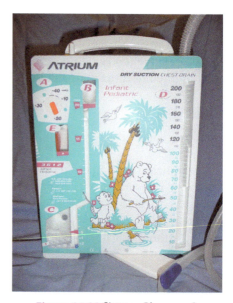

Figura 14.23 Sistema Pleuvorac®.

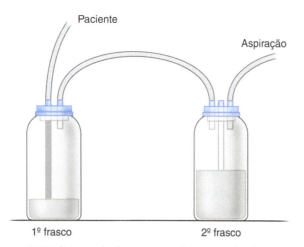

Figura 14.21 Sistema de drenagem torácica com dois frascos (conectados à aspiração).

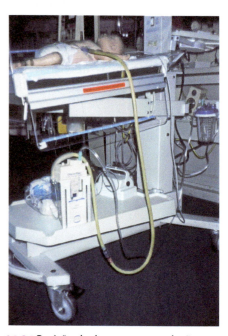

Figura 14.24 Posição da drenagem em relação ao paciente.

As intervenções em caso de pneumotórax estão disponíveis no boxe Intervenções de enfermagem 14.8. As intervenções relativas à retirada do dreno do tórax estão no Boxe 14.9, ambos no final do capítulo.

Síndrome de aspiração de mecônio

O mecônio contém células epiteliais, água (72 a 80%), pelo ou cabelo fetal, muco e sais biliares, e já está presente no íleo fetal a partir de 10 a 12 semanas de gestação. Cerca de 10 a 15% dos neonatos passam mecônio no ambiente uterino e apenas um pequeno percentual apresenta aspiração de mecônio nas vias respiratórias.

A aspiração de mecônio ocorre no ambiente uterino, e é difícil prevê-la. A asfixia no ambiente uterino pode levar a passagem de mecônio, aspiração oral e deglutição de mecônio, aspiração de mecônio para a traqueia, redução do líquido pulmonar do feto. Os efeitos clínicos da asfixia sobre os pulmões têm que ser considerados, pois a destruição que se observa na síndrome de aspiração de mecônio não tem relação com a aspiração de mecônio em si, mas com o tempo e o grau de asfixia. Entre os efeitos da asfixia nos pulmões destacam-se: edema, necrose, colapso vascular das paredes alveolares e hemorragia pulmonar difusa. A espessura e a quantidade de mecônio só estão relacionadas com resultado adverso perinatal quando associadas a anormalidades na frequência cardíaca do feto. Líquido amniótico com partículas de mecônio deve servir de alerta para o obstetra pesquisar mais detalhadamente sinais de estresse respiratório. Dos neonatos que nascem com mecônio no líquido amniótico, 20 a 30% apresentam depressão respiratória.

Mecanismos do dano causado pela aspiração do mecônio:

- Pneumonite química e inflamatória
- Vasoconstrição pulmonar
- Inativação do surfactante.

Fatores de risco

- Gestação pós-termo
- Doenças maternas: hipertensão, eclâmpsia ou pré-eclâmpsia, diabetes melito e doença crônica cardiorrespiratória
- Tabagismo materno
- Insuficiência placentária
- Oligo-hidrâmnio
- Retardo no crescimento intrauterino
- Batimentos cardíacos do feto anormais.

Quadro clínico

- Coloração amarelada ou esverdeada da pele, do cordão umbilical e sob as unhas quando a eliminação do mecônio ocorre pelo menos 4 a 6 horas antes do nascimento

- Características de gestação pós-termo (unhas longas, pele seca, enrugada, sem *vernix*)
- Pequenos para a idade gestacional (PIG) em decorrência de retardo no crescimento intrauterino
- Sintomas respiratórios logo após o nascimento, ou despercebidos nas primeiras horas, evoluindo após 6 a 12 horas de vida.

Diagnóstico

- Quadro clínico
- Radiografias de tórax.

Tratamento e intervenções de enfermagem

- Manejo na sala de parto:
  - A realização de aspiração na região orofaríngea, quando há mecônio no líquido amniótico, assim que ocorrer o desprendimento do polo cefálico e antes do desprendimento do tórax, não previne a síndrome de aspiração de mecônio, segundo Vain et al. (2004)
  - Apesar da ocorrência de aumento da laringoscopia e aspiração endotraqueal após o parto, não houve diminuição do número de pacientes com sintomas de aspiração de mecônio em estudo realizado por Brodsky et al. (1987)
  - Recém-nascidos saudáveis que apresentam mecônio no líquido amniótico não o aspiram imediatamente após o nascimento
  - Entubação feita rotineiramente não diminui a incidência de síndrome de aspiração de mecônio ou outro estresse respiratório, em comparação ao manejo da espera para, então, se for necessário, entubar em caso de estresse respiratório
- Ventilação mecânica sem criar hiperventilação
- Oxigenação adequada (manter a PaO_2 em 90 a 100 mmHg), para evitar hipoxia
- Sedação e analgesia sem interrupção dos medicamentos, pois diminui o retorno venoso para o coração
- Higiene respiratória: antibióticos, administração de surfactante, esteroides
- Busca pela não realização de fisioterapia respiratória; não existe evidência de prevenção e tratamento da síndrome de aspiração de mecônio
- Avaliação e otimização do desempenho cardíaco: monitoramento do débito cardíaco e da perfusão periférica (administração de medicações inotrópicas)
- Prevenção do desenvolvimento de acidose
- Manutenção da vasodilatação pulmonar
- Administração de antibióticos, pois existe grande potencial de desenvolvimento de infecção e aumento de morbidade

- Administração de surfactante: trata-se de uma espécie de "detergente" e melhora a capacidade ciliar de transporte nos pulmões, diminuindo o efeito adesivo do mecônio e facilitando sua eliminação. Em estudo realizado por Findlay et al. (1996), foram administradas até 4 doses de 150 mg de surfactante a cada 6 horas. As doses foram administradas por meio de infusão contínua com duração de 20 minutos, via abertura lateral na conexão da cânula endotraqueal, tendo-se observado melhora na oxigenação já após a primeira dose. Os pacientes também foram mantidos em ventilação mecânica por menos dias e receberam alta do hospital mais rápido
- Observação dos sinais de hipertensão pulmonar persistente.

Apneia da prematuridade

O centro de controle da respiração envolve um grupo disperso de neurônios localizados bilateralmente na substância reticular do bulbo e da ponte. São elementos que fazem parte dos neurônios que compõem esse sistema e estão divididos em três zonas: inspiratória (grupo bulbar dorsal de neurônios), expiratória (grupo respiratório ventral de neurônios) e pneumotorácica, que facilita o controle da frequência respiratória.

Ocorre apneia quando existem alterações no centro de controle da respiração pelos quimiorreceptores; normalmente é observada em prematuros, devido à imaturidade do centro respiratório e à resposta alterada ao CO_2, sendo necessários níveis mais altos de CO_2 para estimular a respiração e, finalmente, a contração da faringe por estímulos reflexos a substâncias estranhas em vias respiratórias e o estado de sono ou vigília do recém-nascido.

Considera-se apneia quando há cessação dos movimentos respiratórios por mais de 15 a 20 segundos, com interrupção da respiração acompanhada de bradicardia e/ou cianose. É mais comum durante o sono ativo porque, nessa fase do sono, a respiração é irregular e ocorre um colapso parcial da caixa torácica, diminuindo o volume pulmonar.

A respiração periódica é considerada normal para os prematuros desde que não seja muito frequente, prejudicando a oxigenação e a ventilação do paciente. Consiste em movimentos respiratórios de 10 a 15 segundos, intercalados por períodos de apneia de 5 a 10 segundos; ou movimentos respiratórios com duração inferior a 3 segundos, repetindo-se a cada 2 minutos pelo tempo mínimo de 10 minutos.

Etiologia

A etiologia da apneia está associada a diversos fatores, mas existe estreita relação entre a idade gestacional e a frequência dos episódios de apneia:

- Prematuridade
- Infecções
- Alterações pulmonares: hipoxia, asfixia, síndrome de angústia respiratória, pneumonia, acidose, obstrução das vias respiratórias, pneumotórax, atelectasia, anomalias congênitas das vias respiratórias superiores
- Distúrbios neurológicos: hemorragia craniana intraventricular, malformações, convulsões, *kernicterus*
- Distúrbios cardiovasculares: hipotensão, arritmias, ducto arterioso patente, falência cardíaca congestiva
- Alterações gastrintestinais: enterocolite necrosante, perfuração intestinal, refluxo gastresofágico
- Instabilidade térmica: hipotermia, hipertermia, ambiente muito aquecido, aquecimento muito rápido
- Anemia, policitemia
- Alterações metabólicas: hipocalcemia, hipoglicemia, hipermagnesemia, hiponatremia
- Medicamentos administrados à mãe: analgésicos, narcóticos, sulfato de magnésio e anestesia geral
- Medicamentos administrados ao neonato: morfina, fentanila, midazolam, lorazepam e prostaglandina E, anticonvulsivantes (p. ex., fenobarbital)
- Ambiente quente
- Dor
- Evacuação
- Instabilidade térmica (hipotermia ou hipertermia)
- Primeira vacinação aumenta o risco de apneia dentro das primeiras 72 horas
- Nos recém-nascidos a termo, apneia não é comum e, quando ocorre, costuma estar associada a asfixia perinatal, doenças intracranianas ou depressão respiratória causada por administração de certas medicações.

Classificação

- Apneia primária: ocorre logo que haja cessação dos movimentos respiratórios, após um período de esforço respiratório rápido
- Apneia secundária: ocorre após um período de respiração ofegante, que posteriormente se torna mais lenta e fraca até ocorrer apneia. Nessa fase o neonato não responde a estímulos táteis e necessita de reanimação mais vigorosa
- Apneia obstrutiva: ocorre quando o esforço respiratório (movimentos inspiratórios) está presente mas o fluxo de ar encontra-se bloqueado por obstrução das vias respiratórias superiores (p. ex., pela presença de secreções nas vias respiratórias, queda da língua, flexão ou hiperextensão da cabeça, refluxo gastresofágico, obstrução das fossas nasais por secreção ou sonda)

- Apneia central: ocorre devido à imaturidade do centro respiratório, induzindo alterações no controle da respiração. O estímulo adequado para desencadear a respiração não é transmitido; ocorre cessação total do fluxo de ar, ocasionando apneia
- Apneia mista: tem componentes da apneia obstrutiva e central.

Quadro clínico

- Pode ocorrer bradicardia
- Mudança na coloração da pele (mosqueada, palidez, cianose generalizada, cianose ao redor dos lábios)
- Diminuição da oximetria de pulso (dessaturação)
- Letargia.

Diagnóstico

- Observação
- Ultrassonografia craniana
- Exames laboratoriais
- Ecocardiografia
- Diagnóstico diferencial: apneia central ou obstrutiva
- Eliminação de outras causas: anemia, infecção, distúrbios metabólicos, convulsão, hipotermia, entre outros.

Tratamento

Medicamentos

São utilizados, basicamente, os medicamentos cujos efeitos são estimular os centros respiratórios e aumentar a sensibilidade dos quimiorreceptores ao CO_2 e a contratilidade do diafragma. Entre eles, destacam-se as metilxantinas:

- Aminofilina – efetiva em casos de apneia associada à administração de prostaglandina E1
- Cafeína – quando administrada oralmente, deve-se fazê-lo com a alimentação
- Teofilina – administrada por via intravenosa, atrasa o esvaziamento gástrico.

O tratamento é iniciado com uma dose de ataque, sendo a dose de rotina administrada a cada 12 horas. Em geral, recomenda-se iniciar a administração da medicação 24 horas antes da extubação endotraqueal planejada. Além disso, estão indicados:

- Estimulação tátil durante a apneia. Quando o medicamento é administrado no início do episódio, pode interromper a apneia na maioria dos casos; se não houver resposta, deve-se iniciar ventilação com pressão positiva por meio de máscara facial
- Controle e diminuição do refluxo gastresofágico, se houver
- Nos casos mais persistentes, deve-se utilizar CPAP nasal ou entubação com ventilação mecânica

- Manutenção de ambiente térmico neutro para evitar aumento do consumo de oxigênio
- Manutenção do recém-nascido em decúbito lateral ou ventral, enquanto hospitalizado, e com monitor cardiorrespiratório. Deve-se posicionar o paciente com flexão das extremidades em direção à linha mediana, pescoço, tórax e cabeça alinhados em posição neutra
- Manutenção constante da cabeceira da cama elevada a aproximadamente 30°
- Desobstrução constante das vias respiratórias; deve-se realizar aspiração, se necessário
- Monitoramento da saturação de oxigênio, mantendo-a de acordo com a prescrição médica
- Prevenção de distensão abdominal.

Doses recomendadas

- Cafeína:

  Cafeína por via oral ou intravenosa – dose inicial de 20 a 40 mg/kg
  Dose de manutenção – 5 a 8 mg/kg/dia
  Quando administrada por via intravenosa, deve-se utilizar a bomba de infusão em 30 minutos ou mais, para evitar arritmia

- Aminofilina:

  Por via oral ou venosa – dose inicial de 4 a 6 mg/kg
  Dose de manutenção – 1,5 mg/kg cada 8 horas ou 3 mg/kg cada 12 horas
  Quando administrada por via intravenosa, deve ser realizada na bomba de infusão em 30 minutos ou mais.

Displasia broncopulmonar

A displasia broncopulmonar é um processo crônico que ocorre nos pulmões dos recém-nascidos submetidos a ventilação mecânica prolongada, na qual são usadas altas concentrações de oxigênio, causando lesão no tecido pulmonar. Ocorrem hipertrofia da musculatura lisa dos bronquíolos e aumento do número de macrófagos, com fibrose perimembranosa, em um processo crônico. Instala-se em torno do 20º ao 30º dia de vida. Nos últimos 15 anos, os casos de displasia broncopulmonar têm sido menos graves, o que se atribui a um melhor uso da assistência ventilatória mecânica, ao uso de surfactante e, recentemente, ao uso de dexametasona para auxiliar a maturação pulmonar na vida intrauterina e após o nascimento.

Etiologia

Os fatores etiológicos são multifatoriais, destacando-se:

- Prematuridade: em decorrência de imaturidade estrutural, fisiológica e bioquímica

- Barotrauma ou volutrauma: associado a ventilação mecânica com pressão positiva
- Oxigenoterapia: o oxigênio pode ter ação citotóxica direta, lesionando o parênquima pulmonar; essa ação causa edema pulmonar e inibição da síntese e secreção de surfactante
- Reação inflamatória: provocada pelos radicais livres secundários a oxigenoterapia, barotrauma e infecção, podendo ativar o processo inflamatório
- Corioamnionite, que já se inicia no ambiente uterino, e infecções nosocomiais
- Desnutrição: pode acarretar prejuízos na maturação, no crescimento e na reparação dos pulmões, potencializando a sensibilidade ao barotrauma e a toxicidade do oxigênio; diminui as reações imunológicas e a produção de surfactante.

As taxas de mortalidade no 1º ano de vida são de cerca de 10 a 40%, majoritariamente decorrentes de complicações, como pneumonias. O desenvolvimento de problemas pulmonares funcionais pode se manter até os 2 anos de idade ou mais. Evitando-se altas concentrações de oxigênio, é possível reduzir os efeitos nocivos nos tecidos pulmonares.

Quadro clínico

- Desconforto respiratório crônico
- Retrações intercostais moderadas a acentuadas
- Estertores pulmonares crepitantes contínuos
- Cianose, principalmente durante esforço e choro
- Irritabilidade, atribuída à instabilidade dos níveis de oxigênio e à hipoxemia muitas vezes presente
- Acidose respiratória crônica com $PaCO_2 > 50$ mmHg
- Edema pulmonar (devido ao aumento da pressão vascular pulmonar causado pela vasoconstrição nos pulmões e lesão do leito vascular pulmonar, decorrente da hipoxemia crônica).

Tratamento

Os tratamentos disponíveis são de suporte ventilatório e controle das funções cardiopulmonares, com o intuito de evitar falência cardíaca em decorrência do comprometimento do coração direito. São recomendados:

- Diuréticos: o uso de diuréticos favorece o aumento rápido da complacência pulmonar, reduzindo a necessidade de oxigênio, e previne a ocorrência de edema pulmonar; o mais comumente prescrito é a furosemida, devendo-se monitorar os eletrólitos semanalmente, já que essa medicação pode alterar os níveis de potássio e sódio
- Broncodilatadores: aliviam o broncospasmo e podem ser administrados pelas vias oral e parenteral ou por inalação

- Vitamina A: vitamina necessária para favorecer o crescimento e o reparo dos tecidos pulmonares, e para a integridade do trato respiratório. Diminui a taxa de mortalidade e reduz a retinopatia da prematuridade
- Manutenção da oxigenação: esses pacientes requerem o uso de oxigênio por um período prolongado. Na maioria dos casos, devem ser feitos ajustes na concentração do oxigênio sempre que o paciente desenvolver alguma atividade que aumente a demanda de oxigênio (p. ex., choro, agitação, procedimentos dolorosos, alimentação por mamadeira ou seio). Devem-se monitorar os níveis de oxigênio com a oximetria de pulso e gasometria arterial ou capilar. A hipoxemia crônica apresentada por alguns pacientes com displasia broncopulmonar pode desencadear vasoconstrição e hipertensão pulmonares, *cor pulmonale*, hipertensão sistêmica e hipertrofia cardíaca
- Esteroides: a ação da dexametasona nos pulmões consiste em aumentar a produção de surfactante, diminuir o edema primário e relaxar broncospasmo. Tem alguns efeitos colaterais, como aumento do catabolismo de proteínas, aumento da excreção urinária de cálcio, hiperglicemia e glicosúria, hipertensão arterial, hemorragias digestivas e mesmo perfurações gastrintestinais, aumento da suscetibilidade a infecções, em decorrência da ação no sistema imunológico, e hipertrofia do miocárdio. Esses efeitos devem ser avaliados antes de se iniciar o tratamento
- Foco nas necessidades nutricionais: a utilização de fórmulas com maior valor calórico por mililitro em vista da necessidade de restrição de líquidos nesses neonatos previne edema pulmonar, sendo necessária, às vezes, a utilização de leite com maior teor calórico por mililitro. Uma nutrição adequada contribui não só para o crescimento somático, mas também para o desenvolvimento dos alvéolos e reparo do tecido pulmonar danificado
- Monitoramento e identificação de infecções
- Controle da agitação: reduz as necessidades de oxigênio
- Administração de medicações prescritas, acompanhada de monitoramento dos efeitos colaterais dessas medicações.

Prevenção

O dano que vem desencadear displasia broncopulmonar já tem início na sala de parto por ocasião da reanimação neonatal. Como estratégias na sala de parto recomendam-se: controle térmico adequado; prevenção de dano aos pulmões com a utilização de concentrações baixas de oxigênio (utilizar o *blender*); monitoramento da saturação de oxigênio com ajuste da concentração de acordo com a necessidade, para evitar hiperoxia; prevenção de volutrauma (não hiperdistender os pulmões); administração precoce de surfactante com o primeiro movimento respiratório nos recém-nascidos com 22 a 24 semanas de gestação; a partir de 26 semanas de gestação, o neonato não deve ser entubado eletivamente, mas apenas se não apresentar esforço respiratório efetivo; e, se for necessária a administração de surfactante, extubar após a administração desse, se for tolerado. O uso precoce de surfactante reduz a mortalidade e a incidência de pneumotórax – reduzindo, portanto, a necessidade de oxigênio ao atingir 28 dias. O uso precoce de CPAP nasal, já na sala de parto, reduz a necessidade de ventilação nos primeiros 5 dias de vida, conserva o surfactante endógeno, estabiliza a caixa torácica, aumenta a eficiência do diafragma e diminui a frequência respiratória, resultando em baixa incidência de displasia broncopulmonar e hospitalização curta. Deve-se estabelecer como meta a extubação dos neonatos até 21 dias, pois todos os neonatos prematuros e de baixo peso merecem uma tentativa de extubação precoce. Devem-se prevenir infecção nosocomial e fechamento precoce do canal arterial, realizando-se hidratação criteriosa. Devem-se monitorar o débito cardíaco e a perfusão periférica (administrar medicações inotrópicas).

Preparo para a alta hospitalar

A educação antecipada dos pais é necessária para que a transição do hospital para casa aconteça sem intercorrências e ajude a diminuir o estresse dos pais. Deve-se informá-los sobre a patologia, os riscos de infecção e os cuidados envolvidos, como medicações, nutrição, controle da agitação e oxigenação, e sobre o desenvolvimento geral do paciente.

 Intervenções de enfermagem 14.1

Paciente com distúrbios respiratórios

Intervenções	Justificativas
Avaliação das mudanças e do aumento do trabalho respiratório a cada 1 a 2 h; quando necessário, também devem ser avaliados: ▸ Coloração da pele ▸ Frequência cardíaca ▸ Retrações ▸ Gemido expiratório ▸ Batimento das asas do nariz	Mudanças no padrão respiratório podem indicar agravamento da doença
Manutenção da oxigenação adequada de acordo com a prescrição médica. Administração de oxigênio umidificado e aquecido de acordo com a necessidade do paciente	A oxigenação aquecida favorece a estabilidade térmica, e a umidificação evita ressecamento das mucosas do trato respiratório, facilitando também a fluidificação das secreções nas vias respiratórias. A saturação de oxigênio deve ser mantida de acordo com os parâmetros prescritos. O Quadro 14.5 apresenta os parâmetros sugeridos
Manutenção das vias respiratórias superiores desobstruídas, realizando-se aspiração quando necessário	A obstrução das vias respiratórias superiores promove aumento do esforço respiratório, comprometendo a oxigenação
Estabilização e manutenção da temperatura do recém-nascido dentro dos parâmetros normais: ▸ Axilar: 36,5 a 37°C ▸ Pele: 36 a 36,5°C	A estabilidade de um ambiente térmico neutro promove conservação de calor, além de diminuir a demanda de oxigênio, fator importante para o paciente com comprometimento do sistema respiratório
Monitoramento da gasometria arterial de acordo com a prescrição médica	Os resultados desse exame oferecem parâmetros para avaliação da oxigenação e ajuste da assistência ventilatória
CPAP nasal: monitorar os tecidos nasais	A cada 2 a 4 h ao prestar os cuidados gerais do paciente; também observar a integridade e a coloração da mucosa nasal É importante monitorar o posicionamento das prongas, e mantê-las bem posicionadas, para não causar lesões na mucosa nasal Se for observada alguma lesão ou hiperemia da mucosa nasal, notificar o médico

(continua)

Intervenções de enfermagem 14.1 *(continuação)*

Monitoramento do balanço hidreletrolítico. Ajuste da infusão venosa tal como prescrito; em geral, 80 a 100 mℓ/kg/dia nos primeiros dias após o nascimento	É preciso manter os líquidos de acordo com as necessidades do paciente. Utilização de berço de calor radiante, fototerapia, taquipneia e prematuridade extrema aumentam a perda insensível de água, havendo necessidade de aumentar a quantidade de líquidos administrados
Administração de nutrição parenteral de acordo com a prescrição médica	A administração da nutrição parenteral nos primeiros dias após o nascimento fornece calorias, proteínas e outros elementos reconstrutores dos tecidos, contribuindo para regeneração do tecido pulmonar danificado, promovendo crescimento e desenvolvimento dos novos alvéolos e fornecendo, também, calorias para atender o alto consumo de oxigênio
Administração da alimentação quando o paciente estiver estabilizado (120 a 180 calorias/kg/dia)	Para manutenção e promoção do crescimento, o neonato necessita de 40 a 50 calorias/kg/dia; a taxa extra será utilizada na reparação dos tecidos pulmonares danificados. O crescimento ideal é de cerca de 15 a 20 g/kg/dia. No neonato com comprometimento pulmonar às vezes há necessidade de restringir ou controlar a ingestão de líquidos e, ao mesmo tempo, fornecer leite com maior teor de calorias e em menor volume. O aleitamento materno é indicado; oriente a mãe sobre a necessidade de usar o leite posterior, tanto ao amamentar como ao ordenhar; o leite posterior é mais rico em gordura e calorias. Se houver necessidade, pode-se adicionar fortificante ao leite materno para aumentar as calorias. Caso o recém-nascido utilize leite industrializado, dê preferência aos leites que contenham 24 a 27 calorias/30 mℓ
Compartilhamento constante de informação sobre o estado do paciente com os pais	Explicações sobre a doença, o progresso do recém-nascido e os tratamentos utilizados ajudam a diminuir a ansiedade, a preocupação e o estresse, promovendo interação dos pais com o neonato
Agrupamento dos cuidados	O manuseio constante do recém-nascido instável causa agitação e aumenta a irritabilidade e o desconforto, causando elevação do consumo de oxigênio, levando a maior hipoxia e vasoconstrição pulmonar em certas patologias. A agitação também interfere no ganho de peso adequado, devido ao consumo maior de calorias. Coordene e agrupe os cuidados entre as equipes de enfermagem, médica e de terapeutas. Cuidados como banho e aferição do peso devem ser evitados até que o recém-nascido se estabilize e tolere esses procedimentos
Avaliação da dor e agitação; administração de analgésicos e sedativos prescritos	A dor interfere na oxigenação e na ventilação, além de causar outras alterações fisiológicas que afetam a estabilidade cardiorrespiratória (Capítulo 9). A agitação do paciente que apresenta problema respiratório agudo ou crônico demanda intervenção imediata para prevenção de hipoxemia, vasoconstrição pulmonar e broncospasmo, que podem comprometer a oxigenação e a ventilação (Capítulo 9)
Prevenção de hipoxia mantendo a oxigenação adequada	A hipoxia causa vasoconstrição pulmonar, agravando o quadro geral do paciente
Verificação dos sinais vitais de hora em hora e a cada 2 h quando estável	Alterações nos sinais vitais podem indicar piora do quadro respiratório e comprometimento de outros sistemas
Administração de corticosteroides de acordo com a prescrição médica	A dexametasona tem sido empregada com maior frequência para melhorar o quadro de insuficiência respiratória, pois aumenta a produção de surfactante e diminui o edema primário, relaxando os brônquios e, em consequência, reduzindo o broncospasmo. A administração em geral se inicia nas primeiras 2 semanas de vida, e pode ser realizada por um período de 7 ou 10 dias. As doses mais baixas administradas por períodos curtos têm menos interferência no hormônio do crescimento do neonato, bem como outros efeitos colaterais
Atenção aos sinais de infecção	O uso de corticosteroides diminui a capacidade do sistema imunológico de combater infecções, aumentando a probabilidade de ocorrência de infecções durante o curso do tratamento. Ao prestar cuidados, utilize medidas de prevenção de infecção.

Intervenções de enfermagem 14.2

Administração de surfactante exógeno

Intervenções	Justificativas
Realização de radiografias de tórax de acordo com a prescrição médica	É preciso certificar-se de que a ponta da cânula endotraqueal esteja posicionada na carina e não em um dos brônquios
Verificação do peso recente do paciente	Para o cálculo apropriado da dosagem, é necessário saber o peso real ou aproximado do paciente. Dosagem recomendada: 4 a 5 cc/kg, fracionados em 4 doses de 1 cc/kg. Essa dosagem é recomendada quando se utiliza Survanta® (beractanto). Se for utilizado o Curosurf® (poractanto alfa), recomendam-se 2,5 mℓ/kg administrados em 2 vezes via tubo endotraqueal
Sedação do paciente, se necessário	Recomenda-se sedação para os pacientes muito agitados ou que não tolerem o manuseio
Coleta da gasometria arterial	A gasometria serve como parâmetro comparativo após administração do surfactante
Instalação de monitor cardíaco e oxímetro de pulso	Possibilita o monitoramento dos níveis de oxigenação sanguínea e a hemodinâmica
Aspiração na cânula endotraqueal antes de administrar o surfactante	Previne obstrução da cânula endotraqueal e elimina a necessidade de aspiração no período imediato à administração de surfactante, pois esse procedimento remove o surfactante recém-administrado

Auxílio ao médico no preparo da solução a ser administrada

‣ Utilização de técnica asséptica no preparo da solução	Para prevenir infecções
‣ Aquecimento da solução de acordo com as instruções do fabricante	Não devem ser utilizados meios artificiais para aquecer o surfactante; antes de usar a solução, é preciso deixá-la à temperatura ambiente por 20 min ou segurá-la na mão por 8 min para que aqueça naturalmente
‣ O frasco não deve ser agitado	A ação pode causar alterações na composição da solução
‣ Utilização de sonda gástrica nº 5; corte no comprimento exato da cânula endotraqueal do paciente; conexão à seringa contendo o surfactante	O uso de luvas e tesoura estéril durante esse procedimento previne contaminação da sonda a ser introduzida na cânula endotraqueal. Também pode ser utilizada cânula endotraqueal própria para aplicação de surfactante
Posicionamento do paciente de 4 modos diferentes durante a administração do surfactante; intervalo de aproximadamente 30 s antes da mudança de posição e posterior administração da dose seguinte. As posições recomendadas são:	A mudança de posição facilita e promove a distribuição do surfactante dentro dos pulmões
‣ Levemente em Trendelenburg, com o corpo virado primeiramente para a direita e, em seguida, para a esquerda	
‣ Elevação leve da cabeceira do berço ou incubadora; movimentação do corpo para a direita e a esquerda	
Durante a administração do surfactante, deve ser dada atenção à frequência cardíaca, à coloração da pele e ao nível de oxigenação do paciente	Se o paciente apresentar bradicardia, cianose, sinal de estresse respiratório ou comprometimento cardíaco, deve-se interromper o procedimento até que ele se recupere
Após o procedimento, observam-se expansão torácica, ruídos respiratórios, saturação de oxigênio, sinais vitais e coloração da pele do paciente	Pode ocorrer piora do quadro respiratório, e há possibilidade de pneumotórax
Coleta da gasometria arterial 10 a 15 min após o procedimento e, subsequentemente, após 30 a 60 min, e em 120 min, posteriormente, quando for necessário, de acordo com a prescrição médica	A gasometria pode ser utilizada para avaliação do efeito do tratamento na ventilação do paciente
Aspiração na cânula endotraqueal deve ser evitada	Para melhor efeito do tratamento, é preciso evitar aspiração na cânula endotraqueal 2 a 4 h após a administração de surfactante
Anotações de enfermagem	É preciso anotar quem realizou o procedimento, tolerância do paciente, efeitos adversos, períodos de início e fim do procedimento

Intervenções de enfermagem 14.3

Aspiração na cânula endotraqueal

Intervenções	Justificativas
Lavagem das mãos	Previne infecções
Avaliação dos ruídos respiratórios, bem como das mudanças na saturação do oxigênio e agitação do paciente	É utilizada para determinar se há necessidade de aspiração endotraqueal
Contenção e facilitação da flexão dos membros inferiores e superiores	Contribui para uma recuperação mais rápida após a aspiração
A pessoa responsável pela ventilação deve desconectar o ventilador e proceder à ventilação com o reanimador manual conectado à fonte de oxigênio, utilizando a mesma concentração de oxigênio já utilizada pelo paciente, aumentando lentamente. Se for necessário, deve reconectar o reanimador manual e proceder à ventilação, procurando obedecer ao mesmo ritmo ou frequência respiratória ditada pelo ventilador	–
Solução fisiológica não deve ser utilizada para remover as secreções, pois essa prática não é recomendada	O uso de solução fisiológica para proceder à aspiração na cânula endotraqueal não é mais recomendado. Alguns estudos mostram que seu uso aumenta a contaminação, principalmente nas partes mais distais do pulmão. Além de induzir bradicardia, também causa irritação na traqueia, pois a solução fisiológica atua como corpo estranho. Pode, ainda, remover o surfactante, agravando o quadro respiratório. Somente 20% da solução fisiológica instilada durante a aspiração endotraqueal são retirados com a aspiração
De preferência, utilização de sistema de aspiração fechado (Figura 14.5)	O sistema de aspiração fechado não interrompe o funcionamento do ventilador: mantém a oxigenação mais estável, melhora a estabilidade fisiológica e causa menos estresse no paciente
Ausculta pulmonar antes e depois da aspiração endotraqueal	É utilizada para avaliação da eficiência da aspiração (p. ex., diminuição dos estertores) e de sinais de extubação (p. ex., ruídos respiratórios audíveis em desarmonia com a frequência do respirador, esforço respiratório brusco, choro audível e aumento da salivação)
A pessoa responsável pela aspiração deve	
Conectar a sonda de aspiração ao aspirador, tendo o cuidado de manter a esterilidade da sonda	Evita contaminação da sonda de aspiração, sendo necessário certificar-se do calibre da sonda antes de aspirar (Quadro 14.2)
Ajustar a pressão do aspirador entre 50 e 80 mm H_2O	Evita barotrauma das vias respiratórias em decorrência de pressões de aspiração muito elevadas
Usar luvas, procurando manter estéril a mão de contato com a sonda de aspiração estéril	Evita contaminação
Introduzir a sonda de aspiração sem sucção até o local previamente marcado (Figura 14.4)	Aspiração muito profunda pode causar formação de tecido granular, levando a estenose brônquica, enfisema lobar e atelectasia. Evita irritação e traumatismo da mucosa traqueal, principalmente da carina
Retirar a sonda com movimentos rotativos ao mesmo tempo que se aspiram as secreções	Evita broncospasmo em decorrência da mobilização da sonda para cima e para baixo
Limitar cada passagem de aspiração a 5 s	Evita hipoxia
Permitir que o paciente se recupere entre as passagens da sonda de aspiração	Para prevenir aumento da agitação e do estresse causado pelo procedimento
Interromper a aspiração quando ocorrer queda significativa da saturação de oxigênio e/ou cianose e ventilar o recém-nascido com o reanimador manual conectado ao oxigênio, aumentando lentamente a concentração até que haja estabilização da oxigenação	Evita agravamento do quadro de hipoxemia
Após a aspiração endotraqueal, proceder à aspiração na cavidade oral	Evita acúmulo de secreções orais. A higiene oral deve ser feita com solução antisséptica própria para profilaxia de infecções
Realizar a limpeza da extensão do aspirador, aspirando água estéril ao final para lavar a extensão. Trocar a sonda a cada aspiração e as conexões a cada 24 h	–
Anotações de enfermagem, nas quais devem constar o aspecto, a quantidade, a cor e a viscosidade da secreção, bem como de que modo o paciente tolerou o procedimento	–

Intervenções de enfermagem 14.4

Uso do capacete ou *oxyhood*

Intervenções	Justificativas
Lavagem das mãos e preparação do material	Previne contaminação
Acondicionamento do capacete ou halo, conectando-se o circuito e o umidificador	–
Manutenção do fluxo de 5 a 8 ℓ/min da mistura de oxigênio	Previne acúmulo de CO_2
Ajuste da FIO_2 de acordo com a saturação de oxigênio do paciente, mantendo-se o nível prescrito	–
Manutenção da mistura de oxigênio umidificada e aquecida (32 a 36°C)	Facilita a manutenção da temperatura corporal. A umidificação previne ressecamento das mucosas das vias respiratórias superiores
Posicionamento da cabeça do paciente dentro do capacete, mantendo-se livre o espaço entre o pescoço e o capacete	As aberturas ao redor do pescoço permitem a saída de CO_2
Monitoramento da concentração de oxigênio	Previne a administração de altas concentrações de oxigênio, que podem ter efeitos tóxicos para o paciente. Deve-se manter o sensor do analisador de oxigênio próximo ao nariz do recém-nascido para aferição da concentração de oxigênio que chega diretamente ao paciente
Prevenção para que o capacete não se abra ou que o recém-nascido não o retire. Se for necessário retirá-lo, providencie uma fonte de oxigênio para ser colocada perto da narina do paciente	Evita flutuações na concentração do oxigênio, prevenindo hipoxia
Troca da água do nebulizador a cada 24 h e do circuito a cada 48 h	Previne colonização por bactérias hidrofílicas, evitando infecção
Aspiração nas vias respiratórias superiores quando necessário	Promove permeabilidade das vias respiratórias e melhor oxigenação
Realização das intervenções de enfermagem gerais dos pacientes com distúrbios respiratórios	–

 Intervenções de enfermagem 14.5

CPAP nasal

Intervenções	Justificativas
Lavagem das mãos	Previne a contaminação
Conexão do circuito ao ventilador de modo asséptico	Previne infecções
Instalação do ventilador e do umidificador aquecido. Manutenção da umidificação aquecida entre 32 e 36°C	O aquecimento da mistura de oxigênio promove a manutenção da temperatura corporal do paciente, e a umidificação ajuda a prevenir ressecamento da mucosa das vias respiratórias
Aspiração nas vias respiratórias superiores	A patência das vias respiratórias superiores é importante para uma oxigenação adequada; secreções podem obstruir o fluxo de oxigênio e diminuir a pressão do fluxo desejado
Ajuste do dispositivo nasal	Utilizar a pronga de acordo com o peso e o tamanho do neonato, pois se forem utilizadas prongas muito pequenas poderá haver aumento da pressão oferecida (ver Quadro 14.6). Utilizar o protetor para as prongas; isto protege a pele e mantém fixo o dispositivo nasal, permitindo fluxo e pressão constantes e iguais, o que contribui para melhor expansão pulmonar. Procurar manter as tubulações do sistema com suporte para não pesar nas narinas, o que pode causar lesões na pele e diminuição da pressão oferecida
Ajustar o fluxo para 5 a 8 ℓ/min, ou menos; o importante é que promova borbulhamento do sistema	O fluxo excessivo pode aumentar a resistência ao fluxo de ar, e criar turbulência no sistema, aumentando a pressão
Manutenção da cânula nasal bem segura e corretamente posicionada nas narinas; verificação constante	O dispositivo nasal se desloca com facilidade, levando a escape de ar e redução da pressão na CPAP e dificultando uma oxigenação adequada (Figura 14.13)
Oferta de chupeta para o paciente	Além de promover descanso e acalmar o paciente, promove diminuição do escape de ar através da cavidade oral, o que favorece a estabilização da oxigenação

(continua)

Intervenções de enfermagem 14.5 *(continuação)*

Observação frequente da pele ao redor do dispositivo nasal e de fixação	A manutenção do dispositivo bem ajustado às narinas e ao rosto, sem pressão excessiva, evita lesões na pele
Manutenção do recém-nascido tranquilo, agrupando-se os cuidados. Administração de sedativos e analgésicos e consumo de oxigênio, se necessário	Contribui para reduzir a agitação, consequentemente reduzindo ou promovendo a estabilidade fisiológica
Manutenção da sonda orogástrica no recém-nascido	É comum a distensão do abdome durante a CPAP nasal em decorrência de entrada de ar no estômago; manter a sonda gástrica aberta promove a descompressão com redução da distensão e do desconforto, facilitando a expansão torácica. Se o recém-nascido estiver sendo alimentado, abra a sonda gástrica 1 h 30 min após a alimentação; deixe-a aberta e elevada acima do nível da cabeça até a alimentação seguinte
Realização das intervenções de enfermagem gerais dos distúrbios respiratórios	–
Coleta de gasometria arterial 30 min após o início da CPAP (segundo prescrição médica)	A gasometria permite a observação da resposta ao tratamento e o ajuste dos parâmetros de acordo com a necessidade

Intervenções de enfermagem 14.6

Ventilador convencional

Intervenções	Justificativas
Lavagem das mãos	Previne contaminação do circuito do ventilador
Conexão do circuito ao ventilador de modo asséptico, protegendo a conexão de saída para o paciente com gaze estéril	Previne infecções
Disposição de água estéril no umidificador aquecido; manutenção do aparelho ligado até que atinja a temperatura recomendada (32 a 36°C)	Os gases não umidificados causam irritação nas mucosas das vias respiratórias, provocando seu ressecamento. A umidificação aquecida também promove manutenção da temperatura corporal do recém-nascido e fluidifica as secreções, o que possibilita sua remoção mais facilmente. Devem-se trocar a água e o recipiente a cada 24 h, e o circuito a cada 48 h
Ajuste dos parâmetros do ventilador de acordo com a prescrição médica, antes de ser feita a conexão do paciente ao ventilador	–
Verificação dos parâmetros do ventilador a cada hora	Podem ocorrer mudanças ou falhas no aparelho, e a verificação constante permite a detecção dessas ocorrências
Avaliação dos ruídos respiratórios em caso de mudança no estado do paciente	A avaliação dos ruídos respiratórios serve como indicador da necessidade de aspiração endotraqueal e atesta a eficiência da ventilação quanto a expansibilidade e simetria
Manutenção do circuito do ventilador livre de condensação de água	Além de provocar ruído incômodo para o paciente, a água no circuito pode interferir na ventilação, e há o risco de ser introduzida acidentalmente no tubo endotraqueal
Manutenção dos alarmes do ventilador ligados constantemente	É indicado certificar-se do funcionamento adequado dos alarmes ao receber plantão. Se houver desconexão ou dobra do tubo do circuito, o alarme soará, alertando imediatamente a equipe
Verificação frequente da fixação da cânula endotraqueal	Verificar se a cânula está bem fixada pode evitar que o paciente se extube por acidente, ou que ocorra entubação seletiva
Aspiração na cânula endotraqueal quando necessário; utilização de técnica estéril de acordo com a técnica correta	A aspiração endotraqueal não deve ser feita rotineiramente, e sim após avaliação dos ruídos respiratórios e alterações nos níveis de oxigenação. Sua principal finalidade é remover as secreções das vias respiratórias
Avaliação da dor e da agitação; administração de analgésicos e/ou sedativos de acordo com a prescrição médica	Manter o paciente tranquilo permite o relaxamento dos músculos, evitando que o paciente trabalhe (brigue) contra o ventilador, e promove oxigenação adequada
Atenção aos sinais de pneumotórax (ver *Pneumotórax*)	A necessidade de uso de pressões elevadas ou as condições dos pulmões possibilitam a ocorrência de pneumotórax
Mudança de decúbito a cada 4 a 6 h de acordo com a estabilidade do paciente	A mudança de decúbito é importante, principalmente em pacientes com paralisia medicamentosa ou com uso de sedação contínua, por não ocorrer a movimentação espontânea; a formação de edema intersticial é comum
Realização dos cuidados gerais ao paciente com distúrbios respiratórios	–

Intervenções de enfermagem 14.7

Ventilação de alta frequência

Intervenções	Justificativas
Lavagem das mãos	Previne contaminação do circuito do ventilador
Conexão do circuito ao ventilador de modo asséptico, protegendo a conexão de saída para o paciente com gaze estéril	Previne infecções
Disposição de água estéril no umidificador aquecido, conservação do aparelho ligado até atingir a temperatura (32 a 36°C)	Os gases não umidificados irritam as mucosas das vias respiratórias, provocando seu ressecamento. A umidificação aquecida também promove manutenção da temperatura corporal do recém-nascido e fluidifica as secreções, permitindo sua remoção mais facilmente
Ajuste dos parâmetros do ventilador de acordo com a prescrição médica	–
Monitoramento contínuo dos sinais vitais, incluindo a pressão arterial	Permite a avaliação da hemodinâmica, que na ventilação de alta frequência pode ser alterada. Como o paciente está paralisado, há aumento de edema intersticial, com redução da perfusão periférica e alteração no débito urinário, o que afetará a hemodinâmica
Avaliação dos ruídos respiratórios. Em caso de mudanças no estado do paciente, deve-se proceder à aspiração endotraqueal, se necessário, geralmente a cada 8 h	A avaliação dos ruídos respiratórios nos pacientes com ventilação de alta frequência é difícil quando eles estão conectados ao aparelho. Caso não ocorram mudanças no estado do paciente e a oxigenação se mantenha estável, não é necessário fazer a aspiração na cânula endotraqueal. Recomenda-se, no entanto, que seja feita uma aspiração rápida a cada 8 h para assegurar a patência da cânula. A aspiração no paciente deve ser feita brevemente, evitando-se a utilização de ventilação com o reanimador manual; no intervalo de cada passagem do cateter, é preciso reconectar o paciente diretamente ao ventilador, para que não haja interrupção prolongada da ventilação de alta frequência
Avaliação da dor e agitação. Administração de analgésicos, sedativos ou paralisantes medicamentosos, se necessário	A ventilação de alta frequência traz desconforto ao paciente e aumento da agitação. Para facilitar a ventilação e a oxigenação, recomenda-se suspender a administração de brometo de pancurônio (Pavulon® ou Vencuronion®), 0,06 a 0,10 mg/kg Sendo necessário, também pode ser administrada sedação contínua ao paciente
Mudança do decúbito – levemente lateral direito, esquerdo e supino – alternadamente, de acordo com a tolerância do paciente, de 4 em 4 h	Promove conforto e facilita a drenagem do edema intersticial provocado pela imobilidade decorrente de paralisia e sedação
Mudança da posição do ventilador e da cabeça do paciente a cada 8 a 12 h	Devido à rigidez do circuito do ventilador, a mudança da posição da cabeça só pode ser realizada com a mudança da posição do ventilador em relação à cabeceira do berço aquecido ou incubadora
Atenção às vibrações torácicas, à simetria e à existência ou não das mesmas	A falta de vibração torácica ou a assimetria dessas vibrações podem indicar necessidade de aspiração endotraqueal, reposicionamento do paciente, problemas com o ventilador ou ocorrência de pneumotórax
Manutenção dos alarmes do ventilador ligados constantemente	Assegura o funcionamento do ventilador
Agrupamento dos cuidados, reduzindo a estimulação vinda do ambiente	Manter o recém-nascido tranquilo permite a ventilação mais eficiente, com redução do consumo de oxigênio
Monitoramento do balanço hídrico	Paralisia medicamentosa, analgesia contínua e sedação podem propiciar edema intersticial e diminuição do retorno venoso, com redução da diurese
Realização das intervenções de enfermagem gerais para o paciente com distúrbios respiratórios	–

Intervenções de enfermagem 14.8

Pneumotórax

Intervenções	Justificativas
Organização do material necessário para o procedimento	Auxilia o médico na instalação do sistema de drenagem (Figuras 14.20 a 14.23)
Verificação dos sinais vitais a cada 10 a 15 min até o fim do procedimento	A verificação observa a hemodinâmica do paciente durante o procedimento
Colocação do paciente em decúbito dorsal em berço aquecido; restrição dos membros inferiores e superiores	Facilita a drenagem e evita movimentos bruscos, mantendo a temperatura corporal estável (diminui o consumo de oxigênio)
Administração de analgésicos tipo opiáceos e sedativos de acordo com a prescrição médica	Elimina a dor e a agitação durante o procedimento
Monitoramento dos sinais vitais e da oxigenação a cada 30 min após a drenagem	A retomada da estabilidade dos sinais vitais e da oxigenação é indicador importante de melhora da extensão do pneumotórax
Manutenção do sistema de drenagem abaixo do nível torácico	Facilita a drenagem e evita refluxo da água contida no sistema para o espaço pleural (Figura 14.24)
Fixação de todas as conexões dos tubos do sistema de drenagem com esparadrapo	Previne acidentes e a separação dos tubos
Manutenção dos tubos sem dobra e livres; não se deve prendê-los no berço nem nas incubadoras	Muitas voltas e dobras no sistema dos tubos alteram a drenagem, e, se os tubos forem fixados ao berço ou à incubadora, pode ocasionar retirada acidental do dreno torácico na hora de mobilizar o paciente
Manutenção de uma pinça *Kelly* (protegida nas extremidades com um material de borracha tipo garrote) ao lado do berço	No caso de desconexão acidental do sistema de drenagem, é necessário pinçar imediatamente o dreno. O uso das extremidades protegidas da pinça *Kelly* visa proteger o dreno de ruptura quando a pinça for utilizada
Identificação do nível do volume de líquido do selo d'água com uma fita graduada ao instalar o frasco	Avalia alterações do nível da água colocada no sistema no momento da instalação
Não realização da ordenha dos tubos de conexão	A ordenha cria muita pressão de sucção dentro do tubo e deve ser evitada no paciente neonatal. Caso a drenagem seja sanguinolenta, deve-se bater suavemente no tubo com movimentos no sentido da base em direção ao sistema de drenagem
Observação da oscilação e do borbulhamento na coluna do selo d'água com os movimentos respiratórios	Borbulhamento no sistema sugere que o ar está sendo drenado, principalmente nas primeiras 24 h. Se não houver borbulhamento ou oscilação na coluna de água, pode ter ocorrido reexpansão pulmonar completa ou obstrução do dreno. Borbulhamento na câmara coletora do sistema indica drenagem de ar, principalmente nas primeiras 24 h
Mudança no decúbito do recém-nascido frequentemente, quando tolerado	Ajuda a promover a circulação na pele e auxilia a drenagem do pneumotórax
Observação das mudanças no quadro clínico e no local do dreno	–

 Intervenções de enfermagem 14.9

Retirada do dreno do tórax

Intervenções	Justificativas
Verificação da prescrição médica e garantia de que o paciente esteja pronto para ter o dreno removido	O dreno deve estar clampeado por um período maior que 48 h e não deve apresentar pneumotórax (confirmado por meio de radiografias do tórax) e nenhuma drenagem
Administração de medicação para a dor	O procedimento pode causar dor ou desconforto ao paciente
Lavagem apropriada das mãos e preparação de todo o material em campo estéril	Previne infecções
Corte do adesivo no tamanho suficiente para cobrir firmemente a gaze	–
Remoção do curativo do dreno, se presente; desinfecção da área com solução antisséptica (à base de iodo ou clorexidina)	Previne infecções

(continua)

Intervenções de enfermagem 14.9 *(continuação)*

Utilização de luvas estéreis e preparação das gazes a serem aplicadas no curativo em campo estéril: • Preparo da gaze: uma gaze 5 × 5, uma gaze vaselinizada (5 × 5 cm) e um pouco de pomada à base de iodo	Previne infecções
Remoção das suturas com tesoura estéril	Possibilita a remoção do dreno
Colocação das gazes preparadas em cima da saída do dreno, pressionando-as firmemente	Evita a entrada de ar pelo orifício
Manutenção firme do dreno, espera por uma expiração profunda (às vezes um choro), remoção do dreno com um movimento rápido e contínuo; após a remoção, deve-se manter a pressão sobre o curativo com as mãos por aproximadamente 5 min	Facilita a remoção e o selamento do orifício pleural, prevenindo entrada de ar na cavidade pleural
Fixação do curativo com adesivo; manutenção do curativo oclusivo por, no mínimo, 24 h	Previne entrada de ar, causando reincidência de acúmulo de ar no espaço pleural
Auxílio com radiografias do tórax	As radiografias do tórax devem ser realizadas aproximadamente 4 h após a remoção do dreno torácico, ou antes, se necessário
Anotações de enfermagem	Data, hora, localização do dreno e intercorrências devem ser registradas

Bibliografia

Ackerman MH, Ecklund MM, Abu-Jumah M. A review of normal saline instillation: implications for practice. Dimens Critical Care Nurs. 1996; 15(1):31-8.

Aly HZ. Nasal prongs continuous positive airway pressure: a simple yet powerful tool. Pediatrics. 2001; 108(3):759-61.

Ask L, Henderson-Smart D, Irwig L, Simpson J. Oxygen-saturation targets and outcomes in extremely preterm infants. New Engl J Med. 2003; 349(10): 959-67.

Avery GB, Fletcher AB, Kaplan M et al. Controlled trial of dexamethasone in respirator dependent infants with broncopulmonary displasia. Pediatrics. 1985; 75(1): 106-11.

Bancalari E, Flynn J, Goldberg RN et al. Influence of transcutaneous oxigen monitoring on the incidence of retinopathy of prematurity. Pediatrics. 1987;79(5):663-9.

Barba C, Amato SV, Passos DB. Ventilação mecânica. In: I Simpósio de Ventilação Mecânica, 2 a 4 de abril, 1993, São Paulo, Hospital Israelita Albert Einstein.

Beeram M, Dhanireddy R. Effects of saline instillation during tracheal suction on lungs mechanical in newborn infants. J Perinatology. 1992; 7(2):120-3.

Bell SG. An introduction to hemoglobine physiology. Neonatal Netw. 1999; 18(2):9-15.

Brodsky L, Reidy M, Stranievich JJJF. The effects of suctioning techniques on the distal tracheal mucosa in intubated low birth weight infants. Internat J Pediatrics Otorhinolaryngol. 1987; 14(1):1-14.

Bushnell SS. Respiratory intensive care nursing. Boston: Little Brown and Company; 1973.

Carey BE, Trotter C. Neonatal pneumonia. Neonatal Netw. 2000;19(4):44-50.

Carlo W. Ventilação assistida. In: Fanaroff AA, Klaus MH. Alto risco em neonatologia. 4. ed. Rio de Janeiro: Guanabara Koogan; 1995. p. 192-208.

Carvalho WB, Kolman BI. Ventilação pulmonar mecânica em neonatologia e pediatria. São Paulo: Lovise; 1995.

Chow LC, Wright KW, Sola A; CSMC Oxygen Administration Study Group. Can changes in clinical practice decrease the incidence of severe retinopathy of prematurity in very low birth weight infants? Pediatrics. 2003; 111(20):339-45.

Chulay M. Why do we keep putting saline down endotracheal tubes? It's time for a change in the way we suction. Caps & Com Critical Care Nurs. 1994; 2(4):7-11.

Clifton-Koeppel R. What we know and don't know about nasal CPAP and other modes of non-invasive ventilation. ICANN'S 9th Annual Conference; 2005.

Cloherty J, Eichenwald EC, Hansen AR et al. Distúrbios respiratórios. In: Manual de Neonatologia. 7. ed. 2012. p. 291-356.

Costa HF, Marba ST (Coords.). O recém-nascido de muito baixo peso. Distúrbios respiratórios. Rio de Janeiro: Atheneu; 2003. p. 359-61.

Cordero L, Sananes M, Ayers LW. Comparison of a close (Trach Care MAC) with an open endotracheal suction system in small premature infants. J Perinatology. 2000; 20(3):151-56.

Cox CA, Wolfson MR, Shaffer TH. Liquid ventilation: a comprehensive overview. Neonatal Netw. 1996; 15(3):31-43.

Cummigs J, Polin R, Noninvasive respiratory support. Pediatrics. 2016; 137.

Curley MA, Fackler JC. Weaning from mechanical ventilation: patterns in young children recovering from acute hypoxemic respiratory failure. Am J Crit Care. 1998; 7(5):335-45.

Dani C, Bertini G, Pezzati M et al. Early extubation and nasal continuous positive airway pressure after surfactant treatment for respiratory distress syndrome among preterm infants < 30 weeks' gestation. Pediatrics. 2004; 113(6):e560-3.

Dani C, Bertini G, Pezzati M, Filippi L et al. Effects of pressure support ventilation plus volume guarantee vs. high-frequency oscillatory ventilation on lung inflammation in preterm infants. Pediatric Pulmonol. 2006; 41(3):242-49.

Davis JM, Rosenfeld WN. Chronic lung disease. In: Avery GB, Fletcher MA, MacDonald MC. Neonatology: pathophysiology and management of the newborn. 5. ed. Philadelphia: Lippincott Williams & Wilkins; 1999. p. 509-31.

De Klerk AM, De Klerk RK. Nasal continuous positive airway pressure and outcomes of preterm infants. J Paediatrics & Child Health. 2001; 37(2):161-7.

De Paoli A, Morley C, Davis PG. Nasal CPAP for neonates: what we do we know in 2003? Archives of Dis in Childhood. Fetal and Neonatal Edition. 2003; 88(3):F168-72.

DiBlare RM. Neonatal noninvasive ventilation techniques: Do we really need to Intubate? Respiratory Care. 2011; 56(9):1-25.

DiBlasi, RM Nasal continuous positive airway pressure (CPAP) for the respiratory care of the newborn infant. Respiratory Care. 2009; 54(9):1209-35.

Egberts J, Brand R, Walti H et al. Mortality, severe respiratory distress syndrome, and chronic lung disease of the newborn are more reduced after prophylactic than after therapeutic administration of the surfactant Curosurf. Pediatrics. 1997; 100(1):E4.

Eichenwald EC, Stark AR. Apnea of prematurity. In: Koff PB, Eitzman DV, Neu J. Neonatal and pediatric respiratory care. 2. ed. St. Louis: Mosby; 1993, p. 181.

Ertl T, Gyarmati J, Gaál V et al. Relationship between hyperglycemia and retinopathy of prematurity in very low birth weight infants. Biol of the Neonate. 2006; 89(1):56-9.

Falciglia HS, Kosmetatos D, Brady K, Wesseler TA. Intrauterine meconium aspiration in an extremely premature infant. Am J Dis of Children. 1993; 147(10):1035-7.

Flanagan K A. Noninvasive ventilation in premature Neonates.Advances in Neonatal Care. 2016; 16(2):91-8.

Fanaroff A, Stoll BJ, Wright LL et al. NICHD Neonatal Research Network. Trends in neonatal morbidity and mortality for very low birthweight infants. Am J Obstetrics & Gynecology. 2007; 196(2):147.

Findlay RD, Taeusch HW, Walther FJ. Surfactant replacement therapy for meconium aspiration syndrome. Pediatrics. 1996; 97(1):48-52.

Finer N. Nitric oxide in newborn infants and liquid ventilation. In: The National Conference of Neonatal Nursing, 1998, Anaheim, California. Anais: Contemporary Foruns; 1998. p. 237-51.

Freytag CC, Thies FL, König W et al. Prolonged application of closed in-line suction catheters increase microbial colonization of the lower respiratory tract and bacterial growth on catheter surface. Infection. 2003; 31(1):31-7.

Garg S, Sinha S. Non-invasive ventilation in premature infants: Based on evidence or habit. J Clin Neonatol. 2013; 2(4):155-9.

Gardner DL, Shirland L. Evidence-based guideline for suctioning the intubated neonate and infant. Neonatal Netw. 2009; 28(5):281-302.

Garland JS, Nelson DB, Rice T, Neu J. Increased risk of gastrintestinal perforations in neonates mechanically ventilated with either face mask or nasal prongs. Pediatrics. 1985; 76(3):406-10.

Gardner SL, Enzman-Hines M, Dickey LA. Respiratory diseases. In: Handbook of neonatal intensive care. 7. ed. St Louis: Mosby; 2011. p. 581-677.

Gelfand SL, Fanaroff JM, Walsh MC. Controversies in the treatment of meconium aspiration syndrome. Clinics in Perinatol. 2004; 31(3):445-52.

Goetzman BW, Wennberg RP. Neonatal intensive care handbook. New York: Mosby International; 1999.

Gonçalves RL, Tsuzuki, LM, Carvalho MGS. Rev Bras Ter Intensiva. 2015; 27(3):284-92.

Greenspan JS, Wolfson MR, Rubenstein SD et al. Liquid ventilation of human preterm neonates. J Pediatrics. 1990; 117(1 Pt.1):106-11.

Gregory GA. Continuous positive airway pressure (CPAP). NeoReviews. 2004; 5(1):e-1-4.

Guinsburg R. Distúrbios respiratórios – Parte 4. In: Costa H, Marba S. O recém-nascido de muito baixo peso. Rio de Janeiro: Atheneu; 2003. p. 349-419.

Guyton AC. Tratado de fisiologia médica. 6. ed. Rio de Janeiro: Interamericana; 1984. p. 446-65.

Hagedorn MI, Gardner SL, Dickey LA et al. Respiratory diseases. In: Merenstein GB, Gardner SL. Handbook of neonatal intensive care. 6. ed. St. Louis: Mosby; 2006. p. 595-698.

Hagler D, Traver G. Endotracheal saline and suction catheters: sources of lower airway contamination. Am J Critical Care. 1994; 3(6):444-7.

Haws PS. Care of the sick neonate. New York: Lippincott Williams & Wilkins; 2004. p. 137-60.

Hernández C, Little BB, Dax JS, Gilstrap LC 3rd, Rosenfeld CR. Prediction of the severity of meconium aspiration syndrome. Am J Obstetric s& Gynecol. 1993; 169(1):61-70.

Johnson L. Advances in ventilation. Inland Counties Association of Neonatal Nurses 9th Annual Conference; 2005.

Jongerden IP, Rovers MM, Grypdonck MH et al. Open and closed endotracheal suction systems in mechanically ventilated intensive care patients: a meta-analysis. Crit Care Med. 2007; 35(1):260-79.

Kaiser JR, Gauss CH, Williams DK. Tracheal suctioning is associated with prolong disturbance of cerebral hemodynamics in very low birth infants. J Perinatol. 2008; 28(1):34-41.

Kalyn A, Blatz S, Feuerstake S et al. Closed suctioning of intubated neonates maintains better physiologic stability: a randomized trial. J Perinatol. 2003; 23(3):218-22.

Kim TI, Sohn J, Pi SY, Yoon YH. Postnatal risk factors of retinopathy of prematurity. Pediatric & Perinatal Epidemiol. 2004; 18(2):130-4.

Kinsella JP. Meconium aspiration syndrome: is surfactant lavage the answer? Am J Respir & Critical Care Med. 2003; 168(4):413-4.

Kinsella JP, Truog WE, Walsh WF et al. Randomized, multicenter trial of inhaled nitric oxide and high-frequency ventilation in severe, persistent pulmonary hypertension of the newborn. The J Pediatrics. 1997; 131(1 Pt.1):55-32.

Koeppel RM. What we know and don't know about nasal CPAP and other modes of non-invasive ventilation. Inland Counties Association of Neonatal Nurses 9th Annual Conference, 2005.

Koff PB, Eitzman DV, Neu J. Neonatal and pediatric respiratory care. 2. ed. St. Louis: Mosby; 1993.

Kohlhauser C, Bernert G, Hermon M et al. Effects of endotracheal suctioning in high-frequency oscillatory and conventionally ventilated low birth weight neonates on cerebral hemodynamics observed by near infrared spectroscopy (NIRS). Pediatric Pulmonary. 2000; 29(4):270-5.

Kolpelman A. Airway obstruction in two extremely low birth weight infants treated with oxygen cannulas. J Perinatol. 2003; 23(2):164-5.

Lapido M. Respiratory distress revised. Neonatal Netw. 1989; 8(3):9-14.

Lee J, Robinson JL, Spady DW. Frequency of apnea, bradycardia and desaturation following first diphtheria-tetanus-pertussis-inactivated-polio-Haemophilus influenzae type B immunizations in hospitalized preterm infants. BMC Pediatrics. 2006; 6:20.

Martin RJ, Fanaroff AA, Klaus MH. Problemas respiratórios. In: Fanaroff AA, Klaus MH. Alto risco em neonatologia. 4. ed. Rio de Janeiro: Guanabara Koogan; 1995. p. 168-91.

Margotto PR. Assistência ao recém-nascido de risco. Escola Superior de Ciências da Saúde. 3. ed. 2013. p. 208-72.

Matsumoto T, Carvalho WB, Hirschheimer MR. Terapia intensiva pediátrica. 2. ed. São Paulo: Atheneu; 1997.

Morow B, Argent A. A comprehensive review of pediatric endotracheal suctioning: effects indication and clinical practice. Pediatric Crit Care Med. 2008; 9:465-77.

Mosca FA, Colnaghi M, Lattanzio M et al. Closed versus open endotracheal suctioning in preterm infants: changes in cerebral oxygenation and blood volume. Biol of the Neonate. 1997; 72(1):9-14.

Pauly TH. Pulmonary diseases. In: Gomela TL. Neonatology management, procedures on call problems diseases, drugs. 4. ed. Stanford: Appleton & Lange; 1999. p. 490-514.

Perdersen C, Rosendahl-Nielsen J, Egerod I. Endotraqueal suctioning of the adult intubated patient-what is the evidence: Intensive Critical Care Nursing. 2009; 25:21-30.

Raval D, Yeh TF, Morn A, Pildes ES. Changes in transcutaneous PO_2 during tracheobronchial hygiene in neonates. Perinatol-Neonatol. 1980; 4:41-3.

Raymond S. Normal saline instillation before suctioning: helpful or harmful? A review of the literature. Am J Crit Care. 1995; 4(4):267-61.

Rebello CM. Síndrome do desconforto respiratório. In: Costa HPF, Marba ST. O recém-nascido de muito baixo peso. Rio de Janeiro: Atheneu; 2003. p. 349-61.

Rubin BK, Tomkiewicz RP, Patrinos ME et al. The surface and transport properties of meconium and reconstituted meconium solutions. Pediatric Res. 1996;40(6):834-8.

Rugulo LMSS, Ferlin MLS. Displasia broncopulmonar. In: Costa H, Marba S. O recém-nascido de muito baixo peso. Rio de Janeiro: Atheneu; 2003. p. 423-39.

Section on Ophthalmology American Academy of Pediatrics. American Academy of Ophthalmology. American Association for Pediatric Ophthalmology and Strabismus Screening Examination of premature infants for retinopathy of prematurity. Pediatrics. 2006; 117(2):572-6.

Salvo V, Lista G, Lupo E et al. Non invasive ventilation strategies for early treatment of RDS in preterm infants. Pediatrics. 2015; 135(3).

Secretaria de Saúde do Paraná. Manual de atendimento ao recém-nascido de risco; 2002.

Shapiro DL. The development of surfactant therapy and various types of replacement surfactant. Sem in Perinatol. 1998; 12(3):174-9.

Sherman TI, Blackson T, Touch SM, Greenspan JS, Shaffer TH. Physiologic effects of CPAP: Application and monitoring. Neonatal Netw.2003; 22(6):7-16.

Shwachman H, Antonowicz I. Studies on meconium. In: Lebenthal E (Ed.). Textbook of gastroenterology and nutrition in infancy. New York: Raven Press; 1981. p. 83-93.

Sills J. Can we prevent BPD? Delivery Room controversies and ventilator strategies. ICANN'S 9th Annual Conference, 2005.

Sills J. The Murphy world of meconium aspiration: update on management strategies. Neonatal National Conference of Neonatal Nursing, Las Vegas, NV, April 2005. p. 284-95.

Soll R. Prophylactic surfactant versus rescue treatment with surfactant. The Coch Library 1998; Issue I.

Strang LB, McLeish MH. Ventilatory failure and right-to-left *shunt* in newborn infants with respiratory distress. Pediatrics. 1961; 28(1):17-27.

Sun B, Sarstedt T, Robertson B. Surfactant inhibition in experimental meconium aspiration. Acta Paediatrica. 1993; 82(2):182-9.

Thompson C, O'Neil P, Kendra M. Patient fatigue and mucus removed with and without saline during suctioning. Crit Care Med. 1997; 23(Suppl. 1): 146.

Tim W, Walker S, Lacamp C. Oxygen monitoring in preterm babies too high, too low? Paediatric Respiratory Rev. 2003; 4(1):9-14.

Turner BS, Loan LA. Tracheobronchial trauma associated with airway management in neonates. AACN Clinical Issues. 2000; 11(2):283-99.

Vain NE, Szyld EG, Prudent LM et al. Oropharyngeal and nasopharyngeal suctioning of meconium-stained neonates before delivery of their shoulders: multicenter, randomized controlled trial. Lancet. 2004; 364(9434): 597-602.

von Euler C. On the central pattern generator for the basic breathing rhythmicity. J Applied Physiol. 1983; 55(6):1647-59.

Wiswell TE, Finer NN, Donn SM et al. A multicenter randomized, controlled trial comparing Surfaxin (Lucinactant) lavage with standard care treatment of meconium aspiration syndrome. Pediatrics. 2002; 109(6):1081-7.

Wrightson DD. Suctioning smarter: answers to eight common questions about endotracheal suctioning in neonates. Neonatal Netw. 1999; 18(1):51-5.

Young TE, Magnum OB. Neofax: a manual of drugs used in neonatal care. Raleigh: Acorn Publishing; 2003.

Zenk KE, Sills JH, Koeppel RM. Neonatal medications and nutrition. Sta Rosa: NICU Ink Book; 2000.

Zukowsky K et al. Respiratory distress. In: Verklan MT, Walden M (Eds.). Curriculum for neonatal intensive care nursing. 3. ed. St. Louis: Elsevier-Saunders; 2004.

15

Distúrbios Cardíacos

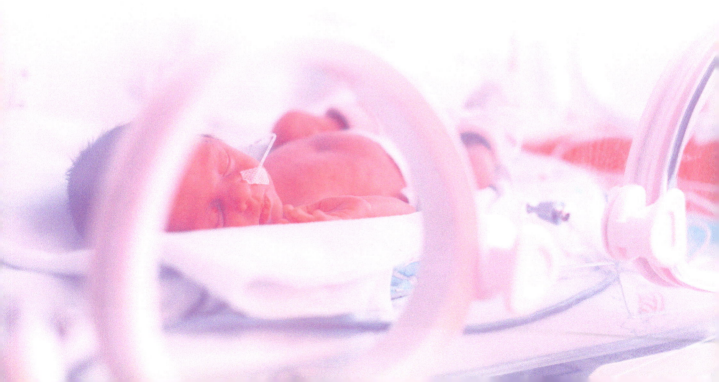

Introdução

Neste capítulo, a proposta é discorrer sobre as cardiopatias congênitas; antes, porém, é preciso revisar a função cardiovascular normal.

O desenvolvimento embrionário do coração ocorre por volta do 18º dia após a concepção e completa-se em torno do 40º dia, quando o embrião tem aproximadamente 1,5 cm de comprimento. Nesse estágio de desenvolvimento, o coração do embrião é suscetível a desenvolver cardiopatias congênitas.

O coração é um órgão muscular, composto de três tipos de músculos (músculo atrial, músculo ventricular e fibras musculares especializadas, condutoras e excitatórias). Na Figura 15.1 são apresentados a estrutura do coração normal e o percurso do fluxo sanguíneo através das repartições do coração.

Funções cardiovasculares

Ciclos cardíacos

O ciclo cardíaco consiste em um período de relaxamento (diástole) seguido de um período de contração (sístole).

▶ **Sístole.** Durante esse período, a contração dos ventrículos aumenta sua pressão interna, ocasionando a abertura das válvulas aórtica e pulmonares, e a saída do sangue do ventrículo para a circulação geral.

▶ **Diástole.** Refere-se ao período de enchimento das cavidades auriculares e ventriculares. Nesse processo, as válvulas mitral e tricúspide abrem-se e 70% do sangue no átrio passam aos ventrículos. Uma pequena parte do sangue é desviada para a aorta e entra, então, nas artérias coronárias. Durante esse estágio, há desaceleração do metabolismo do coração.

Sistema rítmico

As funções cardiovasculares são coordenadas pelo sistema nervoso autônomo. Os receptores químicos e barométricos localizados na aorta e no seio da carótida participam desse sistema. Os estímulos para a contração cardíaca passam pelos nodos localizados nos átrios e ventrículos. No nodo sinoatrial (SA), é gerado o impulso autoexcitador rítmico normal, seguindo pelas vias internodais que conduzem o impulso do nodo SA para o nodo AV (atrioventricular); nesse nodo, o impulso proveniente dos átrios é retardado antes de passar para os ventrículos. Para que seja distribuído para todo o ventrículo, o estímulo passa através do feixe AV, que conduz o impulso dos átrios aos ventrículos, e dos feixes esquerdo e direito das fibras de Purkinje, que conduzem o impulso a todo o ventrículo (Figura 15.2). O complexo elétrico pode ser medido por meio de um gráfico no eletrocardiograma e demonstra a atividade elétrica do átrio e do ventrículo, sendo elementos desse gráfico:

▶ Onda P: representa a despolarização atrial (duração de 0,08 segundo)
▶ Complexo QRS: representa a despolarização ventricular
▶ Onda T: representa a repolarização ventricular. O ritmo cardíaco normal é representado por uma onda P que ocorre antes de cada complexo QRS, e esse é seguido de uma onda T. Esse padrão deve ser repetido a intervalos regulares (Figura 15.3).

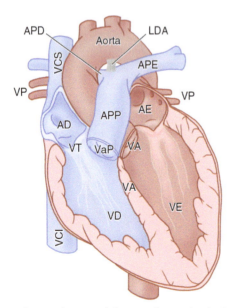

Figura 15.1 Anatomia normal do coração e a circulação. AE: átrio esquerdo; VD: ventrículo direito; VE: ventrículo esquerdo; VCS: veia cava superior; VCI: veia cava inferior; VT: válvula tricúspide; VaP: válvula pulmonar; VP: veias pulmonares; LDA: ligamento do ducto arterioso; APE: artéria pulmonar esquerda; APD: artéria pulmonar direita; APP: artéria pulmonar principal; VA: válvula aórtica.

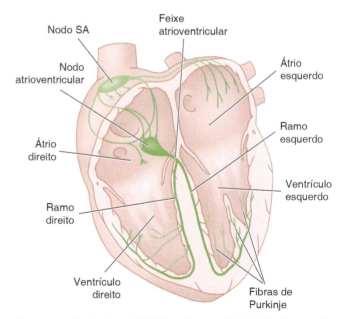

Figura 15.2 Nodo sinoatrial (SA) e o sistema de Purkinje do coração.

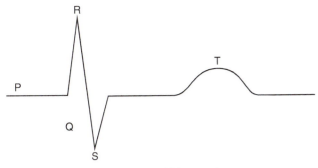

Figura 15.3 QRS normal.

Quadro 15.1 Classificação dos sopros cardíacos.

Grau	Classificação
I	Praticamente inaudível
II	Fraco e suave, mas facilmente audível
III	Intensidade moderada
IV	Sopro alto, com som sibilante
V	Sopro alto e áspero, audível com o estetoscópio tocando levemente o tórax

Fonte: adaptado de Kenner et al., 1998.

Válvulas cardíacas

O fluxo sanguíneo passa por válvulas localizadas estrategicamente no coração e nos vasos sanguíneos cardíacos. Essas válvulas dividem-se em:

- Válvulas semilunares: válvulas pulmonares e aórticas, que impedem o retorno do sangue das artérias aorta e pulmonares para os ventrículos durante a diástole. As válvulas pulmonares conectam o ventrículo direito às artérias pulmonares e a válvula aórtica conecta o ventrículo esquerdo à aorta.
- Válvulas atrioventriculares: impedem o retorno do sangue dos ventrículos para os átrios na fase de sístole. As válvulas atrioventriculares são a tricúspide, que conecta o átrio direito ao ventrículo direito; e a válvula mitral, que conecta o átrio esquerdo ao ventrículo esquerdo.

Bulhas cardíacas

O fechamento das válvulas cardíacas está associado a sons audíveis, e para diferenciá-los é necessário ter conhecimento e prática. A ausculta cardíaca deve obedecer a uma sequência sistematizada, que inclui a frequência cardíaca e sua regularidade, as bulhas sistólicas e diastólicas e sopros cardíacos.

Sopros cardíacos

As bulhas anormais são conhecidas como sopros e ocorrem quando existem anormalidades no funcionamento das válvulas. Os sopros podem ser classificados de acordo com a intensidade com que são ouvidos à ausculta (Quadro 15.1).

Para facilitar a identificação dos sopros cardíacos, sugere-se o esquema apresentado na Figura 15.4, na qual são exemplificadas quatro regiões de ausculta. Sopro em regiões específicas pode indicar alterações próprias de cardiopatias, conforme se descreve a seguir:

- Região I: sugere estenose aórtica
- Região II: reflete estenose pulmonar, deformidade do septo atrial, coarctação da aorta ou persistência do ducto arterioso

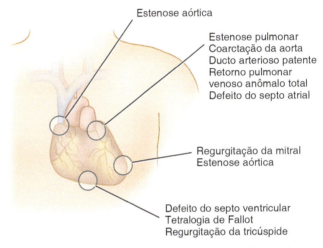

Figura 15.4 Região de ausculta de sopros cardíacos de acordo com a patologia. (*Fonte*: adaptada de Kenner et al., 1998.)

- Região III: sugere deformidade do septo ventricular, tetralogia de Fallot, regurgitação da tricúspide
- Região IV: sugere regurgitação da mitral ou estenose aórtica

É importante ouvir as bulhas cardíacas e poder identificar o sopro. O cardiologista diferencia mais precisamente a qualidade do sopro e, provavelmente, a que se refere. No recém-nascido prematuro, em vista da pequena superfície torácica, torna-se mais difícil diferenciar a localização específica dos sopros.

Princípios da hemodinâmica cardíaca

Funcionalmente, o sistema circulatório é constituído por três componentes:

- O coração, que funciona como uma bomba por meio de seus elementos contráteis e gradiente de pressão necessários para propelir continuamente a coluna sanguínea
- O reservatório venoso, no qual a capacitância (capacidade de receber aumento de volume) dos vasos controla a velocidade do sangue para o órgão central
- Setor arterial, cuja resistência oferece impedância variável (relação entre a tensão aplicada ao sistema e o fluxo que o percorre).

Esses três componentes são controlados pelo sistema nervoso autônomo simpático e parassimpático. No simpático, os receptores alfa-adrenérgicos têm ação vasoconstritora, mas não interferem na frequência cardíaca; os beta-adrenérgicos provocam dilatação arteriolar e constrição ou dilatação venosa, aumento da frequência cardíaca e inotropismo da fibra. O parassimpático atua inibitoriamente, reduz a frequência cardíaca, diminui a força de contração atrial e provoca dilatação arteriolar e venosa.

Débito cardíaco

O débito cardíaco pode ser definido como a quantidade de sangue bombeada pelo ventrículo esquerdo para a aorta a cada minuto. O débito cardíaco (DC) é o produto da frequência cardíaca (FC) pelo volume sistólico (VS) de ejeção ventricular, sendo o VS a diferença entre o volume diastólico final (VDF) e o volume sistólico final (VSF) no mesmo ciclo de contração:

$$DC = FC \times (VDF - VSF)$$

Em circunstâncias normais, os principais determinantes do débito cardíaco são o retorno venoso (quantidade de sangue que circula das veias para o átrio direito a cada minuto) e a complacência ventricular (distensibilidade).

A frequência cardíaca também afeta diretamente o débito cardíaco. Se houver bradicardia, por exemplo, há diminuição do sangue bombeado, ocasionando redução do débito cardíaco. A taquicardia, por sua vez, também induz uma diminuição do débito cardíaco, porque reduz o tempo de enchimento ventricular e também, em consequência, o volume bombeado.

▸ **Pré-carga.** Trata-se da quantidade de sangue bombeada durante cada contração do ventrículo; essa quantidade de sangue que distende o ventrículo imediatamente antes da contração é representada pelo volume diastólico final do ventrículo. Se o ventrículo se encher de maneira inadequada, há menor estiramento da musculatura e redução do débito cardíaco.

▸ **Pós-carga.** É a pressão arterial contra a qual o miocárdio tem de bombear para esvaziar seu compartimento. O grau de pós-carga é a combinação da resistência da viscosidade do sangue, da espessura da parede ventricular e da pressão vascular central e periférica. A medida da pós-carga é indicada pela pressão arterial média.

A saída do volume ventricular depende da frequência com que o coração bombeia por minuto. A FC é afetada por diversos fatores, como níveis de cálcio, glicose e equilíbrio acidobásico. O volume médio de sangue circulante no recém-nascido é de 80 a 100 mℓ/kg.

Contratilidade

É a velocidade de encurtamento da fibra para uma carga que reflete diretamente o estado funcional do músculo, sendo a propriedade miocárdica por excelência.

Pressão arterial

Segundo Guyton (1984), o coração é uma bomba pulsátil. O sangue entra pelas artérias de modo intermitente, a cada batimento cardíaco, produzindo o pulso de pressão no sistema arterial; a pressão sistólica arterial ocorre por ocasião da contração cardíaca, e a diástole remete ao período de relaxamento. O valor normal da pressão arterial no neonato depende do seu peso ao nascer e da sua idade gestacional (Quadro 15.2).

Pressão de pulso

A pressão de pulso é a diferença entre as pressões sistólica e diastólica; normalmente, é de 20 a 50 mmHg.

Uma pressão de pulso ampla pode ser indício de persistência do canal arterial, coarctação da aorta, fístulas atrioventriculares, hipertensão e regurgitação aórtica.

Já uma pressão de pulso próxima pode indicar diminuição do volume intravascular, taquicardia (tempo de enchimento insuficiente), tamponamento cardíaco, estenose aórtica grave e pneumotórax.

Atividade precordial

A atividade precordial refere-se aos movimentos do tórax na região precordial (quadrante esquerdo), e resulta do ápice cardíaco batendo contra a parede torácica. O ponto máximo de impulso encontra-se normalmente no 5º espaço intercostal esquerdo, na linha clavicular mediana. Se existe *shunt* da direita para a esquerda, essa atividade pode ser notada de modo mais acentuado.

Insuficiência cardíaca congestiva

A insuficiência cardíaca congestiva é um estado fisiopatológico no qual uma anormalidade na função cardíaca é responsável pela falha do coração em bombear sangue de maneira satisfatória para atender às necessidades do corpo. Pode ser consequência de problemas do coração direito, esquerdo ou de ambos.

Quadro 15.2 Valor normal da pressão arterial de acordo com a idade gestacional.

Idade gestacional	Sistólica	Diastólica	Média	Hipertensão sistólica	Hipertensão diastólica
A termo	56 a 77 mmHg	33 a 50 mmHg	42 a 60 mmHg	> 90 mmHg	> 60 mmHg
Prematuro	Varia com o peso e a idade gestacional	Varia com o peso e a idade gestacional	Similar à idade gestacional (26 a 32 semanas de gestação)	> 80 mmHg	> 50 mmHg

Fonte: adaptado de Sadowski, 2004.

A insuficiência cardíaca congestiva ocorre quando há sobrecarga no funcionamento cardíaco. O sistema circulatório aciona diversos mecanismos para facilitar a compensação e a manutenção do débito cardíaco, por meio de elevação da pressão arterial; redistribuição do fluxo sanguíneo, reduzindo o fluxo sanguíneo periférico e renal, fazendo nova distribuição para órgãos vitais e ativos, como cérebro, coração e musculatura esquelética; retenção de água e eletrólitos; e aumento da frequência e dilatação cardíacas. Com a perpetuação do processo, o sistema entra em congestão e falência.

Etiologia

São fatores que compõem a etiologia:

- Infecções que causam lesões no miocárdio, debilitando ou limitando sua função
- Alterações metabólicas como acidose, hipoglicemia e hipocalcemia podem diminuir a contratilidade do miocárdio e sua vascularização
- Alterações no ritmo cardíaco, como taquicardia supraventricular paroxística
- Anomalias estruturais do coração.

Quadro clínico

O quadro clínico caracteriza-se por:

- Taquipneia persistente com retrações intercostais marcantes
- Taquicardia
- Pulsos periféricos assimétricos, diminuídos
- Hepatomegalia
- Precórdio hiperativo
- Ritmo cardíaco galopante
- Arritmias cardíacas
- Diminuição do tônus muscular, letargia
- Irritabilidade
- Sudorese
- Perfusão capilar lenta
- Débito urinário diminuído
- Edema periférico
- Palidez
- Extremidades frias
- Dificuldade de sucção (lenta)
- Cardiomegalia
- Estertores e sibilos pulmonares
- Falência de crescimento, dificuldade de alimentar-se.

Tratamento

O tratamento consiste em:

- Diminuição de pré-carga com administração de diuréticos e restrição de líquidos

- Melhora da contratilidade com digitais, auxiliando a redução da pós-carga
- Avaliação das manifestações clínicas
- Controle rigoroso da diurese; deve-se notificar o médico se < 1 mℓ/kg/h
- Manutenção do paciente em posição semi-Fowler para facilitar a expansão pulmonar
- Manutenção da saturação de oxigênio entre 80 e 90%. O oxigênio é um potente vasodilatador pulmonar; se estiver elevado, pode aumentar o fluxo sanguíneo do coração, conduzindo a sobrecarga cardíaca
- Medidas para manter o paciente calmo
- Manutenção da estabilidade da temperatura corporal
- Alimentação em pequenas quantidades
- Administração de calorias suficientes para promover o crescimento, com o monitoramento diário do peso corporal.

Cardiopatias congênitas

Em torno de 0,8% de todos os nascidos vivos apresentam cardiopatias congênitas, e 90% das anomalias cardíacas congênitas são decorrentes de vários fatores herdados e de fatores ambientais. Somente um pequeno percentual das cardiopatias congênitas está associado a certas síndromes (trissomia do 21, do 13, do 18, síndrome de Turner) e anomalias ósseas, de pele, músculo, trato gastrintestinal e renal. Os defeitos congênitos cardíacos são a segunda causa de morte de crianças no primeiro ano de vida. Diante de certas cardiopatias graves, o óbito dos neonatos ocorre já na primeira semana de vida. Entre elas, destacam-se coarctação da aorta, estenose aórtica, síndrome do coração esquerdo hipoplásico, transposição dos grandes vasos, atresia pulmonar e estenose pulmonar crítica.

Algumas cardiopatias congênitas requerem intervenções imediatas nas primeiras horas após o nascimento, enquanto outros defeitos requerem intervenções em semanas ou meses. As cardiopatias congênitas dependentes do ducto arterioso patente (DAP) muitas vezes não são detectadas logo após o nascimento, em parte porque o ducto arterioso se mantém patente durante as primeiras horas e, em alguns casos, até dias após o nascimento, permitindo a oxigenação em certo grau de normalidade. Uma vez que o ducto começa a se fechar, o coração comprometido não tem capacidade de manter sua função adequadamente, desencadeando os primeiros sintomas de insuficiência cardíaca congestiva, comum nessas anomalias de detecção mais tardia.

Nas cardiopatias congênitas acianóticas, o fluxo de sangue oxigenado é enviado para a circulação sistêmica por meio do *shunt* que ocorre do lado de maior pressão, o coração esquerdo, para o lado de pressão mais baixa, o coração direito.

Nas cardiopatias congênitas cianóticas existe uma interferência no fluxo sanguíneo através dos pulmões, provocando diminuição na saturação de oxigênio da hemoglobina circulante, em função de circulação ineficiente de sangue que passa pelos pulmões para ser oxigenado, ocasionando cianose generalizada.

É importante lembrar que algumas cardiopatias congênitas dependem do ducto arterial patente, e que a manutenção de resistência vascular pulmonar diminuída é fundamental. A hiperoxigenação deve ser evitada nesses casos, e a saturação de oxigênio deve ser mantida entre 75 e 85% (PO_2 entre 35 e 40). Essa intervenção leva em conta que o oxigênio é um potente vasodilatador pulmonar e, por isso, também estimula o fechamento do canal arterial patente (CAP).

De modo geral, esses pacientes que dependem do canal arterial patente são colocados em infusão contínua de prostaglandina para manter o DAP aberto. Para isso, é necessária a utilização de uma veia central para que não haja interrupção da infusão.

São cardiopatias dependentes do ducto arterioso patente:

- Estenose aórtica
- Tetralogia de Fallot com atresia pulmonar
- Transposição dos grandes vasos
- Estenose da artéria pulmonar grave ou atresia da artéria pulmonar
- Síndrome do coração esquerdo hipoplásico
- Coarctação grave da aorta e arco aórtico interrompido.

Quadro clínico

O quadro clínico caracteriza-se por:

- Cianose persistente que piora com esforço
- Sopro eventual
- Dispneia, cansaço ao esforço (quando chora, ao alimentar-se e quando se agita)
- Taquicardia e arritmias cardíacas
- Diminuição da saturação de oxigênio.

Diagnóstico

Um percentual alto das disfunções cardíacas congênitas pode ser identificado antes da alta hospitalar. Para tanto, é importante dispor de uma equipe de enfermeiros treinada, munida de um sistema de avaliação clínica eficiente.

O diagnóstico dos defeitos cardíacos congênitos é realizado por observação do estado clínico e geral do paciente. Utilizam-se também:

- Radiografias do tórax para avaliação de cardiomegalia, ocorrência ou não de distúrbios pulmonares e existência do arco aórtico direito

- Ecocardiograma é fundamental para determinação de anomalias cardíacas congênitas, pois identifica estruturas cardíacas, *shunt* e velocidade do fluxo sanguíneo
- Eletrocardiograma pode ser útil para detecção de alguns defeitos e arritmias
- Gasometria arterial: normalmente a $PaCO_2$ nos pacientes com problemas cardíacos é normal, sendo necessário, no entanto, monitoramento do equilíbrio acidobásico.

Ultimamente, tem sido recomendada a realização de uma avaliação cardíaca não invasiva em todos os recém-nascidos, tanto no alojamento conjunto e nos berçários de neonatos a termo e saudáveis, como nos pacientes das UTI neonatais. Esse teste é denominado "Avaliação cardíaca do neonato" ou "Teste de oximetria de pulso", e deverá ser realizado 24 a 48 horas após o nascimento. Consiste em obter a leitura da saturação de oxigênio no pulso ou mão direita, e na extremidade inferior (pé) direita ou esquerda simultâneamente se for possível. Medida da saturação de oxigênio entre 90 e 95% simultaneamente com uma diferença de 3% ou menos é considerada negativa e não indica problema cardíaco.

O neonatologista deverá ser notificado dos resultados do teste quando:

- Saturação de oxigênio é < 90% tanto na mão direita como nos pés. Neste caso será necessária a realização de ecocardiograma para avaliar se está ocorrendo alguma anormalidade cardíaca
- Saturação de oxigênio está entre 90 e 95% na mão direita ou em um dos pés, e a diferença do *screen* é maior que 3%. Esperar 1 hora e repetir o teste; se essa diferença persistir, recomenda-se então o ecocardiograma.

São fatores que podem indicar falência cardíaca:

- Alteração na coloração da pele, como cianose, palidez, cor acinzentada, pletórica
- Perfusão vascular periférica
- Piora do quadro respiratório: aumento das retrações, taquipneia, gemido expiratório, batimento das asas do nariz
- Frequência cardíaca > 160 bpm (taquicardia) ou < 90 (bradicardia)
- Atividade precordial
- Sopro: localização, intensidade, ritmo
- Avaliação dos pulsos periféricos: radial, tibial posterior, femoral
- Reenchimento capilar < 3 segundos
- Oxímetro de pulso: medida da oxigenação pré-ducto (mão ou punho direitos) e pós-ducto (mão ou punho esquerdos, e nas extremidades inferiores)
- Pressão arterial: verificação da pressão arterial nas quatro extremidades (ambos os braços e pernas). Se a pressão sistólica for 10 mmHg maior na extremidade

superior, pode sugerir alguma anormalidade cardíaca (p. ex., coarctação da aorta e/ou anormalidades do arco aórtico). Mais estudos, no entanto, devem ser realizados para confirmar o diagnóstico correto.

No Quadro 15.3 são apresentados o quadro clínico e o tratamento das cardiopatias. As intervenções de enfermagem em cardiopatia congênita estão disponíveis no boxe Intervenções de enfermagem 15.1, ao final do capítulo.

Transplante cardíaco neonatal

Nas últimas décadas, com o avanço do conhecimento sobre as malformações cardíacas e o maior preparo da equipe cirúrgica e assistencial, o transplante cardíaco neonatal tem sido uma opção de sobrevivência para os neonatos que sofrem com essas malformações. Um dos hospitais pioneiros em transplante cardíaco neonatal é o Hospital Infantil da Universidade de Loma Linda, na Califórnia, sendo o Dr. Bailey pioneiro em transplante cardíaco neonatal. Em 1985, nesse mesmo hospital, foi realizado o primeiro transplante cardíaco neonatal, com

ótimos resultados. Até o ano 2000, aproximadamente 350 neonatos passaram pelo procedimento. As taxas de sobrevivência do transplante neonatal, nas estatísticas de 2004, revelam que 88% dos recém-nascidos sobreviveram até 1 ano de idade, 82% até os 3 anos e 81% até os 5 anos. O tempo médio de espera para recebimento do transplante é de cerca de 57 dias, e aproximadamente 37% dos pacientes morrem enquanto esperam o transplante. Os pais do neonato que apresenta anomalias congênitas cardíacas devem receber todas as informações sobre a anatomia da anomalia, os riscos, o prognóstico, o tratamento a longo prazo, e sobre como é o processo no pré-, no inter- e no pós-operatório e após a alta, para poderem tomar uma decisão cientes de todas as informações. Ainda há grande falta de doadores para realização de transplante cardíaco neonatal, e neonatos com menos de 6 meses de vida tendem a morrer à espera de transplante.

Cada instituição deve desenvolver as indicações e os critérios de inclusão e exclusão para o transplante cardíaco neonatal. O Hospital Infantil da Universidade de Loma Linda sugere as indicações e critérios mostrados a seguir para transplante cardíaco neonatal.

Quadro 15.3 Cardiopatias: quadro clínico e tratamento.

Tipo	Quadro clínico	Tratamento
Cardiopatias congênitas cianóticas		
Tetralogia de Fallot		
Defeito do septo ventricular, estenose pulmonar infundibular ou atresia e hipertrofia ventricular direita. Ocasionalmente podem ocorrer estenose valvular das artérias pulmonares, hipoplasia das artérias pulmonares, arco aórtico à direita, aorta ascendente relativamente ampla	▸ Cianose e hipoxemia: o sangue não oxigenado passa através do defeito septal para o ventrículo esquerdo, sendo levado para a aorta ▸ Sopro: normalmente está associado a fluxo sanguíneo passando através da válvula pulmonar e da ejeção aórtica ▸ Dispneia e fadiga com esforço ▸ Possível policitemia	Clínico: ▸ Hidratação adequada ▸ Estabelecimento do fluxo pulmonar adequado (infusão de prostaglandina) ▸ Utilização de propranolol para tratar hipercianose ▸ Monitoramento da saturação de oxigênio e do esforço respiratório ▸ Nível de atividade: manter neonato calmo ▸ Monitoramento de sinais de convulsões (podem ocorrer em função de hipoxemia e policitemia) Cirúrgico: ▸ Nos pacientes assintomáticos, recomenda-se cirurgia com correção total entre 3 e 6 meses de vida ▸ Pacientes sintomáticos: realizada após o nascimento, sendo feita apenas correção parcial dos defeitos. As demais correções devem ser realizadas posteriormente

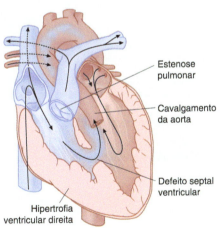

Estenose pulmonar
Cavalgamento da aorta
Defeito septal ventricular
Hipertrofia ventricular direita

Truncus arteriosus		
Dos ventrículos esquerdo e direito sai um vaso único, o qual passa por um defeito do septo, carreando sangue para os pulmões e para a circulação sistêmica. Esse vaso único se bifurca posteriormente em aorta e artéria pulmonar	▸ Cianose pode ou não estar presente ao nascimento e sua intensidade varia de acordo com o fluxo sanguíneo ▸ Sopro	Clínico: ▸ Diuréticos e digitoxina para controlar a insuficiência cardíaca congestiva

(continua)

Quadro 15.3 Cardiopatias: quadro clínico e tratamento (*continuação*).

Tipo	Quadro clínico	Tratamento
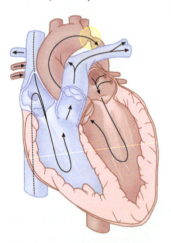	• Insuficiência cardíaca congestiva pode estar presente ao nascimento ou aparecer 2 a 3 semanas depois • Cardiomegalia	Cirúrgico: • Após 6 semanas a 6 meses de nascido, dependendo da gravidade do caso • Bandagem ou fechamento do defeito de septo ventricular e separação da artéria pulmonar do vaso único
Coarctação da aorta Ocorre um estreitamento do lúmen da aorta, geralmente na junção do arco da aorta transversal e aorta descendente. Pode ocorrer antes ou depois do canal arterial, e depende da patência desse canal 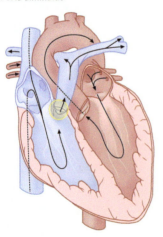	• Insuficiência cardíaca congestiva • Sopro audível apenas nas costas do neonato pode ser indicativo desse defeito • Pressão arterial sistólica > 15 mmHg nas extremidades superiores • Pulsos periféricos: são palpáveis nas extremidades superiores, não palpáveis ou fracos nas extremidades inferiores	Clínico: • Tratamento da insuficiência cardíaca congestiva • Infusão contínua de prostaglandina E para manutenção da patência do ducto arterioso • Dopamina ou dobutamina para manutenção da estabilidade da pressão arterial • Raramente é utilizado o tratamento inicial da angioplastia (istmoplastia) com balão Cirúrgico: • Ressecção da coarctação com anastomose primária ou construção de um ducto desde a aorta ascendente até a descendente • Divisão do ducto arterioso persistente e ligadura da artéria pulmonar se houver uma comunicação interventricular ampla

Estenose da artéria pulmonar com septo ventricular íntegro

O fluxo da artéria pulmonar proveniente do ventrículo direito é obstruído porque o diâmetro do orifício valvular está diminuído

• Os sinais e sintomas dependem da gravidade do defeito
• Não há cianose, a menos que esteja associada a outros defeitos cardíacos
• Sopro
• Dispneia e fadiga
• Extremidades frias
• Insuficiência cardíaca congestiva

Clínico:
• Infusão contínua de prostaglandina E para manter a patência do ducto arterial até a realização do procedimento cirúrgico
• Angioplastia pulmonar com balão

Cirúrgico:
• Valvulotomia caso não funcione a angioplastia

(continua)

Quadro 15.3 Cardiopatias: quadro clínico e tratamento (*continuação*).

Tipo	Quadro clínico	Tratamento
Atresia da válvula tricúspide		

Atresia da válvula tricúspide

Consiste em ausência da válvula tricúspide, impedindo a passagem de sangue do átrio direito para o ventrículo esquerdo. O sangue para os pulmões sai através do canal arterial

- A cianose depende de quão comprometido está o fluxo sanguíneo para os pulmões
- Sopro está presente e é associado ao defeito do septo ventricular e do ducto arterioso patente
- Pode haver insuficiência cardíaca congestiva

Clínico:
- Infusão contínua de prostaglandina E para manter a patência do ducto arterioso
- Primeiramente, realiza-se um procedimento no período neonatal (Blalock-Taussig), no qual é feito um *shunt* sistêmico-pulmonar
- Posteriormente, realiza-se outra cirurgia para reparo da válvula tricuspide em duas etapas (Glenn seguido por Fontan)

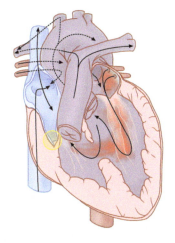

Transposição dos grandes vasos

A aorta sai do ventrículo direito e a artéria pulmonar sai do ventrículo esquerdo, sendo comum essa disfunção estar associada à comunicação interventricular, à comunicação interatrial e à persistência do canal arterial, que, por sua vez, contribui para que o sangue entre na circulação sistêmica, na circulação pulmonar, ou em ambas, para que ocorra a mistura do sangue oxigenado com o sangue não oxigenado. Pode estar associada a outras anomalias, como hipoplasia de ventrículo direito e coarctação da aorta

- Cianose desde o nascimento
- Palidez como resultado de vasoconstrição periférica e insuficiência cardíaca congestiva
- Estresse respiratório com retrações marcadas e gemido expiratório
- Insuficiência cardíaca congestiva como consequência do volume sanguíneo do ventrículo esquerdo e da pressão de sobrecarga
- Depende da persistência do canal arterial patente
- Avaliação da oxigenação com o teste do nível da PaO_2, colocando-se o paciente em FIO_2 21% e, em seguida, expondo-se o neonato por 10 min a 100% de oxigênio. A não ocorrência de aumento significativo da PaO_2 indica transposição dos grandes vasos

Clínico:
- Infusão contínua de prostaglandina E
- Manutenção do paciente hiperventilado
- Promoção de alcalose, tratada com bicarbonato de sódio

Cirúrgico:
- Septotomia
- Troca das artérias maiores, isto é, a artéria pulmonar é anastomosada no ventrículo direito e a aorta anastomosada no ventrículo esquerdo (método de Jatene)

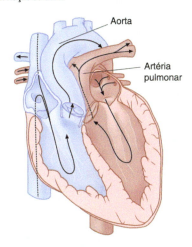

Aorta

Artéria pulmonar

Síndrome do coração esquerdo hipoplásico

Coarctação grave da aorta, estenose ou atresia da válvula aórtica, grave estenose ou atresia da válvula mitral. Hipoplasia do ventrículo esquerdo e da aorta ascendente. O fluxo sanguíneo pulmonar retorna ao átrio esquerdo e passa através do septo atrial para o átrio direito, e todo o sangue sistêmico é carregado pelo fluxo da direita para a esquerda através da persistência do canal arterial

- Cianose pode estar presente, mas normalmente a pele se apresenta acinzentada e pálida, em decorrência da vasoconstrição periférica e da insuficiência cardíaca congestiva
- Estresse respiratório com retrações marcantes e gemidos expiratórios
- Insuficiência cardíaca congestiva como consequência do volume do ventrículo esquerdo e da sobrecarga cardíaca

Clínico:
- Manutenção do ducto arterial patente com infusão contínua de prostaglandina E
- Manutenção da saturação de oxigênio entre 75 e 85%; hipoxemia ajuda a manter patente o canal arterial

(continua)

Quadro 15.3 Cardiopatias: quadro clínico e tratamento (*continuação*).

Tipo	Quadro clínico	Tratamento
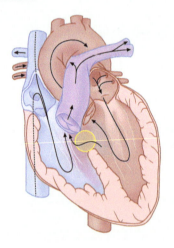	▸ Sopro em mais de 50% dos pacientes com esse defeito ▸ Depende da persistência do canal arterial patente ▸ Pulsação fraca e filiforme	Cirúrgico: ▸ Procedimento realizado em três etapas (Norwood; Glenn com *shunt* bidirecional; e Fontan) tem tido algum sucesso nos últimos anos ▸ Transplante cardíaco neonatal

Cardiopatias congênitas acianóticas

Comunicação interventricular (CIV)

Consiste em uma abertura anormal do septo ventricular, pela qual o sangue oxigenado do ventrículo esquerdo passa para o ventrículo direito. Pode ocorrer isoladamente ou acompanhada de outras anormalidades 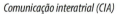	▸ Sem cianose ▸ Insuficiência cardíaca congestiva ocorre somente quando há excesso de volume no ventrículo esquerdo ▸ Sopros presentes quando a CIV é pequena e a pressão do sangue através do orifício cria um sopro mais audível ▸ Há taquipneia, taquicardia e irritabilidade, dependendo do nível da insuficiência cardíaca congestiva	Clínico: ▸ Controle dos sintomas da insuficiência cardíaca congestiva com digoxina, diuréticos e suplementação calórica adequada Cirúrgico: ▸ Quando indicado, o fechamento da CIV é feito com material sintético (p. ex., Dacron®)

Comunicação interatrial (CIA)

Consiste em uma abertura anormal do septo atrial que permite a passagem do fluxo sanguíneo do átrio esquerdo para o direito 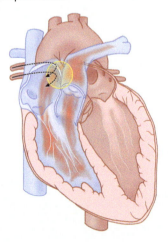	▸ Pode ser assintomática ou apresentar sintomas e alterações nos fluxos pulmonares e sistêmicos, com atraso no crescimento geral do neonato	Cirúrgico: ▸ Quando há sintomas e alterações hemodinâmicas nos fluxos pulmonares e sistêmicos

(*continua*)

Quadro 15.3 Cardiopatias: quadro clínico e tratamento (*continuação*).

Tipo	Quadro clínico	Tratamento

Persistência do canal arterial (PCA)

O canal arterial patente é normal intraútero durante a circulação fetal, permitindo que o sangue do ventrículo direito e da artéria pulmonar desemboquem na aorta descendente para, então, ser dirigido à placenta. Após o nascimento, essa conexão é interrompida e a PCA pode fechar espontaneamente em torno do terceiro dia de vida. PCA após o nascimento causa desvio do sangue da aorta para a artéria pulmonar, em decorrência das mudanças de gradientes de pressão, causando congestão pulmonar e agravamento da síndrome do estresse respiratório. Está presente nas patologias em que existe a persistência do padrão da circulação fetal e também pode acompanhar outros defeitos cardíacos congênitos

▸ Não há cianose em função de o *shunt* predominante ser da esquerda para a direita
▸ Sopro é mais bem auscultado no quadrante esternal esquerdo, com radiação para a axila. É importante lembrar que quando a PCA é muito grande, o sopro não é audível
▸ PCA causa desvio de sangue da aorta para a artéria pulmonar, em decorrência de mudanças de gradientes de pressão, levando a congestão pulmonar e agravamento da síndrome de desconforto respiratório, principalmente em neonatos prematuros
▸ Pulsos periféricos cheios (verificação de pulsos palmar, plantar e poplíteo)
▸ Pressão de pulso amplo
▸ Taquicardia
▸ Nos casos mais graves o precórdio pode estar ativo
▸ Insuficiência cardíaca congestiva

Clínico:
▸ Medicamentos intravenosos:
▸ Indometacina (Apêndice B)
▸ Ibuprofeno (Apêndice B)
Cirúrgico:
▸ Ligadura do ducto arterioso

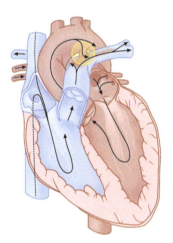

Estenose aórtica

Ocorre diminuição no diâmetro da aorta, podendo ocorrer na válvula aórtica, acima ou abaixo da válvula

▸ Nos casos não graves o neonato é assintomático
▸ Casos mais graves: palidez, cor acinzentada, pele fria, diminuição da perfusão periférica e pulsos periféricos fracos, edema pulmonar
▸ Não há cianose
▸ Sopro mais bem auscultado na região da borda externa superior direita
▸ Insuficiência cardíaca congestiva
▸ Cardiomegalia
▸ Congestão venosa pulmonar

Clínico:
▸ Manejo da insuficiência cardíaca congestiva
▸ Administração de oxigênio (FIO_2 50 a 60%)
▸ Suporte ventilatório CPAP nasal
Cirúrgico:
▸ Valvulotomia cirúrgica
▸ Reposição valvular, se necessário

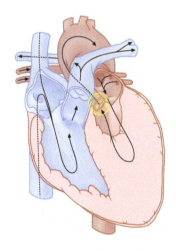

CPAP: pressão positiva contínua das vias respiratórias.

Indicação de transplante cardíaco neonatal

Algumas das malformações nos neonatos que indicam o transplante são:

- Síndrome do coração hipoplásico esquerdo
- Fibromas múltiplos obstrutivos
- Atresia pulmonar com septo ventricular intacto
- Ventrículo único com obstrução subaórtica
- *Truncus arteriosus* complexo
- Hipoplasia, estenose ou atresia da válvula mitral ou aórtica
- Hipoplasia do arco da aorta ou da aorta descendente.

Os critérios de inclusão para o transplante cardíaco são:

- Idade gestacional > 36 semanas, com peso > 2.000 g
- Diagnósticos cardíacos considerados indicativos de transplante
- *Status* metabólico e hemodinâmico estável com suporte respiratório e hemodinâmico
- Avaliação psicossocial favorável (residir a 45 minutos do hospital; família disponível e capaz de cuidar do paciente durante o acompanhamento pós-transplante; os pais não devem consumir álcool nem substâncias ilícitas; não devem ter histórico de abuso ou negligência; pais sem problemas psiquiátricos ou cognitivos que prejudiquem ou limitem a compreensão do tratamento médico pós-alta)
- Ausência de infecção ativa
- Avaliação neurológica aceitável (sem anormalidades ou danos no sistema nervoso central)
- Funções renais aceitáveis
- Sem anormalidades cromossômicas ou síndromes que limitariam seriamente a sobrevivência ou percepção do transplante.

Os critérios de exclusão para o transplante cardíaco são:

- Prematuridade e baixo peso, o que limitaria o acesso à máquina de circulação extracorpórea
- Diagnóstico cardíaco não definido ou claro
- Contraindicações de anomalia anatômica: falta ou acentuada hipoplasia das artérias centrais pulmonares, bem como falta ou acentuada diminuição da veia pulmonar
- Acidose persistente (pH < 7,10)
- Infecção ativa
- Avaliação neurológica negativa
- Funções renais anormais
- Problemas genéticos ou síndromes significativas, que limitariam a sobrevivência ou o potencial dos benefícios do transplante.

A escolha do doador é importante para o sucesso do transplante. Para tanto, deve haver compatibilidade AB0 com o candidato ao transplante; o tamanho do coração do doador não pode ser menor do que o do receptor; quanto ao peso do coração do doador, este pode ser até três vezes o peso do coração do receptor; a estrutura do coração do doador deve estar normal em termos anatômicos e funcionais; antes que o órgão seja aceito para transplante, devem ser comprovadas clinicamente a morte cerebral do doador ou presença de anencefalia; e, finalmente, ausência de infecção ativa.

Arritmias no período neonatal

O coração tem um sistema especial para gerar impulsos rítmicos que causam a contração do músculo cardíaco e para conduzir com rapidez esses impulsos através do órgão. As arritmias interferem nesse sistema excitador e condutor.

As alterações do ritmo cardíaco que ocorrem no período neonatal são, na maioria das vezes, benignas e não provocam alterações na hemodinâmica. Dos recém-nascidos prematuros, 30 a 40% apresentam breves períodos de bradicardia sinusal, taquicardia sinusal ou arritmia sinusal.

Entre as arritmias cardíacas mais comuns no período neonatal incluem-se as descritas no Quadro 15.3 (tetralogia de Fallot, *truncus arteriosus*, coarctação da aorta, estenose da artéria pulmonar com septo ventricular íntegro e atresia da válvula tricúspide).

Arritmias cardíacas neonatais benignas

▸ **Contrações atriais prematuras.** A maioria das contrações prematuras resulta de focos ectópicos cardíacos, que emitem impulsos para o batimento cardíaco antes do tempo. A onda prematura P não é seguida do complexo QRS correspondente. O intervalo P-R e o intervalo entre as contrações prematuras estão encurtados. Normalmente, resolve-se aos 3 meses de vida (Figura 15.5).

▸ **Contrações ventriculares prematuras.** Ocorrem várias contrações ventriculares prematuras alternadas com contrações normais. Essas contrações são resultantes de um foco ectópico nos ventrículos. O complexo QRS apresenta morfologia diferente e não é precedido de ondas P. Normalmente é benigno, mas é necessário investigar problemas relacionados com distúrbios eletrolíticos e defeitos na estrutura cardíaca. Resolvem-se dos 2 a 3 meses de vida sem tratamento (Figura 15.6).

▸ **Bradicardia e arritmia sinusal.** Essas arritmias são benignas e não requerem tratamento (Figura 15.7).

Arritmias cardíacas neonatais que afetam a hemodinâmica

▶ **Taquicardia ventricular paroxística.** O termo paroxístico sugere que a frequência cardíaca costuma aumentar com rapidez, de maneira súbita, durante segundos, minutos ou horas. Parece uma série de batimentos ventriculares prematuros que ocorrem um após o outro, sem interrupção de batimentos normais. É grave e só ocorre quando existe uma lesão significativa nos ventrículos,

podendo, algumas vezes, desencadear fibrilação ventricular. Como intervenção para reverter o ritmo sinusal recomenda-se pressionar o nervo vago ou colocar gelo na região do pescoço. Se não houver efeito de reversão da arritmia, deve-se administrar adenosina por via intravenosa (Figura 15.8).

▶ *Flutter* **atrial.** Ocorre quando há uma desproporção entre o número de batimentos dos átrios em relação aos batimentos dos ventrículos; os átrios podem contrair-se duas ou três vezes para cada impulso que é conduzido através do feixe AV para os ventrículos (Figura 15.9).

▶ **Bloqueio completo.** Ocorre incapacidade de o impulso elétrico ser conduzido ao ventrículo, ocasionando bradicardia (50 a 100 bpm), independentemente da frequência atrial. A onda P ocorre na frequência normal, mas o complexo QRS ocorre em ritmo lento (Figura 15.10).

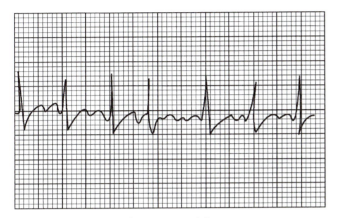

Figura 15.5 Contrações atriais prematuras.

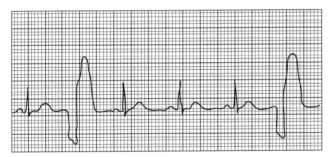

Figura 15.6 Contrações ventriculares prematuras.

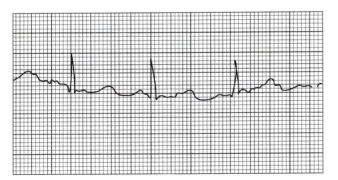

Figura 15.7 Bradicardia e arritmia sinusal.

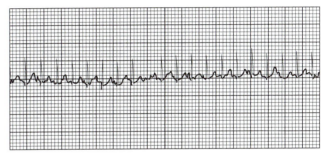

Figura 15.8 Taquicardia ventricular paroxística.

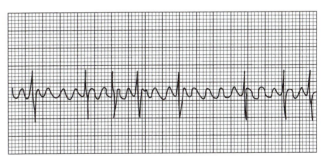

Figura 15.9 *Flutter* atrial.

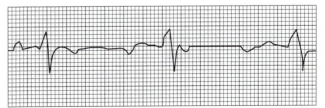

Figura 15.10 Bloqueio completo.

Intervenções de enfermagem 15.1

Cardiopatia congênita

Intervenções	Justificativas
Avaliação de coloração, temperatura e perfusão periférica	A perfusão periférica normal deve ser ≤ 3 s
Verificação dos sinais vitais. A pressão arterial deve ser aferida nas quatro extremidades; deve-se fazê-lo, preferencialmente, quando o recém-nascido estiver calmo ou dormindo	Ao verificar a pressão arterial inicial, deve-se fazê-lo com dois manguitos – um na extremidade superior e outro na extremidade inferior esquerda. O mesmo deve ser feito nas extremidades do lado direito. É importante utilizar o manguito correto de acordo com o peso e o tamanho do paciente
	Diferença nas pressões entre o membro superior e o inferior > 10 mmHg a 20 mmHg pode indicar alguma patologia cardíaca
	A verificação da pressão arterial e da frequência cardíaca com o recém-nascido agitado pode levar a alterações significativas nos parâmetros; assim, os resultados não refletem os valores normais como revelam os resultados dos parâmetros do paciente em repouso
	A pressão de pulso normalmente é de cerca de 20 a 50 mmHg
Palpação dos pulsos periféricos	Verificação da qualidade dos pulsos (fraco, forte, assimétrico ou ausente, galopante). Diminuição dos pulsos periféricos e enchimento capilar prolongado podem indicar diminuição do débito cardíaco. Esses parâmetros permitem uma avaliação do coração e suas funções
Ausculta cardíaca	Avaliação dos sons sistólico e diastólico, bem como qualquer sopro. Taquicardia pode ser indicativa de débito reduzido
Palpação do fígado	Seu aumento pode ser sinal de congestão cardíaca
Observação dos sinais de insuficiência cardíaca congestiva (ver *Insuficiência cardíaca congestiva* neste capítulo)	–
Observação da atividade do precórdio	Avaliação do esforço cardíaco
Manutenção do paciente na posição semi-Fowler	Essa posição elimina a pressão abdominal do diafragma e facilita a expansão pulmonar
Medidas para manter o paciente calmo	Diminui o consumo de oxigênio, a estabilidade hemodinâmica e o trabalho do coração já comprometido
Manutenção da estabilidade da temperatura corporal dentro dos parâmetros normais	Hipotermia ou hipertermia alteram a perfusão periférica, ocasionando vasoconstrição ou vasodilatação periférica, além de alterarem o volume cardíaco circulante, o que aumenta as necessidades de calor e de oxigênio, ocasionando distúrbios do equilíbrio acidobásico
Avaliação da frequência respiratória	Taquipneia e dispneia sem exame respiratório são o resultado do aumento do fluxo pulmonar, podendo acarretar edema pulmonar

Bibliografia

Azevedo AC, Sekeff J. Cardiologia. São Paulo: Sarvier; 1988.

Bailey LL. Heart transplantation techniques in complex congenital heart disease. J Heart & Lung Transplantation. 1993; 12(6 Pt 2):S168-75.

Baum M, Chinnock R, Ashwal S et al. Growth and neurodevelopmental outcome of infants undergoing heart transplantation. J Heart & Lung Transplantion. 1993; 12(6 Pt 2):S211-7.

Bork J, Chinnock R, Ogata K et al. Infectious complications in infant heart transplantation. J Heart & Lung Transplantation. 1993; 12(6 Pt 2):S199-202.

Boucek MM, Mathis CM, Razzouk A et al. Indications and contraindications for heart transplantation in infancy. J Heart & Lung Transplantion. 1993; 12(6 Pt 2):S154-8.

Daberkow E, Washington RL. Cardiovascular diseases and surgical interventions. In: Merenstein G, Gardner S. Handbook of neonatal care. 2. ed. St. Louis: Mosby. 1989. p. 427-65.

Dubin D. Interpretação rápida do ECG. 2. ed. Rio de Janeiro: Editora de Publicações Científicas; 1978.

Federspiel MC. Cardiac assessment in the neonatal population. Neonat Network. 2010; 29(3):135-42.

Fleinier MMC. Cardiovascular assessment, hemodynamics and other essential tips (Part I). In: The National Conference of Neonatal Nursing. California: Contemporary Forums. 1998; 59-65.

Fleinier MMC. Selected congenital heart defects (Part II). In: The National Conference of Neonatal Nursing. California: Contemporary Forums. 1998; 93-9.

Furdon SH. Recognizing congestive heart failure in the neonatal period. Neonat Network. 1997; 16(7):5-13.

Fyler D, Rosenthal A. Doenças cardíacas no período neonatal. In: Avery GB. Neonatologia. São Paulo: Artes Médicas; 1978.

Gottschall CA. Função cardíaca da normalidade à insuficiência. São Paulo: BYK. 1995.

Guyton AC. Tratado de fisiologia médica. 6. ed. Rio de Janeiro: Interamericana. 1984.

Haws PS. Care of the sick neonate. New York: Lippincott Williams & Wilkins; 2003.

Hsu DT, Gersony WM. Medical management of the neonate with congenital heart disease. In: Spitzer AR (Ed.). Intensive care of the fetus and neonate. St. Louis: Mosby; 1996. p. 787-96.

Kelley PM, Hoover D, Williams LC et al. Cardiovascular disease and surgical interventions. In: Gardner SL, Carter SB, Enzman HM, Hernandez JA. Handbook of neonatal intensive care. 7. ed. St Louis: Mosby. 2011. p. 678-716.

Kenner C, Lott JW, Flandermeyer AA. Comprehensive neonatal nursing. 2. ed. Philadelphia: WB Saunders; 1998.

Knight SE, Washington RL. Cardiovascular diseases and surgical interventions. In: Merenstein GB, Gardner SL. Handbook of neonatal intensive care. 6. ed. St. Louis: Mosby. 2006; 699-735.

Loma Linda International Heart Institute Pediatric Heart Transplantation Protocol. 2004.

Lott JW. Assessment and management of cardiovascular dysfunction. In: Kenner C, Wright J. Comprehensive neonatal nursing, 2. ed. Philadelphia: WB Saunders; 1998.

Narayanan-Sankar M, Clyman RI. Pharmacology review: pharmacology closure of patent ductus arteriosus in the neonate. NeoReviews. 2003; 4(8): e215-21.

Nesralla I. Cardiologia cirúrgica – perspectiva para o ano 2000. São Paulo: BYK; 1994.

Sadowski SL. Cardiovascular disorders. In: Verklan MT, Walden M (Eds.). Core curriculum for neonatal intensive care nursing. 3. ed. St. Louis: Elsevier Saunders; 2004. p. 584-642.

Sorenson P, Wood L, Cephus C. Advanced NICU nursing: focus on cardiology. Loma Linda University Children's Hospital; 1997.

Vargo L. The basics of neonatal EKG interpretation. Neonatal Network. 1998; 17(8):7-16.

Wood MK. Acyanotic lesions with increased pulmonary blood flow. Neonat Network. 1997; 16(3):17-25.

16

Distúrbios Neurológicos

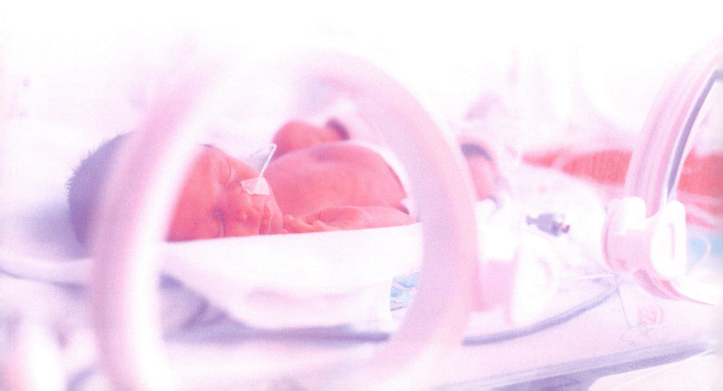

Introdução

O cérebro humano, durante a vida intrauterina, passa por diversas fases de desenvolvimento. Alterações no desenvolvimento do sistema nervoso podem ter origem congênita, decorrente de fatores genéticos e ambientais, e afetam as etapas do desenvolvimento, causando anomalias e lesões permanentes nas estruturas anatômica e fisiológica, bem como modificações no comportamento.

As principais causas de disfunção do sistema nervoso central (SNC) (Figura 16.1), de acordo com as diferentes fases, são:

» Pré-natal
  • Sofrimento fetal crônico
  • Diabetes materno
  • Infecções (rubéola, toxoplasmose, herpes simples, citomegalovírus)
  • Disfunções vasculares (isquemia cerebral, hemorragia, trombose e embolia)
  • Malformações congênitas
  • Uso, pela gestante, de substâncias e drogas ilícitas (narcóticos, cocaína, anfetaminas, anticonvulsivantes, anestésicos gerais e locais, tranquilizantes)
» Durante o trabalho de parto
  • Lesão mecânica do parto
  • Fórceps alto
  • Desproporção cefalopélvica
  • Hemorragia subdural e subaracnoide
  • Fratura do crânio com depressão
  • Lesão da medula espinal
  • Apresentação pélvica
» Pós-natal
  • Hipoxemia
  • Crises de apneia

  • Bradicardia
  • Hipotensão
  • Parada cardiorrespiratória
  • Infecções (meningoencefalite bacteriana ou viral)
  • Alterações metabólicas (hipoglicemia, hipocalcemia, hipomagnesemia, hiponatremia, hipernatremia, hiperbilirrubinemia, hiper- e hipotireoidismo, galactosemia, hiperviscosidade).

Segundo Martin (1998), os defeitos precoces na formação do SNC são as causas mais comuns de morte perinatal, e as crianças que sobrevivem costumam apresentar várias limitações.

O desenvolvimento do cérebro ocorre em duas etapas. A primeira acontece da 10ª à 18ª semana de gestação, quando o número de células nervosas multiplica-se e certos fatores, como nutrição deficiente da gestante, e determinadas medicações e infecções podem acometer o desenvolvimento do sistema nervoso do feto.

A segunda etapa de desenvolvimento ocorre a partir da 20ª semana de gestação e segue até os 2 anos de idade. Nessa fase, o cérebro cresce, e as circunvoluções que se formam nesse processo evolutivo têm por finalidade ajustar a grande massa cerebral no pequeno espaço disponível. Somente um quarto ou um terço do córtex cerebral está exposto na superfície hemisférica.

Sistema nervoso

O tecido nervoso compreende dois tipos de células: as células gliais ou neurogliais e os neurônios.

Células gliais

As células da glia (também denominadas gliais ou neurogliais) ocupam espaços entre os neurônios e têm funções de sustentação, revestimento ou isolamento, modulação da atividade neural e defesa. A glia também pode ser considerada o componente celular responsável pelo apoio estrutural e metabólico aos neurônios durante essas etapas de desenvolvimento e maturação do cérebro.

Neurônios

Os neurônios são unidades funcionais que recebem, processam e armazenam informações. A proliferação neuronal ocorre em torno do 2º ao 4º mês de gestação. A migração neuronal atinge o ponto máximo entre o 3º e o 5º mês de gestação. A organização neuronal começa no 6º mês, quando se finaliza a migração para o seu local permanente no córtex cerebral, e alguns neurônios continuam a se organizar até mesmo por anos após o nascimento. Toxinas, doenças hereditárias e produtos químicos no ambiente podem alterar o número de neurônios.

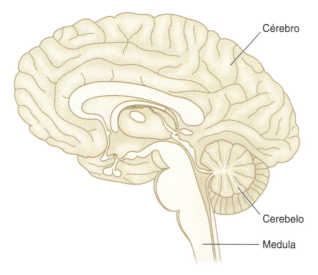

Cérebro

Cerebelo

Medula

Figura 16.1 Estrutura anatômica do sistema nervoso central. (*Fonte*: adaptada da Divisão de Produtos Ross e Laboratórios Abbott, Columbus, Ohio, 43216.)

São etapas importantes no processo de desenvolvimento dos neurônios a diferenciação celular, a morte celular, o desenvolvimento de sinapses e neurotransmissores e, finalmente, a mielinização. Ocorrendo na última fase do desenvolvimento fetal, antes e após o nascimento, a mielinização constitui um processo de revestimento dos neurônios por substâncias chamadas mielinas, importante etapa para possibilitar a transmissão rápida dos impulsos nervosos, melhorando a comunicação entre as células.

Divisões do sistema nervoso

Sistema nervoso periférico

O sistema nervoso periférico é a parte que se localiza fora da cavidade craniana e do canal vertebral, e compreende os nervos cranianos, os gânglios e as terminações nervosas.

Os nervos são cordões esbranquiçados que unem o SNC aos órgãos periféricos. Os gânglios são dilatações constituídas principalmente do corpo de neurônios.

O sistema nervoso periférico divide-se em:

- Somático: inclui os neurônios sensoriais que inervam a pele, os músculos e as articulações
- Autônomo: abrange os neurônios que inervam as glândulas e o músculo liso das vísceras e dos vasos sanguíneos. Essa categoria contém, ainda, subdivisões como simpática, parassimpática e entérica, as quais regulam as funções corporais.

Sistema nervoso central

Localiza-se dentro do esqueleto axial (cavidade craniana e canal vertebral). Consiste em:

- Medula espinal: participa do controle dos movimentos do corpo, da regulação de funções viscerais e do processamento de informações sensoriais provenientes dos membros, do tronco e de muitos órgãos internos; também conduz o fluxo de informações aferentes e eferentes ao encéfalo
- Encéfalo: parte do SNC situada dentro do crânio neural; subdivide-se em bulbo, ponte, cerebelo, mesencéfalo, diencéfalo e hemisférios cerebrais. Em cada uma dessas subdivisões há componentes do sistema ventricular, que, por sua vez, exerce diversas funções de suporte e por meio do qual circula o liquor. Os ventrículos são divididos em: laterais, localizados nos hemisférios cerebrais; terceiro ventrículo, localizado no diencéfalo; e quarto, entre o tronco cerebral (ponte e bulbo) e o cerebelo
- Líquido cerebrospinal ou cefalorraquidiano (liquor): líquido aquoso e incolor que envolve o cérebro e a coluna espinal e tem a função de proteger e nutrir o SNC, além de remover excretas do metabolismo neuronal.

O maior volume de líquido cefalorraquidiano é produzido no plexo coróideo, localizado no interior do sistema ventricular; parte é produzida pelas células ependimárias que revestem as paredes dos ventrículos e outra parte é secretada em locais externos do sistema ventricular. A capacidade de absorção do líquido cefalorraquidiano é 5 a 6 vezes superior à capacidade de produção.

Avaliação neurológica neonatal

No recém-nascido, a avaliação neurológica pode ser feita com base em parâmetros: comportamento, atividade reflexa, postura de acordo com a idade gestacional, movimentos, tônus muscular, atividade respiratória, formato da calota craniana, simetria, fontanela, perímetro cefálico, localização dos ouvidos e dos olhos, coluna vertebral (integridade, presença de massa ou abertura) (Quadro 16.1).

Na maioria dos distúrbios neurológicos do neonato realiza-se punção lombar. As indicações para este procedimento são diagnóstico de alterações no SNC, como infecções tanto bacterianas como virais (p. ex., meningite, encefalite), infecções como TORCH (toxoplasmose, sífilis, rubéola, citomegalovírus e herpes simples), e na presença de hemocultura positiva. Também se indica punção lombar em caso de sinais de comprometimento do SNC, como convulsões e hemorragia intracraniana (haverá aumento de hemoglobina e proteína no liquor).

As contraindicações são: aumento da pressão intracraniana, trombocitopenia ou alterações na coagulação e anormalidades da coluna espinal. A amostra do liquor será utilizada para cultura e análise de sua composição. A inserção da agulha é feita no espaço subaracnóideo lombar, geralmente entre os processos espinhosos de LIII e LIV.

O procedimento é doloroso, e 2 a 3 minutos antes de seu início deve-se administrar sacarose a 24% (Capítulo 9). Alguns neonatologistas utilizam a infiltração de

Quadro 16.1 Reflexos neonatais.

Reflexos	Início intrauterino (semanas)	Bem estabelecido (semanas)	Desaparece (meses)
Sucção	26 a 28	32 a 34	12
Procura	28	32 a 34	3 a 4
Apreensão	28 a 32	32 (5 a 6 meses: apreensão voluntária)	–
Moro	28 a 32	37	6 a 8
Babinski	34 a 36	38	12
Piscamento	25	–	Não desaparece
Deglutição	12	32 a 34	Não desaparece
Audição	28	–	
Engasgo	26 a 28	–	Não desaparece

Fonte: adaptado de Barness, 1991; Volpe, 2001; Gardner et al., 2011.

Xylocaína® ou lidocaína a 0,5%, na dosagem de 0,9 mℓ/kg, sem vasoconstritor no local da punção. Atualmente, em algumas UTIs neonatais utiliza-se pomada de lidocaína+ prilocaína a 5% (EMLA®), ou creme de lidocaína a 4%; no entanto, existe preocupação quanto à utilização deste creme anestésico, que pode causar metemoglobinemia. Contudo, segundo estudo realizado por Weise e Nahata (2005), uma dose única de pomada de lidocaína não provoca metemoglobinemia.

Para que o procedimento seja bem-sucedido, é muito importante a maneira como o paciente é posicionado. Deve-se colocá-lo em decúbito lateral, com os membros inferiores e superiores flexionados na linha mediana, com a cabeça flexionada em direção ao tórax (Figura 16.2). Recomenda-se inserir a agulha de punção lombar entre a primeira e a segunda vértebras lombares. Antes da realização da punção lombar, deve-se aferir o nível de glicose no sangue, para uma comparação com o nível da glicose no líquido espinal.

O material consiste em:

- Touca e máscara para a pessoa que fará a punção e para quem vai auxiliar no procedimento
- Luvas estéreis
- Solução antisséptica
- Bandeja com campo fenestrado e gaze estéril
- Agulhas de punção lombar com estilete
- Analgésico local injetável ou tópico
- Sacarose oral a 4%
- Tubos com tampa para coleta de amostra
- Etiquetas de identificação do paciente (anotar data e hora da coleta)
- Adesivo para ser colocado, após o procedimento, no local da punção.

O procedimento é dividido nas seguintes etapas:

- Aplicar o creme tópico de lidocaína a 4% (EMLA®) 60 a 90 minutos antes da punção lombar, e cobrir com a gaze estéril (Weise e Nahata, 2005; Gorchynski et al., 2008); ou utilizar lidocaína a 0,5% sem epinefrina (5 mg/kg), segundo R. Guinsburg (2003)
- Administrar 0,05 a 0,5 mℓ de sacarose oral a 4%, 2 minutos antes do procedimento
- Monitorar os sinais vitais

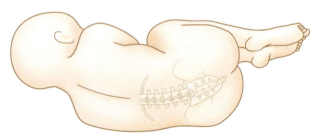

Figura 16.2 Posicionamento do paciente para punção lombar.

- Se o paciente estiver recebendo oxigênio, aumentar a concentração do oxigênio durante o procedimento, para prevenir hipoxemia
- Restringir o neonato na posição lateral com a espinha dorsal flexionada (Figura 16.2). Evitar flexionar muito o pescoço, para não comprometer as vias respiratórias
- Desinfetar com antisséptico, pelo menos 3 vezes, a área em que será inserida a agulha, fazendo movimentos circulares.

Distúrbios neurológicos neonatais

Convulsões

As convulsões são sinais de mau funcionamento do sistema nervoso; resultam de descarga neuronal excessiva e não sincronizada. Apresentam-se de maneira sutil ou súbita, dependendo da gravidade da lesão, e podem também ser agudas, recorrentes ou crônicas. No período neonatal, as crises convulsivas representam o sinal de gravidade do sofrimento orgânico com repercussões no SNC do recém-nascido e não constituem uma doença em si, mas sim um aviso de algum problema agudo dentro do cérebro. O não tratamento das convulsões pode ocasionar lesões permanentes no SNC. Portanto, é fundamental identificar a convulsão e definir a etiologia e o tratamento adequado para controlar esses episódios.

Os efeitos bioquímicos das convulsões são diversos; entre eles, destaca-se o aumento do gasto energético, do consumo de glicose e oxigênio e da produção do ácido pirúvico usado pelas mitocôndrias na produção de ATP, ocasionando maior produção do lactato. Durante um episódio de convulsão, também ocorre aumento da pressão arterial, que eleva o fluxo de sangue para o cérebro e aumenta o risco de hemorragia craniana intraventricular. Se a convulsão não for tratada, pode provocar alterações negativas no SNC.

Etiologia

As convulsões em neonatos podem refletir doença primária cerebral ou sistêmica, têm causas diversas e podem ser decorrentes de:

- Distúrbios da produção de energia com alterações no equilíbrio do sódio e potássio das membranas neurais, levando a um desequilíbrio entre despolarização e repolarização das células nervosas, como nos casos de hipoxemia, isquemia, hipoglicemia e hiperglicemia
- Alterações na permeabilidade das membranas neuronais ao sódio, que ocorrem em casos de hipocalcemia, hipomagnesemia, alcalose e hiponatremia (Na < 125)
- Excesso de neurotransmissores excitatórios acima dos inibitórios, que podem aumentar a frequência de despolarização. Ocorrem nos casos de administração

excessiva de proteína, o que aumenta o catabolismo proteico, podendo acarretar elevação do nível de amônia. Em prematuros, a amônia favorece a formação de neurotransmissores excitatórios. Nos recém-nascidos com disfunção hepática secundária a asfixia grave, pode ocorrer aumento na formação dos neurotransmissores excitatórios

- Hematoma subdural, contusão cerebral, hemorragia epidural, hemorragia peri-intraventricular, principalmente nos prematuros
- Infecções como meningite, infecções congênitas virais e bacterianas, anomalias congênitas do SNC, alterações genéticas dos aminoácidos e ácidos orgânicos, policitemia. Também pode ocorrer nos casos de síndrome de abstinência de opioides e barbituratos.

A etiologia das convulsões no recém-nascido, de acordo com o período em que se iniciaram os sinais, está descrita no Quadro 16.2.

Quadro clínico

As características das crises convulsivas no período neonatal diferenciam-se daquelas de outras faixas etárias e da vida adulta, sendo atribuídas à imaturidade

Quadro 16.2 Etiologia das convulsões no recém-nascido, de acordo com o início dos sinais.

Início das convulsões	Etiologia
Primeiras 12 a 14 h	- Encefalopatia hipóxico-isquêmica - Infecções congênitas (p. ex., herpes, toxoplasmose, citomegalovírus e rubéola) - Disgenesia cerebral - Hemorragia cerebral - Anomalias congênitas do SNC - Dependência, da gestante, de piridoxina (resistente aos anticonvulsivantes) - Histórico familiar de convulsões neonatais - *Kernicterus*
1 a 2 dias de vida	- Intoxicação por anestésicos locais (lidocaína ou mepivacaína) - Hemorragia craniana intraventricular - Contusão cerebral - Hemorragia intracraniana - Alterações metabólicas - Dependência de drogas ilícitas decorrente de uso pela gestante - Distúrbios dos aminoácidos
Acima de 3 dias de vida	- Infecção intracraniana (bacteriana ou não) - Disgenesias corticocerebrais - Erros inatos do metabolismo (defeitos do ciclo da ureia, aminoacidemias e acidemia orgânica)

Fonte: adaptado de Derlter et al., 1993.

neuroanatômica e neurofisiológica do cérebro do recém-nascido. De acordo com a apresentação clínica, as convulsões no período neonatal são classificadas como:

- Sutis: ocorrem com maior frequência em recém-nascidos pré-termo e caracterizam-se por apneia, desvio ocular horizontal tônico, fixação ocular, desvio dos olhos lateralmente, piscamento ou tremores palpebrais, sucção, salivação e movimentos como o de mastigação, movimentos das extremidades inferiores semelhantes a pedaladas e das extremidades superiores simulando remagem. Também se podem observar movimentos das extremidades, como remar, pedalar e nadar; podem ocorrer apneia e outros movimentos sutis
- Clônicas focais: são mais comuns em recém-nascidos a termo e caracterizam-se por movimentos bem direcionados e ritmados de maneira lenta, envolvendo partes limitadas do corpo; têm bom prognóstico e geralmente podem acompanhar lesão traumática cerebral focal
- Clônicas multifocais: caracterizam-se por movimentos clônicos de um membro; apresentam-se de maneira sequencial e não ordenada em várias partes do corpo
- Tônicas: caracterizam-se por assimetria postural de partes do corpo com certa permanência. São mais frequentes em recém-nascidos pré-termo com hemorragia intraventricular e lesões hipóxico-isquêmicas. Destacam-se por extensão tônica dos membros superiores e inferiores ou flexão tônica de membros superiores e extensão dos membros inferiores (postura decorticada).

É importante estabelecer distinção entre crises convulsivas e tremores ou agitação comuns no neonato e relacionados com diversas causas, como prematuridade, hipoglicemia, entre outras. Nas convulsões ocorrem alterações nos movimentos oculares, diminuição da saturação de oxigênio e, às vezes, apneia; os movimentos das extremidades não cessam com contenção suave. Nos tremores ocorre o inverso: ao se aplicar uma restrição suave na extremidade que está se movendo, os movimentos cessam imediatamente.

Diagnóstico

O diagnóstico é estabelecido a partir de:

- Histórico clínico
  - Investigação sobre a existência de infecção da gestante no pré-natal, tipo de parto e intercorrências durante e após o parto
  - Uso de drogas ilícitas pela mãe
  - Casos de convulsões neonatais na família
- Exames físico e neurológico

- Exames laboratoriais
  - Hemograma, dosagens de glicose, sódio, cálcio, magnésio, gasometria arterial
  - Dosagens de aminoácidos no sangue e na urina
  - Estudo do líquido cefalorraquidiano. Sorologias para pesquisa de infecções congênitas
- Exames de imagem
  - Ultrassonografia transfontanelar
  - Tomografia computadorizada
  - Ressonância magnética
- Eletroencefalograma (EEG)
- EEG integrado contínuo
- Exame de fundo de olho.

Alguns fatores etiológicos da convulsão, como alterações metabólicas, podem ser prevenidos por meio de observação cuidadosa. Quando são identificadas algumas das causas já no pré-natal, pode-se desenvolver o pré-tratamento das possíveis causas maternas que podem predispor o neonato a convulsões no período neonatal. As intervenções de enfermagem em convulsões estão disponíveis no boxe Intervenções de enfermagem 16.1, no final do capítulo.

EEC integrado contínuo

As indicações para este exame são:

- Avaliação de convulsões
- Diagnóstico diferencial em neonatos com alto risco de lesão aguda cerebral
- Suspeita de convulsões
- Encefalopatia aguda neonatal
- Depressão neonatal – suspeita de asfixia perinatal (crônica ou aguda)
- Após reanimação neonatal
- Persistente hipertensão pulmonar
- Assistência circulatória com oxigenação por membrana extracorpórea (ECMO)
- Cirurgia cardíaca com uso de circulação extracorpórea

- Infecção do SNC – meningite
- Traumatismo do SNC, como sangramento subaracnóideo, subdural e intraventricular
- Encefalopatia clínica decorrente de traumatismo durante o parto.

Para um bom funcionamento do EEG integrado contínuo, toda a equipe de cuidado deverá ser treinada em manutenção do sistema e posicionamento dos eletrodos, bem como em registro acurado de possíveis convulsões. Recomenda-se o uso de monitor de vídeo sincronizado. O aparelho de EEG contínuo deverá estar anexado a uma câmera que registra os movimentos do neonato; isto facilita a comparação do traçado do EEG com a filmagem da câmera, que pode ajudar a distinguir movimentos espontâneos dos movimentos característicos de convulsão (Figura 16.3).

Prognóstico

- Prognóstico reservado: relaciona-se com grave asfixia durante o parto, hemorragia intracraniana em graus III e IV, infecções causadas por herpes, meningite bacteriana por *Escherichia coli* e malformações do SNC
- Prognóstico melhor: relaciona-se com hipocalcemia tardia, hiponatremia e hemorragia subaracnóidea sem complicação.

Tratamento e manejo clínico

Recomenda-se, inicialmente, determinar possíveis fatores, mesmo não aparentes, que possam causar convulsões, por meio das seguintes medidas:

- Checar histórico dos episódios de convulsão registrados pela equipe de enfermagem
- Exame físico
- Exame de laboratório: eletrólitos, glicose, cálcio, magnésio, BUN e creatinina, aminoácidos, TORCH, hematócrito, hemograma completo, gasometria, hemocultura, punção lombar

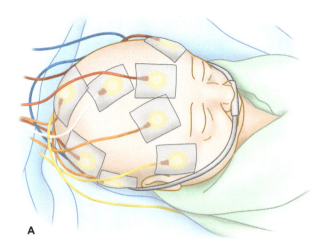

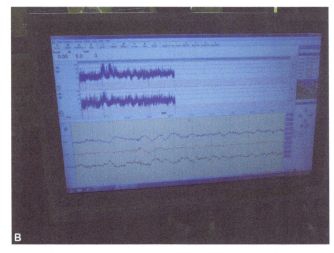

Figura 16.3 A. Posicionamento dos eletrodos na cabeça. **B.** Computador que registra o traçado do EEG continuamente.

- Imagem de ressonância magnética, ultrassonografia cerebral, radiografia do crânio, EEG
- Tratar as causas possíveis
- Proceder adequadamente com o manejo da temperatura corporal, administração de líquidos, e medicamentos, monitorar *status* respiratório etc.

As medicações utilizadas com mais frequência no tratamento de convulsão em neonatos são:

- Fenobarbital
  - Dose de ataque: 20 mg/kg IV em infusão lenta (por 10 a 15 minutos)
  - Dose de manutenção: 3 a 4 mg/kg/24 h, fracionados para duas doses a cada 12 horas (deve-se iniciar essa dose sempre 12 horas após a dose de ataque)
- Fenitoína
  - Dose de ataque: 15 a 20 mg/kg IV lenta (mínimo de 10 minutos); utilização de solução fisiológica apenas para limpar o cateter após a administração da medicação (utilização de solução heparinizada pode fazer precipitar a medicação)
  - Dose de manutenção: 5 a 8 mg/kg/24 h (dose única ou 2 doses a cada 24 horas).

Para mais detalhes, ver o Apêndice B.

Hemorragia craniana peri-intraventricular

A hemorragia craniana peri-intraventricular (HPIV) ocorre com mais frequência em recém-nascidos pré-termo, com idade gestacional de 32 semanas, em decorrência de predisposição anatômica para esse tipo de hemorragia. A matriz germinal é altamente vascularizada, e a hemorragia, quando ocorre, estende-se para os ventrículos laterais (Figura 16.4). Essa hemorragia tem-se mostrado tipicamente de origem venosa.

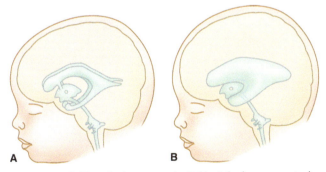

Figura 16.4 A. Ventrículos normais. **B.** Ventrículos aumentados. A pressão venosa aumenta nos casos de pneumotórax, ventilação mecânica e ventilação com pressão positiva. Como fatores contribuintes citam-se deficiência de autorregulação dos capilares e fragilidade das paredes dos capilares. Todas as alterações e flutuações que ocorrem com a pressão arterial também aumentam a pressão nesses frágeis capilares, com possibilidade de rompimento e consequente hemorragia. A região periventricular é vulnerável a hemorragias, principalmente nas primeiras 48 horas após o nascimento.

Na década de 1970, a incidência de HPIV de acordo com o peso ao nascimento era de:

- 500 a 750 g (73%)
- 751 a 1.000 g (30%)
- 1.001 a 1.500 g (17%).

Na década de 1980, a incidência de HPIV em recém-nascidos com 34 semanas de gestação era de aproximadamente 19% e, em recém-nascidos com 1.501 g, de 16%. Com o aumento das taxas de sobrevivência dos recém-nascidos com 1.000 g, a incidência de HPIV continua sendo um grande problema (Figura 16.4). A cada ano, praticamente 12 mil prematuros desenvolvem esse quadro nos EUA. Entre prematuros nascidos com 500 a 700 g, o percentual de HPIV é de 45%.

Etiologia

A HPIV tem origem na matriz germinal, em decorrência da vascularização aumentada nessa fase de desenvolvimento cerebral. A largura da matriz é de 2,5 mm em prematuros com 23 a 24 semanas de gestação, aumentando para 1,4 mm naqueles com 32 semanas; ao atingirem 36 semanas, o desenvolvimento está completo. A HPIV está associada a fragilidade e integridade dos capilares e vulnerabilidade dos capilares da matriz a lesões hipóxico-isquêmicas. É importante ressaltar que fatores intravasculares, tais como oscilação e aumento súbito do fluxo sanguíneo cerebral, aumento da pressão venosa cerebral e distúrbios da coagulação e das plaquetas, contribuem para a ocorrência de HPIV. O Quadro 16.3 apresenta uma relação das etiologias e dos fatores associados à HPIV. A gravidade da HPIV está associada à sua extensão. A mortalidade é inversamente proporcional à idade gestacional e à extensão da lesão. A primeira hora de vida é crítica, e 34 a 44% das HPIV ocorrem nesse período, sendo 88% dos casos diagnosticados nas primeiras 24 horas de nascimento, segundo Ment et al. (1993) (Quadro 16.4). Em suma, os fatores de risco de HPIV são: fragilidade da matriz germinal, distúrbios do fluxo sanguíneo cerebral, alterações das plaquetas e da coagulação, parto vaginal, Apgar baixo, síndrome de estresse respiratório grave, pneumotórax, hipoxemia, hipercapnia, convulsões, hipotensão ou hipertensão arterial, acidose, anemia, persistência do canal arterial (PCA), trombocitopenia, infecções, agitação, administração rápida de medicamentos intravenosos. Também afetam esses prematuros um ambiente não apropriado e a maneira como os cuidados são prestados na UTI neonatal, principalmente nas primeiras 72 horas após o nascimento.

Novas modalidades de ventilação mecânica têm contribuído para estabilização do fluxo sanguíneo cerebral, como a ventilação sincronizada intermitente mandatória, e a ventilação com controle assistido. Também devemos levar em consideração que as primeiras 72 horas são

Quadro 16.3 Etiologia e fatores associados a hemorragia craniana peri-intraventricular.

Fatores vasculares ou extravasculares	‣ Fragilidade capilar, comum nos prematuros ‣ Deficiência do suporte vascular ‣ Vulnerabilidade dos capilares da matriz a hipoxia ou isquemia
Fatores intravasculares	‣ Oscilação do fluxo sanguíneo cerebral (aumento de 10% na pressão arterial) ‣ Administração rápida de expansores de volume e soluções hipertônicas ‣ Hipoglicemia ou hiperglicemia ‣ Aumento da PCO_2 ‣ Diminuição do hematócrito ‣ Hipertensão intracraniana ‣ Hipotensão ou hipertensão arterial ‣ Aumento da pressão venosa cerebral: asfixia ou hipoxia ‣ Distúrbios respiratórios ‣ Parto normal com distocia ‣ Alterações na anatomia venosa cerebral ‣ Distúrbios da coagulação e das plaquetas ‣ Agitação ou dor não tratada ‣ Manipulação excessiva do recém-nascido ‣ Aspiração endotraqueal ‣ Convulsão ‣ Pneumotórax ‣ PCA ‣ Síndrome de angústia respiratória ‣ Aumento do fluxo sanguíneo cerebral ‣ Acidose metabólica ‣ Mudanças rápidas do pH sanguíneo ‣ Hipotermia ou hipertermia ‣ Estressores ambientais

PCA: persistência do canal arterial.
Fonte: adaptado de Angeles, 1998.

Quadro 16.4 Percentuais de hemorragias cranianas peri-intraventriculares de acordo com as horas de nascido.

Horas de nascido	Percentuais (%)
Próximo de 24 h	50
Próximo de 48 h	80
Próximo de 72 h	90

Fonte: adaptado de Volpe, 2001.

críticas, e que o cuidado dos prematuros, principalmente os extremos, deve ser diferenciado, com vistas a manter a integridade e a estabilidade do fluxo sanguíneo cerebral por meio do protocolo de toque mínimo – primeiras 96 horas – de todos prematuros < 30 semanas de gestação (Capítulo 4).

A gravidade da HPIV é classificada de acordo com a extensão e a localização da hemorragia, e são reconhecidos os seguintes graus:

‣ Grau I: hemorragia leve, restrita à matriz germinal periventricular (abrangendo 10% da área ventricular)

‣ Grau II: hemorragia intraventricular no ventrículo lateral, sem dilatação dos ventrículos (abrangendo 10 a 50% da área ventricular)

‣ Grau III: hemorragia moderada, que corresponde a hemorragia craniana intraventricular com dilatação aguda dos ventrículos (abrange 50% da área ventricular, com distensão dos ventrículos laterais)

‣ Grau IV: hemorragia grave intraventricular, estendendo-se ao tecido parenquimatoso cerebral.

‣ O esquema dos graus de HPIV está elucidado na Figura 16.5.

Quadro clínico

As manifestações clínicas variam e oscilam de um quadro assintomático a um quadro mais grave, compreendendo convulsões, bradicardia, apneia, hipotensão arterial, diminuição súbita do hematócrito, flacidez muscular, anemia, alterações na glicemia, hiperglicemia frequente, fontanela anterior tensa e cheia, aumento da circunferência cefálica, acidose metabólica e diminuição da saturação do oxigênio, apneia, hipotonia, diminuição da atividade (letargia). O quadro é classificado como:

‣ Catastrófico: a deterioração ocorre em minutos ou horas, caracterizando-se por torpor ou coma, distúrbios respiratórios, convulsões tônicas generalizadas, postura em descerebração, pupilas fixas (arreflexas), atonia muscular, diminuição súbita do hematócrito, abaulamento da fontanela anterior, hipotensão, bradicardia, instabilidade térmica, acidose metabólica

‣ Sutil: a evolução pode ocorrer em horas ou dias, causando alterações no nível de consciência e na mobilidade, hipotonia, desvio da rima ocular, apneia, dificuldade de sucção e deglutição, abalos e tremores nos membros

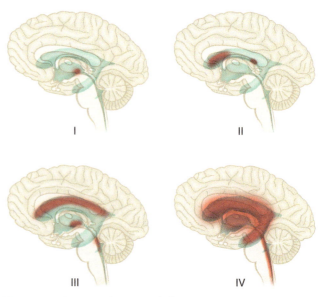

Figura 16.5 Esquema dos graus de hemorragia craniana peri-intraventricular. (*Fonte*: adaptada de Lynam e Verklan, 2004.)

◗ Assintomático: não é reconhecido por meio de sinais clínicos. A suspeita pode surgir de uma queda no nível do hematócrito, persistente mesmo após transfusão sanguínea.

Diagnóstico

O diagnóstico é estabelecido a partir de:

◗ Quadro clínico
◗ Ultrassonografia cerebral
◗ Tomografia computadorizada do crânio
◗ Ressonância magnética
◗ Punção lombar (verificação do aumento de hemácias, da concentração de proteína e da glicose).

Prognóstico

O prognóstico varia e depende do grau de hemorragia. As taxas de mortalidade e a incidência de sequelas neurológicas são imprevisíveis, e normalmente podem ser definidas com o crescimento da criança. Algumas das sequelas neurológicas estão relacionadas com deficiência motora, falta de capacidade de caminhar e sentar e alterações na capacidade de aprendizagem, notadas em crianças em idade escolar (Quadro 16.5).

Segundo Murphy et al. (2002) e Pinto-Martin et al. (1999), nos graus III e IV a HPIV representa alto risco de hidrocefalia, paralisia cerebral e retardamento mental, com 45 a 85% dos pacientes desenvolvendo déficits cognitivos, e 75% necessitando de educação especial.

As primeiras 96 horas são fundamentais para prevenção de HPIV, principalmente em prematuros < 32 semanas. Toda UTI neonatal deve desenvolver protocolos e intervenções para minimizar as alterações no fluxo sanguíneo cerebral nesses pacientes (Capítulos 4 e 12). As intervenções de enfermagem preventivas em HPIV estão disponíveis no Boxe Intervenções de enfermagem 16.2, no final do capítulo.

Hidrocefalia

A hidrocefalia resulta de acúmulo ou excesso de líquido cefalorraquidiano nos ventrículos ou nos espaços subaracnóideos, em decorrência de aumento da produção ou diminuição da absorção, podendo ocorrer em função de fatores intrínsecos ou extrínsecos que comprometem a circulação liquórica cerebral, o que resulta em aumento dos ventrículos e/ou da hipertensão intracraniana (Figura 16.6).

Etiologia

Entre os fatores que predispõem a hidrocefalia, destacam-se:

◗ Distúrbios congênitos
  • Estenose do aqueduto de Sylvius (65% dos casos de hidrocefalia congênita)
  • Hereditariedade ligada ao cromossomo X
  • Defeitos do tubo neural com malformação (espinha bífida)
  • Lesões císticas congênitas de mecanismo obstrutivo, como cisto aracnoide, ependimário, porencefálico e da linha mediana
  • Tumores congênitos de mecanismo obstrutivo
◗ Infecções intrauterinas
  • As infecções, em geral, podem levar a malformações anatômicas, bem como meningites que podem causar bloqueio do fluxo do líquido cefalorraquidiano, como nos casos de:
    ◦ Toxoplasmose (mais frequente)
    ◦ Vírus de inclusão citomegálica
    ◦ Varíola, estafilococos, sífilis
◗ Obstrução pós-hemorrágica
  • Aneurisma da veia de Galeno.

Quadro clínico

Podem ser observadas as seguintes apresentações clínicas:

◗ Aumento rápido do perímetro cefálico
◗ Fontanela anterior cheia, abaulada ou tensa
◗ Distensão das veias do couro cabeludo
◗ Estiramento da pele
◗ Divergência ou afastamento de suturas cranianas
◗ Aumento e tensão das fontanelas
◗ Olhar de "sol poente", desvio do olhar conjugado para baixo

Quadro 16.5 Taxas de mortalidade e morbidade de acordo com o grau de hemorragia craniana peri-intraventricular.

Grau	Taxa de mortalidade	Taxa de morbidade (incidência de sequelas neurológicas)
I	15%	15%
II	20%	30%
III	40%	40%
IV	60%	90%

Fonte: adaptado de Angeles, 1998.

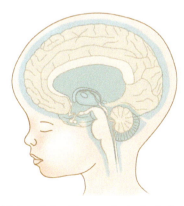

Figura 16.6 Hidrocefalia. (*Fonte*: adaptada de Lynam e Verklan, 2004.)

- Sinais de hipertensão intracraniana, como vômito, irritabilidade, letargia, apneia e bradicardia
- Desenvolvimento neuropsicomotor retardado
- Crises convulsivas.

Diagnóstico

O diagnóstico é estabelecido a partir de:

- Ultrassonografia no período pré-natal se houver antecedentes de malformações
- Medida do perímetro cefálico
- Avaliação dos sinais clínicos
- Radiografia do crânio
- Ultrassonografia transfontanelar
- Tomografia computadorizada e ressonância magnética do crânio.

Diagnóstico diferencial

O diagnóstico diferencial se dá por meio de averiguação dos processos expansivos intracranianos e de coleções subdurais pós-traumáticas, que podem determinar macrocefalia. Nesses casos, há aumento do perímetro cefálico, mas o exame neurológico é normal.

É preciso excluir a hipótese de meningite crônica, que também leva a obstrução, tuberculose, encefalopatias tóxicas, metabólicas, traumáticas e infecciosas.

As intervenções de enfermagem em hidrocefalia estão disponíveis no Boxe Intervenções de enfermagem 16.3, no final do capítulo.

Tratamento

Em geral, o tratamento é cirúrgico e engloba a colocação do *shunt* ventriculoperitoneal, na qual é feita a derivação do trânsito liquórico para o peritônio e, em alguns casos, para o espaço subaracnóideo. As válvulas utilizadas no processo são unidirecionais (Figura 16.7).

Dependendo do grau da hidrocefalia, realiza-se a retirada sistemática do líquido cefalorraquidiano, com punções lombares diárias, reduzindo-se o acúmulo do líquido e, consequentemente, o perímetro cefálico. A frequência da retirada é diminuída de acordo com a redução do perímetro cefálico.

As intervenções de enfermagem no pós-operatório em hidrocefalia estão disponíveis no Boxe Intervenções de enfermagem 16.4, no fim do capítulo.

No pós-operatório, além dos cuidados gerais (vistos no Capítulo 22), também é importante incluir intervenções específicas.

Encefalopatia hipóxico-isquêmica

A encefalopatia hipóxico-isquêmica (EHI) causa dano às células do cérebro, sendo uma combinação de insulto causado por traumatismo do parto e asfixia, ocasionando lesão nas células cerebrais decorrente da falta de oxigênio e diminuição do fluxo sanguíneo cerebral.

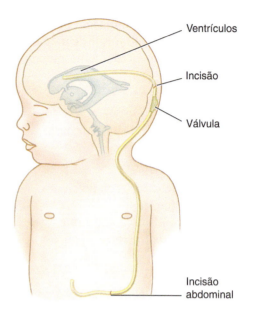

Figura 16.7 Derivação ventriculoperitoneal.

A EHI é um dos agravantes do desenvolvimento neuropsicomotor normal do recém-nascido, sendo considerada causa relevante de morbidade e mortalidade neonatal. A asfixia perinatal pode ocorrer intraútero (20%), durante o trabalho de parto (30%) ou ao nascimento, e no período pós-parto (10%). Ocorre em virtude de alterações do tecido neuronal secundárias a deficiência no suprimento de oxigênio e sangue. Esse processo leva a hipoxemia e acidose metabólica e/ou respiratória. Atualmente, considera-se que há asfixia perinatal quando ocorre acidemia profunda, com pH < 7 na via arterial (cordão umbilical), Apgar de 0 a 3 por mais de 5 minutos, sinais clínicos de sequela no período imediato após o nascimento, com convulsões, hipotonia e coma.

Etiologia

Os fatores que predispõem o feto ou o neonato a asfixia, tanto no pré-natal quanto no trabalho de parto e após o nascimento, são diversos e estão descritos no Quadro 16.6.

Incidência

A incidência de asfixia perinatal em neonatos a termo é de cerca de 1 a 6 casos por 1.000 nascidos a termo. Trata-se da terceira causa mais comum de morte neonatal (23%), segundo Antonucci et al. (2014). Nos partos prétermo < 36 semanas de gestação, dos que sobrevivem até 2 anos de idade, 32% morrem, 26% desenvolvem paralisia cerebral grave, 10% apresentam pequena inaptidão e 32% são normais.

Ocorre em aproximadamente 2 a 4% dos neonatos a termo, e em 60% dos neonatos extremamente prematuros ou de baixíssimo peso.

Quadro 16.6 Etiologias da asfixia perinatal.

Fatores	Causas da asfixia
Pré-natais	▸ Acidente vascular cerebral ▸ Anemia aguda ou crônica ▸ Alterações metabólicas, como diabetes melito ▸ Ausência de acompanhamento pré-natal ▸ Doenças cardíacas graves ▸ Hipoxemia ▸ Hipotensão arterial ▸ Infecção ▸ Isoimunização de grupos sanguíneos (Rh e ABO) ▸ Primigesta idosa (> 35 anos de idade) ▸ Ruptura prolongada das membranas (> 24 h) ▸ Toxemia gravídica, hipertensão arterial, doença renal crônica e pielonefrite
Placentários	▸ Descolamento prematuro da placenta ▸ Hemorragias e infartos placentários ▸ Implantação anômala ▸ Senilidade placentária
Fetais	▸ Feto grande para a idade gestacional ▸ Imaturidade pulmonar ▸ Líquido amniótico contendo mecônio ▸ Malformações congênitas ▸ Oligo-hidrâmnio ▸ Parto gemelar ▸ Pós-termo ▸ Poli-hidrâmnio ▸ Prematuridade
Trabalho de parto e nascimento	▸ Analgesia de parto ▸ Apresentação anormal ▸ Cesariana eletiva ▸ Compressão do cordão umbilical e/ou nó do cordão ▸ Fármacos sedativos ou analgésicos (administrados próximo à hora do parto) ▸ Parto a fórceps baixo ▸ Uso de anestesia geral
Pós-natais	▸ Cardiocirculatórias congênitas ▸ Hematológicas (anemia, hemorragia, hipovolemia e choque, hipervolemia) ▸ Malformações congênitas e convulsões ▸ Metabólicas (acidose respiratória e metabólica, hipo- e hipertermia) ▸ Neurológicas (depressão do SNC por medicamentos, imaturidade do SNC) ▸ Respiratórias (imaturidade do sistema surfactante, pneumotórax, compressão por tumores, pneumomediastino)

Quadro clínico

O quadro clínico da EHI é apresentado no Quadro 16.7.

Em caso de asfixia grave, com comprometimento do SNC, também pode ocorrer falência de diversos órgãos, tais como:

▸ Rins: em decorrência de diminuição da perfusão renal, podendo ocorrer necrose tubular aguda com oligúria, edema generalizado e hematúria

Quadro 16.7 Quadro clínico da encefalopatia hipóxico-isquêmica.

Primeiras 12 h de vida	Torpor profundo ou coma, respiração periódica ou irregular, pupilas reagentes à luz (> 32 semanas de gestação), respostas oculomotoras positivas, hipotonia generalizada, convulsões tônicas e clônicas. As convulsões tônicas são observadas primeiramente no recém-nascido pré-termo, e as clônicas multifocais, no recém-nascido a termo
12 a 24 h de vida	Melhora aparente do nível de consciência em convulsões mais frequentes e graves, apneia, tremores, hipotonia mais acentuada nos membros superiores do recém-nascido pré-termo
24 a 72 h de vida	O nível de consciência pode deteriorar-se, e podem sobrevir torpor profundo ou coma, novamente com parada respiratória frequente, distúrbios oculomotores e pupilares, deterioração (súbita possibilidade de hemorragia intracraniana); o óbito é mais frequente
> 72 h de vida	Melhora do nível de consciência, presença de distúrbios na sucção, na deglutição e nos movimentos de fasciculação da língua; a hipotonia é mais acentuada do que a hipertonia, e a hemiparesia é mais observada nos recém-nascidos a termo

▸ Cardiovasculares: hipotensão, insuficiência cardíaca congestiva
▸ Pulmões: hipertensão pulmonar, diminuição de surfactante, tendência a edema pulmonar, apneia
▸ Fígado: funções hepáticas alteradas, afetando a glicogênese e os fatores de coagulação
▸ Sistema gastrintestinal: mobilidade intestinal diminuída.

Na asfixia grave o neonato aparenta estar letárgico, com hipotonia significativa e diminuição dos reflexos de tendões mais profundos. Os reflexos de agarrar, Moro e sugar podem estar presentes, mas lentos, ou ausentes. Já nas primeiras 24 horas após o nascimento, podem ocorrer também convulsões.

Com o progresso da encefalopatia, aumenta o estado de coma, e o recém-nascido não responde a nenhum estímulo físico. A respiração torna-se irregular, e poderá ser necessária assistência ventilatória.

Os reflexos de deglutir, sugar, pegar e Moro não estão presentes. Os movimentos oculares estão desviados, as pupilas poderão estar dilatadas e fixas, com pouca reação à luz. Se a encefalopatia isquêmica for moderada, o risco de óbito gira em torno de 10%, sendo que 1/3 dos sobreviventes desenvolvem desabilidades física; se a encefalopatia for grave, a mortalidade gira ao redor de 60%, e quase todos os pacientes desenvolvem desabilidades mais graves. Os estudos não apoiam o tratamento por resfriamento nos neonatos com encefalopatia hipóxico-isquêmica leve ou < 35 semanas gestacionais.

Diagnóstico

O diagnóstico pode ser estabelecido por meio dos seguintes exames:

- Clínicos
  - Avaliação da coloração, da respiração, da circulação
  - Exame neurológico completo do recém-nascido
  - Presença de alterações
  - Evidência de disfunções em diversos órgãos (rins e SNC)
- Laboratoriais
  - Gasometria arterial (acidemia metabólica ou mista)
  - Dosagem dos eletrólitos e das transaminases e bilirrubina total, direta e indireta, ureia e creatinina, enzimas cardíacas e hepáticas
  - Coagulação: tempo de protrombina, níveis de fibrinogênio, plaquetas, tempo parcial de tromboplastina
- De imagem
  - Ultrassonografia transfontanelar
  - Tomografia computadorizada do crânio
  - Ressonância magnética do crânio
  - Punção lombar e análise do líquido cefalorraquidiano
  - EEG
  - EEG de monitoramento contínuo.

Prognóstico

Muitos sobreviventes não apresentam sequelas neurológicas adversas. Outros podem apresentar sequelas com déficit neurológico significativo, dependendo da gravidade e da duração do insulto da hipoxemia isquêmica.

Tratamento

Atualmente, o tratamento para EHI consiste em hipotermia induzida, também conhecida como esfriamento cerebral, ou hipotermia terapêutica, que é um procedimento de intervenção neuroprotetiva. Os mecanismos protetores do cérebro que atuam com a hipotermia induzida são: diminuição da liberação de aminoácidos, da produção de radicais livres, da taxa do metabolismo cerebral para glicose e oxigênio, da perda dos fosfatos de alta energia durante a isquemia, da produção de óxido nítrico, para a inflamação. Os benefícios do tratamento incluem aumento da taxa de sobrevivência e melhora neurológica, reduzindo as incapacidades; o tratamento é recomendado para os casos moderados e graves de EHI.

Os critérios de inclusão para o tratamento de hipotermia são: neonatos $\geq$ 36 semanas de gestação; peso > 1.800 g; < 6 horas de nascido; pH < 7 ou BE (base excess) $\geq$ 12 mmol/dℓ no sangue do cordão umbilical ou na gasometria realizada na 1ª hora de vida; histórico de evento perinatal importante; Apgar $\leq$ 5 aos 10 minutos

de vida; necessidade contínua de ventilação, iniciada ao nascimento e continuando por pelo menos 10 minutos; EHI grave a moderada.

Os critérios de exclusão do tratamento de hipotermia são: neonatos $\leq$ 36 semanas de gestação; neonatos sem evidência de EHI; incapacidade de iniciar o esfriamento nas primeiras 6 horas após o nascimento; presença de anomalia cromossômica; incluindo perfuração do ânus, presença de anomalias de grande porte como anormalidades cardiovasculares ou respiratórias; pacientes com encefalopatia grave ao nascer não são elegíveis para o tratamento, peso $\leq$ 1.800 g (restrição de crescimento intrauterino) e coagulopatias.

Se o paciente tiver alguma anomalia congênita grave ou letal, ou sangramento ativo, deve ser excluído do tratamento.

O método descrito por Cooper (2011), Gluckman (2005) e Wyatt et al. (2007) pode ser seletivo somente para hipotermia do cérebro ou utilização de hipotermia induzida de todo o corpo. A temperatura corporal deve ser de 33,5 a 34,5°C e mantida por 72 horas, como uso de um cobertor de esfriamento. Após 72 horas de hipotermia, o sistema de esfriamento é ajustado para aumentar lentamente, 0,5°C a cada hora, por 6 horas, até que seja atingida a temperatura retal de 36,5 a 37°C.

Durante o procedimento, deve ser realizado monitoramento contínuo dos sinais vitais. Cada instituição que oferece o tratamento de hipotermia induzida deve desenvolver protocolos e treinar a equipe para que o procedimento possa ser benéfico em termos de reduzir a mortalidade e a morbidade dos neonatos com EHI.

É importante o monitoramento contínuo do neonato em hipotermia terapêutica, pois podem ocorrer hipotensão, bradicardia, trombocitopenia, diminuição do débito urinário, oscilação do nível de glicose e, se o neonato estiver intubado, pode haver ressecamento de secreções endotraqueais. O monitoramento da gasometria arterial também é importante para evitar hipoxemia, hiper- e hipocapnia. É comum a ocorrência de hipocapnia no tratamento por resfriamento, devido à diminuição da produção do CO_2 na condição de hipotermia.

Para o manejo da perfusão periférica e da pressão arterial, é necessário manter a pressão média entre 35 e 40 mmHg; isso é importante para evitar diminuição da perfusão cerebral.

A hipotensão arterial é comum no EHI e deve-se a disfunção do miocárdio, hipovolemia e extravasamento capilar. Na maioria dos casos é necessário iniciar medicamento contínuo (p. ex., dopamina e dobutamina) para manter a pressão arterial em conformidade com os parâmetros.

Nos pacientes intubados, a formação de secreções viscosas é comum; por isso, se houver presença de secreções abundantes, é necessária aspiração endotraqueal frequente. No tratamento de resfriamento, é normal que as extremidades estejam cianóticas; é importante explicar aos pais que esta condição é normal no tratamento de resfriamento. Alguns neonatos também apresentam ocasionalmente bradicardia; deve-se levar em conta que, de modo geral, a frequência cardíaca durante o resfriamento gira em torno de 80 a 100 bpm. Na maioria das vezes, como esses pacientes requerem suporte para manter a pressão arterial, deve-se avaliar a necessidade de um apoio, como iniciar administração contínua de dopamina (10 μg/kg/min), se for necessário mais suporte, adicionar a dobutamina (10 μg/kg/min). Se houver necessidade de mais suporte cardiovascular, inicia-se hidrocortisona ou dexametasona.

Manejo de fluidos e eletrólitos também é importante no tratamento por resfriamento (iniciar com 50 a 60 mℓ/kg/dia). O ajustamento deverá ser feito de acordo com a diurese e a perda insensível de água. De preferência, colocar o cateter urinário para que se faça monitoramento da diurese mais acuradamente.

A alimentação parenteral deverá ser utilizada durante o tratamento de resfriamento. O paciente deverá permanecer em jejum durante o período do resfriamento e aquecimento. Após o processo de reaquecimento, deve-se aguardar antes de iniciar a alimentação enteral; e, quando iniciar, deve-se fazê-lo cautelosamente.

Procedimento de resfriamento

Uma vez determinado que o procedimento será realizado, colher os seguintes exames laboratoriais: fatores de coagulação, hemograma completo, eletrólitos, cálcio, magnésio, glicose, creatinina, lactato e funções hepáticas. Durante o tratamento esses mesmos exames deverão ser realizados diariamente. Os níveis de bilirrubina deverão ser realizados 2 a 4 dias após o resfriamento.

Utilizar o "cobertor de resfriamento", encher gradualmente com o volume de água indicado pelo fabricante, conectar à unidade de resfriamento (Figura 16.8).

Certificar-se de que as conexões estejam bem seguras, para não haver vazamento. Antes de ser conectada à tomada elétrica, a unidade deve estar desligada. Colocar o cobertor de resfriamento no berço próprio para o procedimento (Figura 16.9). Ao ser ligado o aparelho, a água irá circular dentro do cobertor de resfriamento. Seguir as instruções do fabricante para operar a máquina de resfriamento. Em cerca de 15 minutos o cobertor de resfriamento atinge 50°C.

Colocar o paciente no berço e inserir o *probe* esofágico que irá aferir a temperatura interna do neonato. Antes de ser inserido o *probe* esofágico deve ser colocado em água morna por alguns minutos para amaciar um pouco.

Medir a distância do nariz até a orelha e desta até o esterno (menos 2 cm) e marcar o *probe* com caneta de tinta permanente; essa medida irá colocar o *probe* na porção baixa do esôfago. Colocar o *probe* pela via nasal. Fixar bem o *probe*. Confirmar a colocação por meio de radiografia.

É importante a mudança de decúbito para evitar ulceras de pressão devido ao edema e frio que ocorre nestes neonatos.

A máquina de resfriamento é dotada de controle automático, e a temperatura será ajustada de acordo com a temperatura do neonato, que deve permanecer entre 33,5 e 34°C, por 72 horas. Procurar monitorar o colchão para certificar-se que se mantenha seco.

Neonatos intubados ou com outro suporte respiratório (p. ex., CPAP nasal) não deverão receber oxigênio umidificado nem aquecido.

Notificar o médico se a temperatura corporal abaixar < 31°C.

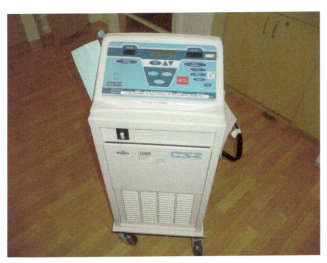

Figura 16.8 Unidade de resfriamento.

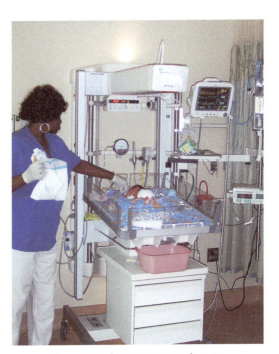

Figura 16.9 Berço sem aquecimento.

Manter o paciente em jejum durante o tratamento de hipotermia devido à diminuição da perfusão intestinal.

Monitorar os sinais vitais a cada 15 minutos nas primeiras 4 horas, seguindo a cada hora nas 4 horas seguintes, e a cada 2 horas até o final das 72 horas do tratamento de resfriamento.

Realizar gasometria arterial a cada 4 horas nas primeiras 24 horas do resfriamento e a cada 12 horas até o final do procedimento.

Se for necessário, administrar medicamentos como antiepiléticos (fenobarbital ou agentes paralisantes) durante o tratamento de hipotermia; não deverá ser feito uso contínuo devido a alteração no metabolismo durante a hipotermia. Se for necessário, administrar esses medicamentos em bólus. Ao final do capítulo são apresentados os boxes de Intervenções de enfermagem 16.5 e 16.6, para o tratamento de resfriamento/hipotermia e para as intervenções na encefalopatia hipóxico-isquêmica.

Processo de reaquecimento

O processo deve ser gradual, no mínimo de 6 horas após as 72 horas de resfriamento.

A temperatura central deverá ser aumentada à velocidade de 0,5°C por hora ao longo de 6 horas; aumenta-se a temperatura do cobertor de resfriamento 0,5°C por hora até chegar a 36,5°C.

Monitorar débito urinário, sinais vitais e saturação de oxigênio durante o resfriamento e reaquecimento (a cada 15 minutos × 4, a cada hora por 24 horas).

Ao terminar o reaquecimento, manter o neonato no berço de calor radiante para manter a temperatura estável. Retirar o *probe* esofágico e o cobertor de resfriamento (ver boxe Intervenções de enfermagem 16.7).

Caso o tratamento não esteja disponível, os cuidados de enfermagem desses pacientes são apresentados no boxe Intervenções de enfermagem 16.6, no final do capítulo.

Malformações congênitas da coluna vertebral

Os defeitos congênitos da coluna vertebral ocorrem por falhas na formação e no fechamento do tubo neural durante o 1º trimestre da gestação, podendo ser na fase embrionária inicial ou posterior a essa formação, entre a 26ª e a 28ª semana de gestação. Segundo Kenneth (1995), o processo de formação do tubo neural ocorre por meio de dois mecanismos:

- Neurulação primária: consiste na formação do tubo neural da região craniana até a região lombar alta. Ocorre na 3ª à 4ª semana de gestação
- Neurulação secundária: consiste na formação do tubo neural da região lombar baixa e sacral. Ocorre a partir de um agregado de células indiferenciadas da porção caudal do tubo neural.

A incidência de defeitos da coluna vertebral situa-se em torno de 0,6/1.000 nascidos vivos; tais defeitos podem ser encontrados nas regiões cervical, torácica ou sacral, sendo mais comum ocorrer na região lombossacra. O comprometimento motor e de sensibilidade depende da extensão da lesão e da localização na coluna. Lesões torácicas baixas podem levar a paraplegia, e uma pequena lesão sacral pode apenas reduzir a sensibilidade nos pés ou apresentar-se assintomática após correção cirúrgica.

Quase todas as lesões dessa natureza afetam os nervos da bexiga. A estase urinária, consequência de esvaziamento incompleto da bexiga, aumenta a suscetibilidade a infecções do trato urinário e a incontinência urinária.

Etiologia

Existem fatores predisponentes que parecem aumentar a patogênese da espinha bífida aberta, como ambientais, socioeconômicos, idade materna e paridade, predisposição genética, infecções virais.

Como fatores de risco citam-se alimentos contaminados com inseticidas, fármacos antineoplásicos e anticonvulsivantes, agentes anestésicos e infecciosos.

Quadro clínico

O quadro clínico pode ser definido pelos seguintes fatores:

- Formação cística geralmente na altura da coluna lombossacra, com protrusão de uma porção da medula espinal
- Incontinência dos esfíncteres vesical e anal
- Flacidez muscular dos membros inferiores
- Escoliose quando vértebras torácicas estiverem afetadas
- Hidrocefalia ao nascer ou no pós-operatório
- Hipertensão intracraniana
- Dificuldade na alimentação, com vômitos em jato
- Fontanelas abauladas
- Veias cefálicas proeminentes
- Área afetada coberta de pelos ou depósitos de gordura.

Diagnóstico

O diagnóstico é estabelecido a partir de testes cuja indicação se faz de acordo com o período da gestação:

- Pré-natal: os testes indicados para gestantes de risco são dosagens sérica e amniótica de alfafetoproteína, dosagem amniótica de acetilcolinesterase e velocidade de sedimentação globular (VSG)
- Durante e após o nascimento: o diagnóstico pré-natal desses defeitos congênitos é importante para o manejo adequado desde o nascimento até a correção do defeito. Nos casos de mielomeningocele, o defeito deve ser coberto com gaze esterilizada umedecida em solução fisiológica morna e com plástico flexível estéril, com a finalidade de isolar a lesão e manter a umidade e a temperatura

- Exame físico completo; avaliação da lesão e do comprometimento neurológico, muscular e esquelético
- Observação das funções vesical e anal
- Se a lesão for aberta, deve-se proceder à cultura inicial do líquido cefalorraquidiano
- Radiografia da coluna vertebral
- Tomografia computadorizada
- Ressonância magnética da coluna vertebral e do crânio
- Ultrassonografia renal e das vias urinárias, uretrocistografia renal para avaliação de malformações associadas.

Tipos

Os três tipos principais de espinha bífida são descrito a seguir.

▶ **Lipomeningocele (oculta).** Trata-se de um lipoma ou tumor de tecido adiposo, coberto de pele e localizado na coluna lombossacra; o cordão espinal apresenta-se intacto, com poucas vértebras faltando. Podem ocorrer problemas no controle urinário e na função musculoesquelética das extremidades inferiores (Figura 16.10).

▶ **Meningocele.** Malformação congênita do tubo neural, que ocorre na fase de neurulação secundária. Caracteriza-se por abertura anômala da coluna vertebral, geralmente na altura de L5 e S1, com protrusão das meninges, formando uma lesão cística, preenchida pelo líquido cefalorraquidiano, sem elementos nervosos em seu interior, estando protegida por epiderme normal ou apresentando "tufos" de pelos, pele hemangiomatosa e pequeno enrugamento. Essa forma está associada a malformações angiomatosas, que podem desenvolver déficits neurológicos (Figura 16.11).

▶ **Mielomeningocele.** Malformação congênita decorrente de defeito na fusão do tubo neural na fase primária de neurulação, com comprometimento dos elementos nervosos, raízes e medula. Também conhecida como espinha bífida aberta, ocorre com frequência nas regiões toracolombar, lombar e lombossacra. O cordão espinal e as meninges apresentam-se expostas na superfície dorsal, coberta por uma fina camada de epiderme, podendo estar fechada ou um pouco aberta, ocasionando pequeno vazamento de líquido cefalorraquidiano. A maioria dos casos de mielomeningocele apresenta cobertura incompleta de pele. Trata-se do defeito mais grave e que tem consequências neurológicas mais comprometedoras. O reparo cirúrgico pode fechar o saco, mas não reverte as deficiências neurológicas já estabelecidas (Figura 16.12).

Os cuidados pré- e pós-operatórios para pacientes com meningocele e mielomeningocele incluem as intervenções gerais citadas no Capítulo 22 e as específicas mencionadas no boxe Intervenções de enfermagem 16.8, mais adiante.

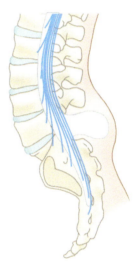

Figura 16.11 Meningocele.

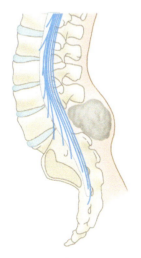

Figura 16.10 Lipomeningocele.

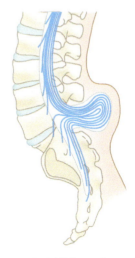

Figura 16.12 Mielomeningocele.

Intervenções de enfermagem 16.1

Convulsões

Intervenções	Justificativas
Exame físico e neurológico completo	Útil para detectar sinais e sintomas que indiquem crises convulsivas
	Possibilita tratamento imediato e levantamento das causas
Administração imediata de medicação anticonvulsivante	Interrompe e controla as crises convulsivas
	Medicamentos anticonvulsivantes mais utilizados no neonato: fenobarbital aquoso ou difenil-hidantoína
Controle da frequência respiratória durante a aplicação das medicações anticonvulsivantes	A infusão de medicação anticonvulsivante controla a depressão respiratória
Observação de recorrência de crises convulsivas, sinais e sintomas que indiquem agravo do quadro clínico	Registro do horário, da duração, do tipo de movimentos e repercussões no estado geral do paciente
Material completo para reanimação neonatal disponível	Importante para pronto atendimento em caso de parada cardiorrespiratória
Manutenção das vias respiratórias livres de secreções	Mantém a oxigenação
Manutenção da oxigenação; início de oxigenoterapia, se necessário	Evita hipoxia
Balanço hídrico	Útil para controle e reposição de perdas. Auxilia na avaliação das funções renais
Medição do perímetro cefálico a cada 24 h nos casos de suspeita de hemorragia craniana intraventricular ou hidrocefalia, e 1 vez por semana nos demais casos	Monitoramento do crescimento

 Intervenções de enfermagem 16.2

Hemorragia craniana peri-intraventricular

Intervenções	Justificativas
Reanimação neonatal adequada	Evita agravos resultantes da instabilidade dos sinais vitais e da manutenção da hemodinâmica, que podem ocorrer em consequência de uma reanimação ineficiente
Manutenção da temperatura estabilizada	A instabilidade térmica pode acarretar alterações metabólicas, vasoconstrição ou vasodilatação súbitas, fatores que ocasionam alterações nos níveis da pressão arterial, podendo levar ao rompimento dos capilares cerebrais e causar hemorragia craniana peri-intraventricular
Utilização de ventilação mecânica assistida ou sincronizada	A ventilação assistida ou sincronizada promove compatibilidade da respiração do paciente com o ventilador, evitando que a criança "brigue" com o aparelho, mantendo-se mais calma e confortável, o que contribui para sua estabilidade geral e, principalmente, para estabilização da pressão arterial, fator que contribui para profilaxia de hemorragia peri-intraventricular. Sugerem-se sedação e controle da dor nesses pacientes, o que promove conforto e reduz a agitação, permitindo uma ventilação mais eficiente e proporcionando estabilidade hemodinâmica, principalmente da pressão arterial (Capítulo 9). Assim que possível, utilizar ventilação assistida não invasiva, como CPAP nasal, cânula nasal de alta frequência
Monitoramento da pressão arterial	A pressão arterial estável contribui para prevenção de hemorragia craniana peri-intraventricular. Evitar eventos associados a aumento brusco da pressão arterial e hipertensão
Minimização de manipulação desnecessária do paciente, agrupamento dos procedimentos médicos e de enfermagem, bem como observação e resposta adequadas, de acordo com o nível de tolerância do paciente	A interrupção do sono e do repouso da criança causa irritabilidade e choro, ocasionando aumento da pressão intracraniana
Monitoramento da gasometria arterial	O monitoramento da gasometria permite que se avaliem a oxigenação e o nível de PCO_2. A hipoxemia e a PCO_2 elevada podem causar aumento do fluxo sanguíneo cerebral e desencadear hemorragia craniana peri-intraventricular

(continua)

Intervenções de enfermagem 16.2 *(continuação)*

Monitoramento da glicose sanguínea	A hipoglicemia aumenta o fluxo sanguíneo no cérebro, principalmente quando os níveis de glicose são menores que 30 mg%
Monitoramento e pronto tratamento das crises convulsivas	A convulsão aumenta os movimentos e, consequentemente, o fluxo e a pressão intracraniana do sangue
Monitoramento e prevenção de pneumotórax	O pneumotórax altera a contratilidade do coração, comprometendo e diminuindo o fluxo sanguíneo cerebral. No momento da drenagem do pneumotórax, a compressão cardíaca é diminuída, havendo um aumento abrupto do fluxo sanguíneo para o cérebro em função da fragilidade capilar cerebral, principalmente nos prematuros, resultando em hemorragia
Administração lenta de medicações intravenosas, infusão aproximada de 0,5 mℓ/kg/min. O bicarbonato de sódio intravenoso deve ser diluído a 1:1	A administração rápida de infusões venosas acarreta aumento súbito da pressão vascular cerebral, podendo causar ruptura dos vasos cerebrais. Evitar administração de soluções hiperosmolares, diluindo se for necessário. O bicarbonato de sódio é hipertônico e altera subitamente a osmolalidade plasmática, aumentando o risco de hemorragia craniana intraventricular. Deve-se administrar em 20 a 30 min e diluir a 1:1 com água destilada estéril. A velocidade máxima recomendada nos casos de emergência não deve ultrapassar 1 mEq/kg/min
Tentativa de evitar a aspiração da cânula endotraqueal de rotina; fazê-la somente após uma avaliação cuidadosa do padrão respiratório	A aspiração da cânula endotraqueal provoca aumento da pressão intracraniana, podendo ocorrer ruptura dos capilares sanguíneos do cérebro. De preferência, maximizar a oxigenação durante a aspiração na cânula endotraqueal
Posicionamento do paciente lateral ou dorsalmente, com a cabeceira elevada cerca de 30°	A cabeça em posição mediana contribui para um fluxo cerebral homogêneo. Quando o paciente é colocado em decúbito ventral, a posição do pescoço diminui o fluxo sanguíneo para o cérebro. Ao mudar-se a posição da cabeça, ocorre um aumento do fluxo cerebral – consequentemente, sobrevém hipertensão intracraniana
Modificação do ambiente para reduzir fatores que contribuem para estresse (Capítulo 12)	A diminuição dos fatores de estresse promove repouso e diminui a agitação e o choro, fatores que contribuem para aumento da pressão craniana
Administração de medicações anti-hipertensivas, de acordo com a prescrição médica	Episódios de hipertensão acarretam aumento do fluxo cerebral, elevando o risco de hemorragia craniana intraventricular

 Intervenções de enfermagem 16.3

Hidrocefalia

Intervenções	Justificativas
Manutenção do paciente com monitoramento cardiorrespiratório contínuo e verificação dos sinais vitais e da pressão arterial conforme rotina e quando necessário	A hidrocefalia acarreta instabilidade nos parâmetros vitais, causando apneia e bradicardia
Medição do perímetro cefálico diariamente	No caso da hidrocefalia, o monitoramento do crescimento cefálico é importante, pois um aumento pode indicar fluxo do líquido cefalorraquidiano
Realização diária de exame físico e neurológico	Para acompanhamento da evolução do quadro clínico
Manutenção da postura corporal anatômica utilizando suportes para manter o decúbito, visando ao apoio da cabeça com relação ao corpo. Mudança do decúbito a cada 3 a 4 h, conforme a tolerância do paciente	Em decorrência do aumento do peso do crânio, é importante a mudança do decúbito e do posicionamento, para evitar úlceras ou lesões da pele
Diminuição dos estressores ambientais (Capítulo 12)	O paciente hidrocefálico apresenta irritabilidade frequente
Fornecimento de fórmula ou leite materno em pequenos volumes e a intervalos curtos	Normalmente, os pacientes hidrocefálicos apresentam intolerância alimentar

Intervenções de enfermagem 16.4

Hidrocefalia (no pós-operatório)

Intervenções	Justificativas
Observação da drenagem do líquido cefalorraquidiano pela incisão abdominal	A troca do curativo cirúrgico, quando necessária, previne umidade do local, que implica risco de infecção
Medição diária do perímetro cefálico	Útil para monitoramento da regressão ou progressão da hidrocefalia
Avaliação da fontanela anterior	O abaulamento da fontanela pode indicar funcionamento inadequado ou obstrução da válvula
Manutenção do decúbito lateral ou dorsal para evitar pressão no local da derivação	Importante para evitar obstrução da drenagem do líquido cefalorraquidiano
Observação de sinais de meningite, como vômito em jato, hipertermia, irritabilidade, letargia, convulsões e rigidez de nuca	É frequente o aparecimento de meningite nesses pacientes
Observação de sinais de peritonite nos casos de derivações peritoneais, como dor à palpação, distensão abdominal, hipertermia, taquicardia	Favorece uma intervenção precoce
Manutenção da bolsa coletora no nível do polo cefálico ou acima dele em casos de derivações externas	Evita drenagem excessiva do líquido cefalorraquidiano
Monitoramento do *status* neurológico a cada tomada dos sinais vitais ou quando necessário	
Observação da integridade da pele ao redor do *shunt*, bem como drenagem que não deveria estar presente	

 Intervenções de enfermagem 16.5

Tratamento de resfriamento/hipotermia

Intervenções	Justificativas
Manutenção de jejum de 48 a 72 h	Durante o procedimento de resfriamento ocorre diminuição do fluxo sanguíneo para o sistema gastrintestinal, o que pode aumentar o risco de enterocolite necrosante
Avaliação do padrão neurológico	Em função da hipoxia pode haver comprometimento cerebral como edema, hemorragia intracraniana e intraventricular, e convulsões
Fornecimento de suporte respiratório	É importante manter oxigenação adequada durante o procedimento, monitorar PaO_2 e $PaCO_2$, mantendo-as dentro dos padrões normais
Gasometria arterial	Monitorar acidose metabólica e respiratória decorrentes da hipotermia
Administrar medicamentos anticonvulsivantes, quando prescritos	Profilaxia e tratamento de convulsões
Monitorar apneia	Podem ocorrer episódios de apneia devido a lesões causadas pela hipoxia nos centros respiratórios
	Observação: não deve ser utilizada a aminofilina porque pode diminuir a perfusão cerebral. Nesse caso, o uso da cafeína é o mais indicado
Monitorar glicemia	Manter a glicemia entre 75 e 100 mg/dℓ
	Observação: em função do estresse produzido durante a asfixia perinatal, podem ocorrer distúrbios da glicose
Administrar vasopressores como dopanina e dobutamina, quando prescritos	Os medicamentos vasopressores são indicados nos casos de oligúria para melhorar a perfusão renal e nos casos de hipotensão arterial. Esses medicamentos aumentam o débito cardíaco
Monitorar sinais vitais, pressão arterial e perfusão periférica	Para monitoramento da hemodinâmica

Intervenções de enfermagem 16.6

Encefalopatia hipóxico-isquêmica

Intervenções	Justificativas
Manutenção da hidratação venosa de acordo com a prescrição médica	Hipoxemia com comprometimento renal e edema cerebral ocorre em função de asfixia perinatal, sendo necessário restrição de líquidos
Monitoramento de eletrólitos, creatinina e ureia	Útil para monitoramento da função renal. Hiponatremia é comum por causa de lesão tubular e síndrome de secreção inapropriada de hormônio antidiurético
Balanço hídrico rigoroso e exame da densidade urinária	Controle de ganhos e perdas para monitoramento da função renal. Pode ocorrer oligúria transitória ($< 1\,m\ell/kg/h$). Se persistente, pode sugerir lesão renal por hipoxia
Manutenção de jejum por 48 a 72 h	Mesmo que o paciente não apresente complicações clínicas importantes decorrentes da hipoxia, há diminuição do fluxo sanguíneo para o sistema gastrintestinal, levando ao risco de enterocolite necrosante
Início da dieta com pequenos volumes	Para observar a tolerância alimentar, com a finalidade de monitorar sinais de enterocolite necrosante
Avaliação do padrão neurológico	Em função da hipoxia, pode haver comprometimento cerebral (p. ex., edema, hemorragia craniana intraventricular e convulsões)
Fornecimento de suporte respiratório	Importante para manter a oxigenação adequada. PaO_2 e $PaCO_2$ em conformidade com os parâmetros normais
Auxílio na coleta de gasometria	Monitora acidose respiratória e metabólica
Administração imediata de medicações anticonvulsivantes, quando prescritas	Para profilaxia ou tratamento de convulsões
Monitoramento dos episódios de apneia	Pode ocorrer apneia devido a lesões causadas pela hipoxemia nos centros respiratórios. Não se deve administrar aminofilina, pois esta pode diminuir a perfusão cerebral
Realização de glicemia	Devido ao estresse provocado durante a asfixia perinatal, pode ocorrer um distúrbio da glicose. Deve-se manter a glicemia entre 75 e 100 mg/dℓ
Administração de dopamina e dobutamina, quando prescritas	Dopamina e dobutamina são indicadas em casos de oligúria para melhorar a perfusão renal e o débito cardíaco
Monitoramento dos sinais vitais, da pressão arterial e da perfusão periférica	Para monitoramento da hemodinâmica

 Intervenções de enfermagem 16.7

Reaquecimento

Intervenções	Justificativas
O processo de reaquecimento deve ser gradual – no mínimo 6 h até a temperatura corporal ser estabilizada	A temperatura central deve ser aumentada à velocidade de 0,5°C/h ao longo de 6 h, até a temperatura corporal chegar a 36,5°C
Manter o neonato no berço de calor irradiante	
Monitorar o débito urinário	Durante o tratamento de resfriamento podem ocorrer alterações nas funções renais
Monitorar a saturação do oxigênio	O tratamento de hipotermia causa alterações cardiorrespiratórias, podendo levar a hipertensão pulmonar, o que afetaria a oxigenação, devendo então ser monitorada nas primeiras 24 h
Monitorar os sinais vitais: frequência cardíaca, respiração e pressão arterial	Verificar os sinais vitais a cada 15 min quatro vezes e a cada hora por 24 horas após o reaquecimento
Realizar exames laboratoriais para monitorar as funções hepáticas, renais e hematológicas	Exame de coagulação a cada 12 h, hemograma completo, eletrólitos, cálcio, magnésio, creatinina, lactato e função hepática. Bilirrubina no segundo e quarto dias após o resfriamento

Intervenções de enfermagem 16.8

Malformações congênitas da coluna vertebral | Pré- e pós-operatório

Intervenções	Justificativas
Proteção da lesão com compressas ou gaze esterilizada, umedecida com solução fisiológica a 0,9% morna; cobertura com plástico transparente flexível estéril. Troca da gaze a cada 2 h; utilização de técnica asséptica	Evita contaminação, perda de líquido e calor. Protege a lesão contra ruptura
Posicionamento do paciente de modo que a lesão não seja pressionada. Dar preferência à posição ventral	Usar "colar" de compressa circulando a lesão. Protege a membrana, evitando ruptura com perda de LCR. A posição ventral previne contato de fezes e urina com a lesão
Administração de antibióticos de acordo com a prescrição médica	Para tratamento e/ou prevenção de infecções
Esvaziamento da bexiga por meio de sondagem vesical contínua, intermitente, ou de manobras externas (manobra de Credé) a cada 2 h	Em virtude desse defeito congênito, não ocorre esvaziamento espontâneo da bexiga, sendo necessárias manobras externas ou sondagem vesical
Manutenção de higiene íntima adequada após eliminação de fezes e urina	Útil para evitar o contato de fezes e urina com a lesão
Mudança no decúbito com frequência a cada 2 a 3 h, de acordo com a tolerância do paciente. Utilização, de preferência, de colchão do tipo "caixa de ovo", feito de espuma especial	Promove conforto e evita traumatismo da lesão
Verificação diária do perímetro cefálico	Importante para o monitoramento da função de drenagem e aparecimento ou aumento de hidrocefalia
Estimulação do relacionamento afetivo dos pais e do envolvimento nos cuidados do paciente; foco nos aspectos saudáveis e normais do paciente	Ajuda os pais a superarem o impacto da presença de malformação congênita e a desenvolverem mecanismos para aceitar o problema. É preciso ensiná-los a cuidar desse paciente e saber o que esperar do futuro
Observação dos sinais e sintomas de infecção, como irritabilidade, hipertermia, ruptura da bolsa ou vazamento do LCR através da incisão cirúrgica	A identificação precoce da infecção permite o tratamento antes de surgirem complicações da infecção generalizada. A ruptura do saco da lesão pode propiciar o aparecimento de meningite
Avaliação dos reflexos e simetria das pupilas de 2 em 2 h	Mudanças na reação das pupilas podem indicar comprometimento neurológico e possível aumento da pressão intracraniana
Observação do curativo, da drenagem e dos sinais de infecção localizada e geral, a cada 2 h após o fechamento da lesão	A presença de drenagem abundante ou secreções pode ser indicação de mau fechamento da lesão e/ou infecção

LCR: líquido cefalorraquidiano.

Bibliografia

Abdel-Rahman AM, Rosenberg AA. Prevention of intraventricular hemorrhage in the premature infant. Clinics in Perinatology. 1994; 21(3):505-21.

Amiel-Tison C, Korobkin R. Problemas neurológicos. In: Fanaroff AMB, Klaus MH. Alto risco em neonatologia. 4. ed. Rio de Janeiro: Guanabara Koogan: 1995; p. 326-7.

Angeles DM. Periventricular-intraventricular hemorrhage: pathophysiology and prevention. In: The National Conference of Neonatal Nursing, 1998, Anaheim, California. California: Contemporary Foruns; 1998; p. 51-4.

Antonucci R, Porcella A, Pilloni MD. Perinatal asphyxia in the term newborn. J Pediatr Neonatal Individualized Medicine. 2014; 3(2):e030269.

Ballabh P, Braun A, Nedergaard M. The blood-brain barrier: an overview: structure, regulation, and clinical implications. Neurobiology of Disease. 2004; 16(1):1-13.

Blackburn ST. Assessment and management of neurologic dysfunction. In: Kenner C, Lott JW, Flandemeyer AA. Comprehensive neonatal nursing – a physiologic perspective. Philadelphia: WB Saunders; 1998; p. 564-607.

Blackburn ST, Loper DL. Maternal, fetal and neonatal physiology, a clinical perspective. Philadelphia: WB Saunders; 1992.

Cooper DJ. Induced hypothermia for neonatal hypoxic-ischemic encephalopathy: pathophysiology, current treatment, and nursing considerations. Neonatal Network. 2011; 30(1):29-35.

Del Toro J, Louis PT, Goddard-Finegold J. Cerebrovascular regulation and neonatal brain injury. Pediatric Neurology. 1991;7(1):3-12.

Carvalho WB, Fascina LP, Moreira GA et al. Manual de terapia intensiva pediátrica. Rio de Janeiro: Atheneu; 1993.

Du Plessis AJ. Cerebrovascular injury in premature infants: current understanding and challenges for future prevention. Clinics in Perinatology. 2008; 35(4):609-41.

Gardner SL, Carter BS, Enzman-Hines M, Hernandez JA. Merenstein & Gardners Handbook of Neonatal Intensive Care. 7. ed. Mosby-Elsevier; 2011. p 275.

Ghazi-Birry HS, Brown WR, Moody DM et al. Human germinal matrix venous origin of hemorrhage and vascular characteristics. Am J Neuroradiol. 1997; 18(2):219-29.

Gorchynski J, Everett W, Prebil L, West J. A systematic review of Lidocaine-Prilocaine cream EMLA in the treatment of acute pain in neonates. West J Emerg Med. 2008; (1): 9-12.

Guinsburg R. Conforto e analgesia no período neonatal. In: Costa HPF, Marba, ST, 2003. O recém-nascido de muito baixo peso. p. 111-2.

Guyer B, Hoyert DC, Martin JA et al. Annual summary of vital statistics – 1998. Pediatrics, 1999; 104(6):129-46.

Gluckman PD, Waytt JS, Azzopardi D et al. Selective head cooling with mild systemic hypothermia after perinatal encephalopathy multicenter randomized trial. Lancet. 2005; 365:663-70.

Haws PS. Care of the sick neonate: a quick reference guide for health care providers. Philadelphia: Lippincott Williams & Wilkins; 2004.

Henchan AM, Evans N, Henderson Smart DJ et al. Perinatal risk factors for major intraventricular haemorrhage in the Australian and New Zeland Network, 1995-97. Archives of Disease in Childhood. Fetal and Neonatal Edition. 2002; 86(2):F86-90.

Higgins RD, Raju TN, Perlman J et al. Hypothermia and perinatal asphyxia: executive summary of the National Institute of Child Health and Human Development workshop. The J of Pediatrics. 2006; 148(2):170-5.

Jacobs SE, Morley CJ, Stewart MJ et al. Whole-body hypothermia for term and near term newborns with hypoxic-ischemic encepahlopaty: a randomized controlled trial. Arch Pediatr Adolescent Med. 2011; 165(8):692-700.

Kenneth FS. Pediatric neurology: principles and practice. St. Louis: Mosby Year Book; 1995.

Long M, Brandon DH. Induced hypothermia for neonates with hypoxic ischemic encephalopaty. J Obst Gynecol Neonatal Nurs. 2007; 36(3):293-8.

Lynam L, Verklan MT. Neurologic disorders. In: Verklan MT, Walden M. Core curriculum for neonatal intensive care nursing. St. Louis: Elsevier/Saunders; 2004; p. 821-57.

Marcondes E. Pediatria básica. São Paulo: Sarvier; 1991.

Martin JH. Neuroanatomia: texto e atlas. Porto Alegre: Artmed; 1998.

Mathur AM, Smith JR, Donze A. Hypothermia and hypoxic-ischemic encephalopathy: guideline development using the best evidence. Neonatal Network. 2008; 27(4):271-86.

Melson KA, Jaffe MS. Maternal infant health care plans. Pennsylvania: Springhouse Corporation; 1989.

Ment LR, Oh W, Ehrenkranz RA et al. Risk period for intraventricular hemorrhage of the preterm neonate is independent of gestational age. Seminars in Perinatology 1993; 17(5):338-41.

Murahovschi J. Emergências em pediatria. 6. ed. São Paulo: Sarvier; 1993.

Murphy BP, Inder TE, Rooks V et al. Posthemorrhagic ventricular dilatation in the premature infant: natural history and predictors of outcome. Archives of Disease in Childhood. Fetal and Neonatal Edition. 2002; 87(1):F37-41.

Paraná. Secretaria de Estado de Saúde. Manual de atendimento ao recém-nascido de risco. Curitiba: SESA; 2002.

Pinto-Martin JA, Whitaker AH, Feldman JF et al. Relation of cranial ultra-sound abnormalities in low-birthweight infants to motor or cognitive performance at ages 2, 6 and 9 years. Dev Med Child Neurol. 1999; 41(12):826-33.

Rafat M. Whole body cooling for infants with hypoxic ischemic encephalopathy. J Clin Neonatol. 2012; 1(2):101-6.

Ramey J. Evaluation of periventricular-intraventricular hemorrhage in premature infants using cranial ultrasounds. Neonatal Network. 2000; 19(7): 31-7.

Roze E, Van Braeckel KN, van der Veere CN et al. Functional outcome at school age of preterm infants with periventricular hemorrhagic infarction. Pediatrics. 2009; 123(6):1493-1500.

Sorenson P. Seizures in the neonate. Advance NICU Nursing. California: Loma Linda University Children's Hospital; 1997.

Verklan MT, Lopez SM. Neurologic disorders. In: Gardner SL, Carter BS, Enzman-Hines M, Hernandez J. The handbook of neonatal intensive care. 7. ed. St. Louis: Mosby; 2011; p. 748-86.

Volpe JJ. Neurology of the newborn. 4. ed. Philadelphia: WB Saunders; 2001.

Vohr BR, Allan WC, Westerveld M et al. School-age outcomes of very low birth weight infants in the indometacina intraventricular hemorrhage prevention trail. Pediatrics. 2003; 111(4 Pt 1): e340-6.

Weise KL, Nahata MC. EMLA for painful procedures in infants. J Pediatrics Health Care. 2005; 19(1): 42-9.

Wilson-Costello D, Friedman H, Minich N et al. Improve survival rates with increased developmental disability for extremely low birth weight infants in the 1990s. Pediatrics. 2005; 115(4):997-1003.

Woods AG, Cederholm CK. Adv Neonatal Care. 2012; 12(6):345-8.

Wyatt JS, Gluckman PD, Lui PY et al. Determinants of outcomes after head cooling for neonatal encephalopathy. Pediatrics. 2007; 119:912-21.

Young TE, Mangun B. Neofax. 20. ed. Raleigh: Acorn Publishing Inc.; 2007.

17

Distúrbios Hidreletrolíticos e Metabólicos

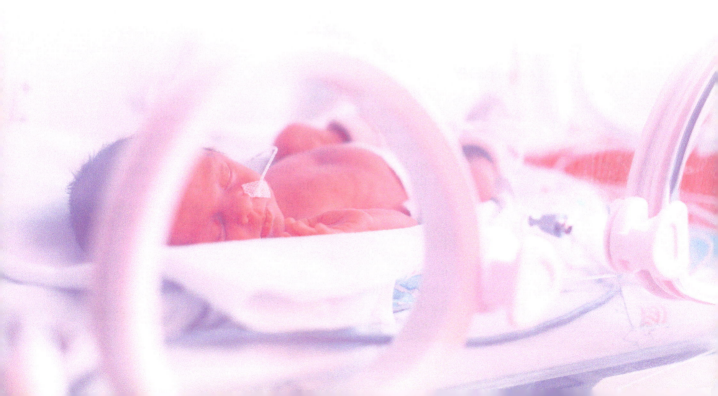

Equilíbrio hidreletrolítico

A água é o elemento mais importante e presente em maior percentual no corpo humano. Todo o percentual de água está distribuído nos compartimentos intra- e extracelular, e essa distribuição depende do conteúdo dos solutos (eletrólitos e proteínas) na água circulante, ou seja, da osmolaridade.

A membrana da célula é completamente permeável à água, mas não à maioria dos solutos. O volume do compartimento intracelular é mantido pelo potássio e regulado pela bomba de sódio (Na) e potássio (K). O volume do compartimento extracelular é mantido pelo sódio e regulado pelos rins. Já o volume intravascular é mantido pela pressão osmótica coloidal (proteínas do plasma).

Em um feto com 24 semanas de gestação, o total de água representa 90% do peso corporal, com 65% no compartimento extracelular e 25% no intracelular. À medida que o feto se desenvolve, o volume do líquido extracelular diminui e representa, ao final da gestação, 75% do peso corporal, compreendendo os compartimentos extracelular, com 40%, e intracelular, com 35%. O equilíbrio hidreletrolítico do feto é regulado pelo mecanismo de homeostase da placenta. Esse sistema regulador termina ao nascimento e deve iniciar o processo de autorregulação quando o neonato tiver de se adaptar à vida extrauterina.

O neonato pré-termo depende do seu sistema imaturo para promover a estabilidade hidreletrolítica. Nos primeiros dias de vida, há excesso de água corporal total, fluxo urinário lento, urina diluída e balanço hídrico negativo; o neonato perde 5 a 10%, chegando ao decréscimo de até 15% de seu peso na primeira semana de vida, em decorrência do aumento do conteúdo de água, do volume extracelular e da grande quantidade de perda de água pela via transepidérmica, pois apresenta uma pele também imatura, ainda não preparada para reter água. A maioria dos neonatos urina ao nascer ou nas primeiras 36 horas após o nascimento; 92% o fazem nas primeiras 24 horas de vida e 99% urinam durante as primeiras 48 horas, de acordo com Blackburn (1994). Normalmente, a diurese varia de 1 a 3 mℓ/kg/h e pode ser retardada quando ocorrem hemorragia perinatal, asfixia e diminuição da ingestão de líquidos.

Equilíbrio hídrico e sistema renal

O sistema renal, cujo componente principal são os rins, é de extrema importância para o equilíbrio hidreletrolítico e para a regulação do volume extracelular. Os rins têm como funções fundamentais a excreção dos produtos terminais do metabolismo corporal e o controle das concentrações da maior parte dos componentes dos líquidos orgânicos – ou seja, garantem a constância do líquido extracelular, o equilíbrio dos eletrólitos, dos fosfatos, do hidrogênio e do bicarbonato, promovem a excreção de produtos finais do metabolismo, como ureia e creatinina, e ainda exercem função endócrina. Cada rim é constituído de um milhão de minúsculas unidades funcionais, chamadas néfrons, que apresentam um componente filtrante, o glomérulo, e um tubo que se estende do glomérulo até a papila, o túbulo. Os rins são compostos de néfrons, glomérulos, tubo proximal, alças de Henle, tubo distal e ducto coletor.

▸ **Néfrons.** São unidades básicas dos rins e têm as funções passivas de filtrar os nutrientes e as excretas (como ureia, creatinina, ácido úrico e excesso de eletrólitos), bem como de reabsorver substâncias e de excretar a urina.

▸ **Glomérulos.** São considerados o "filtro". Os recém-nascidos têm uma taxa de filtração glomerular baixa em decorrência de pressão média arterial baixa, de resistência vascular renal alta, e da incompletude da nefrogênese até 34 semanas de gestação. Por causa da baixa taxa de filtração glomelular, os recém-nascidos têm dificuldade de excretar volume ou carga de sódio maior. Um aumento no fluxo de sangue para os rins leva a um aumento da taxa de filtração glomerular. Essa taxa pode ser avaliada por meio dos valores laboratoriais de depuração da creatinina e de insulina.

▸ **Tubo proximal.** Reabsorve 60 a 70% do volume filtrado e de nutrientes como glicose e aminoácidos, sódio, potássio, além de certa quantidade de água.

▸ **Alças de Henle.** Têm como função a reabsorção de sódio e cloro e de certa quantidade de água.

▸ **Tubo distal e ducto coletor.** Têm como funções a reabsorção da água em resposta ao hormônio antidiurético, secreção do potássio e reabsorção final do sódio em resposta à aldosterona; também cumprem as funções de reabsorver cloro e bicarbonato e eliminar o hidrogênio iônico. Nos neonatos, a função do tubo distal é diminuída; isto leva a incapacidade de concentrar a urina, perda de sódio e diminuição da secreção de potássio.

Após o nascimento, ocorre perda de água por diversos mecanismos, como por meio do sistema renal, além das chamadas perdas insensíveis, que se dão pelo sistema respiratório, pelas fezes e pela pele (transepidérmica). A taxa de eliminação de urina depende das funções renais, da idade gestacional e dos eventos que possam ter ocorrido no período perinatal, e, finalmente, da quantidade de líquidos recebida após o nascimento.

Para a manutenção de uma infusão adequada de líquido e eletrólitos, é necessário avaliar periodicamente as perdas insensíveis de água. Essas perdas não são reguladas pelo neonato; trata-se de um processo passivo.

Controlando-se as condições ambientais, tais como umidade e movimento do ar sobre o corpo, pode-se controlar ou diminuir a perda insensível de água.

Terapia hidreletrolítica

Os requerimentos de líquidos variam de acordo com a idade gestacional, com as patologias e os tratamentos (p. ex., fototerapia e uso de berço de calor radiante). A administração apropriada de líquidos é importante para evitar problemas clínicos, e o cálculo da quantidade de líquidos necessária deve levar em consideração perdas já ocorridas somadas às perdas projetadas, o que resulta em requerimentos para manutenção. Certas patologias, no entanto, requerem aumento ou diminuição da quantidade de líquidos a ser administrada. Uma restrição excessiva pode acarretar desidratação, hiperosmolaridade, hipoglicemia e hiperbilirrubinemia. Já a administração de um volume excessivo de líquido (p. ex., a recém-nascidos pré-termo) está associada a maior incidência de displasia broncopulmonar, persistência do canal arterial e hemorragia intraventricular.

Ao calcular-se a terapia hidreletrolítica, também se deve, de acordo com Goetzman e Wennberg (1999), levar em conta as perdas insensíveis de água, que ocorrem através da pele, do sistema pulmonar, da urina, das fezes e da sudorese. Normalmente, a perda insensível é de cerca de 40 a 50 mℓ/kg/24 h; nos prematuros nascidos com menos de 1.000 g e com 25 a 27 semanas de gestação, a perda é maior através da pele (por ser muito fina e permeável), chegando a quase 129 mℓ/kg nas primeiras 24 horas. Fatores como integridade e permeabilidade da pele, estresse respiratório, temperatura ambiente não termoneutra, berço de calor radiante, fototerapia e agitação podem aumentar a perda insensível de água através da pele. Para diminuí-la, recomenda-se o uso de incubadoras de parede dupla, cobertas de plástico transparente flexível, ou umidificação da incubadora com o dispositivo de umidificação ou acréscimo de tenda de umidificação (Capítulo 6).

A utilização de fototerapia para o tratamento de hiperbilirrubinemia demanda aumento da quantidade de líquidos, pois a fototerapia aumenta a perda insensível de água, de 40 a 50 mℓ/kg/24 h para até 100 mℓ/kg/24 h.

Doherty e Simmons (2008) sugerem administração inicial de líquidos de acordo com o peso e o tempo (em horas) de nascido (Quadro 17.1).

O valor calórico recomendado é de 5 a 6 mg/kg/min de glicose.

Para administração segura de líquidos, é necessário monitoramento clínico da hidratação, como: ganho de peso dentro da faixa de normalidade, volume e gravidade específica da urina, nível dos eletrólitos no soro e balanço hídrico (Apêndice I).

Quadro 17.1 Administração de líquidos de acordo com peso e tempo de nascido.

Primeiras 24 h de vida	
< 1.000 g	100 a 150 mℓ/kg/24 h
1.000 a 1.500 g	80 a 100 mℓ/kg/24 h
1.501 a 2.500 g	60 a 80 mℓ/kg/24 h
Com 24 a 48 h de vida	
< 1.000 g	120 a 150 mℓ/kg/24 h
1.000 a 1.500 g	100 a 120 mℓ/kg/24 h
1.501 a 2.500 g	80 a 120 mℓ/kg/24 h
Após 48 h de vida	
< 1.000 g	140 a 190 mℓ/kg/24 h
1.000 a 1.500 g	120 a 160 mℓ/kg/24 h
1.501 a 2.500 g	120 a 140 mℓ/kg/24 h

Fonte: adaptado de Doherty e Simmons, 2008.

Distúrbios do equilíbrio eletrolítico e metabólico

Distúrbios dos níveis de sódio

O sódio é o íon extracelular mais abundante e fundamental para a ação potencializadora de despolarização celular, além de contribuir para manutenção do volume de líquido extracelular. Juntamente com outros eletrólitos, o sódio é responsável pela manutenção do equilíbrio osmótico entre os compartimentos dos líquidos. O sódio é absorvido pelo intestino, pelo cólon e, mais amplamente, pelo jejuno; é excretado pelos rins, filtrado pelos glomérulos e reabsorvido. Em condições normais, 96 a 99% do sódio filtrado são reabsorvidos. A pressão oncótica e hidrostática é o principal fator na reabsorção do sódio, sob ação do hormônio aldosterona. Desequilíbrios na concentração de sódio podem causar hiponatremia ou hipernatremia, que afetam o equilíbrio hidreletrolítico.

Hiponatremia

A hiponatremia, também chamada intoxicação por e água, ocorre quando há ingestão excessiva de água, função renal imatura incapaz de eliminar o excesso de água e diminuição da osmolaridade sérica. Os requerimentos de sódio variam de 2 a 5 mEq/kg/24 h, por via parenteral, e de 4 a 8 mEq/kg/24 h por via oral, segundo Goetzman e Wenberg (1999). Quando a concentração de sódio no soro diminui, a água é transportada para dentro das células, alojando-se principalmente nas células do cérebro; isto provoca edema, que, por sua vez, causa sintomas como convulsões, irritabilidade ou letargia, apneia e insuficiência respiratória.

Considera-se que há hiponatremia quando o valor de sódio no soro é de 130 mEq/ℓ; quando tal valor chega a 115 mEq/ℓ, pode ocorrer coma.

Etiologia

» Volume hídrico elevado: leva a aumento da diurese, diminuição da osmolaridade e gravidade específica da urina; tensão hídrica; falência renal e hepática
» Aumento da perda de sódio: quando são administrados certos medicamentos
» Diuréticos: levam a perda de sódio
» Indometacina: leva a retenção de água, causando hiponatremia por diluição
» Opiáceos, carbamazepina e barbitúricos: podem desencadear síndrome de secreção inapropriada do hormônio antidiurético
» Líquidos intravenosos hiperosmolares: levam a diurese osmótica e perda de sais
» Hiperglicemia: leva a diurese osmótica
» Perda pelo trato gastrintestinal: diarreia, vômitos, drenagem gástrica, defeitos na parede abdominal (gastrosquise, onfalocele)
» Diminuição da ingestão de sódio
» Secreção inapropriada do hormônio antidiurético, associada a problemas no sistema nervoso central, asfixia perinatal, hemorragia intraventricular, hidrocefalia e meningite.

Quadro clínico

» Pode apresentar-se assintomático, exceto pelo edema generalizado
» Ganho ou perda de peso excessivos, em caso de desidratação
» Sinais de desidratação: baixo débito urinário, turgor da pele diminuído, membranas ressecadas, aumento da gravidade específica da urina e fontanelas deprimidas
» Apneia, letargia, irritabilidade
» Podem ocorrer convulsões com níveis extremamente baixos (< 120 mEq/ℓ) em decorrência de edema das células cerebrais, causado pela troca do líquido extracelular para o intracelular.

Tratamento

Para controlar a hiponatremia, recomenda-se restrição de líquidos, com diminuição de 20 mℓ/kg/dia, independentemente do peso do recém-nascido. Caso a volemia esteja normal, manter a oferta de líquidos em cerca de 60 mℓ/kg/dia. Deve-se calcular o déficit de sódio, corrigi-lo com infusões de solução fisiológica a 0,9% (154 mEq/ℓ) ou a 0,45% (77 mEq/ℓ), e administrar lentamente, em 1 horas ou mais, 10 a 20 mℓ/kg. Não se deve administrar mais do que 10 mEq/ℓ de sódio em 24 horas, segundo Haws (2004). Em casos de hiponatremia grave, pode-se utilizar cloreto de sódio a 3% (0,5 mEq/mℓ) com cautela, e fazer reposição em 12 a 24 horas para prevenir rápida mudança de líquido no cérebro.

Hipernatremia

Ocorre hipernatremia quando há excessiva perda insensível de água, com aumento do sódio no soro; isto leva a aumento da osmolaridade e faz com que o sangue se torne hipertônico. O líquido intracelular vai para o compartimento extracelular. Os níveis de sódio no soro são > 150 mEq/ℓ.

Etiologia

» Aporte inadequado de líquido
» Excessiva perda insensível de água (pela pele e pela respiração)
» Administração excessiva de sódio
» Diabetes insípido: deficiência do hormônio antidiurético, levando a perda excessiva de água.

Quadro clínico

» Sinais de desidratação (turgor da pele reduzido, ressecamento de mucosas e membranas, diminuição da diurese, aumento da gravidade específica de urina, depressão das fontanelas)
» Perda de peso
» Irritabilidade, choro estridente, letargia, convulsões.

Tratamento

» Correção da hipernatremia grave lentamente, para prevenir edema das células cerebrais
» Diminuição das perdas insensíveis de água (aumento da umidade do ambiente; uso de incubadora de parede dupla ou de tenda, com umidificação aquecida; umidificação dos gases utilizados na oxigenoterapia; manutenção do ambiente a uma temperatura termoneutra; uso tópico de creme como Aquafor®, para redução da perda insensível de água pela pele nos pacientes prematuros) (Capítulo 6)
» Restrição à administração de sódio
» Monitoramento: diurese, eletrólitos, ureia e creatinina no soro, e peso corporal.

Distúrbios dos níveis de potássio

O potássio é o cátion intracelular mais importante. A concentração intracelular é mantida e regulada pela bomba de sódio e potássio. O potássio é absorvido no jejuno, por absorção passiva, e secretado ativamente pelo cólon; sua excreção é realizada pelos rins.

A necessidade de potássio, tanto para o neonato a termo como para o prematuro, é de 2 a 3 mEq/kg/dia. A concentração sérica normal é de 3,5 a 5,0 mEq/ℓ.

Hipopotassemia

Considera-se que há hipopotassemia quando o nível de potássio no soro é de 3,5 mEq/ℓ.

Etiologia

- Aumento da perda de potássio
  - Via gástrica (diarreia, vômitos, secreções gástricas)
  - Alterações renais
  - Medicamentos: diuréticos, insulina, bicarbonato de sódio, terapia com corticosteroides, anfotericina B, gentamicina e carbenicilina
  - Alcalose
  - Hipercalcemia e hipomagnesemia.

Quadro clínico

As consequências da hipopotassemia se dão em nível muscular:

- Distensão abdominal e diminuição da motilidade intestinal
- Fraqueza muscular
- Efeitos cardíacos, como depressão do segmento ST, prolongamento do intervalo P-R e arritmias.

Tratamento

- Aumento da ingestão de potássio: 2 a 3 mEq/kg/dia (Haws, 2004)
- A reposição de potássio é feita por meio de infusão lenta (infusão rápida de potássio deve ser terminantemente evitada, pois acarreta arritmia fatal), com monitoramento cardíaco (0,5 a 1 mEq/ℓ por via intravenosa em 1 hora)
- Tratamento das causas.

Hiperpotassemia

Considera-se que há hiperpotassemia quando o nível de potássio no soro está em 6,5 mEq/ℓ.

Etiologia

- Infusão excessiva de potássio
- Transfusão de sangue (sangue antigo frequentemente tem hemólise, aumentando os níveis de potássio)
- Diminuição da excreção: falência renal, hiperplasia renal, insuficiência adrenal (não produz aldosterona)
- Prematuridade do sistema renal
- Troca do potássio do compartimento intracelular para o extracelular (hemorragia, equimose, ruptura rápida de tecidos, acidose).

Quadro clínico

- A toxicidade cardíaca é o maior risco e pode ser facilmente observada por meio de mudança no traçado do eletrocardiograma (ECG); pode ocorrer fibrilação ventricular
- Fraqueza muscular, letargia, hipotonia e tetania.

Tratamento

O tratamento visa promover perda de potássio e entrada de potássio para dentro da célula por meio da:

- Eliminação de qualquer fonte extra de potássio
- Promoção de perda de potássio (diuréticos, resina trocadora de íons, como Sorcal®, diálise peritoneal)
- Promoção de ganho de potássio para dentro da célula (administração de bicarbonato de sódio, glicose hipertônica e insulina)
- Exsanguinotransfusão.

Distúrbios dos níveis de cálcio

O cálcio é um elemento importante para manutenção da permeabilidade da parede celular; participa do sistema de coagulação e é necessário para a transmissão dos impulsos nervosos e da contração muscular.

A regulação do cálcio é feita pelo hormônio paratireoidiano. Esse mecanismo aumenta o cálcio no soro, por meio da mobilização do cálcio dos ossos, e reduz a excreção de cálcio pelos rins. O nível de hormônio paratireoidiano é baixo nas primeiras 48 a 72 horas após o nascimento. A vitamina D é importante para uma ação eficaz do hormônio paratireoidiano, levando a aumento da absorção de cálcio pelos intestinos.

Nas primeiras 48 horas após o parto, é normal uma redução nos níveis de cálcio, que se normalizam posteriormente.

Consideram-se normais os seguintes níveis: cálcio total, 9,1 a 10,6 mg/dℓ; cálcio ionizado, 3,5 a 4,0 mg/dℓ.

Hipocalcemia

Considera-se que há hipocalcemia quando os níveis totais de cálcio são de 7 mg/dℓ, e de cálcio ionizado, 4,4 mg/dℓ.

Etiologia

- Armazenamento inadequado de cálcio: prematuridade (antes do 3º trimestre o feto não armazena cálcio), insuficiência da placenta (após o termo, a placenta não transfere cálcio para o feto), retardo no crescimento intrauterino
- Regulação hormonal imatura: nos filhos de mães diabéticas há um atraso na produção do hormônio paratireoidiano após o nascimento. A asfixia e o estresse também levam a diminuição nos níveis de cálcio
- Interferência na utilização do cálcio: alcalose (diminuição do cálcio na forma ionizada, que é a disponível para utilização), exsanguinotransfusão (cálcio se liga ao anticoagulante citrato, utilizado no sangue a ser infundido)
- Deficiência de vitamina D, aumento do fósforo, hipomagnesemia
- Terapia com diuréticos: a furosemida aumenta as perdas de cálcio pelos rins
- Acidose tubular renal
- Jejum prolongado.

Quadro clínico

- Início precoce: apneia, irritabilidade, tremores, abalos, tetania, hipertonia, convulsões, alterações no ECG (intervalo QT prolongado), arritmias
- Início tardio: desmineralização óssea, fraturas, fosfatase alcalina elevada, raquitismo.

Tratamento

O tratamento recomendado por Haws (2004) segue com a administração profilática de cálcio na hidratação intravenosa, em forma de gliconato de cálcio a 10%, 200 a 800 mg/kg/dia, em infusões periféricas. Devem ser evitadas concentrações maiores que 3 mg de gliconato de cálcio por mililitro em 24 horas, pois a solução com cálcio é muito irritante e o extravasamento pode ocasionar lesões, chegando a necrose do tecido.

Se houver necessidade de cálcio adicional, pode-se administrar o cálcio elementar, 18 a 75 mg/kg em um período de infusão lenta de 4 a 6 horas. É preciso manter o paciente em monitoramento cardíaco constante durante a infusão, para detecção de arritmias durante a administração intravenosa de cálcio; se ocorrer bradicardia, deve-se suspender a infusão.

Na exsanguinotransfusão com o uso de sangue citratado, deve-se administrar gliconato de cálcio a 10% na dose de 100 mg para cada 100 mℓ de sangue transfundido.

É preciso normalizar os níveis de fósforo e magnésio e administrar um suplemento de vitamina D. Caso haja alcalose (pH > 7,50), deve-se administrar suplementação de cálcio.

Hipercalcemia

Considera-se que há hipercalcemia quando os níveis de cálcio total forem > 11 mg/dℓ ou de cálcio ionizado > 5,4 mg/dℓ.

Etiologia

- Insuficiência da glândula adrenal
- Hipervitaminose A e D
- Administração excessiva de cálcio e vitamina D
- Distúrbios da tireoide e da paratireoide
- Depleção de fósforo
- Terapia com diuréticos.

Quadro clínico

- Poliúria, bradicardia, constipação intestinal.

Tratamento

- Promoção da excreção urinária de cálcio (por meio de hidratação)
- Administração de glicocorticoides (diminuem a absorção intestinal e óssea de cálcio)
- Suspensão da administração de vitamina D e cálcio
- Limitação da exposição ao sol.

Distúrbios dos níveis de glicose

Durante a vida intrauterina, a mãe supre o bebê com glicose por meio de difusão pela placenta. Após ser absorvida pelas células, a glicose está disponível para ser utilizada imediatamente ou armazenada em forma de glicogênio, um polímero da glicose, que se acumula no fígado. A síntese de glicogênio fetal inicia-se a partir da 19ª semana de gestação, mas a maior parte da glicose fetal é produzida e armazenada por volta do 3º trimestre de gestação. A insulina é um dos componentes que estimulam o crescimento do feto. Após o nascimento, o recém-nascido precisa manter o equilíbrio homeostático da glicose por meio de sua própria produção e consumo de glicose. Ao nascer, há aumento de certos hormônios e ocorrem mudanças metabólicas que favorecem a manutenção e a homeostase da glicose.

A glicose é utilizada por todos os tecidos do corpo como fonte de energia. Sua função nos músculos e tecidos adiposos é regulada pela insulina, que é secretada pelo pâncreas. Segundo Guyton (1984), a velocidade de transporte de glicose é aumentada pela quantidade de insulina. Quanto mais insulina é liberada, mais rapidamente a glicose chega às células.

O recém-nascido é mais vulnerável ao desequilíbrio da glicose nos primeiros dias de vida, devido à interrupção no fornecimento de glicose materna após o nascimento; nas primeiras 2 a 3 horas de vida, consome-se quase todo o glicogênio armazenado no fígado durante a vida intrauterina. Nesse período, também existe uma insuficiência do pâncreas na liberação de insulina. O monitoramento da glicemia sanguínea do neonato deve ser feito ao nascer e antes de cada alimentação, por um período de 24 horas, ou até que a glicemia esteja estabilizada nos seguintes neonatos:

- Grandes para a idade gestacional (> 4 kg) ou pequenos para a idade gestacional (< 2,5 kg)
- Filhos de mulheres diabéticas
- Nascidos com menos de 37 semanas de gestação
- Com temperatura corporal após o nascimento < 36,2°C.

Para manutenção da homeostasia da glicose, é importante o equilíbrio entre a liberação da glicose hepática e a utilização periférica da glicose, que está relacionada com a demanda metabólica do recém-nascido. Os valores considerados normais para o nível de glicose no plasma variam entre 40 e 150 mg/dℓ. Ainda não há consenso entre os pesquisadores acerca do estabelecimento de um nível aceitável, mas o nível apresentado é utilizado na maioria das UTIs neonatais.

Para monitoramento dos níveis de glicose no sangue, pode ser utilizado o método de punção capilar, que não é um método exato mas pode servir de triagem. Para aquecimento do calcanhar, recomenda-se a utilização de compressa morna ou do aquecedor em gel ativado quimicamente, que tem temperatura preestabelecida, para prevenir queimaduras por compressas muito quentes. Esse aquecimento prévio à coleta da amostra permite maior afluxo de sangue para o local, proporcionando maior precisão no resultado do nível de glicose (Figura 17.1). Se a extremidade estiver fria, pode-se obter um resultado falso de glicose baixa.

Hipoglicemia

Etiologia

Considera-se que há hipoglicemia quando os níveis estão < 40 mg/dℓ em neonatos a termo saudáveis e < 45 mg/dℓ em neonatos a termo enfermos e prematuros. As manifestações clínicas de hipoglicemia podem ocorrer 24 a 72 horas após o nascimento, ou mais precocemente. Recomenda-se um nível de glicose > 45 mg/dℓ para todos os recém-nascidos com mais de 72 horas de vida, independentemente do peso ou da idade gestacional.

Os fatores que contribuem para a ocorrência de hipoglicemia são diversos, destacando-se:

- Diminuição do armazenamento de glicogênio
  - Recém-nascidos prematuros: o armazenamento de glicogênio nessa população é limitado, principalmente porque o glicogênio hepático é acumulado durante o 3º trimestre de gestação, o que não ocorre nos casos de parto prematuro
  - Recém-nascidos pequenos para a idade gestacional apresentam armazenamento inadequado de glicogênio e lipídios
  - Recém-nascidos com crescimento intrauterino retardado: diminuição da produção de glicogênio; o que se encontra disponível é utilizado para o crescimento dos tecidos e metabolismo oxidativo
- Anormalidades na regulação endócrina. Certas condições levam a hiperinsulinismo, um aumento excessivo da secreção de insulina, que provoca acréscimo na taxa de síntese de glicogênio e na utilização de glicose intracelular, inibindo também a resposta do

neonato ao aumento da demanda de glicose, como nos seguintes casos:
  - Recém-nascidos de mães diabéticas: o feto está acostumado a produzir altas concentrações de insulina em resposta ao aumento de glicose materna que atravessa a placenta; após o nascimento, a interrupção repentina da oferta de glicose, mas com níveis ainda altos de insulina, leva a hipoglicemia
  - Incompatibilidade de Rh: ocorre aumento da produção de insulina
  - Exsanguinotransfusão: devido ao alto teor de glicose no preservativo utilizado para o sangue da exsanguinotransfusão, ocorre estimulação à produção de insulina; quando o procedimento é finalizado, os níveis de glicose diminuem para níveis normais, mas a insulina permanece alta, causando hipoglicemia
  - Eritroblastose fetal: aumento da atividade da insulina no plasma
- Aumento da utilização de glicose
  - Recém-nascido asfixiado: após asfixia com o processo de isquemia dos tecidos, a produção de energia é utilizada por meio do metabolismo anaeróbico, que, por não ser muito eficiente, ocasiona aumento na produção e no consumo de glicose, para complementar essa necessidade
  - Hipotermia: ocorre aumento do consumo de energia e utilização de glicose para promover o aquecimento, com aumento da utilização da gordura marrom
  - Septicemia: estimulação a maior utilização da glicose como resultado das endotoxinas circulantes, que aumenta a glicólise (processo de utilização da glicose)
- Peso < 1.500 g
- Recém-nascidos de mães diabéticas
- Hipotermia
- Após exsanguinotransfusão
- Recém-nascidos pré-termo
- Portadores de lesão do sistema nervoso central
- Recém-nascidos asfixiados
- Pequenos para a idade gestacional
- Crescimento intrauterino retardado
- Infecções.

Quadro clínico

Alguns neonatos são assintomáticos, mas outros podem apresentar sinais como:

- Tremores
- Irritabilidade, choro estridente
- Convulsões
- Apneia e cianose
- Letargia e hipotonia
- Hipotermia
- Taquipneia
- Diaforese
- Dificuldade para se alimentar ou recusa de alimento.

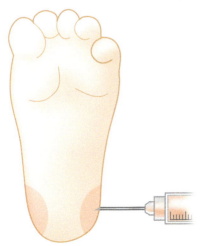

Figura 17.1 Punção capilar calcânea para obtenção do nível de glicose periférica.

Diagnóstico

» Glicemia sanguínea capilar ou plasmática
» Quando houver hipoglicemia persistente > 2 a 3 dias, deve-se verificar os níveis de insulina, cortisol, hormônios da tireoide e hormônio do crescimento.

Tratamento

O tratamento da hipoglicemia visa corrigir o problema e também prevenir sequelas neurológicas, como lesões cerebrais e retardamento mental. O tratamento, segundo Goetzman e Wennberg (1999), inclui:

» Infusão rápida de glicose a 10%: 4 mℓ/kg, por 10 minutos
» Infusão contínua de solução de glicose: utilização de velocidade suficiente para manter o nível de glicose estável; recomenda-se iniciar com uma velocidade de 5 a 7 mg/kg/min para manter o nível de glicose entre 60 e 120 mg/dℓ
» Hidrocortisona: promove glicogênese, a produção de glicose de fontes proteicas e de gordura
» Glucagon: promove a estimulação da glicogenólise; trata-se de um tratamento de emergência e pode ser utilizado em recém-nascidos com armazenamento suficiente de glicogênio, como nos casos de hiperinsulinismo
» Se a hipoglicemia for consequência de outras causas combinadas, também é necessário tratar esses problemas em conjunto com a hipoglicemia.

Hiperglicemia

Considera-se que há hiperglicemia quando os níveis de glicose são > 180 mg/dℓ. Esses níveis ocasionam aumento da osmolaridade, causando contração do compartimento intracelular, com tendência a desencadear diurese osmótica ou desidratação, bem como levar a hemorragia craniana intraventricular.

Etiologia

» Administração excessiva de glicose
» Intolerância à glicose, principalmente nos recém-nascidos extremamente prematuros
» Medicações como esteroides e teofilina
» Septicemia
» Resposta ao estresse
» Hiperinsulinemia.

Quadro clínico

Normalmente é assintomático, mas podem-se observar diurese osmótica, eliminação de glicose na urina e desidratação (secundária à diurese osmótica).

Diagnóstico

» Teste de glicose na urina via fita reagente ou Cliniteste®
» Glicose sanguínea capilar e/ou plasmática

» Hemograma para avaliação da ocorrência de um quadro infeccioso
» Níveis de insulina.

Tratamento

Redução da concentração de glicose e/ou desaceleração da velocidade de infusão da hidratação venosa.

Nos casos de glicose > 180 mg/dℓ, deve-se administrar dose única de insulina regular, 0,05 a 0,1 unidade/kg IV lentamente, em 15 a 20 minutos. É preciso verificar a glicemia 1 hora após a administração. Em casos de persistência da hiperglicemia, indica-se iniciar infusão contínua de insulina (0,02 a 0,1 unidade/kg/h) e monitorar os níveis de glicose de hora em hora até que se estabilizem e, então, a cada 4 horas. Se o nível de glicose, mesmo com a infusão contínua de insulina, se mantiver > 180 mg/dℓ, a dose deve ser aumentada com incrementos de 0,01 unidade/kg/h. Indica-se interromper a infusão de insulina quando os níveis de glicose atingirem 80 mg/dℓ e seguir medindo o nível de glicose em 30 minutos e de hora em hora até estabilização.

Pode, no entanto, ocorrer hipoglicemia em caso de infusão continua de insulina. McGowan et al. (2011) recomendam iniciar a infusão com uma pequena quantidade, de 0,05 a 0,1 unidade/kg/min, e aumentar a velocidade de infusão em 10 a 20% a cada 60 a 90 minutos, até que o nível de glicose esteja abaixo de 200 mg/dℓ. A glicemia deve ser verificada a cada 15 a 20 minutos durante o início da infusão de insulina, e a infusão de solução de glicose deve prosseguir.

A infusão intravenosa de insulina deve ser sempre administrada em bomba de infusão. Ao se preparar a infusão contínua, antes de conectá-la ao paciente, é preciso usar um jato da solução (aproximadamente 10 mℓ), para lavar o tubo plástico e a conexão a ser utilizada, com a finalidade de saturar o tubo ou o equipo com a solução de insulina. Isso minimiza a aderência de insulina ao plástico do tubo, o que pode ocasionar diminuição na concentração do medicamento a ser administrado, o que implica mais tempo para se obter o efeito desejado.

A administração de insulina com solução de glicose também é utilizada para fazer baixarem os níveis de potássio em casos de hiperpotassemia; essa solução faz com que o potássio extracelular entre nas células, diminuindo, assim, o potássio circulante.

Insuficiência renal aguda

Define-se insuficiência renal aguda como um distúrbio da função renal no recém-nascido com um quadro de oligúria (diurese < 0,5 mℓ/kg/h) nas primeiras 24 horas, ou anúria associada a retenção de compostos nitrogenados, como ureia e creatinina sérica, e alterações no equilíbrio acidobásico.

Etiologia

É tradicionalmente classificada como insuficiência renal aguda funcional, intrínseca e pós-renal. Dessas, a mais comum é a pré-renal; seguida pela intrínseca e, por último, a pós-renal.

A *insuficiência pré-renal* é atribuída a fatores que levam a diminuição da perfusão renal, tais como: hipotensão arterial, hipovolemia (choque séptico, hemorragia materna, hemorragia neonatal, doenças cardíacas), desidratação, aumento da perda insensível de água, septicemia, insuficiência cardíaca e asfixia perinatal.

A *insuficiência renal intrínseca* é atribuída a causas que comprometem a função dos rins, que são:

- Anomalias congênitas (displasia, hipoplasia, agenesia, rins policísticos)
- Alterações inflamatórias (pielonefrites, sífilis)
- Alterações vasculares (trombose arterial renal, trombose da veia renal, necrose cortical, coagulação intravascular disseminada) e necrose tubular aguda (asfixia perinatal, desidratação, choque, sepse e nefrotoxinas).

A *insuficiência renal pós-renal* envolve causas ligadas à obstrução do fluxo urinário (obstrução uretral, estenose, junção ureteropélvica, junção vesicoureteral, bexiga neurogênica e tumores extrínsecos bloqueando por compressão dos tubos de drenagem).

Fatores de risco

Administração de fármacos nefrotóxicos e diabetes materno aumentam o risco de trombose de veia renal e insuficiência renal subsequente.

Quadro clínico

O quadro clínico da insuficiência renal aguda no período neonatal, independentemente do fator etiológico, apresenta-se com anúria ou oligúria. A insuficiência renal aguda não oligúrica é comum em recém-nascidos pré-termo em casos de nefrotoxicidade a aminoglicosídios e contrastes radiológicos:

- Oligúria/anúria: diurese, de 0,5 a 1 mℓ/kg/h em 24 horas
- Ureia: 20 mg/dℓ ou mais de 10 mg/dℓ/dia
- Creatinina: 1 mg/dℓ ou aumentando mais de 0,2 mg/dℓ/dia
- Urina: pH > 6, gravidade específica em geral diminuída, hematúria, proteinúria, sódio aumentado nos casos de falência renal intrínseca; a osmolaridade diminui, bem como a creatinina
- Níveis no soro: osmolaridade aumentada, hiperpotassemia, hiponatremia, hipocalcemia, hiperfosfatemia, glicose aumentada, proteína total diminuída, albumina diminuída.

Diagnóstico

- Quadro clínico
- Histórico da família com relação a doenças renais e do trato urinário
- Diagnóstico laboratorial (urina e sangue)
- Estudos radiológicos (ultrassonografias abdominal e renal, radiografia de abdome)
- Hidratação rápida: administração de 5 a 10 mℓ/kg de solução fisiológica. Se não houver diurese, deve ser administrada uma segunda dose. Deve-se continuar a administração com furosemida IV (1 mg/kg/dose).

Diagnóstico diferencial

Tem por objetivo verificar se o quadro de oligúria é funcional ou intrínseco, por meio do teste de infusão de volume; usa-se solução fisiológica a 0,9%, 10 mℓ/kg, infundidos em 1 hora; se não houver resposta em 1 a 2 horas, em seguida à infusão de furosemida IV, trata-se de insuficiência renal aguda intrínseca; se houver diurese, trata-se de insuficiência aguda funcional. Esse teste não deve ser administrado a pacientes com insuficiência cardíaca congestiva.

Bexiga neurogênica

Quando há bexiga neurogênica, não ocorre esvaziamento da bexiga, configurando-se como uma das causas pós-renais de insuficiência renal aguda. Ocorre em pacientes que estão recebendo infusão contínua de narcóticos com fentanila, morfina ou Norcuron® (Pavulon®), naqueles com defeitos congênitos da coluna espinal e naqueles com comprometimento neurológico.

As intervenções em caso de insuficiência renal aguda estão disponíveis no boxe Intervenções de enfermagem 17.1, no final do capítulo.

Diálise peritoneal

A diálise peritoneal deve ser utilizada em neonatos com insuficiência ou falência renal, quando medidas não deram resultados em casos de hipervolemia, hiperpotassemia, hiponatremia, acidose metabólica refratária, hiperfosfatasemia, uremia e sobrecarga hídrica, e costuma ser empregada para reposição da função renal. A membrana peritoneal semipermeável é ideal para a remoção de metabólitos endógenos, toxinas exógenas e excesso de líquido. Esse processo ocorre por meio de difusão passiva e osmose. Água, eletrólitos e toxinas passam passivamente, transferindo-se dos capilares do peritônio para o líquido de diálise; esse líquido, então, é drenado do corpo. A diálise em recém-nascidos exige modificações nos equipamentos normalmente utilizados, para viabilizar o monitoramento das pequenas alterações volêmicas e ponderais.

Princípios básicos

Transporte passivo de líquidos e solutos através da membrana peritoneal por difusão e conversão.

- Difusão: produzida pelo gradiente de concentração entre o sangue e o dialisante; encarrega-se da troca da maioria dos solutos
- Conversão: provocada pelo gradiente de pressão hidrostática e osmótica entre sangue e dialisado. Faz a retirada de líquido, trazendo certa quantidade de solutos (fenômeno de arraste).

Indicações clínicas

- Aumento rápido dos níveis de ureia nitrogenada e potássio no soro, associado a oligúria grave
- Alterações do equilíbrio acidobásico com acidose grave e persistente
- Insuficiência renal aguda
- Hipervolemia com evidência de edema agudo de pulmão e/ou hipertensão arterial refratária à terapia farmacológica.

Contraindicações

- Peritonite localizada
- Íleo paralítico
- Coagulopatias
- Defeitos diafragmáticos ou da parede abdominal
- Cirurgia abdominal recente com abertura do peritônio há menos de 48 horas
- Infecções da parede abdominal
- Adesões abdominais.

Complicações

- Mecânicas: dor abdominal e torácica, sangramento, vazamento, fluxo inadequado, perfuração de vísceras
- Infecciosas: infecção do peritônio
- Clínicas: hipervolemia, hipovolemia, hiperglicemia, perda proteica (principalmente se houver peritonite), alterações pulmonares (atelectasia, derrame pleural, pneumonia, hipoventilação e hipoxia), hipopotassemia (após correção de hiperpotassemia), alterações neurológicas (decorrentes de distúrbio acidobásico, de eletrólitos, ou de alterações abruptas da osmolalidade sérica).

Técnica

A técnica mais utilizada nas UTIs neonatais é a diálise peritoneal intermitente, que consiste em trocas de banhos com a solução dialisadora aquecida a 37°C e heparinizada, por infusão direta na cavidade peritoneal (10 a 15 minutos). Deve atuar por 30 minutos, sendo aberto o sistema para drenagem do dialisado (10 a 15 minutos). O volume a ser infundido é de 10 a 20 mℓ/kg da solução dialisadora a cada ciclo. Nos neonatos, utiliza-se, de preferência, a região supraumbilical para a incisão do trocarte de diálise.

Material

O tipo de material utilizado depende dos critérios de cada hospital. A lista de itens a seguir é uma sugestão:

- Equipo de diálise
- Frascos contendo a solução dialisadora a 1,5% (isotônica) e 4,5% (hipertônica); heparina, 1 unidade por mililitro, preaquecida à temperatura de 37°C (utilizar aquecedor de água portátil)
- Heparina
- Frascos de drenagem
- Solução antisséptica à base de iodo
- Bandeja estéril contendo trocarte com mandril e campo fenestrado
- Avental estéril
- Campo estéril
- Máscaras e gorros
- Luvas estéreis
- Cateter tipo Angiocath® de calibre 22 ou temporário de calibre 14
- Equipos de diálise
- Fios de sutura
- Lâmina de bisturi 11
- Lidocaína a 1% ou Xylocaína® sem vasoconstritor
- Agulhas descartáveis 25; 3 e 8
- Seringas descartáveis de 20, 10, 3 e 1 mℓ
- Esparadrapo e fita Micropore®
- Suporte de soro
- Medicamentos a serem acrescentados à solução dialisadora.

O Quadro 17.2 mostra os cuidados a serem tomados antes e durante a diálise.

As intervenções sobre a diálise peritoneal estão disponíveis no boxe Intervenções de enfermagem 17.2.

Quadro 17.2 Cuidados antes e durante a diálise.

- Manter todos os tubos clampeados depois de serem cheios com a solução dialisadora, abrindo somente quando se iniciar a diálise
- Nas primeiras 24 h antes de se iniciar a diálise, verificar a cada 4 h os níveis de potássio e glicose no sangue e, posteriormente, 2 vezes ao dia. A cada 12 h, recomendam-se hemograma completo e cultura do líquido drenado
- É muito importante manter o balanço contínuo das entradas e saídas do líquido dialisador
- Monitorar saídas: urina, gástrica e perdas insensíveis de água como suor
- Monitorar entradas (enteral e parenteral)

Intervenções de enfermagem 17.1

Insuficiência renal aguda (IRA)

Intervenções	Justificativas
Balanço hídrico rigoroso	É necessário para observar a função renal
Monitoramento da densidade específica, do pH, da hematúria, da proteinúria e da glicosúria urinária	Para avaliação das funções renais
Monitoramento dos valores de sódio, potássio e glicose no soro	Para avaliação das funções renais e do equilíbrio hidreletrolítico. A administração de sódio e potássio deve ser restrita de acordo com os resultados laboratoriais
Manutenção de acesso venoso patente, com solução de manutenção e reposição hidreletrolítica	–
Verificação dos sinais vitais de acordo com a rotina	É útil para observação dos sinais de agravo do estado geral, como anasarca, hipertensão arterial e sinais de insuficiência cardíaca congestiva
Realização de cateterismo vesical quando prescrito	O cateterismo geralmente é usado para o controle do débito urinário nos pacientes com bexiga neurogênica e/ou naqueles que estão sem diurese por 36 a 48 h, sem sinais de hipovolemia ou comprometimento circulatório. Também é utilizado para coleta de urina para cultura
Peso diário	Necessário para controle do ganho de peso ponderal e para monitoramento da retenção hídrica
Manutenção do paciente em ambiente termoneutro	Ajuda a evitar aumento de perdas insensíveis quando ocorre hipertermia
Exame físico completo	É útil para observarem-se os sinais de desidratação, de insuficiência cardíaca congestiva e edema
Mudança de decúbito a cada 3 a 4 h	Ajuda a mobilizar os líquidos acumulados subcutaneamente nos casos de anasarca, além de promover conforto
Tentativa de evitar a administração de medicações nefrotóxicas ou medicações que são metabolizadas ou excretadas pelos rins, como aminoglicosídeos, penicilinas, cefalosporinas, aminofilinas, indometacinas, magnésio e tolozolina	Prática importante, pois pode haver aumento de lesão nos rins e acúmulo de fármacos na forma livre que podem causar toxicidade
Restrição proteica < 2 g/kg/dia	O catabolismo das proteínas é eliminado pelos rins
Controle da diurese horária; notificação do médico se a diurese for < 1 mℓ/kg/h	Útil para monitoramento da função renal
Realização de reposição de líquidos limitada a perdas insensíveis e reposição das perdas pelos rins	Deve-se utilizar bicarbonato de sódio em vez de cloreto de sódio na solução para repor líquidos
Minimização das perdas insensíveis de água	O ambiente deve ser mantido umidificado, com aquecimento e umidificação do oxigênio administrado
Cautela na administração de medicamentos com alto teor de sódio, como cabercilina, penicilina G, ampicilina e cefalotina ou medicamentos diluídos com cloreto de sódio	A administração dessas medicações pode adicionar ou agravar os problemas de balanço hídrico e de eletrólitos nos pacientes com falência renal

 Intervenções de enfermagem 17.2

Diálise peritoneal

Intervenções	Justificativas
Lavagem das mãos e dos antebraços; utilização de máscara e gorro	Previnem infecções. Todas as pessoas que estarão na área em que a diálise será realizada deverão usar máscara e gorro durante o procedimento de instalação do sistema e a troca das bolsas de solução
Organização de todo o material a ser utilizado no preparo das soluções e no procedimento	–
Obtenção do peso corporal e da circunferência abdominal	Propicia o cálculo da infusão e o monitoramento da retenção de líquidos durante o procedimento
Verificação dos sinais vitais e da pressão arterial antes do procedimento	Útil para monitoramento da hemodinâmica
Realização de cateterismo vesical para esvaziamento da bexiga	Reduz a possibilidade de perfuração da bexiga durante a inserção do cateter

(continua)

Intervenções de enfermagem 17.2 *(continuação)*

Preparação de solução de diálise com técnica asséptica, evitando-se ar no equipo de diálise	Previne infecções. Todos os tubos e conexões devem ser manuseados por meio de técnica estéril
Tentativa de amornar a solução de diálise (37°C)	Soluções frias reduzem a eficiência da diálise, levando a vasoconstrição do sistema vascular peritoneal, reduzindo assim o fluxo de sangue disponível para as trocas
Posicionamento e restrição do paciente; administração de medicações para dor	Para que haja estabilidade do paciente, é preciso diminuir a agitação e controlar os efeitos fisiológicos da dor
Abertura da bandeja de diálise e exposição de todo o material a ser utilizado no campo estéril	–
Após a inserção do cateter, manutenção do curativo ao redor do cateter estéril	Deve-se trocar o curativo diariamente e observar sinais de infecção e vazamento
Conexão do equipo de administração de diálise; início da infusão do líquido	É preciso certificar-se de que os tubos estejam cheios de líquido e sem ar, antes de se conectar o equipo ao trocarte
Identificação do tubo correspondente à drenagem e o tubo de saída	Facilita o correto clampeamento do tubo
Atuação de acordo com a prescrição médica para o tempo de infusão e drenagem, bem como volume a ser infundido com cada banho	O tempo do banho é o período em que a solução dialisadora fica no peritônio. Normalmente, a entrada ocorre em 60 min por gravidade (em geral, 20 a 30 mℓ/kg) em cada entrada. A saída se dá por gravidade em 45 min
Manutenção da bureta do equipo sempre com 20 mℓ de líquido residual	Evita a entrada de ar no circuito
Documentação acurada das entradas e saídas	O balanço é positivo quando há líquido retido na cavidade abdominal; o balanço é negativo quando foi drenado mais líquido do que o infundido
Verificação dos sinais vitais de 15 em 15 min na primeira hora e, depois, a intervalos de 1 em 1 h	Quaisquer mudanças nos sinais vitais deverão ser notificadas ao médico. Essas alterações poderão indicar alteração na hemodinâmica, desequilíbrio hidreletrolítico e infecções
Descarte do volume dialisado no expurgo	Previne contaminação do ambiente
Mudança do equipo de diálise a cada 7 dias se o programa de diálise for prolongado	Previne infecções
Notificação ao médico se o líquido de drenagem estiver turvo ou com sangue	–
Posicionamento do recém-nascido em decúbito dorsal	É necessário para o posicionamento do cateter na cavidade peritoneal de modo seguro e sem pressão
Quando a diálise não for mais necessária, deve-se auxiliar o médico na remoção do trocarte e a incisão deve ser coberta com gaze esterilizada	–

Troca de curativo

Intervenções	Justificativas
Colocação de máscara; lavagem cuidadosa das mãos	Previne infecções
Remoção do curativo antigo	–
Avaliação do local, verificando se está hiperemiado, edemaciado, com vazamento	Permite a realização da cultura de todas as drenagens, segundo prescrição
Uso de solução antisséptica à base de iodo; limpeza ao redor do local do cateter com movimento circular, iniciando da parte próxima ao trocarte. Colocação de uma gaze 3 × 3 em cada lado do cateter, fixada com fita adesiva	Previne infecções

Complicações	%
Perfuração da bexiga	3 a 7%
Sangramento no local da punção	3 a 15%
Vazamento no local de inserção do cateter	2 a 20%
Retenção de mais de 10% do líquido infundido	15 a 30%
Obstrução da entrada e drenagem do líquido da solução de diálise peritoneal	3 a 20%
Deslocamento do cateter	3%
Hidrotórax	0 a 10%
Hiperglicemia	10 a 60%
Infecção no local de inserção	4 a 30%
Hérnia inguinal	2 a 30%
Peritonite	0,5 a 30%

Fonte: adaptado de MacDonald e Ramasethu, 2007.

Bibliografia

Bauer K, Bovermann G, Roithmaier A et al. Body composition, nutrition and fluid balance during the first two weeks of life in preterm neonates weighting less than 1500 grams. J Pediatr. 1991; 118(4 Pt1):615-20.

Blackburn ST. Renal function in the neonate. J Perinat Neonatal Nurs. 1994; 8(1):37-47.

Blackburn ST, Loper DL. Maternal fetal and neonatal physiology – a clinical perspective. Philadelphia: Saunders; 1992.

Brion LP, Bernstein J, Spitzer A. Kidney and urinary tract. In: Fanaroff AA, Martin RJ (Eds.). Neonatal perinatal medicine: diseases of the fetus and infant. 6. ed. St. Louis: Mosby; 1997. p. 1564-636.

Costa JC. Problemas renais. In: Segre MC, Armellini PA. RN. São Paulo: Sarvier; 1981. p. 441-51.

Chow JM, Douglas D. Fluid and electrolyte management in the premature infant. Neonatal Network. 2008; 27(6):379-86.

Doherty EG, Simmons CF. Fluid and eletrolyte management. In: Cloherty JP, Eichenwald EC, Stark AR. Manual of neonatal care. 6. ed. Philadelphia/Baltimore/New Yourk: Lippincott Williams & Wilkins; 2008. p. 100-13.

Espedião S, Costa HPF, Zucolotto FB. Terapia hidreletrolítica. In: Costa HPF, Marba ST. O recém-nascido de muito baixo peso. Rio de Janeiro: Atheneu; 2003. p. 121-47.

Goetzman BW, Wennberg RP. Neonatal intensive care handbook. 3. ed. London: Mosby International; 1999.

Grupe WE. O rim. In: Klaus MH, Fanaroff AMB. Alto risco em neonatologia. 4. ed. Rio de Janeiro: Guanabara Koogan; 1995. p. 279-95.

Guyton AC. Tratado de fisiologia médica. 6. ed. Rio de Janeiro: Interamericana; 1984. p. 349-409.

Haws SP. Care of the sick neonate. Philadelphia: Lippincott Williams & Wilkins; 2004.

Jones JE, Hayes RD, Starbuck AL et al. Fluid and electrolyte management. In: Gardner SL, Carter BS, Enzman-Hines M, Hernandez JA. Handbook of neonatal intensive care. 7. ed. St. Louis: Mosby; 2011. p. 333-52.

Kenner C, Lott JW, Flandermeyer AA. Comprehensive neonatal nursing. 2. ed. Philadelphia: Saunders; 1998. p. 336-70.

Loma Linda University Children's Hospital. Patient Care Protocol. 1995.

McGowan JE, Price-Douglas W, Hay WW. Glucose homeostasis. In: Gardner SL, Carter BS, Enzman-Hines M et al. Handbook of neonatal intensive care. 7. ed. St. Louis: Mosby; 2011. p. 353-77.

MacDonald MG, Ramasethu J. Atlas of procedures in neonatology. Philadelphia: Lippincott Williams & Wilkins; 2007. p. 375-9.

Manual de atendimento ao recém-nascido de alto risco. Curitiba: Secretaria de Estado da Saúde; 2002.

Mordue BC. Advanced concepts in fluid and electrolyte balance in the neonate: chalenges and controversies. In: The National Conference of Neonatal Nursing. California: Contemporary Foruns; 1998. p. 141-6.

Morgotto PR, Formiga AF. Distúrbios metabólicos dos recém-nascidos, hidratação venosa. In: Assistência ao recém-nascido de risco. 3. ed. Brasília: ESCS; 2013. p. 188-92.

Nopper AJ, Horii KA, Sookdeo-Drost S et al. Topical ointment therapy benefits in premature infants. J Pediatrics. 1996; 128(5 Pt 1):660-9.

Poulsen N. Fluid and electrolyte management of the very-low-birth-weight infant. J Perinat Neonatal Nurs. 1995; 8(4):59-70.

Sedin G, Hammarlund K, Nilsson GE et al. Measurements of transepidermal water loss in newborn infants. Clinics in Perinatology. 1985; 12(1):79-99.

Tannuri C, Faria MR. Distúrbios da glicose. In: Costa HPF, Marba ST. O recém-nascido de muito baixo peso. Rio de Janeiro: Atheneu; 2003. p. 149-64.

Young TE, Mangum B. Neofax. 20. ed. Raleigh: Acorn Publishing; 2007.

Zenk KE, Sills JH, Koeppel RM. Neonatal medications and nutrition. 2. ed. Sta. Rosa: NICU Ink Book; 2000.

18

Nutrição Parenteral e Enteral

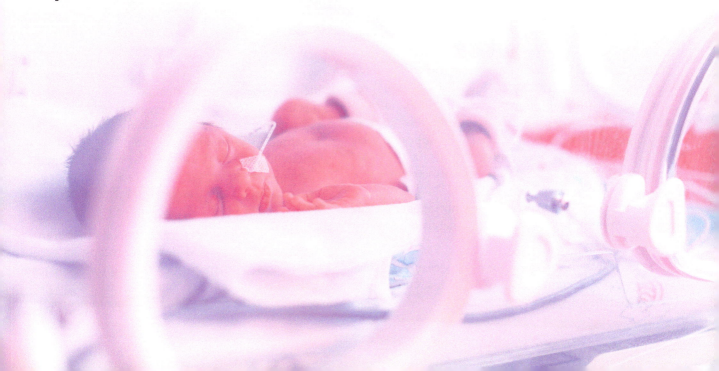

Introdução

Para um crescimento normal e o desenvolvimento integral do recém-nascido, é fundamental uma boa nutrição, que compreenda os elementos necessários para que as demandas metabólicas e energéticas sejam supridas. Esta nutrição poderá ser iniciada intravenosamente, já por ocasião do nascimento; dependendo da estabilidade clínica, deverá ser iniciada a alimentação enteral trófica, desde que exista estabilidade fisiológica e anatômica para tolerar essa alimentação mínima.

Na avaliação do crescimento do recém-nascido, devem-se considerar o peso, o comprimento e o crescimento do perímetro cefálico, observando se estão adequados. Além dessas medidas antropométricas, recomenda-se verificar semanalmente o metabolismo do paciente, incluindo os níveis de eletrólito, cálcio, fósforo, proteína total, albumina e hemoglobina, bem como as funções hepáticas. A análise desses resultados permite a realização de um plano nutricional que atenda às necessidades de cada paciente, além de contribuir para prevenção de deficiências nutricionais. Para uma taxa de crescimento contínua, a recomendação é de um ganho de peso diário de 15 g/kg.

As práticas nutricionais variam entre as unidades de terapia intensiva neonatais, e o aporte nutricional muitas vezes não é iniciado precocemente, como recomendam as atuais pesquisas relacionadas com o assunto. Muitas vezes, a nutrição parenteral e a nutrição enteral são iniciadas após a 1ª semana de nascimento, o que traz consequências imediatas e a longo prazo para o neonato a termo ou prematuro tardio e prematuro extremo. A justificativa para se ter cautela em iniciar a nutrição precoce baseia-se na grande preocupação dos neonatologistas com as consequências de um aporte nutricional agressivo e precoce, e na crença de que proteínas e aminoácidos não são bem tolerados pelo neonato pré-termo. No entanto, a falta desses nutrientes na 1ª semana de vida contribui para uma restrição do crescimento, afetando principalmente o desenvolvimento do cérebro.

A Academia Americana de Pediatria (AAP, 2004) recomenda que todo pré-termo receba níveis de nutrientes que permitam um crescimento próximo das taxas de crescimento intrauterino, com um ganho de peso similar ao do feto e correspondente à idade gestacional do prematuro, mantendo-se concentrações normais dos níveis de nutrientes no sangue e nos tecidos.

Os principais objetivos do aporte nutricional e calórico instituídos precocemente para o neonato a termo e prematuro são:

- Manutenção da massa corporal e da densidade óssea
- Prevenção de complicações (septicemia, enterocolite necrosante e displasia broncopulmonar)

- Otimização do neurodesenvolvimento. O crescimento do cérebro é importante para o neonato, principalmente o prematuro, e deve ser promovido corretamente.

A medida do perímetro cefálico é um indicador que revela o crescimento do cérebro. Recomenda-se que o crescimento do perímetro cefálico seja de > 0,9 cm por semana, e para que isso ocorra é necessária uma ingestão de proteína e caloria adequada.

Estudos realizados por Gross et al. (1980) confirmam que os prematuros com crescimento cefálico lento aos 6 meses de nascidos apresentam desempenho inferior nos testes de desenvolvimento Bayley MDI e PDI; o mesmo resultado é obtido quando testados aos 15 meses de vida.

Quanto menor a idade gestacional, mais tempo o prematuro leva para atingir o peso do nascimento. Em estudo realizado por Dusick et al. (2003), observou-se que, ao atingirem 36 semanas de gestação, 97% dos prematuros apresentavam crescimento abaixo do 10º percentil para a idade gestacional, e 99% dos prematuros extremos que pesavam 501 a 1.000 g ao nascimento apresentavam ganho de peso abaixo do 10º percentil. Ao atingirem 18 a 22 meses de idade gestacional pós-natal corrigida, 40% dos prematuros ainda tinham ganho de peso, comprimento e perímetro cefálico abaixo do 10º percentil.

Os prematuros têm uma necessidade especial de nutrientes. Durante o último trimestre de gestação, ocorrem o crescimento final, do corpo e do cérebro, assim como o armazenamento de cálcio, gordura, fósforo, vitaminas e oligoelementos. O nascimento prematuro interrompe a nutrição fornecida pela placenta e pode ter repercussões permanentes no tamanho do cérebro, no comportamento, no aprendizado e na memória, além de outras alterações. Uma nutrição inadequada do recém-nascido afeta o crescimento e o desenvolvimento de todos os órgãos e sistemas.

Para que ocorra um ganho de peso ótimo, além das calorias ingeridas devem ser considerados outros fatores, como:

- Manutenção da temperatura termoneutra: em ambiente termoneutro, o consumo de oxigênio e a taxa metabólica são mínimos, com gasto menor de energia para manter a temperatura estável
- Diminuição de atividades desnecessárias: controle da irritabilidade. Atividade muscular máxima aumenta o consumo energético em até 70% acima do valor gasto em repouso, e o choro aumenta o metabolismo em até 49%.

Resultados de pesquisa realizada por Ehrenkranz et al. (1984) confirmam os dados encontrados em pesquisas anteriores, sugerindo que o crescimento adequado do prematuro na UTI neonatal influi não só no ganho de peso mas também no desenvolvimento neurológico.

Um ganho de peso diário de 12 a 21 g/kg reduz a morbidade neonatal (p. ex., paralisia cerebral) nos prematuros. Entre os neonatos prematuros que apresentaram crescimento lento foi maior a incidência de morbidades como enterocolite necrosante, septicemia tardia, displasia broncopulmonar e aumento do uso de corticosteroides.

Os prematuros com risco de restrição do ganho de peso no pós-natal são os que não atingiram o peso esperado de nascimento aos 21 dias de nascidos. Quando retornam ao peso de nascimento, levam muito tempo para atingir a nutrição enteral total, e podem desenvolver displasia broncopulmonar.

Monitoramento nutricional

Os recém-nascidos prematuros são ainda mais suscetíveis a deficiências nutricionais que podem interferir no desenvolvimento neurológico e de todos os sistemas e órgãos; portanto, uma avaliação periódica do crescimento e do desenvolvimento do paciente é muito importante (Quadro 18.1).

Segundo Figueira (2003), o monitoramento nutricional envolve a observação dos seguintes parâmetros:

▶ História neonatal: patologias, condições que aumentam a demanda ou ampliam as perdas metabólica e calórica, como no caso de pacientes submetidos a cirurgia, pacientes com displasia broncopulmonar, insuficiência cardíaca congestiva, sepse, instabilidade térmica, diarreia, ostomias, intolerância alimentar, uso de medicamentos que interferem na taxa do metabolismo (aminofilina e corticosteroides) e na absorção dos nutrientes (fenobarbital)

▶ Aporte nutricional: observação da tolerância alimentar, manutenção do registro da dieta ingerida, cálculo das calorias administradas, avaliação bioquímica dos componentes nutricionais (1 vez por semana) e do balanço nutricional, para se estimar a retenção de nutrientes

▶ Antropometria: aferição das dimensões corpóreas como peso, comprimento, perímetro cefálico, índice ponderal, perímetro braquial (a aferição seriada mostrou-se eficaz para avaliação do estado nutricional de recém-nascidos prematuros em fase de crescimento).

Quando disponível, utilizar os gráficos de avaliação do crescimento, que são construídos a partir do peso de nascimento em relação à idade cronológica. Por meio deste método podemos acompanhar o desenvolvimento do neonato, e assim, adequar os nutrientes de acordo com a necessidade individual no curso da internação.

Na dinâmica do crescimento verifica-se um período inicial de perda de peso (1ª semana), seguido de estabilização e ganho de peso. Os recém-nascidos com baixo peso ao nascer perdem mais peso e demoram mais a recuperar o peso de nascimento.

Como mencionamos neste capítulo, a decisão de prover um aporte nutricional adequado desde o 1º dia de nascido deve ser uma rotina estabelecida em cada UTI neonatal, para que tanto os prematuros extremos e perto do termo quanto os pequenos para a idade gestacional possam ter menor incidência de mortalidade e morbidade causadas por déficit nutricional (Quadro 18.2).

Quadro 18.1 Monitoramento nutricional.

Parâmetro	Frequência	O que observar
Exame físico	Diário	Atividade física, perda muscular, gordura subcutânea
Peso	Nos neonatos < 1.500 g e < 32 semanas de gestação: ▶ A cada terceiro dia (dias 1 a 9 de nascidos) ▶ A cada outro dia (dias 10 a 15 de nascidos) ▶ Diário a partir do 16º dia de nascido Nos neonatos > 1.500 g e > 32 semanas de gestação, o peso deve ser verificado diariamente	Ganho de peso esperado: ▶ Neonatos a termo: 10 a 15 g/kg/dia ▶ Neonatos prematuros: > 18 g/kg/dia
Perímetro cefálico	Diário	A termo: 0,75 cm/semana Prematuro: > 0,9 cm/semana
Comprimento	Semanal	0,75 cm/semana
Avaliação bioquímica	Semanal	Albumina, triglicerídeos, colesterol, proteína total, glicose, fósforo, cálcio

Fonte: adaptado de Figueira, 2003.

Quadro 18.2 Exigências nutricionais do recém-nascido a termo e prematuro.

Nutrientes/24 h	Neonato a termo	Neonato prematuro
Energia	100 kcal/kg	120 kcal/kg
Glicose	3 a 5 mg/kg/min	6 a 8 mg/kg/min a um máximo de 10 mg/kg/min
Proteína	1,5 a 2 g/kg/dia	24 a 30 semanas de gestação: 3,0 a 4,0 g/kg/dia
		31 a 36 semanas de gestação: 2,0 a 3,0 g/kg/dia
		Deve-se iniciar com 1,5 g/kg/dia e aumentar 0,5 mg/dia até atingir a quantidade recomendada
Gordura/lipídios	0,5 a 3 g/kg/dia	0,5 a 3 g/kg/dia
Cálcio	45 a 60 mg/kg/dia	120 a 230 mg/kg/dia
Sódio	2 a 5 mEq/kg/dia	120 a 230 mg/kg/dia
Cloro	1 a 5 mEq/kg/dia	120 a 230 mg/kg/dia
Potássio	2 mEq/kg/dia	120 a 230 mg/kg/dia
Cálcio	1 a 4 mEq/kg/dia	120 a 230 mg/kg/dia
Magnésio	0,25 a 0,5 mEq/kg/dia	120 a 230 mg/kg/dia
Fósforo	20 a 70 mg/kg/dia	82 a 109 mg/kg/dia

Fonte: adaptado de Thureen e Hay, 2008.

Nutrição parenteral

Componentes

Aminoácidos

Na vida intrauterina, o feto recebe uma quantidade considerável de aminoácidos, utilizados para ativação da síntese de proteína e do metabolismo oxidativo (produção de energia); para promoção do crescimento dos tecidos, principalmente do cérebro, dos músculos e dos ossos; para o desenvolvimento vascular; e para a produção de insulina. A maior parcela do depósito de nutrientes no feto ocorre nas últimas 3 semanas de gestação; quando o feto nasce prematuro, possui uma reserva muito pequena de nutrientes. Uma nutrição fetal inadequada resulta em catabolismo, que também ocorre após o nascimento quando a nutrição não for adequada. Os neonatos a termo já têm o desenvolvimento cerebral avançado ao nascer, o que não acontece com o recém-nascido prematuro. Atualmente, as evidências mostram que um aporte de proteína por meio da infusão intravenosa de aminoácido em prematuros de peso muito baixo promove um balanço positivo de nitrogênio, aumentando o fornecimento diário de quilocalorias por quilograma de peso (kcal/kg/dia), o que previne um balanço negativo, também chamado catabolismo.

O desenvolvimento neurológico, no prematuro, está diretamente relacionado com a quantidade de proteína que ele recebe. Stephens et al. (2009), ao avaliarem o impacto da administração precoce (na 1ª semana de vida) de proteína e calorias em relação ao neurodesenvolvimento e ao crescimento de prematuros, observaram que prematuros < 1.000 g tiveram um maior escore de desenvolvimento mental. A ingestão inadequada de proteína nas primeiras semanas de vida do prematuro também acarreta falência do crescimento glomerular renal e de seu desenvolvimento, interferindo no desenvolvimento do sistema intrarrenal renina-angiotensina, associado a hipertensão arterial no futuro. Alguns estudos realizados (Atkinson et al., 1978; Clark et al., 2007; Hay, 1999; Poindexter et al., 2006; Porcelli e Sisk, 2002; Thureen et al., 1998) também concluíram que uma ingestão deficiente de proteína pode levar à falência do crescimento do pâncreas, ocasionando alterações da secreção de insulina, e diabetes.

A sobrecarga de aminoácidos, quando ocorre, é oxidada pelo corpo e produz energia útil. A ureia é um produto da oxidação proteica, por isso uma elevação nos níveis de ureia é um indicador positivo da utilização efetiva dos aminoácidos.

Para que ocorra a síntese de proteína, é necessário um fornecimento mínimo de 1 a 1,5 g/kg/dia de proteína.

Deve-se ter em mente que o feto já está habituado, no útero, a grandes quantidades de aminoácidos, e que a síntese e a excreção da ureia são elevadas. Há forte correlação de pelo menos 3 g/kg/dia entre o fornecimento de aminoácidos e o balanço de proteína. Em estudos realizados com diversas doses de aminoácidos (Schandler, 1997; Thureen et al., 1998; Clark et al., 2007; Ibrahin et al., 2004), variando entre 1,15 e 3,5 g/kg/dia, não houve diferença entre o nível de nitrogênio ureico do sangue (BUN) e excesso de base, ou hiperaminoacidemia.

Segundo Adamkin (2008), as cotas de aminoácido recomendadas devem ser fornecidas nas primeiras 24 horas de vida; sugere-se preferencialmente a trofamina, uma solução de aminoácido indicada especificamente para neonatos, contendo uma pequena quantidade de taurina, um aminoácido não essencial, e carnitina, adicionada na concentração de 10 mg/kg/dia. A dosagem indicada varia de acordo com a idade gestacional (Quadro 18.2), e a administração deve ser iniciada no 1º dia de vida, como no caso dos prematuros, aumentando-se 0,5 g/kg/dia até atingir o valor máximo recomendado.

Carboidratos

Na nutrição parenteral os carboidratos fornecidos estão em forma de glicose, de biodisponibilidade imediata. O aumento da oferta de glicose deve ser progressivo, e para isso é importante o monitoramento da glicemia. Pelo menos 50% do total de calorias requerido devem ser fornecidos por carboidratos na nutrição parenteral; para isso, recomendam-se 8 a 10 mg/kg/min. A infusão de carboidratos e gordura deve ser sempre balanceada.

Deve-se considerar que os prematuros extremos apresentam utilização reduzida da glicose periférica, o que pode resultar em hiperglicemia. Os efeitos colaterais da administração excessiva de carboidratos são: aumento da produção do CO_2, que ocasiona aumento do trabalho dos pulmões; e acúmulo de gordura no fígado, que leva a colestase e infiltração de gordura, diurese osmótica, desidratação hipertônica e hemorragia intraventricular, nos prematuros.

Os carboidratos são fonte direta de energia para neurônios e outros tecidos do sistema nervoso, e também fornecem calorias para preservação da proteína utilizada na síntese dos tecidos, além de estimularem a secreção de insulina. Requerimentos: 11 a 16 g/kg/dia (40 a 60% do valor total de calorias).

Gordura/lipídios

A infusão parenteral de lipídios provê calorias adequadas para o crescimento, oferecendo ácidos graxos essenciais de cadeia longa, necessários para o crescimento do cérebro nos neonatos. As soluções a 20% são recomendadas por serem mais bem toleradas; minimizam o volume líquido a ser administrado, principalmente nos casos de restrição hídrica, e também reduzem a incidência de hiperlipidemia.

A dose inicial recomendada é de 0,5 g/kg/dia, que aumenta a incrementos de 0,5 g, de acordo com a tolerância. Em prematuros, a velocidade de infusão máxima deve ser de 0,2 g/kg/h, até o máximo de 2 a 3 g/kg/dia, em função da deficiência de lipase lipoproteica presente nos prematuros com menos de 32 semanas de gestação.

Entre as complicações na administração de lipídios citam-se: intolerância ao lipídio, comprometimento da função pulmonar e aumento da concentração de bilirrubina livre.

Eletrólitos

As necessidades específicas de eletrólitos devem ter como base as necessidades individuais do neonato, considerando-se os níveis dos eletrólitos séricos e as condições clínicas, como função renal, imatura nos prematuros. Entre os eletrólitos que devem ser adicionados destacam-se: sódio, cloro, potássio, cálcio, fósforo e magnésio. Veja as recomendações para suprir as necessidades diárias no Quadro 18.2.

O sódio deve ser iniciado quando os níveis séricos estiverem abaixo de 135 mEq/dℓ; já o potássio, quando houver diurese.

Vitaminas e minerais

As vitaminas e os minerais são importantes para promover o crescimento normal e a reparação dos tecidos danificados, e acumulam-se, principalmente, durante o último trimestre de gravidez.

Requerimentos:

» Multivitamina: 1 mℓ/dia supre a quantidade necessária de vitaminas A, B, C e D
» Vitamina E (dose recomendada para neonatos com peso ao nascer < 1.500 g): 12,5 UI a cada 12 horas. Após o neonato alcançar 1.500 g, pode-se suspender a administração de vitamina E
» Ácido fólico: 50 mg/dia até que o neonato alcance 1.800 a 2.000 g
» Ferro: 4 a 6 mg/kg/dia, devendo-se continuar com o suplemento por 3 a 4 meses.

Calorias

Os requerimentos calóricos, administrados por via enteral, são aproximadamente 20% maiores do que quando administrados por via parenteral. Segundo Zenk et al. (2000), um recém-nascido a termo e saudável requer 105 a 115 kcal/kg/dia; já um prematuro requer 120 a 130 kcal/kg/dia. O peso-alvo para os recém-nascidos a termo é de 15 a 30 g/dia, e, para os prematuros, cerca de 15 g/dia.

Ao calcular-se a quantidade de calorias necessárias para promoção do crescimento nas 24 horas, deve-se levar em conta a perda de calorias pelo neonato em crescimento (Quadro 18.3).

Quadro 18.3 Perdas calóricas em 24 horas.

Atividade	Perda calórica (kcal/kg/dia)
Período de descanso	40 a 50 kcal/kg
Atividade física	15 a 30 kcal/kg
Hipotermia	10 a 70 kcal/kg
Para promover o crescimento	25 kcal/kg
Perda nas fezes	12 kcal/kg

Fonte: adaptado de Sinclair JC, Driscoll JM Jr., Heird WC, Winters RW.

Segundo Groh-Wargo et al. (2000), a quantidade de líquidos para o neonato a termo inicia em 80 mℓ/kg/dia, aumentando 10 a 20 mℓ no 1º dia de vida, e continua aumentando até 120 a 160 mℓ/kg/dia, conforme prossegue o crescimento. Se levarmos em conta que o neonato prematuro tem uma pele mais porosa, que permite grande perda insensível de água, há então necessidade de receber maior volume em 24 horas, em comparação ao neonato a termo. É importante monitorar os níveis dos eletrólitos e o volume urinário.

Protocolo para início da administração de solução de glicose e aminoácidos (nutrição parenteral precoce)

Para o neonato a termo enfermo e o prematuro, deve-se iniciar a nutrição parenteral já nas primeiras horas após o nascimento; solução desse tipo deverá ser administrada em veia central, de preferência por meio de cateter umbilical venoso (CUV) ou de cateter venoso central percutâneo (PICC), segundo recomendações da AAP (Kleinman Greer, 2014).

» Primeiro dia de nascido do pré-termo: solução de glicose a 7,5% + solução de aminoácidos a 5%. Administração de 60 mℓ/kg/24 h; essa solução fornece 3 g/kg/24 h de aminoácidos; alguns neonatos não toleram esta quantidade de aminoácidos, e para esses pode-se iniciar com 1,5 g/kg/dia, aumentando 0,5 g a cada 24 horas até atingir o objetivo de 4 g/kg/dia. Se houver necessidade, pode-se aumentar o volume de líquidos e, paralelamente, ajustar eletrólitos e glicose sem que haja alteração da solução contendo aminoácido
» Primeiro e segundo dias de nascido:
  • Aumento do aminoácido para atingir 4 g/kg/dia (em neonatos de 24 a 30 semanas)
  • Adição de glicose, 6 a 8 mg/kg/min, limitando-se a < 10 mg/kg/dia
  • Adição de Intralipid®, 0,5 g/kg/dia a 1 g/kg/dia, limitando-se a < 3 g/kg/dia.

O recém-nascido de alto risco apresenta muitas limitações, e seu organismo está impedido de atender as necessidades básicas para promoção do crescimento.

Compreender as limitações do sistema gastrintestinal do recém-nascido de alto risco, principalmente do pré-termo, facilita o atendimento das necessidades nutricionais especiais dessa população, prevenindo má nutrição e suas consequências. Um déficit nutricional prolongado pode levar a danos irreversíveis no crescimento do cérebro. Segundo Stephens et al. (2009), um aumento de proteína e energia na 1ª semana de vida está relacionado com aumento do índice de desenvolvimento cerebral: cada 1 g/kg/dia de proteína aumenta 8,2 pontos no índice.

Indicações

A nutrição parenteral é indicada nos seguintes casos:

▸ Neonatos prematuros com peso < 1.500 g para quem a combinação de nutrição enteral e parenteral é < 90 kcal/kg na 1ª semana após o nascimento (Kilbridge et al., 2011)
▸ Neonatos que, tendo nascido há mais de uma semana, não recebam mais que 80 a 90 kcal/kg/dia (nutrição enteral e parenteral combinadas)
▸ Casos de pós-operatório em que não se inicia a nutrição enteral há mais de 3 a 5 dias
▸ Pacientes com patologias gastrintestinais que afetem a possibilidade de nutrição enteral, como: síndrome do intestino curto, enterocolite necrosante e atresia intestinal.

Vias de administração

Cateteres periféricos: de preferência, devem-se utilizar veias calibrosas. As concentrações de glicose não devem exceder 12,5%, e as de proteína não devem estar acima de 2%.

Cateteres centrais são os mais indicados: PICC, Broviac®, veia umbilical (CUC). Os cateteres centrais são indicados quando houver necessidade de uma concentração de glicose > 12,5%, por tempo de nutrição parenteral maior que 2 semanas.

O conteúdo da nutrição parenteral é rico em nutrientes e propicia o crescimento de bactérias patogênicas; por isso, recomenda-se que todos os cateteres periféricos ou centrais sejam manuseados por meio de técnica asséptica. Deve-se desinfetar a área de trabalho, lavar as mãos, calçar luvas limpas ou estéreis, colocar máscara. Evitar abrir o circuito do equipo ou acrescentar medicações no frasco da nutrição parenteral. O equipo e o recipiente com a nutrição parenteral devem ser trocados a cada 24 horas. Antes de fazer a troca, é indicado o uso de solução antisséptica para desinfetar a conexão entre o cateter e o equipo.

Preparo da nutrição parenteral

A maioria dos hospitais já dispõe de um serviço de farmácia, que prepara as nutrições parenterais. É importante haver um local separado e, de preferência, com fluxo laminar (raios ultravioleta) para manter a área de preparo desinfetada durante o preparo. A ordem em que os elementos serão acrescentados deve ser seguida de acordo com recomendações da farmácia, para evitar sua precipitação quando adicionados.

A nutrição parenteral deve ser sempre administrada com bomba de infusão, a fim de manter a velocidade contínua e sem flutuações. Recomenda-se a utilização de filtro de 0,22 mm, para remover alguma partícula dos elementos adicionados ou bactérias.

Para reduzir os riscos de contaminação e infecção, a bolsa ou frasco contendo a solução parenteral e o equipo devem ser trocados a cada 24 horas. Durante a troca, deve-se adotar técnica asséptica e desinfectar as conexões com solução antisséptica.

A solução de intralipídio deve ser infundida em frasco separado daquele da nutrição parenteral, podendo ser infundida paralelamente com outro equipo. Recomenda-se a utilização de filtro especial para lipídios.

O controle do paciente que está recebendo nutrição parenteral deve incluir:

▸ Peso diário
▸ Análise da urina: gravidade, glicose a cada 12 a 24 horas, dependendo da estabilidade do paciente
▸ Glicose no sangue: 1 hora após a troca da solução
▸ Painel nutricional 1 vez por semana: triglicerídeos, hemograma, cálcio, eletrólitos, bilirrubina, fosfatase alcalina, fósforo, magnésio, proteína total, albumina, enzimas hepáticas
▸ Monitoramento dos sinais de infecção.

Nutrição enteral

Sistema gastrintestinal

Anatomicamente, o trato gastrintestinal está próximo da maturidade por volta da 20ª semana de gestação, mas alguns componentes importantes para a função do sistema gastrintestinal ainda precisam de mais tempo para atingir plena maturidade e, assim, propiciar digestão e absorção adequadas dos nutrientes. Uma das principais funções do sistema gastrintestinal é a transferência de alimento, água e nutrientes do ambiente externo para o interno, onde se dão a digestão, a absorção e a distribuição dos nutrientes para as células do corpo por meio do sistema circulatório.

Reflexos de deglutição e sucção

O reflexo de deglutição surge na 13ª semana de gestação. Por volta do 3º trimestre de gravidez, o feto deglute cerca de 500 mℓ de líquido amniótico por dia. O reflexo de

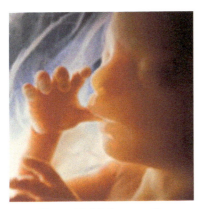

Figura 18.1 Feto sugando.

sucção está presente em torno da 18ª semana de gestação (Figura 18.1). A capacidade fisiológica do estômago aumenta de 2 mℓ/kg, no 1º dia de vida, para quase 24 mℓ/kg, por volta do 10º dia de vida. O reflexo de sucção já pode ser observado no feto em torno da 24ª semana de gestação.

Após o nascimento, a sucção não nutritiva pode ser observada em prematuros por volta da 27ª à 28ª semana de gestação. A coordenação de sugar, deglutir e respirar pode ser observada a partir da 32ª à 34ª semana de gestação. A coordenação de sugar, deglutir e respirar está parcialmente preparada entre a 32ª e a 34ª semana de gestação, e estará completa a partir da 37ª semana de gestação.

Estômago e intestino

O tempo de esvaziamento gástrico varia, mas tende a ser mais lento de acordo com a precocidade do recém-nascido.

A motilidade do intestino delgado é lenta, especialmente em recém-nascidos com < 32 semanas de gestação, em decorrência de imaturidade muscular das paredes intestinais, peristalse incoordenada e diminuição dos hormônios gastrintestinais. O trânsito alimentar entre a boca e o ânus leva aproximadamente 13 a 14 horas nos recém-nascidos a termo, e 18 a 20 horas nos recém-nascidos pré-termo.

A válvula ileocecal, principalmente nos prematuros, é incompetente, o que propicia proliferação bacteriana e aumenta as chances de enterocolite necrosante.

Outros problemas que interferem na digestão e na absorção dos nutrientes pela população neonatal são:

- Diminuição dos sais biliares necessários para a digestão das gorduras (que não existe até a 36ª à 37ª semana de gestação)
- Níveis enzimáticos baixos; as enzimas são componentes importantes para o processo digestivo nos recém-nascidos com 33 a 34 semanas de gestação
- Ácido clorídrico estomacal, presente por volta da 32ª semana de gestação

- Lipase pancreática diminuída até 36ª e 37ª semana de gestação
- Diminuição da lactase, necessária para a digestão do leite
- Secreção inadequada do hormônio do trato gastrintestinal, que desempenha papel importante na digestão dos nutrientes, na maturação da mobilidade intestinal e no controle das secreções exócrinas e endócrinas pancreáticas, além de auxiliar na função hepática, no desenvolvimento da mucosa do trato gastrintestinal e na maturação de sua função
- A absorção dos ácidos graxos ocorre já por volta da 24ª semana de gestação
- Perda proteica e calórica por meio das fezes.

A nutrição enteral consiste na administração de nutrientes por via gastrintestinal, e deve ser iniciada assim que o neonato esteja estável. A privação de alimentação enteral causa alterações no intestino, pois ocasiona atrofia dos hormônios digestivos e aumento da vulnerabilidade ao crescimento de microrganismos patogênicos no intestino; a enterocolite necrosante é uma consequência.

A alimentação enteral inclui: via oral, gavagem (orogástrica ou nasogástrica e transpilórica ou jejunal). No Quadro 18.4 são apresentadas sugestões para o avanço da nutrição enteral em prematuros de acordo com o peso corporal.

Dá-se preferência ao leite da própria mãe, ou de um banco de leite, tanto para alimentação de recém-nascidos a termo enfermos, como para prematuros nas primeiras semanas de vida. Em prematuros, deve-se usar o leite materno pelo menos até 28 dias de vida. Quando não for possível a utilização do leite materno, pode-se recorrer aos diversos tipos de leite artificial existentes hoje no mercado, com composições diversas para atender a recém-nascidos a termo e prematuros saudáveis, e neonatos com alterações digestivas que necessitam de leites hidrolisados de proteína (com carboidratos altamente absorvíveis e cujas proteínas são enzimaticamente hidrolisadas em vez de integrais).

O leite materno é preconizado universalmente como o melhor leite para nutrir o recém-nascido, tanto a termo como prematuro. Os benefícios do leite humano estão listados no Quadro 18.5.

O sistema gastrintestinal do prematuro apresenta alguns limites anatômicos e funcionais para que ele possa tolerar a nutrição enteral. Os prematuros têm o estomago pequeno, e demonstram dificuldade de ajustar-se ao aumento do volume de leite. O esvaziamento gástrico e o trânsito intestinal são retardados, ou seja, um pouco lentos em comparação aos do neonato a termo. A capacidade gástrica é reduzida. A organização da mobilidade do intestino só tem início por volta de 32 a 34 semanas de gestação (Thureen e Hay, 2001).

Quadro 18.4 Avanço da nutrição enteral.

Dias de vida	Tipo de leite	Volume	Frequência	Aumento
Peso corporal < 1.000 g				
3 a 9	Leite materno	1 a 2 mℓ/kg	A cada 4 a 6 h	Nenhum
10 a 16	Leite materno com suplemento proteico ou calórico	2 mℓ/kg	A cada 3 h	15 mℓ/kg/dia
17 a 19	Leite materno com suplemento proteico ou calórico	8 a 9 mℓ/kg	A cada 3 h	20 mℓ/kg/dia
20 a 23	Leite materno com suplemento proteico ou calórico, 24 kcal/30 mℓ de leite	12 a 13 mℓ/kg	A cada 3 h	Ajuste do volume para promover ganho de peso. Em geral, o objetivo final é próximo de 150 a 180 mℓ/kg/dia
Peso corporal de 1.001 a 1.200 g				
2 a 6	Leite materno	3 a 5 mℓ/kg	A cada 6 h	Nenhum
7 a 11	Leite materno	2 mℓ/kg	A cada 3 h	20 mℓ/kg/dia
12 a 14	Leite materno com suplemento proteico ou calórico	8 a 9 mℓ/kg	A cada 3 h	20 mℓ/kg/dia
15 a 17	Leite materno com suplemento proteico ou calórico, 24 kcal/30 mℓ de leite	12 a 13 mℓ/kg	A cada 3 h	Ajuste do volume para promover ganho de peso
Peso corporal de 1.201 a 1.500 g				
2 a 6	Leite materno	3 a 5 mℓ/kg	A cada 6 h	Nenhum
7 a 11	Leite materno	2 mℓ/kg	A cada 3 h	20 mℓ/kg/dia
12 a 14	Leite materno com suplemento proteico ou calórico	8 a 9 mℓ/kg	A cada 3 h	20 mℓ/kg/dia
15 a 17	Leite materno com suplemento proteico ou calórico	12 a 13 mℓ/kg	A cada 3 h	Ajustar o volume para promover ganho de peso. Objetivo final: 150 a 180 mℓ/kg/dia
Peso corporal de 1.501 a 2.000 g				
1 a 3	Leite materno	5 mℓ/kg	A cada 6 h	Nenhum
4 a 5	Leite materno	3 mℓ/kg	A cada 3 h	Nenhum
6 a 9	Leite materno	3 mℓ/kg	A cada 3 h	20 mℓ/kg/dia
10 a 12	Leite materno com suplemento proteico ou calórico	12 a 14 mℓ/kg	A cada 3 h	20 mℓ/kg/dia
13	Leite humano com suplemento proteico ou calórico, 22 kcal/30 mℓ de leite	18 a 20 mℓ/kg	A cada 3 h	Ajustar o volume para promover ganho de peso. Objetivo final: 150 a 210 mℓ/kg/dia

Fonte: adaptado de Hay, 2008.

Uma vez iniciada a alimentação enteral, o esvaziamento gástrico do prematuro é similar ao do recém-nascido a termo; a mobilidade intestinal, no recém-nascido a termo, ocorre já nas primeiras 24 horas após o nascimento, enquanto no prematuro leva mais tempo. A digestão e a absorção de proteína no prematuro são eficientes, e a absorção dos carboidratos é limitada por deficiência de lactase, capacidade limitada de digerir e absorver gordura, devido a deficiência de lipase pancreática e lingual, e síntese de sais biliares relativamente baixa, mas mesmo assim, o prematuro tem capacidade de digerir e absorver os nutrientes presentes no leite materno.

Apesar desses obstáculos, tardar o início da alimentação enteral tem um impacto ainda mais negativo nas funções e estruturas do trato gastrintestinal, com redução da atividade enzimática, encurtamento da vilosidade intestinal, perda de conteúdo proteico, adelgaçamento da mucosa intestinal e alteração na estimulação do sistema imunológico iniciada no intestino.

O início da alimentação enteral no prematuro estimula a proliferação celular, o que minimiza a atrofia da mucosa intestinal e melhora a função de barreira, estimulando a produção dos hormônios e enzimas digestivas e modulando as funções imunológicas.

Em neonatos que não possam ser alimentados devido a instabilidade respiratória ou hemodinâmida, pode-se fazer "higiene oral" utilizando um cotonete embebido em colostro materno para que este inicie a colonização do instestino com bactérias "boas". Utiliza-se 0,1 a 1 mℓ a cada 6 horas diretamente na mucosa oral.

Quadro 18.5 Benefícios do leite humano.

Melhora o desenvolvimento neurocognitivo

- Aumento do QI aos 7 e 8 anos de idade
- Os ácidos graxos poli-insaturados de cadeia longa presentes no leite materno são essenciais para o desenvolvimento do cérebro

Aumenta a tolerância à alimentação

- Promove o desenvolvimento gastrintestinal, estimula a motilidade e a maturação do intestino
- Reduz a permeabilidade intestinal
- Induz a atividade da lactase
- O leite materno é digerido mais rapidamente que os leites artificiais
- Por ser a sua proteína mais digerível, 100% dela são absorvidos
- Produz menos resíduo e constipação intestinal
- Permite um avanço mais rápido da dieta
- A taxa de absorção da lipase (gordura presente no leite materno) é de 95%, em comparação à taxa de absorção das fórmulas, que é de 83%
- Protege contra enterocolite necrosante, que ocorre de 6 a 10 vezes menos do que em neonatos que recebem fórmula ou leite artificial

Diminui a incidência de retinoplastia retrolental

- Os ácidos graxos ômega-3 presentes no leite materno contribuem para redução da incidência de retinoplastia retrolental em prematuros

Proteção contra infecções e sepse

- Baixa incidência e menor gravidade das infecções em prematuros hospitalizados que são alimentados com leite materno
- A lactoferrina, proteína com forte ação bacteriostática sobre *Escherichia coli* e *Staphylococcus*, priva bactéria de fósforo
- Testes de laboratório mostram grande atividade antimicrobiana no leite humano contra *E. coli*, *Staphylococcus aureus*, grupos B e D e *Haemophilus influenzae*
- O leite humano tem cerca de 30 componentes imunológicos, células associadas à imunidade, que têm uma concentração maior no colostro

QI: quociente de inteligência.

Avaliação da tolerância alimentar

De maneira geral, o resíduo gástrico só é significativo se: o leite não for digerido; a cor for esverdeada; volume > 30% da alimentação anterior; se for seguido de distenção abdominal e diminuição dos ruídos intestinais. Se a gavagem for contínua, o resíduo deve ser menos volumoso que o volume total administrado em 1 hora multiplicado por 2. Devemos lembrar que o estômago é um reservatório e sempre terá algum líquido. A recomendação atual é de que o resíduo gástrico não seja checado rotineiramente; uma vez a cada 12 horas é suficiente. Resíduo pouco volumoso, levemente esverdeado, pode ser descartado, e pode-se prosseguir com a alimentação, a menos que esteja associada a sinais de intolerância alimentar, tema que será discutido posteriormente. Em neonatos em uso de opioides e prematuros extremos pode ocorrer, devido à diminuição da peristalse, resíduo esverdeado.

Podemos considerar significativo o resíduo que aparece subitamente e em quantidade elevada, verde-escuro, bilioso, ou amarelo brilhante (cor de mostarda) ou com presença de sangue, acompanhado de outros sintomas como diminuição dos ruídos intestinais e aumento do perímetro abdominal > 10% da medida. Também podem aparecer alças intestinais visíveis, descoloração do abdome juntamente com distensão abdominal, letargia, instabilidade fisiológica (p. ex., aumento de bradicardia, apneia, hipo- ou hipertermia, aumento do requerimento de oxigênio). Recomenda-se, nesses casos, uma avaliação mais detalhada, por meio de hemograma e radiografias do abdome, e suspensão da alimentação até que o problema seja esclarecido.

Leite materno

Composição

O leite materno contém células vivas (p. ex., macrófagos, linfócitos) e uma grande variedade de fatores ativos biológicos (IgA, lactoferrina, B_{12}), além de grande variedade de hormônios (corticosteroides, tiroxina, gonadotrofinas, prolactina, eritropoetina, melatonina). A maior fonte de carboidratos no leite humano é a lactose, facilmente digerível. O leite humano fornece 40 a 50% do total calórico proveniente da gordura (Quadro 18.6).

O colostro, primeira secreção produzida pela glândula mamária, tem alto teor de caloria (58 calorias/100 mℓ), proteína, sódio, potássio e anticorpos. A produção de colostro inicia-se, na maioria das vezes, 18 a 24 horas após o parto, e segue até o 4º dia pós-parto. O leite de transição vai do 4º ao 10º dia pós-parto, e o maduro, do 10º dia ao 6º mês após o parto. O leite humano é composto, em sua maioria, de água (quase 88%), gordura (cerca de 55%), carboidratos (37%) e proteínas (8%); existem variações entre as nutrizes, de acordo com a dieta.

Quadro 18.6 Composição nutricional do leite materno oferecido a neonatos a termo e a prematuros 28 dias após o nascimento.

Energia ou nutrientes/100 mℓ de leite materno	Termo	Pré-termo
Energia (kcal)	98 a 110	70
Proteína (g)	1,8	1,3 a 1,8
Gordura (g)	4,3 a 4,7	3,0 a 4,2
Carboidratos (g)	11	7,0 a 11
Taurina (mmol)	–	4,8
Minerais (mg)		
Cálcio	39 a 45	37 a 44
Fósforo	18 a 24	19 a 21
Sódio	18 a 26	30 a 37
Potássio	60 a 78	78 a 85
Cloro	55 a 63	63 a 82
Ferro	0,05 a 0,075	0,2
Zinco	0,2 a 0,3	0,5
Magnésio	4 a 5,5	4,4 a 4,9

Fonte: adaptado de Adamkin, 2008.

O leite, ao final da mamada ou retirada artificial, conhecido como leite posterior, tem um teor de gordura 50% maior que o do leite anterior. Cerca de 50% das calorias do leite humano provêm da gordura, servem de fonte de energia para o recém-nascido e contribuem para o processo de mielinização dos nervos e para o desenvolvimento do sistema nervoso central. O leite materno fornece os elementos nutritivos necessários para o desenvolvimento e o crescimento do recém-nascido.

O leite materno fresco é o mais indicado para iniciar a alimentação enteral, tanto para o neonato a termo como para o prematuro. O leite fresco é colonizado por lactobacilos e bifidobactérias, importantes no desenvolvimento e na estimulação do sistema imunológico, e estimula o desenvolvimento da parede intestinal, criando uma camada protetora, além de estimular o crescimento de bactérias não patogênicas que compõem as defesas contra invasores patogênicos no intestino.

Estudos feitos nos anos 1970 e 1980 sugeriam que a composição do leite produzido pelas mães que tiveram parto prematuro diferia da composição do leite das mães que tiveram parto a termo. Atkinson (1978), Anderson, (1983 apud AAP, 2001) e Narang (2006) comprovaram esses achados. O leite pré-termo tem maior concentração de proteína, sódio, cálcio, lipídios e uma seleção de propriedades anti-infecciosas. Essas diferenças estão ajustadas à necessidade única do prematuro e desaparecem após o 1º mês de lactação, quando o leite pré-termo se assemelha, em composição, ao leite materno a termo.

Os níveis de proteína, cálcio, fósforo e vitamina D, em alguns casos, não são adequados para promover um crescimento ótimo, resultando em hiponatremia, hipoproteinemia e osteopenia, com diminuição da mineralização óssea. Recomenda-se a utilização de suplementos, contanto que forneçam maiores dosagens de fósforo, cálcio, vitamina D, proteína e calorias. Todavia, antes da adição de suplementos ao leite humano, deve-se monitorar o prematuro. Nem todos necessitam de suplemento. Os critérios recomendados quanto à adição de suplementos ao leite materno para os prematuros são:

- Menos de 34 semanas de gestação
- Peso < 1.500 g
- Ganho de peso e crescimento lentos
- Diminuição dos níveis de proteína no sangue
- Osteopenia
- Fosfatase alcalina elevada
- Diminuição dos níveis de fósforo no sangue
- Hiponatremia.

Nos casos em que seja necessário somente o aumento de calorias, recomenda-se que as mães amamentem tempo suficiente para que o lactente receba o leite posterior, mais rico em gordura. A mãe deve ser orientada a amamentar com um seio até que se esvazie, colocar o neonato para eructar, oferecer o outro seio e amamentar até que o neonato se mostre saciado. Caso esses neonatos recebam leite materno ordenhado via gavagem, esse leite deve ser separado de acordo com a concentração de gordura, por meio de aferição do "crematócrito". O leite materno é centrifugado e, após esse procedimento, avalia-se o percentual de gordura e calorias. Caso seja necessário maior aporte calórico, administra-se o leite com maior concentração de gordura.

A estimativa da concentração de gordura e do valor calórico do leite humano pode ser determinada de maneira aproximada, segundo estudo realizado por Lucas et al. (1996) (Quadro 18.7).

A concentração de lipídios no leite humano varia nas 24 horas e de acordo com a idade gestacional. O leite, durante a ordenha, pode ser separado como leite anterior e leite posterior, e o tempo para a ordenha depende da mãe, da quantidade de leite ordenhado e da velocidade do fluxo do leite.

- Leite anterior: baixo teor de calorias e lipídios; é obtido com a ordenha por aproximadamente 2 a 5 minutos em cada seio, após o início da apojadura. O leite ordenhado deve ser colocado em recipiente identificado como "leite anterior"
- Leite posterior: deve-se orientar a mãe a continuar ordenhando até que o fluxo de leite pare. Ordenhar por mais 2 minutos, e colocar o leite em recipiente identificado como "leite posterior".

Caso haja limitações quanto ao volume a ser ingerido, ou necessidade de aumentar o teor calórico, mineral e proteico do leite, adicionam-se suplementos nutricionais, como:

- Concentrado calórico de leite humano
- Fortificante do leite materno para fornecer proteína, calorias e minerais (p. ex., cálcio e fósforo).

O leite materno é a melhor alimentação do recém-nascido a termo, oferecido de modo exclusivo nos primeiros 6 meses de vida. Foi demonstrado que a concentração do teor de proteína, cálcio, fósforo, magnésio, sódio, zinco e algumas vitaminas na composição do leite materno

Quadro 18.7 Estimativa da concentração de gordura e valor calórico do leite humano.

Crematócrito	3	4	5	6	7	8	9	10	11	12
Gramas de gordura/mℓ	0,017	0,023	0,03	0,037	0,044	0,051	0,058	0,069	0,071	0,078
Calorias	0,44	0,56	0,62	0,69	0,76	0,82	0,89	0,96	1,02	1,09
% calorias/gordura	22	37	44	48,2	52,1	56	58,2	60,4	62,6	64

Fonte: adaptado de Lucas et al., 1996.

prematuro da 2ª para a 3ª semana pós-parto diminui, o que afeta a taxa de crescimento do prematuro, comparada à taxa de crescimento que deve ocorrer intraútero. Em vista desses fatores, preconiza-se a fortificação do leite materno. Os prematuros nascem com baixas reservas de cálcio e fósforo nos ossos, mas necessitam desses minerais para seu crescimento. O mesmo se dá com as proteínas, necessárias na quantidade de 3 a 4 g/kg/dia para o prematuro. O leite da mãe do recém-nascido a termo fornece cerca de 2,6 g de proteína/kg/dia com uma ingestão diária de 200 mℓ/kg. Após 3 a 4 semanas do parto, o leite da mãe de um prematuro tem um teor proteico similar ao do leite da mãe de um recém-nascido a termo, sendo, portanto, menor a quantidade de proteína que fornece ao prematuro. A fortificação do leite materno promove melhor ganho de peso corporal, aumento do comprimento, aumento do perímetro cefálico e melhora da densidade óssea. A suplementação de minerais é necessária para neonatos prematuros < 34 semanas de gestação.

Patel et al. (2013) realizaram um estudo prospectivo de uma coorte de 275 neonatos de peso muito baixo ao nascer, quanto à incidência de septicemia. Entre os neonatos que receberam, em média, 10 mℓ/kg/dia de leite materno nos primeiros 28 dias de vida, observou-se redução de 19% dos casos de septicemia.

Em prematuros, o uso do leite materno favorece o desenvolvimento gastrintestinal: reduz a permeabilidade intestinal mais rapidamente, induz a atividade da lactase que ajuda a digerir o leite e multiplica os fatores que estimulam a motilidade e a maturação do intestino. A digestão do leite materno é mais rápida do que em prematuros alimentados com leite artificial; sendo assim, ocorre menos resíduo gástrico, o que favorece o avanço mais rápido da dieta (Quadro 18.8).

Saber o momento exato de iniciar a alimentação enteral continua sendo um dilema nas UTIs neonatais, devido aos riscos envolvidos, principalmente nos prematuros, cujo sistema gastrintestinal não está pronto para receber nutrição enteral. Apesar dessas deficiências, o início precoce da alimentação enteral é importante para estimular a maturidade intestinal e contribuir para uma adaptação metabólica mais adequada. Estudos (Bellander et al., 2003; Berseth e Norduke, 1993; Donavan et al., 2006; Fiks, 2003; Hay, 2008; McClure e

Newell, 1999; 2000) mencionam vários efeitos positivos da alimentação precoce em recém-nascidos enfermos e prematuros, como induzir o aparelho gastrintestinal a aumentar a produção de enzimas digestivas, glucagon pancreático, hormônio do crescimento, peptídio inibitório gástrico e enteroglucagon.

A alimentação mínima ou trófica tem como objetivo estimular a atividade gástrica; aumenta a produção dos hormônios digestivos como gastrina, motilina e enteroglucagon; diminui a bilirrubina indireta, colestase e icterícia; reduz a necessidade de uso de nutrição parenteral; atinge o volume total de alimentação oral mais rapidamente; favorece o ganho de peso; e melhora a tolerância à alimentação enteral. No início, pode-se administrar a alimentação por meio de sonda gástrica, a cada 3 a 4 horas.

É importante avaliar a cada 12 horas a medida da circunferência abdominal acima e abaixo do umbigo. A medida da circunferência abdominal é um parâmetro para uma avaliação comparativa, caso ocorra distensão abdominal posteriormente.

O resíduo gástrico deve ser aferido pelo menos 1 vez a cada 12 horas, ou com maior frequência, se houver presença de sinais de intolerância alimentar, como:

- Distensão abdominal, ruídos intestinais hipoativos
- Resíduo > 30% do valor total da alimentação administrada
- Resíduo bilioso (esverdeado)
- Alças intestinais palpáveis e visíveis
- Vômito > 50% da alimentação ingerida, com presença de sangue, bilioso
- Irritabilidade
- Letargia
- Fezes líquidas e/ou com mau cheiro, presença de sangue, oculto ou visível
- Alteração do estado clínico, como: aumento de bradicardia, apneia, dessaturação, aumento do requerimento de oxigênio, hiperemia.

Nos últimos anos, foram criados protocolos para início e avanço da alimentação enteral de acordo com o peso corporal e os dias de nascido. O volume e a frequência do avanço da alimentação enteral dependem da idade gestacional, das condições e da resposta do neonato. Hay (2008) desenvolveu o protocolo de avanço da nutrição enteral (Quadro 18.4).

Existe atualmente, em diversas UTIs neonatais, uma tendência a iniciar a alimentação enteral mais cedo, e aumentar o volume mais rapidamente quando houver estabilidade fisiológica, de acordo com o peso corporal.

A nutrição enteral com leite materno é sempre preferida; neonatos que recebem leite da própria mãe têm menos episódios de sepse e/ou enterocolite necrosante. Com o uso de leite humano de banco de leite e de leite artificial ou fórmula foi registrado um aumento da

Quadro 18.8 Comparação de propriedades de leite materno e fórmula láctea.

	Leite materno fortificado (feito à base de leite materno)	Fórmula láctea
Dias em oxigênio	19	33
Enterocolite necrosante	1,6%	13%
Sepse tardia	21%	48%
Enterocolite e sepse	31%	54%

incidência de enterocolite necrosante. Recomenda-se a utilização de leite da própria mãe sempre que possível, pois sua composição é específica para o filho.

A administração da nutrição enteral gástrica deve ser feita lentamente, por 30 minutos, a cada 3, 4 ou 6 horas, de acordo com o peso e os dias de nascido. O método de gavagem intermitente promove resultados mais fisiológicos em termos de estimulação dos hormônios digestivos, em comparação com alimentação contínua, que não é recomendada.

É fundamental o uso de sucção não nutritiva, quando possível, durante a administração de nutrição enteral por sonda gástrica. A sucção não nutritiva durante a gavagem melhora a oxigenação, tranquiliza e acalma, estimula o reflexo de sucção e aumenta o ganho de peso e a secreção de insulina e gastrina, muito importantes para o processo digestivo.

A chupeta deve ser utilizada somente como medida provisória, durante a gavagem, para estimular a sucção; também aumentará os hormônios digestivos, mas este método só deve ser utilizado durante a gavagem, sendo necessários a avaliação e o acompanhamento por profissional habilitado. O uso do dedo para estimular a sucção durante a gavagem não é recomendado, em vista da superfície dura, que pode causar um aprofundamento do palato, o que levará a dificuldade de alimentação oral no futuro.

Alimentação hipocalórica (trófica)

A alimentação hipocalórica (trófica) consiste na administração de pequenos volumes de leite, 15 a 20 mℓ/kg/dia, a cada 2 horas, evitando-se a ocorrência de gastróclise, pois a gordura do leite apega-se ao tubo plástico utilizado para infusão. O alimento recomendado para essa alimentação inicial é o colostro da própria mãe; dá-se preferência à utilização de colostro porque tem alto teor de proteína, baixo teor de gordura e alta absorção e digestibilidade, sendo mais bem tolerado que o leite mais maduro. Além desse benefício, o colostro, com seus componentes anti-infecciosos e anti-inflamatórios, forma uma proteção na parede do intestino, reduzindo o risco de posterior enterocolite necrosante. Não adicione fortificantes nem qualquer outro aditivo ao colostro, pois isso reduz a biodisponibilidade dos componentes anti-infecciosos e anti-inflamatórios. A alimentação deve ser iniciada no 2º dia de vida. A partir do 4º dia de alimentação enteral trófica, o colostro pode ser combinado com leite mais maduro expressado. A alimentação trófica estimula o desenvolvimento da mucosa gastrintestinal, favorece a maturação da atividade motora do intestino e promove a secreção dos hormônios digestivos intestinais reguladores.

A alimentação enteral precoce minimiza a atrofia da mucosa intestinal, melhorando a função de "barreira" da parede do intestino. O início da alimentação trófica não aumenta a incidência de enterocolite necrosante; diminui a septicemia e a permeabilidade da mucosa intestinal a antígenos estranhos; aumenta a produção de hormônios e enzimas intestinais e a espessura da parede intestinal; favorece a maturação da atividade motora intestinal; melhora a tolerância à alimentação e a mineralização óssea; torna a alimentação total mais precoce; melhora o ganho de peso; reduz a necessidade de oxigênio suplementar; e abrevia o tempo para a alta hospitalar.

Mesmo que não deseje amamentar, a mãe deve ser incentivada a ordenhar o leite pelo menos nas primeiras 2 semanas após o parto, a fim de que sejam fornecidos ao neonato o colostro e o leite materno nesses primeiros dias críticos da alimentação enteral. No Rush-Presbyterian Hospital, em Chicago, EUA, os neonatologistas, após a admissão de um neonato, principalmente se for prematuro, conversam com as mães e informam a elas que estão prescrevendo, como primeira alimentação do neonato, colostro da própria mãe, explicando por que é importante a utilização desse primeiro leite e a necessidade de que elas providenciem esse "precioso líquido". Não é feita a pergunta se a mãe quer ou não retirar o leite; o médico pressupõe que ela vai retirar o leite. Com esta técnica adotada pelos médicos, praticamente todas as mães ordenham o colostro e posteriormente seguem a prática, mesmo que anteriormente pretendessem não amamentar, pois percebem que podem fazer a diferença para promover melhora do seu bebê.

Caso não seja possível fazer uso do leite da própria mãe, pode-se utilizar leite de um banco de leite, de preferência colostro, seguindo então com o leite de transição.

Os estudos mostram que não houve aumento na incidência de enterocolite necrosante com o início precoce da alimentação mínima ou trófica. Segundo Hay (2008), a alimentação enteral mínima no prematuro também diminui o tempo de alimentação enteral completa, propicia ganho de peso mais rápido, reduz a incidência de episódios de intolerância alimentar e a necessidade de fototerapia, além de favorecer a maturação do intestino.

Na alimentação enteral trófica não se recomenda o uso de água, solução de glicose oral ou fórmulas especiais com proteína hidrolisada, uma vez que, para que ocorram o estímulo dos hormônios digestivos intestinais e a maturação da parede intestinal, são necessários carboidratos e proteínas presentes no leite materno.

Avanço da alimentação enteral e início da administração de suplementos

O avanço da alimentação enteral e o início da administração de suplementação calórica e proteica deve seguir um protocolo que leve em consideração faixa de peso, volume por quilo por dia, início e término do uso de proteína líquida e início e término da fortificação (Quadro 18.9).

Quadro 18.9 Protocolo de avanço da alimentação enteral e suplementação.

Faixa de peso	Dias do protocolo	Início/fim (mℓ/kg/dia)	Proteína líquida (dia) – início/término	Fortificação (dia) 1/2 integral – início	Interromper nutrição parenteral (dia)	Interromper Intralipid® (segundo dia)
750 g	16	8/165	7/12	10/12	14	12
751 a 1.000 g	14	6/165	6/11	9/11	13	12
1.001 a 1.250 g	12	5 a 10/165	5/9	7/9	11	10
1.251 a 1.500 g	11	5 a 10/165	4/8	6/8	9	9
1.501 a 2.000 g	7	10 a 20/165	2/5	4/5	6	6
2001 a 2.500 g	5	10 a 20/165	2/3	3	4	4

Fonte: adaptado da UTI neonatal do Loma Linda University Children's Hospital. Feeding Advancement/Nutritional Supplement Protocol for NICU Intants; 2016.

A composição do leite materno tem uma variação que faz com que não forneça a nutrição adequada para os neonatos prematuros. Por isso, recomenda-se a fortificação desse leite para fornecer energia em forma de calorias, proteína, minerais e vitaminas para o crescimento corporal e, principalmente, o neurodesenvolvimento que ocorre nessa etapa crítica. Recomenda-se utilizar o fortificador do leite materno baseado em leite humano. Quando esse tipo de fortificação foi utilizado em estudo realizado por Sullivan et al. (2010), houve redução de 50% nos casos de enterocolite clínica e de 86% nos casos de enterocolite cirúrgica, em comparação aos fortificantes de leite humano feitos com leite de vaca.

Sucção não nutritiva ao seio

A sucção não nutritiva deverá ser avaliada e iniciada preferencialmente por um profissional especializado, quando disponível, ou por membros da equipe de enfermagem devidamente treinados. Primeiro, deve ser realizada uma avaliação; de preferência, indica-se início precoce da sucção não nutritiva ao seio materno previamente esvaziado, entre a 30ª e a 32ª semana de gestação, quando o prematuro deve estar fisiologicamente equilibrado. Mesmo os prematuros que estejam recebendo oxigênio, com cânula de oxigênio nasal, podem ser colocados ao seio quando clinicamente estáveis, para sucção não nutritiva. Essa experiência deve ser positiva para o prematuro e sua mãe, pois é importante antes de iniciar-se o aleitamento materno nutritivo.

A sucção não nutritiva ao seio deve ser realizada 1 a 2 vezes ao dia, de acordo com a tolerância do prematuro, observando-se sempre os sinais comportamentais e de desorganização fisiológica. Caso ocorram, a sessão deve ser interrompida. A sucção não nutritiva ao seio deve ser realizada, preferencialmente, por ocasião da alimentação por gavagem; assim, o neonato faz associação entre a sucção e o enchimento do estômago. A mãe deve ser orientada a, antes do procedimento, ordenhar os dois seios, esvaziando-os. O neonato deve ser colocado em posição canguru, ou seja, pele a pele com a mãe, com acesso ao seio materno (Capítulo 10).

Métodos de alimentação enteral
Gavagem intermitente

A gavagem intermitente é um método de alimentação por meio de um tubo nasogástrico, orogástrico ou jejunal (Figura 18.2); são indicados os tubos feitos de polietileno ou silicone. Esse método é utilizado em recém-nascidos ainda enfermos para que possam sugar, ou em prematuros com a coordenação entre os reflexos de sugar, engolir

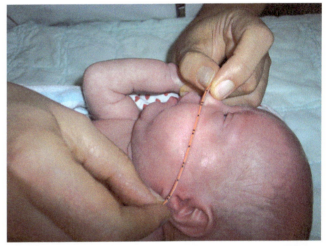

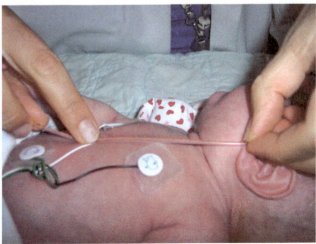

Figura 18.2 Técnica de medida da sonda orogástrica e nasogástrica.

e respirar ainda não desenvolvida. A gavagem intermitente leva a aumentos cíclicos dos hormônios gastrintestinais, incluindo insulina. O leite é administrado lentamente por ação da gravidade ou com bomba de infusão com tempo predeterminado; é necessário ter cautela, pois a gavagem administrada muito rapidamente pode provocar vômito.

As intervenções de enfermagem em gavagem intermitente estão disponíveis no boxe Intervenções de enfermagem 18.1, no final do capítulo.

Gastróclise

Refere-se à gavagem contínua e não é considerada um método fisiológico. Deve ser utilizada somente em casos especiais, com recém-nascidos que apresentem intolerância à gavagem intermitente, dependentes de ventilação mecânica, ou muito pequenos (< 1,0 kg) para tolerar volumes maiores de uma só vez. Houve relatos de erros na administração de nutrição enteral por via intravenosa, levando o paciente a óbito. Nos EUA, é mandatória a utilização de extensões para administração de leite com equipos diferenciados dos equipos e tubos de administação intravenosa. Com esta medida, houve significativa diminuição desse tipo de erro. Os equipos, extensões, seringas e sonda gástrica têm a mesma cor alaranjada (Figura 18.3).

As intervenções de enfermagem em gastróclise estão disponíveis no Boxe Intervenções de enfermagem 18.2, no final do capítulo.

Alimentação por via oral

Certos fatores (p. ex., nível de gravidade geral pelo qual passou o paciente, dias de intubação, hemorragia craniana peri- ou intraventricular, problemas neurológicos, congênitos e prematuridade) podem interferir no processo. Sempre que disponível, os neonatos enfermos a termo e prematuros deverão ser avaliados por uma fonoaudióloga ou terapeuta especializada em alimentação oral em neonatos. Recomenda-se alimentação oral quando o neonato estiver receptivo e mostrar sinais de estar esperando a alimentação. Waitzman et al. (2014) desenvolveram uma escala (*Infant-driven Feeding Scale®*) para avaliar quão prontos estão os neonatos, tanto a termo como prematuros, para receber alimentação por via oral, a qualidade da sucção e as técnicas utilizadas pelo cuidador. Essa escala atribui uma pontuação que indica essa disponibilidade do neonato para iniciar a alimentação (Quadro 18.10).

Quadro 18.10 Alimentação iniciada pelo Neonato – *Infant-driven Feeding Scales©*.

Prontidão do neonato para a alimentação oral	
1	Alerta ou irritado antes dos cuidados, reflexa da procura, ou levando a mão para à boca, sugando, bom tônus muscular
2	Sonolento, mas alerta quando iniciamos o cuidado, algum sinal do reflexo da procura, sugando na chupeta
3	Acordado brevemente durante a prestação dos cuidados como troca de fralda. Não apresenta sinais de fome ou mudança do tônus muscular
4	Não desperta durante os cuidados, sem sinal do reflexo de procura, ou mudança no tônus muscular
5	Bradicardia, apneia ou de saturação com os cuidados. Pode apresentar também taquipneia

Qualidade da alimentação oral ao seio ou mamadeira	
1	Amamenta ou toma a mamadeira com sucção forte e coordenada durante toda a alimentação
2	Amamenta ou toma a mamadeira com sucção forte e coordenada inicialmente, mas fica cansado com o decorrer da alimentação oral
3	Amamenta ou toma a mamadeira com sucção consistente, mas tem dificuldade em coordenar a deglutição do leite. Ocorre perda do leite ou dificuldade de coordenação ao sugar e respirar ao mesmo tempo
4	Amamenta ou toma a mamadeira com uma sucção fraca e inconsistente, requer descanso frequente
5	Não é capaz de coordenar sucção, deglutição e respiração, apresenta bradicardia ou apneia durante a alimentação, ou perda de grande quantidade de leite ou taquipneia significativa

Técnicas do cuidador	
Score	Descrição
A	Posição lateral modificada: posicionar o neonato na posição inclinada com a cabeça em linha mediana para assistir como manejo do volume de leite que recebe
B	Ritmo externo: abaixar um pouco a mamadeira ou aliviar a pega ao seio para remover ou diminuir o fluxo do leite facilitando assim o padrão de sucção, deglutição e respiração
C	Utilizar bicos da mamadeira especializados como de fluxo baixo, e no seio usar o protetor de seio (*nipple shield*), que vão colaborar para a diminuição do fluxo
D	Apoio da bochecha ou lateral da face: fornece um suporte unilateral suave, o que vai melhorar a pressão intraoral
E	Arrotar frequentemente: basear no comportamento apresentado pelo neonato não em tempo e volume completado
F	Apoio do queixo: prover um apoio gentil para frente na mandíbula para assegurar uma pega efetiva/e movimento da língua, se o neonato possui um queixo pequeno ou possui movimentos da mandíbula muito acentuados

Fonte: Waitzman et al., 2014.

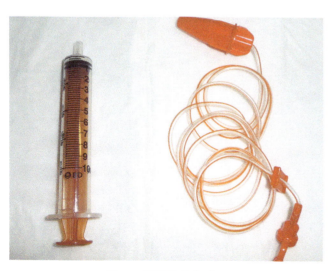

Figura 18.3 Gastrósclise.

A avaliação deverá ser anotada no prontuário do neonato a cada alimentação por via oral, seja amamentação ou alimentação por mamadeira, para que assim se possa monitorar a habilidade da alimentação oral e sua progressão. Essa escala não foi avaliada para alimentação com copinho.

Uma função respiratória estável também contribui para o bom êxito da alimentação por via oral. Recomenda-se tal alimentação apenas se a frequência respiratória for igual ou inferior a 60 rpm, porque, quando há dificuldade de respirar (p. ex., taquipneia), pode haver aumento do risco de aspiração de leite.

Os prematuros tardios, nascidos com 34 a 37 semanas de gestação, representam cerca de 70% de todos os partos prematuros; são grandes e saudáveis se comparados aos prematuros < 34 semanas de gestação. A dificuldade por eles apresentada tem relação com a imaturidade do tônus oromotor e com a integração neural. Apesar de, no início, não enfrentarem problemas com a alimentação oral, após uma semana os prematuros tardios podem desenvolver dificuldades com esse tipo de alimentação, sendo necessário acompanhamento para monitorar seu crescimento e seu desenvolvimento (Quadro 18.11).

Os prematuros já devem estar aptos a iniciar a sucção nutritiva por volta de 33 a 34 semanas de gestação pós-natal. A transição para a alimentação oral deve ser feita gradativamente, iniciando-se com a frequência de 1 vez ao dia e progredindo até atingir 8 vezes ao dia.

A avaliação cuidadosa da maturidade do neonato, tanto a termo como prematuro, e sua capacidade de coordenar os reflexos de sugar, engolir e respirar (coordenação oromotora) deve ser validada por um profissional especializado nessa área. Algumas características que interferem na alimentação oral são:

- Controle do músculo e tônus muscular diminuído
- Ausência de flexão das extremidades, o que proporciona estabilidade oromotora ao sugar
- Falta de estabilidade da mandíbula inferior, importante na sucção nutritiva
- Diminuição do tônus oromotor
- Tendência a posicionar a língua no palato superior, dificultando o mecanismo de sucção
- Aversão à estimulação oral, decorrente de procedimentos que provocaram desconforto no passado (p. ex., intubação endotraqueal, aspiração nas vias respiratórias superiores, colocação de sonda orogástrica)

- Deslocamento do ombro
- Fraturas
- Cirurgias abdominais recentes.

Uma vez estabelecido um padrão de alimentação oral, a mãe deve, quando possível, estar presente em todas as sessões de alimentação oral e, quando indicado, deverá amamentar. Caso ela não possa estar presente, a alimentação oral deve ser realizada por sonda gástrica ou copinho, de acordo com a tolerância e a estabilidade fisiológica do neonato.

Alguns serviços de neonatologia utilizam o dedo enluvado para promover a sucção não nutritiva. Esse procedimento tem gerado preocupação tanto entre os fonoaudiólogos como entre as equipes médica e de enfermagem, pelo fato de o material das luvas não ser próprio para uso oral, podendo levar certa toxicidade ao neonato; além disso, dependendo da força de sucção do neonato pode ocorrer rompimento da luva, criando risco de aspiração, como foi observado em certas UTIs neonatais no Brasil e em outros países. Outra preocupação é que, sendo ainda bem macio, o palato do neonato prematuro é facilmente moldável, e o procedimento pode criar uma elevação do palato e afundamento ou indendo, o que levará a uma alteração anatômica que dificultará a sucção nutritiva. O uso de copinho pode ser mais seguro quando realizado de maneira adequada. Quando a mãe estiver presente, sempre se deve dar preferência à sucção não nutritiva ao seio materno, mesmo que o neonato esteja em jejum, ou que esteja recebendo alimentação apenas por sonda gástrica.

É preciso ter em mente que a alimentação oral iniciada antes de o prematuro estar preparado pode ocasionar episódios de apneia, regurgitação, aspiração e aversão à alimentação oral. Deve-se sempre levar em conta a estabilidade comportamental e fisiológica do prematuro, bem como sua resposta à introdução dessa nova tarefa. Sinais de estresse e organização comportamental e fisiológica devem ser avaliados durante a alimentação, que, quando necessário, deve ser interrompida.

Os estressores ambientais (p. ex., ruídos desnecessários, luminosidade intensa) devem ser reduzidos quando se realiza a alimentação oral, pois o prematuro é altamente afetado por esses estressores, que facilmente podem acarretar um estágio de desorganização e dificultar a alimentação oral.

Ao se preparar o neonato para alimentação, é preciso estar atento à sua postura, principalmente se for prematuro, por apresentar menos tônus muscular e coordenação. Deve-se tentar manter os membros inferiores e superiores flexionados na linha mediana, para melhor organização dos reflexos necessários para uma alimentação oral adequada; para isto, utiliza-se o enrolamento, mantendo as extremidades superiores em linha mediana para facilitar o relaxamento dos músculos do pescoço e a

Quadro 18.11 Desenvolvimento e maturação do reflexo de sucção.

Imaturo	Transicional	Maduro
Sequência curta de 3 a 4 sucções consecutivas, com pausa para respirar e deglutir	Sequência moderada de 5 a 10 sucções consecutivas, com pausa para respirar e deglutir	Sequência longa de 10 a 30 sucções consecutivas, com pausa para respirar e deglutir

organização do neonato para concentrar-se na tarefa de sugar. Em decorrência do baixo tônus muscular do prematuro, principalmente no pescoço e no tronco, é preciso, ao segurá-lo, apoiar seu pescoço e tronco de maneira adequada (Figura 18.4).

Devem ser tomadas todas as medidas possíveis para promover o aleitamento materno; todavia, nos casos em que a mãe não possa amamentar por motivos de saúde (ordem médica) ou em casos de abandono ou óbito, devem ser escolhidas maneiras alternativas de alimentação, como a utilização de copinho ou mamadeira.

Aleitamento materno

A importância atribuída ao leite humano deve-se ao seu valor nutricional e imunológico para o recém-nascido; além disso, o aleitamento materno promove benefícios psicológicos tanto para a mãe como para o filho, contribuindo para o desenvolvimento do elo afetivo entre ambos. Atualmente, recomenda-se que os neonatos sejam alimentados apenas por aleitamento materno durante os 6 primeiros meses de vida e prossigam com o aleitamento misto até os 2 anos de idade.

O leite humano é adequado às necessidades do lactente por ser um líquido vivo, que contém células vivas, cujos nutrientes são mais bem digeridos e absorvidos.

Manter a produção de leite e amamentar o neonato enfermo a termo ou prematuro tardio e pré-termo pode ser um desafio para a mãe e os cuidadores. Muitas vezes, esse processo é longo e estressante, principalmente nos casos de neonatos mais enfermos. É comum, devido à disponibilidade de bancos de leite, a falta de incentivo ou promoção da ordenha e da amamentação entre as mães nas UTIs neonatais.

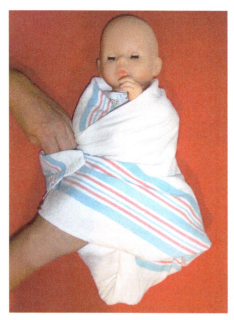

Figura 18.4 Neonato enrolado.

As normas e rotinas da UTI neonatal também devem ser cuidadosamente avaliadas e, se necessário, reestruturadas, para que possam refletir a promoção e o apoio ao aleitamento materno.

Na UTI neonatal, as mães que decidem amamentar e/ou ordenhar seu leite sentem sua participação ativa em promover a recuperação do bebê, e indiretamente percebem que é o único apoio que podem oferecer para contribuir para o crescimento, o desenvolvimento e o restabelecimento da saúde do filho.

Um estudo realizado por Pereira et al. (1984) revelou que, das mães que expressaram desejo de amamentar e/ou ordenhar o leite, 30 a 70% interromperam esse esforço antes da alta hospitalar. Nos pré-termos que receberam alta, 69% continuaram sendo amamentados até os 2 meses de vida e somente 38% foram amamentados até os 6 meses. Deve-se incentivar a ordenha do leite à beira do berço do neonato, para estimular a produção de leite, pois o fato de a mãe ver o filho e sentir o cheiro dele ajuda a aumentar a produção de leite. Recomenda-se a utilização de bomba elétrica para extrair o leite, com conexões para ordenha simultânea dos dois seios. A massagem dos seios antes e durante a ordenha estimula o aumento da produção de leite. Em contraste, quando a ordenha é feita em quarto separado do local em que está o neonato, ocorre diminuição da produção do leite.

São muitos os fatores que contribuem para aumentar ou reduzir a produção de leite materno e o aleitamento materno na UTI neonatal (Quadro 18.12).

Quando se incentiva a amamentação, deve-se ter cuidado para que a atitude, o entusiasmo e a boa intenção não pressionem, constranjam ou intimidem a mãe a ordenhar o leite ou a amamentar. A mãe pode se sentir culpada e inadequada se, por motivos pessoais, decidir não amamentar, mas o fato de não fazê-lo não a desqualifica como uma boa mãe. É preciso lembrar que a decisão, ou não, de amamentar ou ordenhar o leite é pessoal, e só a mãe tem o direito de tomar essa decisão. Cabe aos profissionais de saúde certificarem-se de que ela recebeu toda a informação necessária acerca das vantagens da amamentação (Quadro 18.13) e desvantagens na não amamentação para tomar uma decisão consciente.

As intervenções de enfermagem no aleitamento materno estão disponíveis no boxe Intervenções de enfermagem 18.3, no final do capítulo.

Coleta e armazenamento do leite humano

A ordenha do leite materno é essencial para as mães dos recém-nascidos enfermos ou prematuros no período em que estão impossibilitados de mamar. A escolha do método para extração do leite varia de acordo com o período em que o leite deve ser ordenhado e a com a condição socioeconômica de cada nutriz.

Quadro 18.12 Fatores que contribuem para aumentar ou reduzir a produção materna de leite e o aleitamento.

Aumento	Redução
▸ Início precoce da ordenha do leite, manual ou com bomba elétrica, de preferência com ordenha simultânea	▸ Separação do filho imediatamente após o parto
▸ Ordenha frequente, promovendo esvaziamento completo dos seios a cada 2 a 3 h	▸ Início tardio da ordenha
▸ Descanso, relaxamento e manejo do estresse	▸ Ordenha esporádica ou rápida, sem esvaziamento de ambos os seios
▸ Nutrição adequada	▸ Fadiga, ansiedade, estresse, enfermidade
▸ Ingestão adequada de líquidos	▸ Nutrição inadequada
▸ Medicamentos ou ervas que estimulem a produção de leite	▸ Desidratação
▸ Cuidado pele a pele (método canguru); início assim que o estado clínico permitir	▸ Certos medicamentos diminuem a produção de leite
▸ Informações por meio de vídeos, panfletos	▸ Piora no quadro clínico do filho
▸ Equipe com conhecimento sobre o processo de lactação e amamentação	▸ Falha da equipe em orientar a mãe e fornecer material educativo sobre o processo de ordenha e aleitamento materno
▸ Início do aleitamento materno com sucção não nutritiva a partir da 30ª semana de gestação (corrigida) quando o prematuro estiver clinicamente estável e após avaliação da coordenação dos reflexos de sucção e deglutição e de respiração e tosse	▸ Equipe cuidadora não tem conhecimento e/ou atitude de apoio à mãe lactante, associado a informações inconsistentes ou conflitantes
	▸ Tabagismo

Fonte: adaptado de Gardner e Lawrence, 2011.

Quadro 18.13 Vantagens do aleitamento e do leite materno.

Vantagens para a mãe	Considerações
Amamentação no pós-parto imediato promove involução mais rápida do útero e ajuda a diminuir o sangramento nesse período	Ao iniciar-se a amamentação, ocorre liberação do hormônio ocitocina, que promove contração dos vasos sanguíneos do útero, contribuindo para diminuição do sangramento, bem como para que o útero volte mais rapidamente ao tamanho de antes da gravidez
Efeito relaxante; proporciona bem-estar	A liberação do hormônio prolactina durante a produção de leite induz relaxamento materno
Retorno ao peso corporal anterior à gravidez	A gordura acumulada durante a gravidez fornece reservas calóricas para o período de amamentação. A perda de peso é lenta, mas tende a ser mais permanente
Ajuda a desenvolver afeto entre mãe e bebê	O aleitamento materno estimula o senso de união emocional entre mãe e filho. O comportamento materno é influenciado pela atividade hormonal; acredita-se que o hormônio ocitocina, liberado durante a amamentação, é que desencadeia o comportamento de afeto materno
Diminui o risco de câncer de ovário, útero e mama	–

Vantagens para o recém-nascido	Considerações
O leite materno oferece proteção contra diarreia infecciosa e infecções respiratórias e de ouvido	Mais de 30 componentes imunológicos são encontrados no leite humano. As concentrações desses componentes são mais altas no colostro e se modificam com a maturação do leite materno. Testes laboratoriais mostraram grande atividade antimicrobiana no leite humano contra *Escherichia coli*, *Staphylococcus aureus*, grupos B e D e *Haemophilus influenzae*
Reduz a incidência de enterocolite necrosante	Os microrganismos geralmente associados a enterocolite necrosante são os gram-negativos, como *Bacteroides*, *E. coli* e *Klebsiella*. Estudos realizados por Lucas e Cole (1990) revelaram que, nos recém-nascidos prematuros que receberam somente fórmula, a incidência de enterocolite necrosante foi 6 a 10 vezes maior do que nos recém-nascidos que receberam leite humano
A lactoferrina é uma proteína que aumenta a absorção de ferro, diminuindo as chances de infecções gastrintestinais. Essa substância não está presente nas fórmulas	Essa proteína tem forte ação bacteriostática sobre *E. coli* e *Staphylococcus*, e parece privar esses microrganismos de ferro. A administração de suplemento de ferro aos recém-nascidos que estejam recebendo leite humano pode interferir na função bacteriostática da lactoferrina
Fonte de proteína mais digerível; é absorvida em sua totalidade pelo organismo, enquanto nas fórmulas somente metade é absorvível	Isso ocorre porque cerca de 40% da proteína no leite humano são de caseína e 60% são de lactoalbumina, enquanto no leite de vaca (base dos leites artificiais) 80% são de caseína e 20% de lactoalbumina, afetando a absorção de proteína
O leite humano é ótima fonte de gordura, que supre energia ao recém-nascido	Os ácidos graxos poli-insaturados de cadeia longa são essenciais para o desenvolvimento do cérebro
Diminui a incidência de retinoplastia retrolental	Ácidos graxos ômega-3 presentes no leite materno contribuem para redução da incidência de retinoplastia retrolental no recém-nascido prematuro
Melhora o desenvolvimento neurológico cognitivo	Em estudos (Anderson et al., 1999) conduzidos em uma população de recém-nascidos de baixo peso que receberam leite humano, esses tiveram 8 pontos de vantagem no teste de *performance* cognitiva aos 7 e 8 anos de idade
Proteção contra linfomas e diabetes insulinodependente	O leite humano pode ter efeitos protetores contra certas doenças, como câncer e diabetes
Menor risco de alergia em neonatos com histórico de alergias na família	Episódios de alergia têm incidência maior e mais grave nos neonatos alimentados com leite artificial, em comparação aos amamentados

É importante enfatizar para as mães que a quantidade de leite obtida com a extração depende do método utilizado e não reflete a quantidade real que o recém-nascido poderia obter se estivesse sendo amamentado. O objetivo principal da ordenha é manter a estimulação dos mecanismos de produção de leite. Muitas mães tornam-se ansiosas e preocupadas quando a quantidade de leite produzida parece pequena. Deve-se assegurar à mãe que mesmo algumas "gotas", quando fornecidas ao recém-nascido, ajudam, e dessa maneira ela participa da recuperação de seu filho.

Muitas instituições pasteurizam o leite materno para reduzir a possibilidade de que transmita infecções por microrganismos (p. ex., o CMV) que podem estar presentes no leite fresco. Este método de pasteurização diminui as propriedades antioxidantes do leite materno. Outro método que está sendo utilizado é a irradiação ultravioleta C, que inativa o vírus do CMV no leite humano (Lloyd et al., 2016). Este método preserva significativamente os níveis de imunocomponentes, resultando em propriedades bacteriostáticas similares às do leite não pasteurizado.

Ordenha por período curto ou ocasional

Recomenda-se o uso de ordenha manual, por ser mais prática e efetiva em decorrência da estimulação pele a pele; dependendo das circunstâncias ou de sua preferência, a mãe pode optar pela bomba de extração manual (Figura 18.5) se for necessario que o leite seja retirado por menos de 1 semana, ou se houver ingurgitamento mamário que requeira alívio da pressão.

Ordenha por período prolongado

Considera-se período prolongado quando a ordenha é realizada por mais de 1 semana. Nesses casos, recomenda-se a ordenha manual; mas, dependendo das circunstâncias ou da preferência da mãe, pode-se optar pelo uso de bomba de ordenha elétrica dotada de um sistema de pistão (Figura 18.6), o que mais se aproxima da ação rítmica e da pressão moderada que ocorrem durante a amamentação. Para algumas mães, esse método de retirada do leite é menos cansativo e mais efetivo; outras preferem a ordenha manual como mais efetiva. Tem-se observado que a combinação de ordenha manual com ordenha realizada com bomba elétrica aumenta a produção de leite nas mães de prematuros.

Ordenha manual

Muitas instituições ensinam as mães a extraírem o leite manualmente (Figura 18.7). Esse método tem-se mostrado eficiente, pois implica o contato pele a pele, e os movimentos da extração manual assemelham-se à ação das mandíbulas do recém-nascido quando está sugando, o que estimula a apojadura.

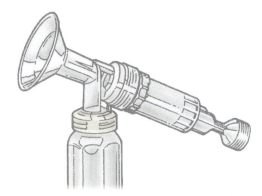

Figura 18.5 Bomba de ordenha manual de leite.

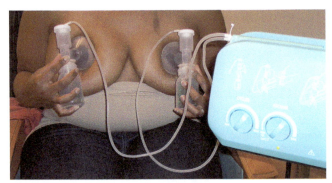

Figura 18.6 Bomba elétrica de ordenha.

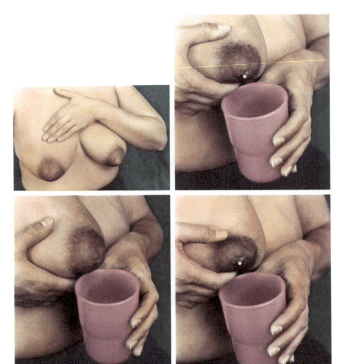

Figura 18.7 Ordenha manual de leite materno.

A técnica de ordenha manual consiste em:

▸ Posicionamento confortável, uso de técnicas de relaxamento, foco no bebê
▸ Lavagem das mãos para diminuir a probabilidade de contaminação do leite extraído

- Massagem nas mamas com movimentos circulares da base até a aréola, para estimular a descida do leite
- Colocação do dedo polegar na borda superior da aréola e do dedo indicador abaixo da borda inferior da aréola, mantendo-se os dedos fixos sobre a pele
- Compressão rítmica em direção ao tórax, juntando os dedos em direção aos mamilos
- Alternância das mamas quando o fluxo de leite diminuir ou parar de fluir.

Trabalho realizado por Veiga et al. no Caism-Unicamp, em 1992, mostrou alto índice de sucesso da manutenção da lactação com a ordenha manual do leite materno. O percentual de mães que levaram leite ordenhado manualmente por 10 dias para seus filhos na UTI neonatal foi de 44,4% entre as primigestas, com média de 160,2 mℓ de leite expressado por dia; entre as multíparas, foi de 39%, com média de 150,1 mℓ de leite expressado por dia. Esse método é eficiente quando as mães recebem boa orientação e incentivo.

As intervenções de enfermagem na ordenha e no armazenamento de leite estão disponíveis no boxe Intervenções de enfermagem 18.4, no final do capítulo.

Intervenções de enfermagem durante a amamentação

No recém-nascido enfermo a termo, a amamentação deve ser iniciada assim que houver estabilidade das funções fisiológicas, e geralmente ocorre sem muitas complicações. Nos prematuros, existe tendência a adiar a oportunidade para que o recém-nascido seja amamentado. O fator determinante para essa demora está relacionado com receio de que o prematuro, por ser "muito pequeno", não tenha energia suficiente para estimular a apojadura e se canse muito. Deve-se tomar como parâmetro a capacidade do prematuro de tomar a mamadeira antes que se permita a alimentação ao seio. No passado, acreditava-se que a amamentação era mais estressante que a mamadeira para o recém-nascido prematuro.

Meier (1988) atestou que, para os prematuros, a amamentação é menos estressante que a alimentação na mamadeira. A partir desse estudo, observou-se ainda que a oxigenação se manteve estável durante a amamentação, e que, durante a alimentação por mamadeira, a P$_{O_2}$ diminuiu de maneira significativa. O padrão de sugar e respirar durante a amamentação é mais coordenado e integrado, ao contrário do que acontece quando se suga a mamadeira. Em outro estudo, realizado por Meier e Mangurten (1993), foram incluídos pré-termos de 32 semanas de gestação, com peso de até 1.200 g, que ainda não tinham sido alimentados com mamadeira; surpreendentemente, esses prematuros, quando colocados ao seio, foram capazes de coordenar sequências de 3 a 5 sucções com o engolir audível, sem problemas.

Cada caso deve ser estudado individualmente, e a avaliação prévia da capacidade de deglutição deve ser realizada antes de se prosseguir com a amamentação. Algumas unidades neonatais permitem que o prematuro seja precocemente amamentado, seja qual for o peso corporal. Os critérios para a decisão de amamentar devem ser avaliados pelas equipes médica e de enfermagem e pela terapeuta fonoaudióloga.

Deve-se considerar que, na amamentação inicial do prematuro, os objetivos principais são o contato com a mãe, o aprendizado, o ajuste à posição e ao tipo de bico, bem como a capacidade de manter as funções fisiológicas estáveis durante o processo. Recomenda-se a sucção não nutritiva ao seio a partir da 32ª semana de gestação. Com sucção não nutritiva, preconiza-se orientar a mãe para proceder à ordenha, e, após esvaziar as mamas, oferecer ao neonato o seio vazio. Esse procedimento estimula a produção de leite, a pega correta e a sucção do neonato, preparando-o para, posteriormente, realizar a sucção nutritiva.

Nos recém-nascidos prematuros, é fundamental a avaliação do volume ingerido durante a amamentação, para que se promova o ganho de peso adequado. Mas, como saber o volume ingerido? Já se tentou o sistema de pesar o recém-nascido utilizando a balança convencional de peso, avaliando-se a quantidade ingerida de leite materno, o que se mostrou impreciso, além de preocupar demasiadamente a mãe, gerando mais estresse e, na maioria dos casos, criando insegurança quanto à capacidade de amamentar e produzir leite.

Meier e Mangurten (1993) realizaram estudo em que compararam a precisão no peso do recém-nascido antes e depois da mamada, utilizando uma balança de peso digital especial, criada e adaptada para avaliar o volume de leite ingerido pelo recém-nascido durante a amamentação. Os resultados foram excelentes, mostrando uma correlação quase exata entre o volume ingerido e o aumento de peso. Para verificar a validade desse método, pacientes que receberam somente gavagem ou mamadeira, em um volume preestabelecido, foram pesados antes e depois da alimentação, e observou-se uma correlação bem próxima do volume ingerido. O uso do peso corporal como parâmetro de avaliação do volume ingerido não deve ser um critério adotado rotineiramente e, sim, em casos especiais; é importante lembrar-se de utilizar somente a balança própria para essa avaliação.

As posições recomendadas para amamentação do neonato prematuro são a posição invertida: a cabeça do prematuro de frente para o seio, e o tronco e as pernas encaixados embaixo de um dos braços da mãe (Figura 18.8). Outra é a posição transversal; coloca-se o prematuro transversalmente no colo da mãe, que, com um braço, abraça o tronco e a cabeça do neonato e, com a mão oposta, segura o seio (Figura 18.9). Em ambas as posições, os seios devem ser segurados na posição C ou de bailarina (Figura 18.10).

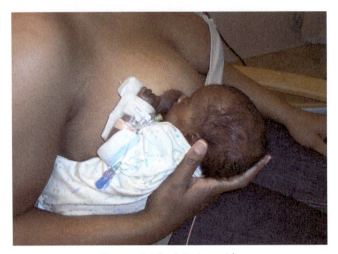

Figura 18.8 Posição invertida.

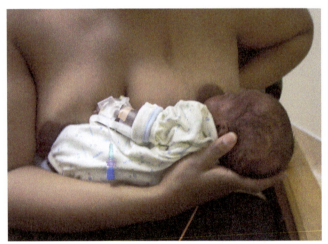

Figura 18.9 Posição transversal.

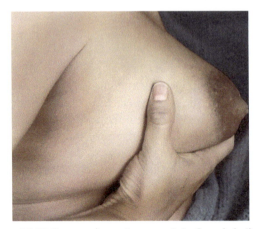

Figura 18.10 Segurando o seio em posição C ou de bailarina.

A equipe de enfermagem da UTI neonatal é essencial para ajudar as mães no processo de amamentação. Nos EUA, sempre que possível, o programa de apoio ao aleitamento materno na UTI neonatal é coordenado e supervisionado por um consultor internacional certificado em aleitamento materno – International Board Certified Lactation Consultant (IBCLC).

Comitê de Apoio ao Aleitamento Materno

Como já foi descrito neste capítulo, o leite da própria mãe é ideal para o bebê em termos nutricionais e por dispor de anticorpos específicos produzidos pela mãe. A manutenção da ordenha, manual ou por meio de bomba para retirada de leite, é um processo longo e difícil. Em alguns casos, após um longo período sem a estimulação de sucção, a produção de leite tende a diminuir, seja por falta de oportunidade de amamentar ou por estresse da mãe ao ver o filho em condições que variam de estável a grave constantemente nos primeiros meses na UTI neonatal. Muitas vezes, é necessário recorrer a um banco de leite para alimentar o neonato, o que aumenta o sentimento de culpa da mãe, que vê outra mãe assumindo seu papel.

As mães devem se lembrar de que seu leite, que ajudará na recuperação do bebê, é especial e que só elas podem oferecê-lo.

Após entrevistas a várias mães em UTIs neonatais, foi criado em alguns hospitais o Comitê de Apoio ao Aleitamento Materno, composto por um neonatologista, um consultor internacional certificado em aleitamento materno, um gestor da unidade, um fonoaudiólogo, um fisioterapeuta, um assistente social ou psicólogo, enfermeiros da UTI neonatal e um nutricionista. Após o início das atividades desse comitê, pôde-se notar um aumento do número de mães que ordenham leite por um período mais longo, mantêm o suplemento de leite suficiente para o filho, e amamentam antes e após a alta do filho.

Algumas UTIs neonatais criaram um cartão que é afixado no berço ou na incubadora do neonato e que identifica que a mãe está tirando leite para seu bebê (Figura 18.11).

Funções do Comitê de Apoio ao Aleitamento Materno

São funções do Comitê:

» Monitoramento de todas as mães da UTI neonatal com relação à evolução da lactação e à amamentação
» Apoio e informação a todas as mães que desejam amamentar

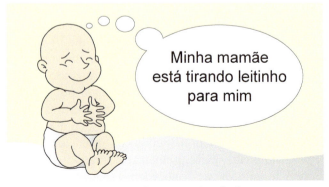

Minha mamãe está tirando leitinho para mim

Figura 18.11 Cartão para incubadora.

- Preparação de normas e rotinas referentes ao aleitamento materno, ordenha e armazenamento do leite materno
- Participação nos programas de educação contínua e treinamento em aleitamento materno e lactação
- Promoção de início precoce da alimentação com colostro da própria mãe
- Realização de pesquisas relacionadas com aleitamento materno e lactação.

Responsabilidades diárias dos membros do Comitê

São responsabilidades dos membros do Comitê:

- Revisão de todas as admissões, certificando-se de que todas as mães receberam informação e os panfletos informativos sobre lactação e amamentação na UTI neonatal
- Manutenção de contato com cada profissional de enfermagem com relação ao desenvolvimento da lactação e aleitamento da mãe dos pacientes que estão sob seus cuidados, orientando e esclarecendo dúvidas. Atualização dos formulários do Comitê (Quadro 18.14).
- Trabalho em conjunto com a terapeuta ocupacional ou fisioterapeuta com relação à avaliação do neonato para iniciar a sucção não nutritiva do prematuro
- Garantia de que todos os neonatos, pelo menos 2 semanas antes da alta hospitalar, tenham oportunidade de ser amamentados o máximo de vezes possível, para que a mãe tenha confiança em sua capacidade de cuidar do seu filho.

Amamentação após a alta hospitalar

Após a alta hospitalar, algumas etapas devem ser observadas:

- Estabelecimento de metas: a mãe deve encontrar-se com o pediatra escolhido após a alta para discutir as metas com relação ao aleitamento materno em casa, levando em conta a estabilidade geral do recém-nascido
- Serviço de suporte: é importante estabelecer um serviço de acompanhamento por telefone ou por meio de uma clínica de apoio ao aleitamento materno, onde as mães possam expressar suas preocupações e dificuldades
- Consulta ao pediatra: recomenda-se ir ao pediatra 2 a 3 dias após a alta, para avaliação do ganho de peso e do estado de hidratação e nutrição do recém-nascido
- Monitoramento: deve-se orientar a mãe a manter um registro do número de sessões de amamentação, número de fraldas molhadas e evacuações no período de 24 horas, para fornecer dados em relação à hidratação do recém-nascido
- Informação: fornecer panfletos com informações-chave.

Quadro 18.14 Registro de acompanhamento da lactação e do aleitamento materno na UTI neonatal.

Nome da mãe:_____ Idade:_____

Estado civil: casada ( ) solteira ( ) outro ( )

Telefone:_____

Endereço:_____

Diagnóstico do neonato:_____

Experiência relacionada com lactação e aleitamento materno: sim ( ) não ( )

Tipo de parto: normal ( ) cesariana ( )

Data de nascimento:_____ Idade gestacional:_____ Peso ao nascimento:_____

Data da alta hospitalar: _____ Peso na alta:_____

	Seio direito	Seio esquerdo	Ambos
Ingurgitamento			
Mamilos doloridos			
Mastite			
Diminuição do leite			
Outro			
Consulta			

Data	Hora	Motivo da consulta	Intervenções sugeridas	Comentários

Como saber se a amamentação está correndo bem

- Amamentação 8 a 12 vezes em 24 horas (a cada 2 a 3 horas)
- Mínimo de 6 a 8 fraldas molhadas em 24 horas
- Sensação de esvaziamento das mamas após a mamada
- Observação dos sinais de deglutição durante a amamentação e de movimentação rítmica das mandíbulas durante a sucção
- Aumento do peso corporal e crescimento do recém-nascido, ganho de peso aproximado de 15 a 25 g/24 h, comprimento com aumento de 0,66 a 1 cm por semana e aumento da circunferência cefálica de 0,33 a 0,66 cm por semana.

Quando procurar ajuda profissional

- O lactente apresenta menos de 6 fraldas molhadas em 24 horas em torno do 6º dia de vida
- O lactente não evacua com frequência (menos de 4 vezes ao dia)
- A mãe sente desconforto ao amamentar
- O lactente perde peso
- Amamentação por períodos curtos e choro frequente
- Sinais de desidratação no lactente
- Aumento da icterícia no lactente.

Dificuldades mais frequentes

As dificuldades mais comuns apresentadas pelas mães que produzem leite durante a permanência do recém-nascido na UTI neonatal são: ingurgitamento, mamilos doloridos e diminuição do suplemento de leite. A seguir, são descritas recomendações para ajudar as mães que passam por esses problemas.

Ingurgitamento

Ingurgitamento consiste em distensão do tecido mamário; inicia-se quando o leite fica retido nos alvéolos e estes se tornam distendidos. Normalmente, entre o 2º e o 3º dia após o parto, os seios tornam-se cheios e doloridos, ocorre um aumento do fluxo de sangue nos seios e tem início a produção de leite. A intensidade desse problema varia de uma mulher para outra, sendo seu curso, em geral, de 24 a 48 horas. Um dos maiores problemas ocorre quando o seio está muito cheio e firme e o recém-nascido não o pega corretamente, dificultando a amamentação e ocasionando o ingurgitamento.

Entre as medidas para aliviar o ingurgitamento, recomendam-se:

- Antes da amamentação ou ordenha, aplicar compressas mornas nos seios e massagear delicadamente os pontos que estão endurecidos. Esse procedimento ajuda a iniciar a apojadura e facilitar a liberação do leite

- Uso de técnicas de relaxamento (p. ex., música suave, respiração profunda) para facilitar a apojadura
- Amamentação ou ordenha do leite a cada 2 a 3 horas durante o dia e a cada 3 a 4 horas no período da noite (propiciando assim repouso da mãe). A amamentação ou ordenha frequentes causam alívio porque ajudam a aumentar a circulação nas mamas e o estabelecimento do fluxo de leite, diminuindo a distensão dos ductos lactíferos
- Uso de sutiã com bom suporte durante 24 horas; a boa postura dos seios mantém livre a drenagem dos canalículos, facilitando a expressão do leite, e evita extravasamento de leite pelos seios, estimulando sua produção e, consequentemente, aumentando o ingurgitamento
- Repouso frequente, pois o cansaço dificulta a apojadura e a retirada do leite
- Aplicação de compressas frias após amamentação ou ordenha do seio. O frio causa vasoconstrição, ajudando a reduzir a congestão vascular nas mamas.

Mamilos doloridos

Os mamilos têm um tecido bastante sensível e podem ser facilmente irritados ou lesionados. Esse problema torna a amamentação dolorosa e compromete um bom desempenho. O desconforto é temporário e melhora com o tempo.

Para evitar esses inconvenientes, recomendam-se:

- Utilização, de preferência, da ordenha manual, por ser mais suave e menos traumática para os mamilos do que a bomba elétrica de ordenha. No entanto, se for necessária a utilização da bomba elétrica, deve-se ajustar a pressão de sucção a um nível confortável que não cause dor. Deve-se evitar ordenhar por longo tempo e frequentemente, a cada 2 a 3 horas durante o dia e 3 a 4 horas à noite. Quando for utilizada bomba elétrica, deve-se dar preferência às de ordenha dupla, que facilitam a apojadura e reduzem o período de ordenha
- Colocação de compressas frias sobre os mamilos por um período curto (cerca de 1 minuto), após expressar o leite ou amamentar
- Evitar o uso de cremes, óleos e sabão nos mamilos, pois esses produtos alteram a umidificação natural e removem os emolientes naturais excretados pela aréola que os protege. As glândulas sebáceas e as glândulas de Montgomery, localizadas na aréola e nos mamilos, são facilmente obstruídas pela aplicação de substâncias oleosas. Certos produtos também podem amaciar muito a região dos mamilos, facilitando irritação e lesão da pele
- Após extração do leite ou amamentação, deve-se aplicar uma camada de leite materno nos mamilos, deixando-os expostos ao ar para que sequem antes de se vestir novamente a roupa. Expor os mamilos ao sol da manhã por um período curto também fortalece a pele ao redor deles

» Dar preferência aos sutiãs de algodão, pois permitem circulação de ar
» Avaliação da pega e da despega segundo a técnica correta.

Diminuição na produção de leite

Quando há redução na produção de leite, recomendam-se:

» Retirada de leite a cada 2 a 3 horas durante o dia e a cada 3 a 4 horas no período da noite; procurar expressar por 15 minutos em cada seio
» Estimulação manual dos mamilos antes do início da ordenha
» Ingestão de líquido suficiente para satisfazer a sede (mais ou menos 8 copos por dia)
» Dieta balanceada; manutenção de uma ingestão calórica de 500 cal acima da necessidade calórica normal; continuação das vitaminas pré-natais
» Uso de técnicas de relaxamento (p. ex., ouvir música); sentar-se confortavelmente antes de expressar o leite facilita a apojadura
» Aplicação de compressas mornas nos seios cerca de 5 minutos antes do início da expressão do leite
» Aplicação de compressas frias após a ordenha (caso haja ingurgitamento) para reduzir o edema e facilitar a saída do leite na ordenha seguinte
» Se tabagista, eliminação ou diminuição do consumo de cigarros, pois reduzem a produção de leite
» O uso de levedura de cerveja, em pó ou tabletes, e alfafa em tabletes pode aumentar a produção de leite, provavelmente devido ao teor de vitaminas do complexo B, que favorecem o funcionamento do sistema nervoso e contribuem para um relaxamento geral
» Uso de metoclopramida estimula a produção de prolactina, aumentando a produção de leite, se a mãe tiver um nível normal de prolactina. Em decorrência de alguns efeitos colaterais, no entanto, muitos obstetras deixaram de prescrever esse medicamento

» A domperidona, disponível em países da Europa, Canadá entre outros, é o único suplemento que efetivamente aumenta a produção de leite, segundo Silva et al. (2001).

Amamentação em circunstâncias especiais

Quando a produção de leite é pequena para a necessidade nutricional do recém-nascido, ou quando o recém-nascido está fraco e debilitado para ser amamentado eficientemente, recomenda-se a utilização do sistema auxiliar de amamentação. Esse sistema consiste em uma garrafa plástica graduada, com duas sondas finas fixadas próximo aos mamilos. O sistema é provido de uma válvula de controle que libera a saída do leite somente quando o recém-nascido suga. Isso faz com que o neonato receba o volume necessário de leite sem muito esforço, cada vez que sugar (Figura 18.12). Algumas unidades neonatais utilizam uma sonda gástrica fina; uma ponta é fixada com adesivo próximo ao mamilo, e a parte final é colocada dentro de um copinho que contém o leite a ser oferecido; deve-se ter cuidado especial com essa parte, porque, pelo fato de essa técnica não dispor de uma válvula de controle, o leite flui de maneira mais rápida, podendo ocorrer aspiração de leite.

Alimentação oral com copinho

A alimentação oral com copinho é uma alternativa à mamadeira para o neonato cuja mãe decidiu amamentar. Esse método evita o contato com bicos artificiais e favorece o aleitamento posteriormente, mesmo em neonatos prematuros, que transitam bem da alimentação por copinho para a amamentação, de maneira mais tranquila e eficaz em comparação ao uso de mamadeira. A alimentação por copinho deve ser utilizada somente para neonatos de mães que irão amamentar posteriormente.

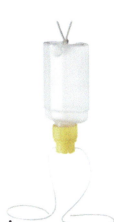 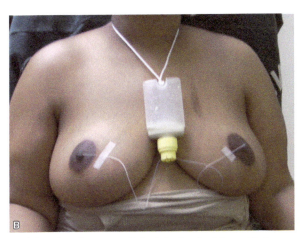 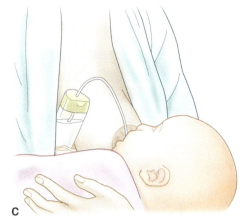

A **B** **C**

Figura 18.12 A. Sistema nutricional suplementar. **B.** Instalação do sistema. **C.** Amamentação com sistema nutricional suplementar.

Às vezes, o volume de leite perdido durante a alimentação por copinho pode chegar a 50 a 60%. Se houver perda de um volume muito grande de leite durante a alimentação com copinho, devem ser avaliados outros modos de alimentação oral, para que o neonato receba os nutrientes necessários para o crescimento corporal e neurológico. Posteriormente, quando o bebê apresentar maior coordenação, pode-se tentar novamente alimentá-lo com o copinho.

Na alimentação oral com copinho é importante observar as seguintes etapas:

» Escolha de um copinho mais adequado e fácil de ser lavado e esterilizado. Recomenda-se o uso de copinho de vidro ou louça. Não se recomendam copinhos de plástico ou descartáveis, pois o material de que são feitos, ao receber o líquido aquecido, pode liberar substâncias químicas tóxicas
» Avaliação do neonato por um profissional especializado em motricidade oral e coordenação, para assegurar que o neonato está pronto para receber a alimentação por meio dessa técnica
» Enrolamento do neonato com flexão das extremidades (Figura 18.4)
» A colocação de um babadouro previamente pesado, para que se possa avaliar o volume de perda de leite durante a alimentação por copinho, revelou uma perda de leite de até 63,2% (Dowling et al., 2002)
» Redução dos estressores ambientais (p. ex., iluminação e ruídos)
» Colocação do neonato no colo, segurando-o semissentado (90°), com apoio das costas
» Toque do lábio inferior com a borda do copinho, pois isso estimula o reflexo de procura, e assinala ao neonato que é hora de comer
» Inclinação do copo apenas o suficiente para que o leite se aproxime da borda, permitindo que o neonato lamba o leite do copo (Figura 18.13)
» Certifique-se de que o neonato esteja engolindo o leite
» Manutenção do copinho na mesma posição, mesmo durante um intervalo para descanso
» Nunca derrame o leite na boca do neonato, pois pode ocasionar aspiração de leite para os pulmões

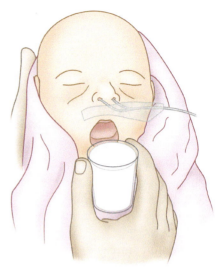

Figura 18.13 Alimentação com copinho.

» Quando o neonato parar de tomar o leite e virar a cabeça para evitar o copinho, deve-se parar a alimentação
» As mães devem aprender o passo a passo sobre como proceder à alimentação
» Registro das anotações de enfermagem relacionadas com alimentação (p. ex., organização, volume ingerido, alguma dificuldade ou incoordenação observada, tempo que levou a alimentação).

Alimentação oral com mamadeira

Quando a mãe está impossibilitada de amamentar, por motivos de saúde ou de infecção que contraindique a amamentação, ou em caso de óbito materno, deve-se avaliar qual será o melhor método de alimentação para o neonato. É importante uma avaliação oromotora por profissional especializado antes de se iniciar esse tipo de alimentação. O acompanhamento desse neonato após a alta hospitalar é essencial, para se observar o desenvolvimento e possíveis complicações relacionadas com o uso de mamadeira.

As intervenções de enfermagem na alimentação oral com mamadeira estão disponíveis no boxe Intervenções de enfermagem 18.5, mais adiante.

Intervenções de enfermagem 18.1

Gavagem intermitente

Intervenções	Justificativas
Lavagem das mãos	Previne infecções
Escolha da sonda gástrica e colocação de acordo com a técnica	Ao escolher o calibre da sonda gástrica, deve-se considerar o peso do recém-nascido. Nos recém-nascidos < 1,3 kg, deve-se usar sonda nº 5 ou nº 6. Naqueles com 1,3 kg podem ser utilizadas sondas nº 8. As sondas devem ser de material macio e flexível, com graduação em centímetros para facilitar a

(continua)

Intervenções de enfermagem 18.1 *(continuação)*

Intervenções	Justificativas
	medida do posicionamento. Deve-se proceder a uma medição aproximada para colocação da sonda orogástrica (Figura 18.2). Segure a parte final da sonda posicionando desde o trago (lóbulo da orelha) até a boca, seguindo até a parte inferior do apêndice xifoide. A colocação por via nasal não é recomendada no período neonatal, porque o recém-nascido respira basicamente pelo nariz, e a sonda nasal pode interferir na respiração, diminuindo a oxigenação e causando apneia. A sonda por via nasal só é recomendada para recém-nascidos com reflexo de náuseas muito acentuado e que não toleram a sonda por via oral
Preparação do leite a ser administrado	–
Verificação de ruídos hidroaéreos, distensão ou alças intestinais palpáveis ou visíveis	É importante avaliar o abdome antes de iniciar a alimentação, para detectar possíveis sinais de intolerância alimentar
Verificação de resíduo gástrico. Notificação do médico se for > 30% do volume total previamente administrado e/ou se tiver coloração esverdeada ou for sanguinolento	A verificação de resíduo antes da gavagem assegura a localização da sonda. A característica e a coloração podem indicar que o leite não está sendo digerido propriamente, ou que está ocorrendo diminuição da mobilidade gastrintestinal
Administração da gavagem por ação da gravidade, lentamente, por 20 a 30 min	Administração rápida do leite pode causar vômito de conteúdo gástrico e risco de aspiração
Oferta de sucção não nutritiva durante a gavagem	A sucção não nutritiva durante a gavagem contribui para maturação do reflexo de sugar e estimula o processo digestivo
Injeção de uma pequena quantidade de ar, 1 a 2 mℓ, ao final da gavagem	Para evitar que o leite fique parado na sonda, propiciando a proliferação de bactérias. A utilização de água para lavar a sonda gástrica pode aumentar o resíduo gástrico, em decorrência da diminuição do processo digestivo
Posicionamento do paciente do lado direito ou em posição ventral	A posição lateral direita facilita o esvaziamento gástrico. A posição ventral previne aspiração de leite caso haja êmese, e diminui o refluxo gastresofágico
Troca do tubo gástrico a cada 24 h	Previne infecções
Realização das anotações de enfermagem	As anotações devem refletir a tolerância à gavagem

Intervenções de enfermagem 18.2

Gastróclise

Intervenções	Justificativas
Higienização das mãos antes de iniciar o procedimento	Previne infecções
Sondagem gástrica ou jejunal de acordo com a técnica	–
Preparação do leite a ser administrado e conexão à bomba de infusão	–
Verificação de ruídos hidroaéreos, distensão e alças intestinais palpáveis ou visíveis	Para avaliação da tolerância alimentar
Colocação do recém-nascido em decúbito lateral ou ventral	As posições lateral ou ventral previnem aspiração de leite em caso de vômito durante o procedimento
Verificação do posicionamento da sonda com frequência, certificando-se de que ela não se deslocou	Pode ocorrer deslocamento da sonda para a parte mais alta do esôfago, o que pode levar ao risco de aspiração de leite para os pulmões
Oferta intermitente de sucção não nutritiva	A sucção não nutritiva promove maturação do reflexo de sugar, acalma o recém-nascido e estimula o processo digestivo
Troca da sonda gástrica a cada 24 h, do tubo de infusão da bomba de infusão a cada 12 h e da seringa com o leite a cada 4 h	Previne infecções
Verificação do resíduo gástrico a cada troca de seringa. Notificação do médico caso seja maior que o volume por hora, bilioso ou sanguinolento	Para verificação da tolerância alimentar

Intervenções de enfermagem 18.3

Aleitamento materno

Intervenções	Justificativas
Equipe de saúde preparada e treinada no processo de aleitamento materno e/ou ordenha do leite artificialmente, por meio de palestras e programas de treinamento que devem incluir: princípios básicos de anatomia e fisiologia da lactação, benefícios do leite materno e da amamentação, ordenha artificial e armazenamento do leite materno, técnicas de amamentação e problemas mais comuns durante esse processo	Cada profissional envolvido na orientação e no suporte da mãe que decide amamentar e/ou ordenhar o leite deve estar informado e pode fornecer orientação, quando necessário
Estabelecimento de rotinas e procedimentos que apoiem e promovam o aleitamento materno	É fundamental a consistência das informações fornecidas em todos os níveis profissionais que tenham contato direto com o binômio mãe-filho na UTI neonatal
Orientação às mães sem condições de amamentar os recém-nascidos para que iniciem a ordenha do leite	A iniciação da estimulação da lactação nas primeiras 6 a 8 h após o parto incentiva a secreção de prolactina, crucial no estabelecimento de fornecimento de leite materno
Início do uso do leite materno por gavagem assim que o recém-nascido estiver estabilizado	O uso do leite materno, mesmo por meio de gavagem, estimula o esforço da mãe para prover seu leite ao bebê e também propicia a sensação de que está contribuindo para seu restabelecimento
Oferta de amamentação assim que as condições e a maturidade do recém-nascido permitirem	As chances de sucesso no processo de amamentação aumentam proporcionalmente em relação ao período em que se inicia a amamentação; quanto mais cedo, maiores as chances de sucesso
Deve-se dar à mãe oportunidade de prover o contato "pele a pele" assim que o neonato estiver estável	Existe grande correlação entre o contato "pele a pele" e o aumento da produção de leite, bem como sucesso no aleitamento materno
Fornecimento de informação por escrito sobre a retirada e o armazenamento de leite durante o período em que a mãe ordenhar o leite	–
Avaliação regular da quantidade de leite produzida pela mãe	Muitas intervenções podem ser sugeridas às mães antes que apresentem problemas mais sérios com a produção de leite. É importante manter um diálogo aberto e discutir qualquer problema que interfira na produção de leite

Técnicas de amamentação

Intervenções	Justificativas
Posicionar a mãe confortavelmente	Promove descontração e facilita a apojadura
Colocar o recém-nascido nos braços da mãe de modo que esteja voltado lateralmente, com alinhamento da cabeça, tronco e membros (tórax-tórax)	Esse posicionamento oferece suporte e estabilidade para que o mamilo esteja corretamente posicionado na boca do recém-nascido
Instruir a mãe a segurar o seio com a mão que está livre	Essa técnica oferece suporte e estabiliza a posição dos mamilos na boca do recém-nascido
Preparar o recém-nascido, orientar a mãe para tocar o lábio inferior do lactente com o mamilo; quando o lactente abrir bem a boca, aproximá-lo, permitindo que a boca se feche em torno de parte da aréola	A estimulação do lábio inferior incentiva a abertura da boca e uma pega correta, incluindo parte da aréola, para que a estimulação seja mais adequada, evitando-se a compressão somente dos mamilos. Nos prematuros, o reflexo de abrir a boca é mais demorado e requer várias tentativas antes que o recém-nascido abra bem a boca. Checar os lábios do lactente, que deverão estar curvados para fora ("boca de peixe"); lábios não posicionados corretamente favorecem a ocorrência de dor e fissura nos mamilos
Observar a frequência de sucção e deglutição	Inicialmente, a sequência é rápida, reduzindo-se posteriormente após o volume de leite aumentar. O ruído emitido por ocasião da deglutição, juntamente com o movimento vigoroso das mandíbulas, vem indicar que a amamentação está sendo eficiente
Permitir que o recém-nascido mame não menos de 10 min em cada seio, oferecendo sempre ambos os seios	São necessários 5 a 8 min para que seja liberado o leite posterior, que tem alto teor de gorduras e calorias. Oferecer ambos os seios permite a estimulação de ambos, prevenindo a ocorrência de ingurgitação e obstrução dos ductos lactíferos
Ao trocar de mama, permitir que o lactente eructe	–
Ao terminar a sessão de amamentação, a mãe deve inserir o dedo mínimo pelo canto lateral da boca do recém-nascido, permitindo que ele deixe de sugar, e, assim, retirando o seio da boca do recém-nascido	Essa técnica ajuda a prevenir lesões dos mamilos por excesso de pressão de sucção ao se tentar retirar o seio

Intervenções de enfermagem 18.4

Ordenha e armazenamento de leite

Intervenções	Justificativas
Escolha do método mais adequado para retirada do leite, de acordo com o período de extração e as condições socioeconômicas	A comunicação é importante para se estabelecer o melhor método e quais são as possíveis dificuldades a serem trabalhadas com a nutriz
Orientação das mães sobre a importância de lavarem as mãos antes do início do procedimento	A lavagem das mãos reduz a probabilidade de contaminação do leite extraído
Orientação das mães sobre os meios para facilitar a apojadura: Uso de técnicas de relaxamento (p. ex., escutar música suave) Massagem dos seios Uso de compressas mornas minutos antes do início da retirada do leite Contato dos seios com água morna durante o banho também promove a apojadura, em decorrência da vasodilatação que provoca Disposição de uma foto do recém-nascido perto da mãe, para que ela o olhe durante a extração do leite Incentivo ao cuidado canguru precoce	O relaxamento e as medidas de tranquilização possibilitam um aleitamento mais efetivo
Extração do leite a cada 2 a 3 h, enquanto acordada, e a cada 4 h à noite; deve-se evitar ficar mais de 4 h sem retirar o leite. Realização da ordenha até que o leite pare de sair	A estimulação é importante para a produção, como no caso da lei da oferta e da procura; o aumento da procura requer um aumento da oferta. A extração frequente também previne ingurgitamento e diminui as chances de mastite
Manutenção do leite no refrigerador, se for usado dentro de 24 h, ou no congelador, para consumo posterior	O leite materno é altamente perecível e precisa ser refrigerado prontamente. Deve-se seguir a sugestão do banco de leite da região
Armazenamento do leite em recipientes ou frascos de vidro ou plástico duro, sem colorantes, fechando-se bem a tampa. Devem-se usar recipientes limpos, lavados com água quente e detergente, enxaguados e, em seguida, colocados em uma panela com água e fervidos por cerca de 15 a 20 min, secados e guardados em local limpo	Prevenir a proliferação de bactérias patogênicas. A tampa bem fechada mantém intactos os níveis de vitaminas
Identificação de cada frasco com o nome do recém-nascido, data e hora da ordenha do leite	A identificação correta do leite individualmente assegura que cada recém-nascido receba o leite de sua própria mãe. A anotação da data e da hora da extração facilita o controle da validade do leite extraído
Manutenção de 2 cm de espaço vazio, até a borda do recipiente	Durante o processo de congelamento, ocorre expansão do leite, e, se o recipiente estiver cheio, pode ocorrer derramamento durante o processo de descongelamento
Armazenamento do leite em quantidades a serem utilizadas nas 48 a 72 h seguintes	Para evitar desperdício de leite quando o recém-nascido não estiver usando todo o volume em 24 h
Uso de um recipiente separado para armazenar o leite a cada extração; não se deve misturar leite recém-retirado com leite extraído previamente, nos casos de nutrizes de pacientes internados na UTI neonatal	Esse processo evita a proliferação de bactérias patogênicas
Para descongelamento do leite materno, deve-se colocar o recipiente contendo o leite embaixo da torneira, protegendo a tampa do recipiente para não haver contaminação, até que comece a descongelar; ou colocar o recipiente na geladeira para que o leite descongele. Também se pode descongelar em um recipiente contendo água morna (< 37°)	O descongelamento do leite humano deve ser feito, preferencialmente, de maneira natural ou com água morna; deve-se evitar aquecê-lo em água fervente ou no micro-ondas, porque esses dois processos podem destruir muitas propriedades nutritivas do leite humano. Uma vez descongelado, o leite humano não deve ser congelado novamente, e deve ser utilizado em 24 h

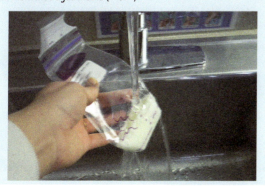

(continua)

Intervenções de enfermagem 18.4 *(continuação)*

O leite, quando trazido para a UTI neonatal, deve ser colocado em um recipiente com gelo seco, ou em sacos plásticos pequenos contendo água congelada	É importante manter o leite congelado durante o transporte para evitar proliferação de bactérias patogênicas. Deve-se evitar o uso de gelo solto, pois, quando começa a descongelar, a água formada altera a temperatura do leite congelado, propiciando seu descongelamento. Podem ser utilizados sacos plásticos pequenos, nos quais se coloca água; após fechá-los, devem ser colocados no congelador; após formar-se o gelo, esses pequenos sacos podem ser colocados ao redor dos recipientes que contêm leite, para o transporte
Não aquecimento do leite humano	O aquecimento do leite humano com ou sem aditivos, a temperatura > 37°C, destrói alguns dos nutrientes e componentes imunológicos. Quando se adicionam os aditivos, no caso dos neonatos prematuros e de muito baixo peso ao nascer, o aquecimento em água a uma temperatura > 37°C altera os açúcares dos aditivos, aumentando a osmolalidade do leite materno, o que pode diminuir a irrigação sanguínea dos intestinos e aumentar a incidência de enterocolite necrosante
Se a mãe utilizar a bomba de extração de leite materno, deve-se lavar todas as partes que entram em contato com o leite materno com água bem quente e sabão; enxaguá-las bem, secar e manter em recipiente fechado. Esterilização das conexões a cada 24 h, fervendo em água por 15 a 20 min	Para prevenir infecções por partes contaminadas com resíduo de leite previamente extraído

 Intervenções de enfermagem 18.5

Alimentação com mamadeira

Intervenções	Justificativas
Lavagem adequada das mãos antes de dar início ao procedimento	Importante para prevenir infecções
Escolha do bico da mamadeira de acordo com o tamanho do paciente	Bicos macios e com orifícios grandes dificultam a coordenação, pois o volume que chega à cavidade oral a cada sucção é elevado, aumentando o risco de que ocorra aspiração
Despertar o recém-nascido delicadamente	Se for despertado subitamente, o recém-nascido se desorienta, e apresenta dificuldade de coordenar a sucção
Posicionamento do recém-nascido	O posicionamento do recém-nascido a um ângulo de 45 a 60° facilita a deglutição e diminui a possibilidade de refluxo. Enrolamento do neonato mantendo a flexão das extremidades como na posição de sentar, e as extremidades superiores flexionadas em linha mediana. Essa posição facilita a organização e a coordenação oromotora durante a alimentação
Diminuição da estimulação externa (p. ex., ruídos e iluminação; conversa com o recém-nascido)	Esses elementos desorganizam o recém-nascido, principalmente os prematuros
Toque delicado dos lábios do recém-nascido com o bico da mamadeira	A estimulação do lábio promove o reflexo de abertura da boca com um bom posicionamento da língua
Promoção de apoio do queixo quando necessário e/ou apoio leve na parte lateral da face	Recomendado se houver instabilidade do queixo e/ou tônus muscular oral inefetivo. Essa técnica só deve ser utilizada após avaliação prévia da terapeuta ocupacional ou fisioterapeuta, e sob orientação e acompanhamento desses profissionais
Tentativa de evitar estimulação oral constante, não movimentar o bico da mamadeira enquanto dentro da boca do neonato	O movimento do bico do recém-nascido desorganiza e cansa, podendo provocar náuseas e vômito
Anotação de enfermagem: descrição da qualidade da sucção, o tempo que o recém-nascido levou para comer, tipo de bico utilizado e intercorrências	Muitas das decisões para dar continuidade à alimentação por via oral ou para avaliar a possibilidade de alta baseiam-se nas informações contidas nas anotações de enfermagem

Bibliografia

Adamkin DH. Diet, growth and neurodevelopment in neonatology. In: Neonatology 2008. Georgia: Emory University School of Medicine; 2008.

Adamkin DH. Nutritional management in the VLBW neonates: a global perspective. In: Developmental interventions in neonatal care handout. Las Vegas, Nevada: Contemporary Foruns; 2007. p. 69.

Albanese CT, Rowe MI. Necrotizing enterocolitis. Seminars in Pediatric Surgery 1995; 4(4):200-6.

Alkinson SA, Ban MH, Anderson GH. Human milk: difference in nitrogen concentration in milk from mothers of term and premature infants. J Pediatrics. 1978; 93(1):67-9.

American Academy of Pediatrics (AAP). AAP Committee on nutrition: Parenteral Nutrition Handbook. 7. ed. Elk Grove Village, IL: AAP; 2014.

American Academy of Pediatrics (AAP). Breastfeeding and use of human milk. Pediatrics. 2005; 115(2):496-506.

American Academy of Pediatrics (AAP) Committee on Drugs. The transfer of drugs and other chemicals into human milk committee on drugs. Pediatrics. 2001; 108(3):776-89.

American Academy of Pediatrics (AAP). Committee on nutrition. 5. ed. Kleinman RE (Ed.). Elk Grove Village, IL: AAP; 2004.

American Academy of Pediatrics (AAP). Committee on nutrition. Nutrition needs of low-birth weight infants. Pediatrics. 1985; 75(5):976-86.

Anchieta LM, Xavier CC, Colosimo EA. Crescimento do recém-nascido prétermo nas primeiras doze semanas de vida. J Pediatr. 2004; 80(4):267-76.

Anderson DM, Williams FH, Markatz RB et al. Length of gestation and nutritional composition of human milk. Am J Clin Nutr. 1983; 37(5):810-4.

Anderson GH. The effects of prematurity on milk composition and its physiological basis. Federation Proceedings. 1984; 43(9):2438-42.

Anderson JW, Johnstone BM, Remley DT. Breastfeeding and cognitive development: a meta-analysis. Am J Clin Nutr. 1999; 70(4):525-35.

Anderson MS, Wood LL, Keller JA et al. Enteral nutrition. In: Gardner SL, Carter BS, Enzman-Hines M, Hernandez JA. Handbook of neonatal intensive care. 7. ed. St. Louis: Mosby Elsevier; 2011. p. 398-433.

Armand A, Hamosh M, Mehta NR. Fat digestion gastric lipolysis is higher in mother's own milk than in formula fed very low birth weight infants. Pediatric Research. 1994; 35:124A.

Arnald LDW. Human milk in the NICU policy into practice. Boston: Jones and Bartlett Publishers; 2010.

Atkinson SA, Bryan MH, Anderson GH. Human milk: difference in nitrogen concentration in milk from mothers of term and premature infants. J Pediatr. 1978; 93(1):67-9.

Auerbach KG. Sequential and simultaneous breast pumping: a comparison. Int J Nursing Studies. 1990; 27(3):257-65.

Auerbach KG, Walker M. When the mother of a premature infant uses a breast pump: what every NICU nurse needs to know. Neonatal Network. 1994; 13(4):23-9.

Barros JCR, Fusco SRG. Aleitamento materno, técnica e promoção. In: Leone CR, Tronchin DMR. Assistência integrada ao recém-nascido. São Paulo: Atheneu; 1996. p. 31-69.

Bell EH, Geyer J, Jones L. A structured intervention improves breastfeeding success for ill or premature infants. MCN. Am J of Maternal Child Nursing. 1995; 20(6):309-14.

Bellander M, Ley D, Pollberger S et al. Tolerance to early feedings is not compromised by indomethacin in preterm infants with patent ductus arteriosus. Acta Paediatrica. 2003; 92(9):1074-8.

Berseth CL, Nordyke C. Enteral nutrients promote postnatal maturation of intestinal motor activity in preterm infants. Am J Physiol. 1993; 264(6 Pt 1):G1046-51.

Berseth CL. Effect of early feeding on maturation of the preterm infant's small intestine. J Pediatr. 1992; 120(6):947-53.

Bhatia J. Human milk and premature infant. J Perinatol. 2007; 27:S71-4.

Biancuzzo M. Breastfeeding the newborn: clinical strategies for nurses. 2. ed. St. Louis: Mosby Elsevier; 2002.

Brasil. Ministério da Saúde (MS). Secretaria de Políticas de Saúde. Atenção humanizada ao recém-nascido de baixo peso: método mãe canguru. Brasília: MS; 2002.

Bu'Lock F, Woolridge MW, Baum JD. Development of coordination of sucking, swallowing and breathing: ultrasound study of term and preterm infants. Developmental Medicine and Child Neurology. 1990; 32(8):669-78.

Cadwell K, Turner-Maffei C. Continuity of care in breastfeeding: best practices in the maternity setting. Sidbury, MA: Jones and Bartlett Publishers; 2009.

Christen L, Lai CT, Hartmann B et al. The effect of UVC pasteurization on bacteriostatic properties and immunological protein donor human milk. Plos One. 2013; 8(12).

Clark RH, Chace DH, Spitzer AR; Pediatric Amino Acid Study Group. Effects of two different doses of aminoacids supplementation on growth and blood aminoacids levels in premature neonates admitted to neonatal intensive care unit: a randomized, controlled trial. Pediatrics. 2007; 120(6):1286-96.

Clohesty JP, Stark AR. Manual de neonatologia. 4. ed. Rio de Janeiro: Medsi; 2000.

Collins CT, Makrides M, Gillis J et al. Avoidance of bottles during the establishment of breast feeds in preterm infants. Cochrane DataBase of Systematic Reviews. 2008; (4):CD005252.

Collins CT, Ryan P, Crowther CA et al. Effects of bottles, cups and dummies on breast feeding in preterm infants: a randomized controlled trial. Brit Med J. 2004; 329(7459):193-8.

Cossey V, Vanhole C, Rayyan M et al. Pasteurization of mothers own milk for the preterm infants does not reduce the incidence of late onset sepsis. Neonatology. 2013; 103(3):170-6.

Costa HPF. Suporte nutricional. In: Costa HPF, Marba ST. O recém-nascido de muito baixo peso. Rio de Janeiro: Atheneu; 2003. p. 121-222.

Cushing AH, Samet JM, Lambert WE et al. Breastfeeding reduces risk of respiratory illness in infants. Am J Epidemiol. 1998; 147(9):863-70.

Davis MK. Review of the evidence for an association between infant feeding and childhood cancer. Int J Cancer – Supplement. 1998; 11:29-33.

Delgado SE, Halpern R. Amamentação de prematuros com menos de 1500 gramas: funcionamento motor-oral e apego. Pró-Fono Rev de Atualização Científica. 2005; 17(2):141-52.

Dewey KG, Heinig MJ, Nommsen LA. Maternal weight-loss patterns during prolonged lactation. Am J Clin Nutr. 1993; 58(2):162-6.

Donovan R, Puppala B, Angst D et al. Outcomes of early nutrition support in extremely low-birth-weight infants. Nutr Clin Pract. 2006; 21(4):395-400.

Dowling DA, Meier PP, DiFiore JM et al. Cup-feeding for preterm infants: mechanics and safety. J Hum Lactat. 2002; 8(1):13-20.

Dusick AM, Poindexter BB, Ehrenkranz RA et al. Growth failure in the preterm infant: can we catch up? Seminars in Perinatology. 2003; 27(4):302-10.

Ehrenkranz RA, Ackerman BA, Nelli CM. Total lipid content and fatty acid composition of preterm milk. J Pediatr Gastroenterol Nutrit. 1984; 3(5):755-8.

Ehrenkranz RA, Ackerman BA. Metoclopramide effect on faltering milk production by mothers of premature infants. Pediatrics. 1986; 78(4):614-20.

El-Mohandes AE. Bacterial contaminants of collected and frozen human milk used in an intensive care nursery. Washington, DC: George Washington University Hospital Newborn Service and Department of Pathology; 1993.

Enger SM, Ross RK, Paganini-Hill A et al. Breastfeeding experience and breast cancer risk among postmenopausal women. Cancer Epidemiology Biomarkers & Prevention. 1998; 7(5):365-9.

Fenton TR, Belik J. Routine handling of milk fed preterm infants can significantly increase osmolality. J Pediatr Gastroenterol Nutrit. 2002; 35(3):298-302.

Field T, Ignatoff E, Stringer S et al. Nonnutritive sucking during tube feeding: effects in preterm neonates in an intensive care unit. Pediatrics. 1982; 70(3):381-4.

Figueira BBD. Avaliação nutricional. In: Costa HPF, Marba ST. O recém-nascido de muito baixo peso. Rio de Janeiro: Atheneu; 2003. p. 203-14.

Fiks MDM. Alimentação enteral mínima. In: Costa HPF, Marba ST. O recém-nascido de muito baixo peso. Rio de Janeiro: Atheneu; 2003. p. 135-91.

Flint A, New K, Davies MW. Cup feeding versus other forms of supplemental enteral feeding for the newborn infants unable to fully breastfed. Cochrane Database of Systematic Reviews. 2007; (2):CD005092.

Gardner SL, Lawrence RA. Breastfeeding the neonate with special needs. In: Gardner SL, Carter BS, Enzman-Hines M, Hernandez JA. Handbook of neonatal care. 7. ed. St. Louis: Mosby Elsevier; 2011. p. 434-81.

Gartner LM, Morton J, Lawrence RA et al.; American Academy of Pediatrics – Section of Breastfeeding. Breastfeeding and use of human milk. Pediatrics. 2005; 115(2):496-506.

Garza C, Schanler RJ, Butte NF et al. Special properties of human milk. Clinics of Perinatology. 1987; 14(1):47-67.

Gerstein HC. Cow's milk exposure and type I diabetes mellitus: a critical overview of the clinical literature. Diabetes Care. 1994; 17(1):13-9.

Gewolb IH, Vice FL. Maturational changes in the rhythms, patterning, and coordination of respiration and swallow during feeding in preterm and term infants. Developmental Medicine and Child Neurology. 2006; 48(7):589-94.

Goldman AS, Cheeda S, Keeney SE et al. Immunologic protection of the premature newborn by human milk. Seminars in Perinatology. 1994; 18(6):495-501.

Governo de Minas Gerais. Ministério da Saúde. Secretaria de Saúde do Estado de Minas Gerais. Manual de assistência hospitalar ao neonato. Belo Horizonte: Secretaria de Estado da Saúde; 2005.

Gross SJ, David RJ, Bauman L et al. Nutritional composition of milk produced by mothers delivering preterm. J Pediatr.1980; 96(4):641-4.

Groh-Wargo S Thompson M, Hovasicox J. Nutritional care for high risk newborns. 3. ed. Chicago Il, Precep Press; 2000.

Halken S, Host A. Prevention of allergy disease. Exposure to food allergens and dietetic intervention. Pediatric Allergy and Immunology. 1996; 7(Suppl 9):102-7.

Hamosh M. Digestion in premature infant: the effects of human milk. Seminars in Perinatology.1994; 18(6):485-94.

Hamosh M. Human Milk composition and nutrition in the infant. Seminars in Pediatric Gastroenterology and Nutrition. 1992; 3(3):4-8.

Hay WW Jr. Protein requirements for growth at intrauterine rate and protein content of enteral options. In: Thureen PJ, Hay WW Jr (Eds.). Neonatal nutrition and metabolism. St. Louis: Mosby; 1999. p. 32-46.

Hay WW Jr. Strategies for feeding the preterm infant. Neonatology. 2008; 94(4)245-54.

Henderson G, Cray S, Brocklehurt P et al. Entereal feeding regim and necrotizing enterocolitis in pre term infants: multicenter case control study. Arch Dis Child Fetal Neonatal. 2007.

Hill PD, Aldag JC, Chatterton RT. The effect of sequential and simultaneous breast pumping on milk volume and prolactin levels: a pilot study. J Hum Lactat. 1996; 12(3):193-9.

Horwood LJ, Darlow BA, Mogridge N. Breast milk feeding and cognitive ability at 7-8 years. Archives of Disease in Childhood. Fetal and Neonatal Edition 2001; 84(1):F23-7.

Howard CR, de Blieck EA, ten Hoopen CB et al. Physiologic stability of newborn during cup- and bottle-feeding. Pediatrics. 1999; 104(5 Pt. 2):1204-7.

Hurst NM, Valentine CJ, Renfro L et al. Skin-to-skin holding in the neonatal intensive care unit influences milk volume. J Perinatol. 1997; 17(3):213-7.

Ibrahin HM Aggressive early total nutrition in low birth weight Infants. J Perinatol. 2004; 24(8):482-6.

Isaacs EB, Fischl BR, Quin BT et al. Impact of breastmilk on intelligentce quotient, brain size and white matter development. Pediatric Research. 2010; 67(4):357-62.

Jennings T, Meier P, Meier W. High lipid and caloric content in milk from mothers of preterm infants. Pediatric Research. 1997; 41:233.

Jensen RG. Lipids of human milk. Boca Raton, FL: CRC Press; 1989.

Kilbridge HW, Leick-Rude MK, Olsen SL et al. Total parenteral nutrition. In: Gardner SL, Carte BS, Enzman-Hines M et al. Handbook of neonatal intensive care. St. Louis: Mosby Elsevier; 2011. p. 378-97.

Kirsten D, Bradford L. Hindmilk feedings. Neonatal Network. 1999; 18(3): 68-70.

Kleinman RE, Greer FR (Ed.). Pediatric nutrition handbook. 7. ed. Elk Grove Village, INC American Academy of Pediatrics. 2014; Chapter 22.

Kliegman RM, Pittard WB, Fanaroff AA. Necrotizing enterocolitis in neonates fed human milk. J Pediatr. 1979; 95(3):450-3.

Lauwers J, Swisher D. Counsenling the nursing mother: a lactation consultant's guide. 3. ed. Boston: Jones and Bartlett Publishers; 2000.

Lavoie PM. Early initiation of enteral nutrition is associated with lower risk of late onset bacteremia only in the most mature very low infants. J Perinatol. 29:448-54.

Lawrence RA, Lawrence RM. Breastfeeding: a guide for the medical profession. 7. ed. St. Louis: Mosby Elsevier; 2011.

Lemons JA, Schreiner RL, Gresham EL. Simple method for determining the caloric and fat content of human milk. Pediatrics. 1980; 66(4):626-8.

Lemons PK. From gavage to oral feedings: just a matter of time. Neonatal Network. 2000; 20(3):7-14.

Lloyd ML, Hod N, Jayaraman J et al. Inactivation of cytomegalovirus in breast milk using ultraviolet-C irradiation: opportunities for a new treatment option in breast milk banking. PLOS One. 2016; 11(8):e0161116.

López-Alarcón M, Villalpando S, Fajardo A. Breast-feeding lowers the frequency and duration of acute respiratory infections and diarrhea in infants under six months of age. J Nutr. 1997; 127(3):436-43.

Lucas A, Cole TJ. Breast milk and neonatal necrotizing enterocolitis. Lancet. 1990; 336(8730):1519-23.

Lucas A, Fewtrell MS, Morley R et al. Randomized outcome trial of human milk fortification and developmental outcome in preterm infants. Am J Clin Nutr. 1996; 64(2):142-51.

Lucas A, Gibbs JA, Lyster RL et al. Crematocrit: simple clinical technique for estimating fat concentration and energy value of human milk. Brit Med J. 1978; 1(6199):1018-20.

Lucas A, Morley R, Cole TJ et al. Breastmilk and subsequent intelligence quotient in children born preterm. Lancet. 1992; 339(8788):261-4.

Ludwig ST, Waitzman KA. Changing feeding documentation to reflect infant driving feeding practice. Newborn and Infant Nursing Reviews. 2007; 7(3):155-60.

Mahan LK, Ecott-Stump S (Eds.). Nutrition in the care of the low birth weight infant in nutrition and diet therapy. 9. ed. Philadelphia: WB Sanders; 1996. p. 232-56.

Marinelli KA, Burke GS, Dodd VL. A comparison of the safety of cupfeedings and bottlefeedings in premature infants whose mothers intend to breastfeed. J Perinatol. 2001; 21(6):350-5.

Martin CR, Brown YF, Ehrenkranz RA et al. Nutritional practices and growth velocity in the first month of life in extremely premature infants. Pediatrics. 2009; 124(2):649-57.

Mathur NB, Dwar Kadas AM, Sharma VK et al. Anti-infective factors in preterm human colostrum. Acta Paediatrica Scandinavica. 1990;79(11):1039-44.

Matuhara AM, Naganuma M. Manual instrucional para aleitamento materno de recém-nascidos pré-termo. Pediatrica. 2006; 28(2):81-90.

McClure RJ, Newell SJ. Randomised controlled trial of trophic feeding and gut mortality. Archives of Disease in Childhood. Fetal and Neonatal Edition. 1999; 80(1):F54-8.

McClure RJ, Newell SJ. Randomized controlled study of clinical outcomes following trophic feeding. Archives of Disease in Childhood. Fetal and Neonatal Edition. 2000; 82(1):F29-33.

Meier PP. Bottle and breast-feeding effects on transcutaneous oxigen pressure and temperature in preterm infants. Nursing Research. 1988; 37(1):36-41.

Meier PP. Professional guide to breastfeeding premature infants. Ohio: Ross Products Division, Abbott Laboratories; 1997.

Meier PP, Mangurten HH. Breastfeeding the preterm infant. In: Riordan J, Auerback K. Breastfeeding and human lactation. Boston: Jones & Barlett Publishers; 1993. p. 253-78.

Meinzen-Derr J, Poindexter B, Donovan EF et al. The role of human milk feedings in risk of late-on-set sepse. Pediatrics Research. 2004; 55:393A.

Moreira ACG, Margotto PR, Moreira ALN et al. Nutrição enteral. In: Margotto PR. Assistência do recém-nascido de risco. 3. ed. 2013; p. 166-82.

Morton J, Hall JY, Wong RJ et al. Combining hand techniques with eletric puming increase milk production. J Perinatol. 2009; 29(11):756-64.

Narang APS, Bains HS, Kansel S et al. Serial composition of human milk in preterm and their mothers. Indiam J Clinic Biochem. 2006; 21(1):89-94.

Nascimento MB, Issler H. Aleitamento materno em prematuros: manejo clínico hospitalar. J Pediatr. 2004; 80(5 Suppl):S163-72.

Neiva FCB, Leone CR. Efeitos da estimulação da sucção não nutritiva na idade de início da alimentação via oral em recém-nascidos pré-termo. Rev Paulista Pediatria. 2007; 25(2):129-34.

Neu J. Gastrintestinal development and meeting the nutritional needs of premature infants. Am J Clin Nutr. 2007; 85(2):629S-34S.

Nye C. Transitioning premature infants from gavage to breast. Neonatal Network. 2008; 27(1):7-13.

Palmer MM, Crawley K, Blanco IA. Neonatal Oral-Motor Assessment Scale a Reliability Study. J Perinatol. 1993; 8(1):28-35.

Palmer MM, Heyman MB. Developmental outcome for neonates with dysfunctional and disorganized sucking patterns: preliminary findings. Infant-toddler interventions. Interdisciplinary J. 1999; 9(3):299-309.

Patel A, Johnson TJ, Engstrom JL et al. Impact of early human milk on sepsis and health care costs in very low birth weight infants. J Perinatol. 2013; 33(7):514-9.

Pereira GR, Schwartz D, Gould P et al. Breastfeeding in neonatal intensive care: beneficial effects of maternal counseling. Perinatology Neonatology. 1984; (8):35-42.

Pickler RH, Frankel HB, Walsh KM et al. Effects of non-nutritive sucking on behavioral organization and feeding performance in preterm infants. Nursing Research. 1996; 45(3):132-5.

Pimenta HP, Moreira ME, Rocha AD et al. Effects of non-nutritive sucking and oral estimulation on breastfeeding rates for preterm low birth weight infants: a randomized clinical trial. J Pediatr. 2008; 84(5):423-7.

Pinelli J, Symington A, Ciliska D. Non-nutritive sucking in high-risk infants: benign intervention or legitimate therapy? J Obstet Gynecol Neonatal Nursing. 2002; 31(5):582-91.

Pinelli J, Symington A. Non-nutritive sucking for promoting physiologic stability and nutrition in preterm infants. Cochrane Database of Systematic Reviews. 2001; (3):CD001071.

Poindexter BB, Langer JC, Dusick AM et al. Early provision of parenteral amino acids in extremely low birth weight infants: relation to growth and neurodevelopment outcome. J Pediatr. 2006; 148(3):300-5.

Point Dexter BP, Herenkraz RA. Nutrient requirements and provision of nutritional support in premature neonates. In: Martin RJ, Fanaroff AA, Walsh MC (Eds.). Neonatal-perinatal medicine. 10. ed. Philadelphia: Elsevier Sanders; 2015.

Polberger S, Lönnerdal B. Simple and rapid macronutrient analysis in human milk for individualized fortification: basis for improved nutritional management of very-low-birth-weight infants? J Pediatr Gastroenterol Nutr. 1993; 17(3):283-90.

Porcelli Jr PJ, Sisk PM. Increased parenteral amino acid administration to extremely low-birth weight infants during early postnatal life. J Pediatr Gastroenterol Nutr. 2002; 34(2):174-9.

Puolo KM. Maternal medications and breastfeeding. In: Cloherty JP, Eichenwald EC, Stark AR. WoltersKluwer/Lippncott Williams & WilkinsManual of Neonatal Care. p 742-51.

Rayyis S, Ambalavanan N, Wright L et al. Randomized trial of slow *versus* fast feed advancements on the incidence of necrotizing enterocolitis in very low birth weight infants. Pediatrics. 134(3)293-7.

Ribble MA. The significance of infantile sucking for the physic development of the individual. J Nervous and Mental Disease. 1939; 90(4):455-63.

Rosemblatt KA, Thomas DB. Prolonged lactation and endometrial cancer. WHO collaborative study of neoplasia and esteroid contraceptives. Int J Epidemiol. 1995; 24(3):499-503.

Saarela T, Kokkonen J, Koivisto M. Macronutrient and energy contents of human milk fractions during the first 6 months of lactation. Acta Paediatrica. 2005; 94(9):1176-81.

Schanler R. The use of human milk for the premature infants. Pediatrics Clinics of North America. 2001; 48(1):207-19.

Schanler RJ. Mother's own milk, donor human milk, and preterm formulas in the feeding of extremely premature infants. J of Pediatric Gastroenterology and Nutrition. 2007; 45(Suppl. 3):S175-7.

Schanler RJ, Shulman R, Lau C. Growth of premature infants fed fortified human milk. Pediatric Research. 1997; 41:240A.

Silva OP, Knoppert DC, Anfeline MM et al. Effect of domperidone on milk production in mothers of preterm newborns: a randomized, double blind, placebo controlled trial. CMAJ. 2001; 164(1):17-21.

Slusher T, Slusher IL, Biomdo M et al. Electric breast pump use increases maternal milk volume in African nurseries. J Trop Pediatr. 2007; 53(2):125-30.

Stephens B, Walden RV, Gargus RA et al. First week protein and energy intakes are associated with 18 month developmental outcomes in extremely low birth weight infants. Pediatrics. 2009; 123(5)1337-43.

Sullivan S, Schandler RJ, Kin JH et al. An exclusively human milk-based diet is associated with a lower rate of necrotizing enterocolitis than a diet of human-milk and bovine milk base products. J Pediatrics. 2010; 156(4):562-7.

Thureen PJ, Anderson AH, Baron KA et al. Protein balance in the first week of life in ventilate neonates receiving parenteral nutrition. Am J Clin Nutr. 1998; 68(5):1128-35.

Thureen P, Hay W Jr. Conditions requiring special nutritional management. In: Tsang RC et al. Nutritional needs of the preterm infant. Baltimore: Willians &Wilkings; 1993. p. 301.

Thureen PJ, Hay WW Jr. Nutritional requirements of the very low birth weight infant In: Neu J (Ed.). Gastroenterology and Nutrition. Philadelphia: Elsevier Science; 2008. p. 208-22.

Thureen PJ, Hay WW Jr. Intravenous nutrition and postnatal growth of micropremies. Clin Perinatol. 2000; 27(1):197-219.

Sinclair K, Driscoll, JM Jr et al. Supportive management of the sick neonate. Parenteral calories, water and eletrolytes. Pediatric Clinic North Am. 1970; 17(4):863-93.

Thureen PJ, Hay WW. Early aggressive nutrition in preterm infants. Sem Neonatal. 2001; 6:403-15.

Uauy RD, Birch DG, Birch EE et al. Effects of dietary omega-3 fatty acids on retinal function of very-low-birth-weight neonates. Pediatrics Research. 1990; 28(5):485-92.

Valentine CJ, Hurst NM, Schanler RJ. Hindmilk improves weight gain in low-birth-weight infants fed human milk. J Pediatr Gastroenterol Nutr. 1994; 18(4):474-7.

Veiga JFFS, Prini MCSM, Vale IN et al. Iniciação e manutenção da lactação: atuação de enfermagem junto às mães de recém-nascidos prematuros e de muito baixo peso. São Paulo: Caism-Unicamp; 1992.

Venâncio SI, Almeida H. Método mãe canguru: aplicação no Brasil, evidências científicas e impacto sobre o aleitamento materno. J Pediatr. 2004; 80(Suppl 5): S173-580.

Vohr BR, Poindexter BB, Dusick AM et al. Beneficial effects of breastmilk in the neonatal intensive care unit on developmental outcomes of extremely low birth weight infants at 18 months of age. Pediatrics. 2006; 118(1): e115-23.

Waitzman KA, Ludwig ST, Nelson CL. Contributing to content validaly of the infant-driven feeding scales: through delphi surveys. Newborn and Infant Nursing Reviews. 2014; 14:88-91.

World Health Organization (WHO). Appropriate feeding in exceptionally difficult circunstances. In: Infant and young child feeding: model chapter for textbooks for medical students and allied health professionals. Geneva, Switzerland: WHO; 2009. p. 51-64.

Xavier CC, Abdallah VOS, Silva BR et al. Crescimento de recém-nascidos prétermo. J Pediatr. 1995; 71:22-7.

Zeigler EE, Thureen PJ, Carlson SJ. Aggressive nutrition of the very low birth weight infant. Clinics in Perinatology. 2002; 29(2):225-44.

Zenk KE, Sills JH, Koeppel RM. Neonatal medications and nutrition. Santa Rosa: NICU INK Book Publishers; 2000.

19

Distúrbios Gastrintestinais

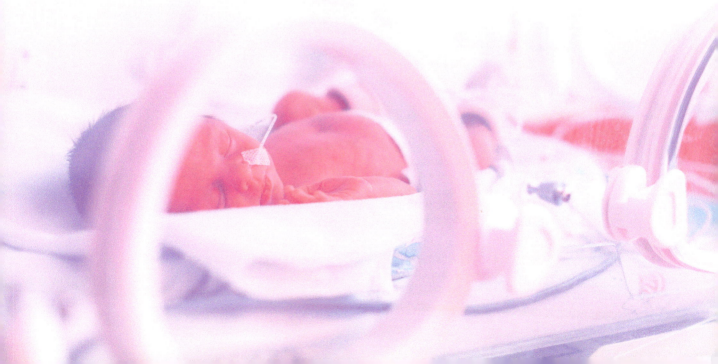

Introdução

Os distúrbios gastrintestinais abrangem anomalias ligadas ao tubo primitivo, desde a hipofaringe até o esfíncter anal, ou defeitos da parede que constitui o tubo, os quais podem resultar em alterações do trato gastrintestinal, interferindo em seu funcionamento e seu desenvolvimento.

O trato gastrintestinal tem três funções principais: absorção e digestão dos nutrientes; manutenção do balanço de líquidos e eletrólitos, bem como proteção contra toxinas e agentes patogênicos.

A avaliação do abdome, a partir de uma inspeção detalhada dessa região, é importante para identificação de muitos dos distúrbios gastrintestinais (Quadro 19.1).

Quadro 19.1 Avaliação do abdome.

Inspeção	
Tamanho e forma	‣ Arredondado, macio, simétrico
	‣ Distensão pode indicar obstrução intestinal, infecção
	‣ Escafoide está associado a hérnia diafragmática
Músculos abdominais	‣ Externalização dos órgãos abdominais: gastrosquise e onfalocele, extrofia da bexiga
	‣ Hérnias umbilical, femoral e inguinal
Cordão umbilical	‣ Coloração normalmente esbranquiçada; se amarelo ou esverdeado, pode representar presença de mecônio dentro do útero
	‣ Avermelhado, com odor forte, pode ser sinal de infecção
	‣ Grosso e gelatinoso – em neonatos grandes para a idade gestacional
	‣ Fino e pequeno: típico de neonatos com crescimento intrauterino restrito
	‣ Grosso anormal: pode ser decorrente de herniação de uma alça intestinal
	‣ Conta com três vasos: duas artérias e uma veia
Movimentos	‣ Move-se com a respiração; caso não haja sincronia nos movimentos, pode ser indicativo de alguma doença no sistema nervoso central, irritação peritoneal ou estresse respiratório
	‣ Peristalse normalmente não é visível; caso ocorra, pode ser indicativa de estenose hipertrófica do piloro
Ausculta	
Ruídos intestinais	‣ Audíveis 15 a 30 min após o nascimento
	‣ Hiperatividade ou hipoatividade dos ruídos intestinais não representam patologias quando analisadas isoladamente
	‣ Aumento dos ruídos pode indicar má rotação intestinal, doença de Hirschsprung, diarreia
	‣ Diminuição dos ruídos pode indicar paralisia do íleo
Palpação	
Tônus	‣ Avaliar o tônus abdominal, existência de alguma massa, líquido, aumento do fígado

Refluxo gastresofágico

O refluxo gastresofágico pode ser definido como uma disfunção do esôfago distal, causando retorno frequente de conteúdo estomacal para o esôfago; segundo certos parâmetros, pode ser fisiológico. Por volta da 20ª semana de gestação o feto já é capaz de deglutir; em torno da 39ª semana, ocorre maturação completa da função esofágica; assim, os recém-nascidos prematuros têm maior probabilidade de desenvolver refluxo gastresofágico. Os episódios de refluxo gastresofágico ocorrem em neonatos quando eles choram, tossem e quando estão evacuando. Nos prematuros, ocorre vômito em quantidade pequena ou maior, sem muito esforço. O suco gástrico tem em sua composição um fator importante que limita o crescimento e a sobrevivência de alguns microrganismos. A interrupção desse mecanismo pode aumentar o risco de proliferação de microrganismos patogênicos (p. ex., *Clostridiun difficile*), acentuando o risco de disseminação da infecção.

A porção final do esôfago atua como um esfíncter que impede o retorno de conteúdo gástrico para o esôfago; com a deglutição, o relaxamento desse esfíncter esofágico permite a entrada do alimento no estômago. O esfíncter gastresofágico geralmente está conectado ao diafragma por meio de diversos ligamentos, que ajudam a manter as funções esfincterianas.

O percentual de incidência dessa patologia em neonatos prematuros com peso < 1.500 g é de 22 a 85%. De acordo com Tipnis (2000) e Morigeri (2008), esta variação da incidência é relacionada com o critério adotado no diagnóstico. Considera-se o refluxo gastresofágico fisiológico, desde que não cause complicações, como falência no crescimento, no ganho de peso e disfunções respiratórias (p. ex., pneumonias e esofagite). Entre os fatores de risco, destacam-se:

‣ Prematuridade
‣ Asfixia ao nascer
‣ Desenvolvimento neurológico lento
‣ Atresia esofágica
‣ Fístula traqueoesofágica
‣ Gastrosquise e onfalocele
‣ Atresia duodenal
‣ Hérnia de hiato
‣ Esofagite
‣ Estenose pilórica
‣ Hérnia diafragmática
‣ Doenças pulmonares crônicas
‣ Medicamentos (aminofilina, cafeína, dopamina, entre outros).

Etiologia

Muitas podem ser as causas do refluxo gastresofágico, entre as quais se destacam:

- Imaturidade do esfíncter esofágico na porção distal
- Distensão gástrica, que estimula o relaxamento transiente do esfíncter esofágico
- Retardo no esvaziamento gástrico
- Osmolaridade alta do alimento oferecido, que piora o refluxo
- Sensibilidade à proteína do leite, tanto do leite materno como da fórmula láctea infantil
- Uso prolongado de sonda gástrica
- Prematuridade
- Distúrbios neurológicos.

Quadro clínico

O quadro clínico compreende:

- Irritação com choro contínuo, principalmente na primeira hora após a alimentação (devido ao movimento retrógrado de suco gástrico para o esôfago, que causa desconforto)
- Estridores respiratórios, principalmente após a alimentação oral
- Vômitos frequentes, causando diminuição das calorias ingeridas
- Perda de peso, crescimento lento, levando a falência do crescimento
- Esofagite (como consequência do movimento retrógrado do suco gástrico para o esôfago)
- Pneumonia por aspiração
- Sono interrompido com frequência, decorrente do desconforto
- Movimentos de mastigação alguns minutos após a alimentação, podendo ou não haver retorno de leite na cavidade oral
- Apneia e bradicardia alguns minutos após a alimentação
- Hematêmese decorrente de esofagite.

Diagnóstico

Define-se o diagnóstico a partir de:

- Quadro clínico
- Estudo do pH: monitoramento do pH por 24 horas (por meio de um sensor colocado na altura proximal e distal do esôfago) indica a gravidade e a frequência do refluxo. Em geral, o pH esofágico situa-se entre 5 e 7
- Estudo radiológico com contraste de deglutição (detecção de problemas anatômicos e refluxo).

Prognóstico

Atualmente, o prognóstico não difere muito daquele observado por Shepherd et al. (1987), que estudaram 126 recém-nascidos e crianças com refluxo gastresofágico. Tendo sido submetidos apenas ao tratamento de posicionamento e com medicações antirrefluxo, 51% apresentaram melhora dos sintomas aos 12 aos 24 meses de vida, e 81% encontravam-se sem sintomas aos 18 meses. Somente em 17% dos casos foi necessária intervenção cirúrgica.

Tratamento

Compõem o tratamento:

▶ **Posicionamento.** O recém-nascido deve ser posicionado em decúbito ventral, com a cabeceira do berço elevada a um ângulo de aproximadamente 45°, por 1,5 a 2 horas, após a dieta (Figura 19.1). Não se recomenda a posição sentada após a alimentação, porque aumenta o refluxo gástrico.

▶ **Dieta.** Administração de pequenos volumes, com aumento da frequência; engrossamento da fórmula ou do leite com os produtos específicos para esta finalidade e que não alterem a osmolalidade do leite. Anteriormente, utilizava-se cereal de arroz, mas este altera a osmolalidade, a densidade energética e o valor dos macronutrientes; alimentação por meio de sonda jejunal (essa sonda passa pelo estômago e vai direto ao jejuno, permitindo que haja diminuição do conteúdo gástrico e, consequentemente, diminuição de episódios de vômito). Em alguns pacientes, o refluxo está associado a sensibilidade à proteína do leite; neste caso, recomenda-se a utilização de fórmulas com proteína hidrolisada ou uso de aminoácido. Em se tratando de neonatos que utilizam o leite materno, deve-se orientar as mães a não consumirem, 2 a 4 semanas antes de amamentarem, produtos lácteos derivados do leite de vaca, nem ovos. É importante continuar utilizando o leite materno, entretanto, caso os sintomas persistam, recomenda-se a utilização da fórmula com proteína hidrolisada ou uso de aminoácidos (Lightdale, Gremse, 2013).

▶ **Medicamentos.** O uso de medicamentos para reduzir a acidez do suco gástrico e a motilidade do alimento não é mais indicado. Segundo Freedberg et al. (2015), o uso de supressores do suco gástrico está associado ao risco de gastrenterite por *Clostridium difficile* e, portanto, também aumenta o risco de enterocolite necrosante, principalmente em neonatos prematuros.

▶ **Cirurgia.** É recomendada em casos persistentes de refluxo gastresofágico, normalmente após os 3 meses de vida, ou antes, caso ocorram complicações respiratórias graves. O procedimento cirúrgico é uma técnica pela qual o esfíncter gastresofágico é reduzido, ou seja, estreita-se a válvula entre o esôfago e o estômago; parte do estômago é envolta ao redor do esôfago, dificultando a ocorrência de vômito e refluxo.

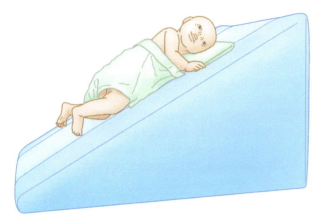

Figura 19.1 Posição antirrefluxo utilizando acessório especial.

Enterocolite necrosante

Trata-se de um distúrbio caracterizado por necrose da mucosa e da submucosa do intestino delgado ou da porção proximal do cólon, atingindo a porção terminal do íleo, consequência de um processo isquêmico isolado ou confluente. Essas lesões são reversíveis, quando detectadas em sua etapa inicial, ou evoluem para necrose e perfuração intestinal.

A enterocolite necrosante é, atualmente, uma das principais causas de morbidade e mortalidade em pacientes internados em UTI neonatal; acomete principalmente neonatos prematuros, devido à imaturidade do sistema intestinal, mas também depende de outros fatores, como os citados adiante. Costuma ocorrer entre o 3º e o 10º dia de vida.

Etiologia e fatores de risco

A enterocolite necrosante é um distúrbio multifatorial, que envolve o equilíbrio entre perfusão intestinal, organismos entéricos e ingestão nutritiva. Estudos realizados por McGrady et al. (1987), Christensen et al. (2010) e Paul et al. (2011) mostraram a existência de correlação entre enterocolite necrosante e transfusão de concentrado de hemácias. No entanto, esse tópico ainda é controverso, e sua patogênese é desconhecida. Marin (2012) desenvolve uma pesquisa que busca definir os fatores que podem causar enterocolite necrosante e verificar se há relação com a transfusão de concentrado de plaquetas. Mas afirma que são necessários mais estudos que identifiquem alterações na perfusão intestinal durante a transfusão de concentrado de hemácias.

Alguns fatores conhecidos que podem desencadear esse distúrbio são:

- Episódios de isquemia sanguínea do intestino
- Falta de iniciação precoce de alimentação enteral
- Hipovolemia
- Hipotermia
- Hipotensão arterial
- Septicemia
- Policitemia
- Cateteres umbilicais
- Uso de indometacina
- Ducto arterioso patente
- Estresse causado por dor, desconforto, ambiente e posicionamento
- Aumento do pH gástrico (acidose metabólica)
- Diminuição dos fatores imunológicos no trato intestinal
- Imaturidade da parede intestinal
- Diminuição da mobilidade intestinal
- Uso de leite artificial
- Alimentação enteral com um aumento diário de > 20 mℓ/kg está associada a enterocolite necrosante
- Quanto menor o peso ao nascimento, maior o risco de óbito relacionado com enterocolite necrosante
- Idade do sangue
- Alimentação enteral administrada durante a transfusão pode aumentar o risco de alterações do fluxo sanguíneo no mesentério.

Incidência

Enterocolite necrosante é a causa líder de mortes entre neonatos de peso muito baixo ao nascer. Os que sobrevivem correm alto risco de desenvolver complicações a longo prazo, incluindo limitações no neurodesenvolvimento. Segundo Lin (2008) e Rees (2008), 50% dos neonatos que desenvolvem enterocolite necrosante requerem intervenção cirúrgica. O índice de mortalidade é de cerca de 9 a 28% nos neonatos com peso < 1.500 g e a taxa de mortalidade por enterocolite necrosante é de cerca de 45%, segundo Eichenwald (2008).

Quadro clínico

A observação de enfermagem é primordial para detecção dos sintomas iniciais de enterocolite necrosante. Na maioria das vezes, o quadro clínico é sutil e requer observação cuidadosa para que os primeiros sintomas não passem despercebidos. Entre os sintomas mais comuns, observam-se:

- Sinais generalizados: inativo, hipotônico, letargia, palidez, aumento dos episódios recorrentes de apneia e bradicardia, episódios recorrentes de hipoxemia, estresse respiratório, aumento dos requerimentos de oxigênio, acidose metabólica, oliguria, hipotensão arterial decorrente de edema intersticial, má perfusão periférica, instabilidade térmica, hipotermia, desequilíbrio hidreletrolítico, trombocitopenia, intolerância alimentar (aumento de resíduo e vômitos). Em casos mais avançados, pode ocorrer coagulação intravascular disseminada proveniente do intestino isquêmico

- Sinais gastrintestinais: distensão abdominal, resíduo gástrico bilioso, vômito (bilioso ou sanguinolento), resíduo gástrico > 30% do volume administrado, fezes com sangue visível ou oculto, parede abdominal hiperemiada, às vezes acinzentada, alças intestinais salientes, abdome sensível à palpação, massa abdominal, em geral no quadrante direito.

Diagnóstico

O estabelecimento precoce do diagnóstico é um fator importante para um melhor prognóstico.

O diagnóstico é dado por meio de:

- Quadro clínico
- Ultrassografia abdominal (verificar veia porta em busca da presença de bolhas de ar)
- Exames de sangue:
  - Hemograma completo (leucograma > 25.000)
  - Contagem de plaquetas (< 5.000: trombocitopenia)
  - Proteína C reativa a cada 12 h × 3 vezes: anormal > 1,0 mg/dℓ
  - Fatores de coagulação: tempo de protrombina (TP), tempo parcial de tromboplastina (TPT) e fibrinogênio
  - Gasometria (normalmente o pH está baixo)
  - Eletrólitos (hiponatremia e desidratação)
  - Hemocultura (normalmente está positiva em 40% dos casos)
- Radiografia de abdome: apresenta os três estágios característicos de enterocolite:
  - Estágio I: alças intestinais assimétricas, sem pneumatose
  - Estágio II: pneumatose intestinal, ar no portal venoso
  - Estágio III: pneumoperitônio e/ou líquido peritoneal.

A radiografia de abdome deve ser realizada com o paciente em decúbito dorsal e lateral. Quando há enterocolite, a radiografia mostra presença de ar na cavidade abdominal quando há perfuração e/ou pneumatose intestinal, que é a formação de ar entre as membranas finas da parede intestinal (Figura 19.2). Observa-se assimetria do padrão de ar no intestino, com áreas sem ar no lúmen intestinal, e outras áreas com dilatação decorrente do acúmulo de ar também indicam ar no sistema venoso portal ou pneumoperitônio, quando há ar livre no abdome.

Tratamento

Nos casos em que não há evidência de necrose ou perfuração intestinal, indica-se:

- Jejum por aproximadamente 2 semanas
- Aporte calórico intravenoso

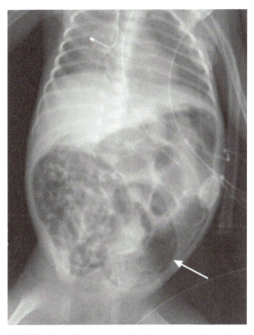

Figura 19.2 Radiografia apresentando pneumatose das alças intestinais.

- Antibióticos sistêmicos
- Sonda gástrica conectada a aspiração baixa intermitente para manutenção da descompressão dos intestinos (registro da quantidade drenada e reposição de líquidos de acordo com a prescrição médica)
- Monitoramento do perímetro abdominal frequente para avaliação da distensão
- Radiografias em série a cada 6 a 8 horas
- Exames de laboratório: hemograma completo, contagem de plaquetas, gasometria, eletrólitos, hemocultura, estudos da coagulação
- Manejo da dor
- Suporte ventilatório
- Manutenção da pressão arterial, evitando hipotensão (administração contínua de dopamina em infusão contínua)
- Transfusão de plaquetas caso haja trombocitopenia
- Monitoramento da glicemia sanguínea.

Indicações para cirurgia

A cirurgia é indicada em casos de:

- Massa abdominal palpável e fixa
- Alterações inflamatórias da parede abdominal (p. ex., enduração, edema, peritonite ou gangrena intestinal)
- Dor e defesa abdominal persistente (aumento da sensibilidade ao toque abdominal), deterioração clínica
- Pneumoperitônio
- Perfuração intestinal
- Paracentese com drenagem de coloração amarela a marrom e com traços de bactérias

▶ Drenagem ou laparotomia com ressecção do tecido intestinal necrótico; possivelmente será necessária a realização de colostomia. Deve-se tentar preservar a válvula ileocecal sempre que possível.

Prevenção

Segundo Costa e Marba (2003), as medidas de prevenção são muito importantes para que não ocorra enterocolite necrosante. Deve-se levar em conta que a colonização do intestino do prematuro extremo se dá de modo diferente do que se observa no neonato a termo; portanto, os prematuros extremos são mais propensos a desenvolver bactérias patogênicas que normalmente são encontradas no ambiente da UTI neonatal. Deve-se desenvolver um programa de prevenção de infecção na UTI neonatal bem detalhado, para evitar contaminação cruzada nesse ambiente.

Outro fator importante para prevenção de enterocolite necrosante, além de evitar que se desenvolva, seria o uso de leite materno, que contém fatores que protegem o intestino contra patógenos entéricos, e promove o crescimento das bactérias benéficas chamadas bifidobactérias; a lactoferrina liga-se ao ferro disponível no intestino e, ao mesmo tempo, contribui para que as bactérias patogênicas dependentes de ferro para multiplicar-se não encontrem ferro livre no intestino para sobreviverem.

O leite humano é o alimento ideal; deve-se dar preferência ao leite da própria mãe, quando disponível, ou do banco de leite.

Atualmente, estão sendo realizados estudos que indicam o uso de probióticos em prematuros para prevenir enterocolite. Entre os estudos realizados destacam-se os de Deshapaude et al. (2010), Repa (2015), Lau e Chamberlain (2015), Bernardo et al. (2013) e Anabrees (2014). Ainda pairam dúvidas quanto ao tipo de probiótico a ser utilizado, o modo efetivo de preparo, quando se deve iniciar o uso, e por quanto tempo deve ser utilizado, além de possíveis efeitos colaterais. Contudo, os resultados dos estudos já realizados são promissores, pois dão uma perspectiva positiva de sobrevivência dos neonatos prematuros, por meio da prevenção de enterocolite.

Atresia esofágica e fístula traqueoesofágica

É a mais frequente das anomalias do esôfago; em 50% dos casos ocorre em associação com outras malformações congênitas, como anomalias vertebrais (25 a 30%), cardíacas (25 a 40%), atresias do intestino delgado (5%), ânus imperfurado (10 a 20%) e anomalias do sistema geniturinário (10 a 21%).

A atresia de esôfago e as fístulas traqueoesofágicas ocorrem no período fetal, quando a traqueia e o esôfago estão passando pelo processo de diferenciação. Classificam-se em cinco tipos:

▶ Atresia com fístula traqueoesofágica distal
▶ Atresia sem fístula (Figura 19.3)
▶ Atresia com fístula proximal
▶ Atresia com fístula dupla
▶ Fístula esofagotraqueal sem atresia, fístula H isolada.

No Quadro 19.2 são descritos os tipos de atresia de esôfago, a incidência e o quadro clínico.

Diagnóstico

Define-se o diagnóstico a partir de:

▶ Sinais clínicos, dependendo do tipo de anormalidade
▶ História materna de poli-hidrâmnio
▶ Excesso de secreções orais
▶ Incapacidade de fazer avançar a sonda gástrica até o estômago
▶ Pneumonia e atelectasia
▶ Tosse e engasgo com a alimentação
▶ Episódios intermitentes de cianose
▶ Distensão abdominal ao chorar
▶ Radiografias (ausência de ar no estômago em alguns casos, e sonda gástrica no esôfago não avançando até o estômago)
▶ Ultrassonografia.

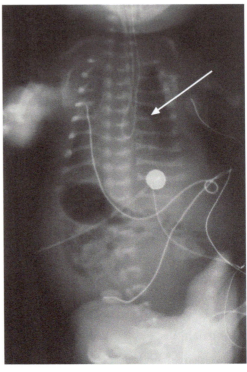

Figura 19.3 Radiografia apresentando atresia de esôfago.

Quadro 19.2 Tipos de atresia, incidência e quadro clínico.

Tipo	Incidência	Quadro clínico
Atresia com fístula traqueoesofágica distal	85 a 90%	Salivação excessiva, tosse, cianose, distensão abdominal decorrente da entrada de ar pela traqueia com os movimentos respiratórios Ocorre também regurgitação de ácido gástrico para a traqueia
Atresia sem fístula	7 a 8%	Salivação excessiva; nas radiografias pode ser observada ausência de ar no estômago
Atresia com fístula proximal	Rara, em cerca de 1%	Episódios de tosse e engasgo; pode persistir até a idade adulta, com tendência a pneumonias frequentes
Atresia com fístula dupla	Rara, em cerca de 1%	Tosse, engasgo e cianose durante a alimentação
Fístula esofagotraqueal sem atresia, fístula H isolada	4%	Estresse respiratório por ocasião da alimentação e refluxo

Tratamento

O tratamento é cirúrgico. A realização imediata, ou correção por etapas, depende do estado geral do paciente, do comprometimento respiratório, das condições hemodinâmicas e do peso, que deve ser > 2.000 g. Quando não for possível a correção total imediata, realiza-se a correção em etapas, com gastrostomia para descompressão do estômago e alimentação. Em certos casos, a correção total da atresia será feita posteriormente.

As intervenções de enfermagem em atresia e fístula esofágica estão disponíveis no boxe Intervenções de enfermagem 19.1, no final do capítulo.

Gastrosquise e onfalocele

As malformações da parede abdominal mais frequentes em recém-nascidos são gastrosquise e onfalocele, que normalmente estão associadas a certas condições:

▶ Onfalocele: defeitos cardíacos, alterações de cromossomos, síndrome de Down, macrossomia, refluxo gastresofágico, defeitos musculoesqueléticos, defeitos do tubo neural, criptorquidia
▶ Gastrosquise: 8 a 16% desses pacientes apresentam outras anomalias (p. ex., atresia, estenose ou perfuração do intestino, refluxo gastresofágico); a maior incidência é associada a prematuros pequenos para a idade gestacional.

A etiologia dessas duas malformações da parede abdominal está relacionada com mães < 20 anos de idade, deficiência de ácido fólico, hipoxemia, uso de salicilatos, paracetamol, ibuprofeno, pseudoepinefrina, maconha, cocaína e álcool.

A incidência de defeitos da parede abdominal é de 1 em 6.000 nascidos vivos para gastrosquise e de 1 em 4.000 nascidos vivos em caso de onfalocele. A incidência é igual em ambos os sexos. A incidência de gastrosquise está aumentando, enquanto a de onfalocele está diminuindo.

O impacto fisiológico da onfalocele está relacionado com o tamanho e as anomalias associadas, e com a função do trato gastrintestinal, que geralmente é normal. Quando há gastrosquise, o intestino não funciona bem, mas é rara a ocorrência de outros problemas.

A taxa de sobrevida de neonatos com essas malformações costumava ser muito baixa; porém, com o avanço das técnicas cirúrgicas, da nutrição parenteral e dos cuidados especializados no pré- e no pós-operatório, essa taxa tem aumentado em algumas UTIs neonatais.

Gastrosquise

Trata-se de uma abertura que em geral mede 2 a 5 cm e deixa os órgãos expostos. O intestino delgado, parte do cólon proximal e, por vezes, parte do estômago e da bexiga se exteriorizam por uma abertura lateral, normalmente à direita do cordão umbilical, não apresentando revestimento (Figura 19.4). Em geral o intestino está inflamado e com edema. Antes do nascimento, o órgão fica exposto ao líquido amniótico. As alças intestinais apresentam mucosa mais grossa e edemaciada, com inflamação e frequentemente coberta por exsudato. Pode ocorrer má rotação dos intestinos devido ao posicionamento anormal do intestino, que sofre herniação antes de sua rotação e fixação normal na cavidade abdominal.

Essa enfermidade está associada a outras malformações, como atresias, alterações na estrutura intestinal e má rotação. A taxa de incidência varia de 1:30.000 a 1:50.000 nascidos vivos. Está associada a outras anomalias em 10 a 15% dos casos.

O prognóstico para o paciente que apresenta gastrosquise varia, chegando a atingir uma taxa de mortalidade de 13 a 28% – ou seja, 85 a 90% dos neonatos sobrevivem. O óbito nos primeiros dias após o nascimento costuma ter relação com infecção (decorrente da exposição do conteúdo abdominal) e hipotermia (comum em 67% dos recém-nascidos acometidos, em decorrência da exposição do conteúdo abdominal à temperatura exterior). Os óbitos em momentos posteriores estão relacionados com septicemia, falência respiratória e incapacidade de manutenção das funções do intestino.

O tipo de parto depende da decisão da equipe médica obstétrica. Todavia, em geral é mais utilizado o parto cesariano, que não é mandatório, mas a decisão final deve ser analisada de acordo com o tamanho da malformação e os riscos decorrentes do tipo de parto escolhido.

A alimentação enteral deve ser iniciada após várias semanas, para que a membrana do intestino e a perfusão estejam estabilizadas.

Onfalocele

Na onfalocele, a parede abdominal anterior é desprovida de revestimento musculoaponeurótico e cutâneo de extensão variável; as vísceras abdominais se herniam centralmente pelo cordão umbilical (Figura 19.5) e em geral se apresentam cobertas por uma membrana avascular transparente. Tanto artérias como veias emergem da parte central da malformação. O tamanho dessa "massa" de órgãos varia de 2 a 15 cm, e o conteúdo em geral consiste em fígado, estômago e intestinos delgado e grosso. Está associada, em 60% dos casos, a outras malformações, como anomalias craniofaciais, malformações do sistema geniturinário e cardíacas, alterações do diafragma, anormalidades cromossômicas, neurológicas e do sistema esquelético, e má rotação intestinal. O intestino mantém-se normal, e a alimentação enteral deve ser iniciada assim que possível.

A taxa de mortalidade entre neonatos com onfalocele é de cerca de 30% – ou seja, 70% sobrevivem, dependendo da extensão da malformação, dos órgãos comprometidos e de outras anomalias associadas, bem como da idade gestacional e do peso.

Etiologia

A etiologia dessas disfunções congênitas ainda não está bem definida. Sabe-se que estão associadas a falência do fechamento da parede abdominal e retorno incompleto do conteúdo abdominal para dentro da cavidade no período de desenvolvimento fetal.

Quadro clínico

Em ambos os casos, a apresentação é visível já ao nascimento, e sua diferenciação deve ser feita de imediato para que sejam realizadas as intervenções apropriadas.

Cuidado inicial

Indica-se o controle térmico, pois grande parte do intestino apresenta-se exposta. Deve-se colocar o paciente em uma bolsa plástica, de polietileno, transparente e estéril, para facilitar o controle da temperatura

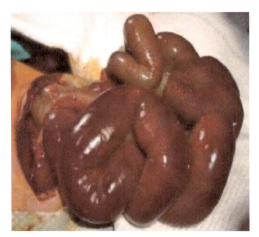

Figura 19.4 Gastrosquise.

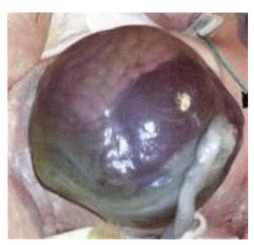

Figura 19.5 Onfalocele.

e da perda de calor por evaporação, permitindo, também, monitoramento contínuo do intestino exposto. Deve-se iniciar infusão intravenosa para manter a hidratação, colocar o monitor cardiorrespiratório e passar sonda nasográstrica para manter o estômago livre de ar. Em seguida, deve-se proceder a intubação endotraqueal e manter o paciente sedado e medicado para dor.

Recomenda-se investigar a possibilidade de outras anormalidades, por meio de ecocardiograma, radiografia e ultrassonografia renal.

Tratamento

O tratamento é cirúrgico, e as técnicas variam de acordo com o tipo de defeito e a equipe cirúrgica.

▶ **Gastrosquise.** Dependendo do tamanho da malformação, o fechamento pode ser feito imediatamente. Nos casos em que não é possível fazê-lo, pelo fato de o conteúdo externalizado ser excessivo, utiliza-se uma bolsa de silicone polimérico, na qual é colocado o conteúdo abdominal externalizado; a base dessa bolsa é suturada no abdome, e assim se mantêm estéril o conteúdo e constantes a temperatura e a umidade (Figura 19.6). A técnica utilizada pode ser redução primária, pela qual, dependendo do tamanho do defeito, se faz o fechamento, ou uma redução estadiada da gastrosquise. Neste caso, diariamente o conteúdo intestinal exteriorizado deve ser pressionado para dentro da cavidade abdominal pelo cirurgião, por meio de diminuição do espaço interno da bolsa, até que todo o conteúdo seja colocado dentro da cavidade abdominal.

De modo geral, o neonato ficará sem receber alimentação por 10 a 15 dias; só se deve iniciar a alimentação enteral 14 dias após a operação, e avançar lentamente, observando-se primeiramente o peristaltismo intestinal adequado e o estado geral hemodinâmico. Em geral surge resíduo gástrico elevado (> 30% do volume ingerido) e bilioso. No pós-operatório, ocorre constipação intestinal; na maioria dos casos, faz-se necessária estimulação retal para promover a evacuação.

As taxas de complicação variam; entre os problemas mais comuns no pós-operatório citam-se: enterocolite necrosante, síndrome do intestino curto, má absorção, obstrução intestinal e colestase decorrente de administração prolongada de nutrição parenteral. Há atraso no desenvolvimento do neonato.

▶ **Onfalocele.** Existem duas opções de tratamento: cirúrgico e conservador. Nas malformações pequenas e moderadas, a pele do abdome e tórax pode ser mobilizada com uma sutura sobre a membrana cobrindo a onfalocele, criando-se uma eventração abdominal que, posteriormente, deve ser corrigida. Também se utiliza material sintético (p. ex., silicone) ou enxertos de pele suína ou humana, para diminuir seu diâmetro e, progressivamente, reduzir sua amplitude. Após o nascimento, é preciso observar se existem outras anormalidades associadas. Recomenda-se a realização de ecocardiograma, radiografia, e ultrassonografia renal. Antes da correção cirúrgica, deve-se cogitar a existência de outras anomalias graves associadas.

Em caso de hipoplasia pulmonar grave, o fechamento do abdome pode ser impossível. No tratamento, então, deve-se utilizar cremes bactericidas – cremes especiais à base de nitrato de prata (Silvadene®) e de petróleo-triiodometano. Esses cremes contribuem para a formação de tecido granular e para a epitelização, formando uma camada protetora sobre a membrana que cobre a onfalocele; pode levar 6 a 8 semanas para que a membrana seja coberta por novo tecido epitelial. Como esses cremes apresentam certa toxicidade, há risco de infecções, sendo necessário o monitoramento de seus efeitos. Posteriormente, deve ser realizada a correção cirúrgica com reposição das vísceras na cavidade abdominal.

Intervenções de enfermagem gerais

As intervenções de enfermagem são similares tanto para gastrosquise como para onfalocele. É importante dar apoio aos pais desses pacientes, explicando-lhes a anomalia, o tratamento e o prognóstico, para diminuir a ansiedade e o estresse, enfatizando o apego dos pais ao filho.

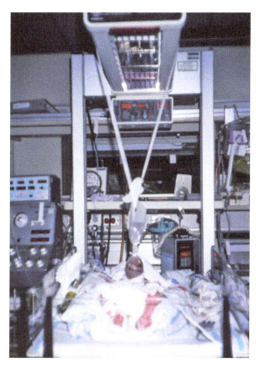

Figura 19.6 Bolsa de silicone polimérico utilizada para neonatos com gastrosquise. (*Fonte*: cortesia de UTI Neonatal Loma Linda University Children's Hospital, Califórnia.)

As intervenções de enfermagem no pré- e no pós-operatório para gastrosquise e onfalocele estão disponíveis no boxe Intervenções de enfermagem 19.2, no final do capítulo.

Atendimento na sala de parto

O manejo inicial tem como objetivos prevenir hipotermia, manter estéril o conteúdo dos órgãos exteriorizados e promover a perfusão desses órgãos:

- Proceder à reanimação neonatal (Capítulo 3)
- Se houver estresse respiratório, indica-se intubação, devendo-se evitar ventilação com máscara e reanimador manual, para prevenir distensão abdominal
- Usar luvas, cobertas ou toalhas estéreis para manusear e secar o recém-nascido
- Utilizar, preferencialmente, bolsa ou saco plástico de polietileno transparente estéril, com tamanho suficiente para cobrir a região da axila. O neonato será colocado dentro dessa bolsa, de modo que as extremidades inferiores e toda a região abdominal e tórax sejam cobertas. Esse método diminui a perda de líquidos por evaporação e mantém a temperatura corporal mais estável. Caso essa bolsa não esteja disponível, os órgãos expostos devem ser cobertos com compressas estéreis embebidas em solução fisiológica morna e envoltos em plástico estéril
- Monitorar frequentemente a temperatura e os sinais vitais
- Verificar se há comprometimento cardiovascular em função da perda de líquidos por evaporação e vazamento através do defeito
- Manter a sonda orogástrica ou nasogástrica conectada a aspiração baixa intermitente
- Manter a hidratação venosa; puncionar a veia periférica nos membros superiores ou na cabeça (150 mℓ/kg/dia)
- Assim que possível, deverá ser instalado um cateter central de inserção periférica (PICC), de preferência central nesse neonato, que ficará sem ser alimentado por um período prolongado e estará recebendo nutrição parenteral e Intralipid®
- Controlar rigorosamente o balanço hídrico
- Examinar as alças intestinais sempre que se fizer o exame físico, observando presença ou não de edema, espessamento e aparência da parede intestinal, vascularização e perfusão sanguínea, presença ou não de fibrina cobrindo as alças intestinais, e coloração das alças intestinais
- Preparar o paciente para a cirurgia, se for indicada, de acordo com os procedimentos pós-operatórios gerais (Capítulo 22).

Anomalias anorretais

Essas anomalias abrangem várias alterações, que são divididas em 34 tipos diferentes, sendo que a maioria não é frequente. Aproximadamente 50% das anomalias anorretais estão associadas a outras do trato gastrintestinal, dos sistemas nervoso central e esquelético e a cardiopatias. A incidência dessas anomalias é de 1:5.000 nascidos vivos.

Quadro clínico

Fazem parte do quadro clínico:

- Reto sem orifício: em caso de agenesia do ânus e/ou reto que não tem fístula, pode ocorrer obstrução intestinal
- No sexo masculino: o reto pode terminar em fundo cego ou estar conectado às vias urinárias (bexiga e uretra)
- No sexo feminino: são frequentes as aberturas retais no períneo e na vulva, às vezes também na vagina
- Fístula perineal.

Diagnóstico

O diagnóstico é dado por meio de:

- Exame físico, pelo qual se detecta ausência da abertura retal
- Radiografia
- Ultrassonografia abdominal, que determina o nível da fístula, caso ocorra.

Tratamento

O tratamento é cirúrgico. Nas formas obstrutivas, a cirurgia é realizada imediatamente. Somente nos casos de anomalias altas e intermediárias é que há necessidade da colostomia. A correção final com anastomose da colostomia é feita aos 12 meses de vida.

Ostomias

Colostomia/ileostomia

Ostomia é uma abertura temporária ou permanente do cólon (ou do íleo) através da parede abdominal. O estoma normalmente é arredondado, avermelhado, úmido e macio ao toque; pode localizar-se pouco acima do nível da pele abdominal e não é sensível à dor (Figura 19.7).

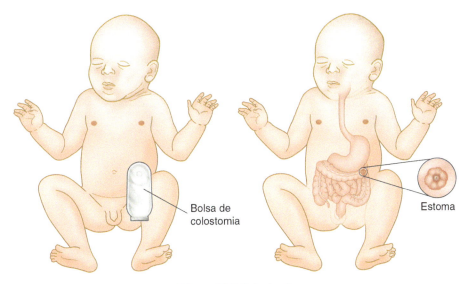

Figura 19.7 Colostomia.

As fezes que drenam do estoma possuem enzimas que vão causar irritação e, às vezes, lesão da pele do neonato. Os estomas possuem muita vascularização, mas não inervasão abundante, levando a uma diminuição da sensação local.

Gastrostomia

O tubo de gastrostomia é colocado diretamente na curvatura maior do estômago, através de um estoma no abdome. O tubo é fixado firmemente à pele, e apresenta, na porção distal, um balão que, ao ser insuflado, dificulta a retirada acidental do tubo (Figura 19.8).

A gastrostomia é indicada em neonatos que não são capazes de sugar nem de engolir leite suficiente para uma nutrição adequada.

As intervenções de enfermagem em colostomia e gastrostomia estão disponíveis no boxe Intervenções de enfermagem 19.3.

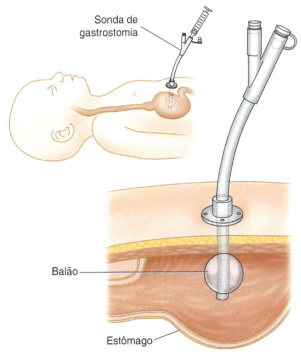

Figura 19.8 Gastrostomia.

 Intervenções de enfermagem 19.1

Atresia e fístula esofágica | Pré-operatório

Intervenções	Justificativas
Manutenção da cabeceira do berço elevada a 30 a 40° em posição ventral ou lateral. Reposicionamento a cada 2 a 3 h	Mantém secreções na porção imperfurada do esôfago e também ajuda a prevenir aspiração de secreções orais ou conteúdo estomacal, reduzindo o refluxo gástrico
Material de intubação e ventilação preparados	Com esses tipos de anomalia, pode ocorrer aspiração de secreções ou saliva para a traqueia, levando a dificuldade respiratória (p. ex., apneia obstrutiva)
Manutenção da aspiração intermitente baixa na porção do esôfago não perfurada	Promove remoção de secreções e saliva, ajudando a prevenir aspiração de saliva para a traqueia

(continua)

Intervenções de enfermagem 19.1 *(continuação)*

Manutenção do paciente em jejum	Para prevenir aspiração do alimento
Administração de aporte calórico para promover ganho de peso e crescimento adequado	Para assegurar hidratação e nutrição
Avaliação do quadro respiratório: aumento da frequência e do esforço respiratório, retrações graves e batimento das asas do nariz, cianose, ruídos respiratórios diminuídos	Útil para verificação de sinais de estresse respiratório e complicações pulmonares
Oferta de suporte respiratório	Para manutenção dos níveis de oxigênio e prevenção de hipoxia
Administração de antibióticos de acordo com a prescrição médica	Para prevenir pneumonia por aspiração
Manutenção rigorosa do balanço hídrico	Para avaliação das funções renais
Manutenção do recém-nascido quieto e calmo	Para prevenir deglutição de ar ao chorar, o que ocasiona distensão abdominal
Ambiente favorável a que os pais façam perguntas e sejam informados sobre a evolução da doença	Promove confiança na equipe e diminui a ansiedade frente ao desconhecido, promovendo também a interação dos pais
Reforço dos aspectos normais e saudáveis do paciente	Ajuda a reduzir o estresse
Realização dos cuidados gerais pré-operatórios de acordo com as recomendações descritas no Capítulo 22	–

Atresia e fístula esofágica | Pós-operatório

Intervenções	Justificativas
Manutenção da cânula endotraqueal bem fixada	Para evitar que prejudique e danifique as suturas cirúrgicas colocadas na traqueia
Não remoção ou ajuste da sonda gástrica. Notificação do cirurgião em caso de deslocamento	Pode ocorrer perfuração do esôfago na altura das suturas cirúrgicas, na reinserção da sonda gástrica
Aspiração cuidadosa das vias respiratórias	Para prevenir tensão na incisão cirúrgica. Deve-se marcar a sonda de aspiração oral para que não atinja a incisão cirúrgica
Administração de antibióticos de acordo com a prescrição médica	Para prevenir ou tratar infecção
Administração de medicações para dor, de acordo com a prescrição médica	Acalma e reduz o estresse causado pela dor, promovendo a estabilidade fisiológica (Capítulo 9)
Se o neonato tiver gastronomia ou sonda gástrica, deve-se mantê-la aberta	Para evitar acúmulo de ar no abdome e nos intestinos
Alimentação oral de acordo com a prescrição médica	A alimentação é iniciada após avaliação cuidadosa do esôfago por meio de radiografia contrastada para certificar-se de que as suturas estejam intactas e que não haja vazamento através delas. Normalmente, a alimentação tem início em torno do 8º ao 10º dia pós-operatório
Observação de sinais de estenose ou vazamento (p. ex., pneumonia persistente, pneumotórax súbito, regurgitamento do alimento, irritação durante a alimentação)	–
Realização dos cuidados pós-operatórios gerais descritos no Capítulo 22, além dos cuidados específicos.	–

 Intervenções de enfermagem 19.2

Gastrosquise e onfalocele | Pré-operatório

Intervenções	Justificativas
A partir do nascimento, deve-se manter o conteúdo exteriorizado (saco herniário) coberto com compressas estéreis umedecidas com solução fisiológica, ou utilizar um tipo de bolsa plástica transparente, esterilizada, na qual se colocam o tronco, a região abdominal e as extremidades inferiores, até definição do tratamento adequado	Previne infecções, perda de líquido e de calor por meio da evaporação e radiação
Manutenção do recém-nascido aquecido	Necessário em decorrência da exteriorização do conteúdo abdominal, que ocasiona maior perda de calor por evaporação; há grande tendência a hipotermia

(continua)

Intervenções de enfermagem 19.2 *(continuação)*

Verificação dos sinais vitais de hora em hora até estabilização do recém-nascido	Útil para monitoramento da hemodinâmica. É comum ocorrer hipotensão em virtude das perdas de líquido através da malformação. Pode ocorrer compressão do coração, do pulmão, do fígado e dos rins, que, muitas vezes, podem estar presentes dentro do saco, como em caso de onfalocele, comprometendo a perfusão e a estabilidade hemodinâmica
Monitoramento das perdas de líquido, pesando-se as compressas que envolvem a malformação antes e depois do uso	Existe perda de líquidos através da abertura e exposição do conteúdo abdominal. A pesagem das compressas antes e depois do uso possibilita o cálculo das perdas de líquidos, para que seja feita reposição
Manutenção da hidratação venosa, puncionando-se as veias periféricas nos membros superiores ou na cabeça	Importante para reposição de líquidos e aporte calórico
Manutenção da sonda gástrica com aspiração intermitente baixa	Útil para descomprimir o abdome e evitar distensão das alças intestinais
Observação do enchimento capilar e da coloração da pele, principalmente nas extremidades inferiores	A observação é necessária, pois pode ocorrer compressão da veia cava, causando diminuição do retorno venoso
Balanço hídrico rigoroso. Notificação do médico se houver diminuição da diurese	Importante para monitorar a função renal
Administração de antibióticos de acordo com a prescrição médica	Nesses tipos de malformação congênita há grande risco de infecções, devendo-se utilizar profilaticamente as medidas preventivas de infecção e antibióticos
Administração de analgésicos e sedativos de acordo com a prescrição médica	Manter o paciente calmo e sem dor favorece a estabilidade geral do recém-nascido (Capítulo 9)
Agrupamento dos cuidados, evitando interromper o descanso	Útil, pois a agitação altera os sinais vitais e aumenta o nível de estresse
Observação da coloração e da perfusão das alças intestinais, bem como de outros órgãos que estejam na parte externa na onfalocele ou gastrosquise	No processo de introdução dos órgãos contidos no saco herniado, pode haver compressão das alças intestinais com isquemia, o que pode progredir para necrose

Gastrosquise e onfalocele | Pós-operatório

As intervenções no pós-operatório de gastrosquise e onfalocele são similares e variam pouco, de acordo com o tipo de correção cirúrgica utilizada. No entanto, todas têm em comum:

- Manutenção da hidratação e da nutrição
- Descompressão do abdome por meio de aspiração gástrica intermitente baixa
- Assistência respiratória para manutenção da oxigenação e da ventilação
- Monitoramento do aumento da pressão intra-abdominal e da perfusão nas extremidades inferiores

Cianose e edema podem sugerir alteração na função cardíaca. A alimentação nesses pacientes só é iniciada quando houver evidência de atividade peristáltica, que, na gastrosquise, pode levar 14 a 20 dias. A quantidade de alimentos deve ser aumentada lentamente, e a ocorrência de resíduo elevado e bilioso é normal. Pode ser necessária estimulação retal para promover a evacuação. Devem-se agregar as intervenções gerais pós-operatórias mencionadas no Capítulo 22.

 Intervenções de enfermagem 19.3

Colostomia

- Limpeza da região ao redor do estoma com água morna e sabonete líquido neutro, utilizando algodão ou compressa macia. Evitar friccionar a região ao redor do estoma
- Banho de imersão diariamente, com ou sem a bolsa de colostomia
- Para amenizar os efeitos irritativos do conteúdo intestinal, recomenda-se a utilização de pó ou pasta protetores à base de óxido de zinco ou unguento de silicone, próprios para serem utilizados ao redor do estoma
- Em seguida, devem-se aplicar os discos adesivos protetores; corta-se o círculo exatamente do tamanho do estoma, para que não haja espaço entre a pele e a borda da barreira protetora. Deve-se evitar a utilização de protetor Karaya, pois contém ácido acético, que provoca irritação da pele abaixo do protetor
- Anexação da bolsa plástica coletora; posicionar a bolsa de tal modo que o líquido que sai do estoma possa drenar verticalmente em direção à bolsa coletora
- Esvaziamento da bolsa quando necessário; lavagem com água estéril
- Troca da bolsa de colostomia quando ocorrer vazamento ao redor do estoma, ou quando o adesivo protetor estiver se soltando, antes que haja vazamento de conteúdo do estoma para a pele. Não se deve utilizar removedor de adesivo, pois contém álcool, o que resseca a pele e pode causar lesões na camada superficial da pele ao redor do estoma
- Observação das características das fezes; notificação do médico caso ocorram diarreia, sangue nas fezes e odor forte
- Notificação do médico se: a quantidade de fezes for pequena ou se não houver fezes presente; se houver distensão abdominal, febre, vômitos, irritação, letargia

(continua)

Intervenções de enfermagem 19.3 *(continuação)*

Gastrostomia

› Após a cirurgia, o tubo é colocado em drenagem, por gravidade, por cerca de 24 h

› A alimentação geralmente é iniciada em torno do 2º ao 3º dia pós-cirúrgico

› A alimentação deve ser iniciada lentamente

› Manutenção da região ao redor do estoma limpa e seca; limpeza com haste algodoada embebida em solução fisiológica ou água estéril; secagem apropriada. Se necessário, pode-se utilizar água e sabonete neutro para limpar ao redor do estoma; posteriormente, deve-se enxaguar e secar bem. A limpeza deve ser realizada 3 vezes ao dia, ou mais frequentemente, se necessário

› Alimentação
  • Posicionamento do neonato em decúbito lateral direito, com a cabeceira da cama elevada (30 a 45°)
  • Manutenção do tubo de colostomia abaixo do nível do estômago, para liberar o ar e verificar o resíduo
  • Alimentação do neonato por gavagem, elevando-se a seringa a uma altura acima da clavícula; deve-se colocar o leite e deixá-lo fluir lentamente por gravidade (20 a 30 min), sem forçar sua entrada
  • Após o término da alimentação, deve-se lavar o tubo com 2 a 3 mℓ de água filtrada ou estéril
  • Oferta de sucção não nutritiva durante a gavagem para estimular a sucção
  • Manutenção do tubo aberto, elevado por 15 a 30 min após a gavagem, para permitir a saída de ar que se acumula no estômago durante a gavagem
  • Se houver vazamento ou se o leite sair ao redor da inserção do tubo de gastrostomia, deve-se interromper a gavagem e avisar ao médico
  • Notificação do médico se houver resíduo sanguinolento em volume superior a 30% do volume da dieta; crescimento de tecido ao redor do estoma; mau cheiro; sangramento no estoma; e se o tubo sair
  • O aumento da dieta deve ser feito com pequenos incrementos de 5 mℓ para cada 200 g de ganho de peso, segundo prescrição médica

Bibliografia

Albarese CT, Rowe MI. Necrotizing enterocolitis. Seminars in Pediatric Surgery. 1995; 4(4):200-6.

Bathia J, Killer NEC. Neonatology 2008 Conference. Emory University School of Medicine: Atlanta, GA; 2008.

Bernardo WM, Aires FT, Carnero RM et al. Effectiveness of probiotics in profilaxis of necrotizing enterocolitis: a systematic review and meta-analysis. J Ped. 2013; 89(1):18-24.

Berseth CL, Bisquera JA, Paje VU. Prolonging small feeding volumes early in life decreases the incidence of necrotizing enterocolitis in very low birth weight infants. Pediatrics. 2003; 111(3):529-34.

Bonbieri D, Loda YKL. Doenças gastroenterológicas em pediatria. Rio de Janeiro: Atheneu; 1996.

Brown KC, Harper SL, Pettitt BJ et al. A parent's guide to ostomy care for children. Atlanta: Princeton; 1992.

Christensen RD, Lambert DK, Henry E et al. Is transfusion associated necrotizing enterocolitis an authentic pathogenic entity? Transfusion. 2010; 50(5)1106-12.

Costa HPF, Marba ST. Enterocolite Necrosante. 2003. p. 327-45.

Deshpande G, Rao S, Patole S et al. Updated meta-analysis of probiotics for preventing necrotizing enterocolitis in preterm neonates. Pediatrics. 2010; 125(3):921-30.

Dodds WJ, Hogan WJ, Miller WN. Reflux esophagitis. Am J Digest Dis. 1976; 21(1):49-67.

Eichenwald EC, Stark AR. Management and outocmes of very low birth weight. N England J Med. 2008; 358(16):1700-11.

Fichera S. Neonatal X-ray interpretation. In: Anais: The National Conference of Neonatal Nursing: California; 1998. p. 90.

Freedberg DE, Lamonse-Smith ES, Lightdale JR et al. Use of acid suppression medication is associated with risk for C. difficile infection in infants and childrens: a population-based study. Clinic Infec Dis. 2015; 61(6):912-7.

Haws PS. Care of the sick neonate: a quick reference guide for health care providers. Philadelphia: Lippincott Williams & Wilkins; 2004.

Henrich K, Huemmer HP, Reingruber B et al. Gastroschisis and omphalocele: treatments and long-term outcomes. Pediatric Surgery International. 2008; 24(2):167-73.

Henry MCW, Moss RL. Neonatal necrotizing enterocolitis. Seminars in Pediatric Surgery. 2008; 17(2):98-109.

Herbest JJ. Gastroesophageal reflux. J Pediatr. 1981; 98(6):859-70.

Lau CSM, Chamberlain RS. Probiotic administration can prevent necrotizing enterocolitis in preterm infants: a meta-analysis. J Pediatr Surg. 2015; 50(8):1405-12.

Lightdale JR, Gremse DA. Section of gastroenterology, hepatology, and nutrition gastroesophageal reflux management guidance for the pediatrician. Pediatrics. 2013; 131(5):1684-e95.

Lin P. Gut immunity and its possible role in NEC. In: Neonatology 2008 Conference. Emory University School of Medicine: Atlanta; 2008.

Lovvorn HN, Glenn JB, Pacetti AS et al. Neonatal surgery. In: Gardner SL, Carter BS, Enzman-Hines M et al. Handbook of neonatal intensive care. 7. ed. Mosby: St. Louis; 2011. p. 812-47.

Mally P, Golombek SG, Mishra R et al. Association of necrotizing enterocolitis with elective packed red blood cell transfusions in stable, growing, premature neonates. Am J of Perinat, 2006; 23(8):451-8.

Marin T. Transfusions and gut perfusion. In: Neonatology 2012 Conference. Emory University: Atlanta; 2012.

McCollum LL, Thigpen JL. Assessment and management of gastrintestinal dysfunction. In: Kenner C, Lott JW, Flandermeyer AA. Comprehensive neonatal nursing, a physiologic perspective. 2. ed. Philadelphia: WB Saunders; 1998. p. 371-408.

McGrady G, Retting P, Istre G et al. An outbreak of necrotizing enterocolitis. Association with transfusions of packed red blood cells. A J Epidemiology. 1987; 126(6):1165-72.

Mohamed A, Shah PS. Transfusion associated necrotizing enterocolitis: a meta-analysis of observational data. Pediatrics. 2012; 129(3):529-40.

Morigeri C, Bhattachauja A, Mukhopadhyay K et al. Radionuclide scintigraphy in the evaluation of gastroesophageal reflux in sumptomatic and aymptomatic pre-term infants. Eur J Nucl Med Mol Imaging. 2008; 35(9):1659-65.

Orenstein SR. Infantile reflux: different from adult reflux. Am J Med. 1997; 103(5A):114S-9S.

Orenstein SR, Whitmigton PF. Positioning for prevention of infant gastroesophageal reflux. The J of Pediatrics. 1983; 103(4):534-7.

Paul DA, Mackley A, Novitsky A et al. Increased odds of necrotizing enterocolitis after transfusion of red blood cells in premature infants. Pediatrics. 2011; 127(4)635-41.

Randel A. AAP releases guidelines for the management of gastroesophageal reflux in children. Am Fam Physician. 2014; 89(5):395-7.

Rees CM, Eaton G, Kiely EM et al. A peritonial drainage or laparotomy for neonatal bowel prefuration ? A ramdomized controle trial. Annals of Surgery. 2008; 248:44-51.

Repa A. Thanhaeurer M, Endress D et al. Probiotics (Lactobacillus acidophilus and Bifodobacterium bifidum), prevent NEC in VLBW infants fed breastmilk but not formula. Pediatric Research. 2015; 77:381-8.

Ricketts RR. Surgical NEC: Cut or not to cut. In: Neonatology 2008 Conference. Emory University School of Medicine: Atlanta; 2008.

Rogers, VE Managing preemie stomas: more than just the pouch. J WOCN. 2003; 30(2):100-10.

Ryckman RC, Balistren WF. Part two: upper gastrintestinal disorders. In: Fanafoff AA, Martin RJ. Neonatal-perinatal medicine: diseases of the fetus and infant. 7. ed. St. Louis: Mosby; 2002. p. 1263-8.

Shepherd RW, Wren J, Evans S et al. Gastroesophageal reflux in children. Clinical profile, course and outcome with active therapy in 126 cases. Clin Pediatr. 1987; 26(2):55-60.

Tipinis NA, Rhee, PL, Mittal, Rk. Distention during gastroesophageal reflux: effect of acid inihibition and correlation with symptoms. Am J Physiol Gastrointest Liver Physiol. 2007; 293(2):465-74.

Vandenplas Y, Sacré L. Milk-thickening agents as a treatment for gastroesophageal reflux. Clin Pediatr. 1987; 26(2):66-8.

Vasan U, Gotoff SP. Prevention of neonatal necrotizing enterocolitis. Clinics in Perinatology. 1994; 21(2):425-35.

Watson RL. Gastrintestinal disorders. In: Verklan MT, Walden M. Core curriculum for neonatal intensive care nursing. St. Louis: Elsevier Saunders; 2004. p. 643-702.

Wound Ostomy and Continence Nurses Society. Core Curriculum Ostomy management. Wolters Kluwer; 2016.

Distúrbios Hematológicos

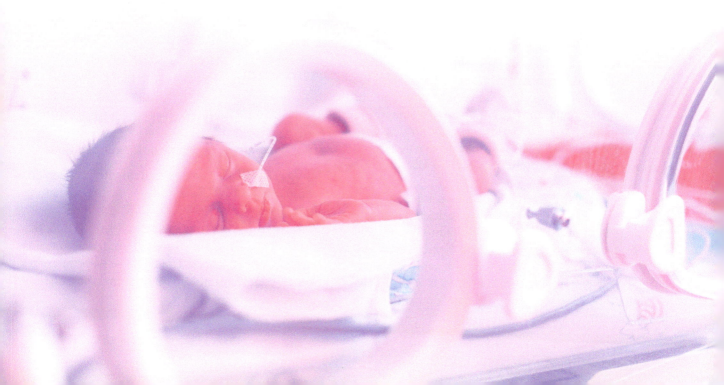

Introdução

Para compreendermos melhor os distúrbios hematológicos no período neonatal, é importante revermos as características do sangue e seus componentes.

O sangue é composto por células e plasma. A formação das células sanguíneas, também chamada hematopoese, inicia-se já no ambiente uterino. Entre a 2ª e a 10ª semana de gestação, esse processo ocorre no saco embrionário. Da 10ª semana de gestação até a 26ª, acontece no fígado.

Parte celular do sangue

A parte celular do sangue é composta por hemácias (99%) e leucócitos (1%). O hematócrito é o percentual de sangue composto por células presentes no sangue; seu valor varia entre 37 e 52% e depende da idade gestacional, do peso e dos dias pós-parto. Quando há aumento do hematócrito, também ocorre aumento da viscosidade do sangue, o que dificulta a passagem do sangue pelos pequenos vasos.

Hemácias

As hemácias (ou glóbulos vermelhos), que têm a função de transportar a hemoglobina, levam 5 a 7 dias para alcançar a maturação. A taxa de produção é controlada pelo hormônio eritropoetina, produzido pelos rins e ativado pela hipoxemia do tecido. Durante a vida intrauterina, devido à hipoxemia existente, ocorre um estímulo constante à produção de eritropoetina. Essa produção diminui após o nascimento em decorrência do aumento da oxigenação e da diminuição da hipoxia. A queda nos valores de hemoglobina leva a hipoxia e, consequentemente, estimula a produção de eritropoetina após o nascimento. Os níveis desse hormônio aumentam quanto maior for a idade gestacional. A eritropoetina nos neonatos prematuros, devido à imaturidade dos sensores renais, não é produzida nas primeiras semanas de nascimento; os rins começam a produzir eritropoetina por volta da 40ª semana após o nascimento, iniciando-se assim, segundo Santos (2003), o ciclo de produção de eritropoetina. A longevidade das hemácias é de 60 a 70 dias nos recém-nascidos a termo, e de 35 a 50 dias nos prematuros.

A hemoglobina é um componente das hemácias, e responsável pelo transporte de oxigênio aos tecidos. Praticamente 97% do oxigênio transportado dos pulmões para os tecidos são carreados pela hemoglobina nas hemácias, e os 3% restantes estão dissolvidos na água do plasma e das células. Multiplicando o valor da hemoglobina por 3, encontramos o valor do hematócrito (hb 3 × = hct).

Outro componente que pode interferir na estabilidade da hemoglobina é o ferro. Do ferro, 80% estão distribuídos na hemoglobina, 10% são encontrados no tecido tissular, e 10% no fígado e no baço.

Leucócitos

Os leucócitos, também chamados células brancas do sangue, são as unidades móveis do sistema protetor do organismo e pertencem ao sistema de combate aos agentes infecciosos e tóxicos. São formados na medula óssea (neutrófilos, eosinófilos, basófilos e monócitos) e no tecido linfoide (linfócitos e plasmócitos). Após sua formação, os leucócitos são transportados pelo sangue para todo o organismo, para as áreas do corpo em que são necessários.

Plasma

O plasma é parte do líquido extracelular do corpo, composto por 7% de proteínas. Entre essas proteínas encontram-se o fibrinogênio (0,3%), as globulinas (2,5%) e a albumina (4,5%).

- Fibrinogênio plasmático: tem função primária no processo de coagulação sanguínea
- Globulinas: dividem-se em três tipos – as alfaglobulinas e as betaglobulinas, que têm a função de transportar substâncias, combinando-se com elas, atuando como substratos para a formação de outras substâncias e para o transporte da própria proteína; e a gamaglobulina, que tem a importante função de proteger o organismo contra infecções. Constituem os anticorpos e promovem, assim, imunidade ao organismo
- Albumina: tem a função básica de produzir pressão osmótica no nível da membrana capilar, impedindo que o líquido plasmático extravase dos capilares para os espaços intersticiais; quando os níveis de albumina estão baixos, pode ocorrer edema intersticial.

Volume de sangue circulante

Os fatores que afetam o volume de sangue circulante são:

- Idade gestacional: o volume circulante no neonato a termo é de 80 a 100 mℓ/kg; nos neonatos prematuros, de 90 a 105 mℓ/kg
- Transfusão placentária: momento em que o cordão foi clampeado, tempo e força das contrações uterinas durante o trabalho de parto; inicia-se na primeira respiração com a diminuição da resistência vascular pulmonar e compressão do cordão
- Placenta prévia ou abrupta.

Distúrbios sanguíneos

Anemia

Pode-se definir anemia como uma diminuição na taxa de hemoglobina. No período neonatal, certas anormalidades podem desencadear anemia aguda ou crônica, cujos fatores desencadeantes são: hemorragia, destruição das hemácias e hemólise, e coleta de sangue para exames laboratoriais. Segundo Brown (1988), a anemia deve ser definida de acordo com o volume de hemácias, em vez de se considerar apenas o valor do hematócrito. Podemos determinar o volume de hemácias multiplicando o volume de sangue por quilo pelo hematócrito (volume sangue/kg × Hct = volume de hemácias); o volume de hemácias deve ser maior que 25 mℓ/kg. O volume estimado de sangue no recém-nascido a termo é de 80 a 100 mℓ/kg, e, no prematuro, de 90 a 105 mℓ/kg. Ao aplicarmos a fórmula como exemplo em um recém-nascido de 34 semanas de gestação, com hematócrito de 30% (0,30), verificamos que o volume de hemácias é de quase 27 mℓ/kg.

Após o nascimento, o fator regulador da produção de hemácias conhecido como eritropoetina diminui porque, no útero, o feto está em um ambiente relativamente hipóxico, e a hipoxemia ativa a produção de eritropoetina. Ao nascimento, diante de mais oxigênio, ocorre diminuição da eritropoetina.

Etiologia

A anemia pode ser consequência de perda de sangue (hemorragia), processo hemolítico ou diminuição na produção de hemácias.

Perda de sangue

A perda de sangue caracteriza-se por:

- Antes e no decorrer do parto: pode ocorrer hemorragia antes ou no curso do parto, e sua identificação é importante para que sejam tomadas as medidas necessárias. Essas hemorragias podem ocorrer nos seguintes casos:
  - Causas placentárias: placenta prévia, descolamento prematuro de placenta, ruptura do seio marginal e incisão da placenta durante parto cesariano
  - Causas ligadas ao cordão umbilical: ruptura do cordão, hematoma de cordão, vasos aberrantes, hemorragia por ligadura inadequada do cordão
  - Hemorragia oculta antes do parto: transfusão do feto para a mãe, transfusão de gêmeo para gêmeo, amniocentese traumática
  - Hemorragia fetal em órgãos internos: hemorragia intracraniana, ruptura do fígado, ruptura do baço ocasionando hemorragia retroperitoneal

- Após o parto:
  - Hemorragia intracraniana
  - Céfalo-hematoma, hemorragia subgaleal
  - Hemorragia por ruptura ou desconexão do cateter umbilical
  - Cirurgias.

Anemia hemolítica

A anemia hemolítica caracteriza-se por hemácias com sobrevida curta e/ou rápida destruição (hemólise). As características típicas da anemia hemolítica incluem persistência da contagem alta de reticulócitos sem hemorragia, diminuição da hemoglobina e icterícia decorrente de aumento da bilirrubina indireta.

Destacam-se, entre as causas mais comuns de hemólise no período neonatal: incompatibilidade de Rh e AB0, infecções congênitas ou neonatais, diminuição na produção de hemácias, defeitos congênitos das hemácias, acidose prolongada, tanto metabólica como respiratória.

▶ **Incompatibilidade de Rh e ABO.** A anemia hemolítica pode ser decorrente de incompatibilidade de Rh e AB0. O recém-nascido apresenta queda rápida de hemoglobina com reticulocitose acentuada e sinais de hemólise provocados pela autoimunização da mãe a um antígeno eritrocitário presente no feto.

O tipo clássico da doença hemolítica perinatal é provocado pelo antígeno D do sistema Rh. Durante a gestação, ocorre um estímulo inicial de imunização da mãe pelas hemácias do feto, introduzidas na circulação materna durante a gestação, e pode existir incompatibilidade sanguínea materno-fetal (feto Rh-positivo e mãe Rh-negativa). Essas hemácias estranhas estimulam a secreção materna de anticorpos anti-D, mantendo-se essa memória imunológica guardada para as próximas gestações incompatíveis. Se o feto subsequente for tipo Rh-positivo, esses anticorpos vão atravessar a placenta e, de acordo com sua titulagem, provocarão hemólise, que, se for intensa, provocará morte intrauterina ou desenvolvimento de hidropisia fetal, caso o feto sobreviva.

A hidropisia fetal caracteriza-se por anemia grave e hiperbilirrubinemia, com hemólise. Em uma tentativa de compensar a hemólise que ocorre rapidamente, o organismo produz hemácias pelo fígado e pelo baço, que normalmente não participam dessa produção a partir do 7º mês de gestação.

Em decorrência da alteração das funções hepáticas, esses recém-nascidos têm reduzida a produção de vitamina K, afetando o sistema de coagulação, o que pode ocasionar hemorragia. Além disso, apresentam edema generalizado, acompanhado de ascite e infiltrações pleurais, resultado de anemia grave e hipoalbuminemia. Ocorre acúmulo anormal de líquido no espaço intersticial no feto.

A prevenção de doença hemolítica perinatal faz-se com o uso de imunoglobulina anti-Rh (D), administrada até 72 horas após o parto, ou, em casos de aborto, nas mulheres Rh-negativas cujos fetos ou recém-nascidos sejam Rh-positivos e ainda não imunizados.

A incompatibilidade sanguínea do sistema AB0 não é grave porque os antígenos A e B são pouco desenvolvidos na membrana das hemácias do feto e os anticorpos são de natureza IgG e IgM. Anemia e hemólise são mínimas; o sintoma mais proeminente é hiperbilirrubinemia nas primeiras 24 horas após o nascimento.

▶ **Infecções.** Na *sepse bacteriana,* as toxinas liberadas por certas bactérias (p. ex., *Escherichia coli* e *Streptococcus* B) levam à destruição das hemácias, e essa hemólise ocasiona anemia. No caso de *infecções congênitas,* como as maternas – sífilis, toxoplasmose, rubéola, doença de inclusão citomegálica e herpes –, o feto é afetado por meio da placenta, desenvolvendo anemia.

▶ **Diminuição na produção de hemácias.** Algumas patologias podem levar a anemia em decorrência de uma diminuição da produção de hemácias. Entre elas destacam-se a leucemia neonatal (muito rara nessa faixa etária), rubéola e outras infecções congênitas, que podem causar falência na produção de hemácias pela medula e, como consequência, levar a anemia.

Anemia da prematuridade

Nos recém-nascidos prematuros, há uma tendência ao desenvolvimento da anemia em decorrência de alguns fatores, como:

- A eritropoetina só é liberada com idade gestacional > 30 semanas; a partir de então, a eritropoetina é secretada somente quando a hemoglobina alcançar níveis de 7 a 9 g/dℓ
- Sobrevida menor das hemácias
- Deficiência de vitamina E
- Taxa de crescimento mais rápida em comparação à do recém-nascido a termo
- Coleta de sangue frequente para exames laboratoriais nas primeiras semanas.

Quadro clínico

A depender da apresentação clínica, a anemia é classificada como aguda, crônica e anemia da prematuridade; essas variantes apresentam um quadro clínico muitas vezes distinto entre si, como se observa a seguir.

Anemia aguda
- Palidez (cutaneomucosa)
- Letargia
- Perfusão periférica diminuída; enchimento capilar lento
- Hipotensão
- Taquicardia
- Oligúria
- Acidose metabólica

- Pulsos periféricos fracos
- Extremidades frias (mesmo com temperatura corporal em conformidade com os parâmetros normais)
- Contagem alta de reticulócitos
- Estresse respiratório moderado a grave.

Deve-se recordar que, nas perdas sanguíneas agudas, os sintomas baseiam-se no volume de sangue perdido: 7,5 a 15% do volume perdido causam pouca alteração na frequência cardíaca e na pressão arterial, diminuindo o débito cardíaco, com vasoconstrição periférica, que resulta em redução do fluxo de sangue para o intestino e os músculos esqueléticos; 20 a 25% do volume perdido provocam hipotensão e sinais de choque aparente.

Anemia crônica
- Palidez
- Contagem de reticulócitos alta
- Hematócrito baixo
- Hepatoesplenomegalia (reflete a tentativa do organismo de compensar a perda de sangue por meio de mecanismos extramedulares de hematopoese)
- Aumento de hemácias imaturas
- Praticamente não ocorrem alterações nos sinais vitais.

Anemia da prematuridade

A anemia do prematuro pode ser precoce, ocorrendo nas primeiras duas semanas de vida, geralmente relacionada com perda de sangue, anemia não fisiológica. A anemia tardia ocorre conforme o neonato esteja evoluindo, falta de produção de hemácias, perda de sangue.

A anemia fisiológica corresponde, segundo Margotto et al. (2013), a uma queda nos níveis de hemoglobina, hematócrito, eritropoetina e reticulócitos, com níveis mínimos por volta de 8 a 12 semanas no RN a termo e 6 a 8 semanas no prematuro. Nos recém-nascidos prematuros com < 1.000 g, os níveis de hemoglobina podem chegar a 7%.

- Palidez
- Taquicardia (frequência cardíaca [FC] > 180 bpm, ou frequência respiratória [FR] > 80 irpm persistente por 24 horas)
- Letargia
- Dificuldade de sucção e dispneia às mamadas
- Ganho ponderal lento (inferior a 20 g/dia) por 3 a 4 dias consecutivos, com ingestão adequada para o peso e a idade gestacional
- Taquipneia e/ou apneia.

Diagnóstico

O diagnóstico é dado por:

- Quadro clínico
- Dados laboratoriais: níveis de hematócrito e hemoglobina, contagem de reticulócitos, tipagem sanguínea, teste de Coombs (o direto afere os anticorpos maternos na hemácia fetal utilizando sangue do cordão; o

indireto, os anticorpos no soro do sangue materno). A positividade ou negatividade desse teste indica a existência ou não de anticorpos.

Tratamento

O tratamento será prescrito de acordo com o tipo de anemia:

- Anemia aguda:
  - Estabilização do recém-nascido na sala de parto (intubação e ventilação)
  - Cateterização umbilical imediata para administração de líquidos, sangue e expansores de volume
  - Reposição de sangue e/ou volume: 15 a 20 mℓ/kg
  - Após a estabilização do recém-nascido, deve-se realizar um exame físico cuidadoso para determinar a causa (ou as causas) da anemia
- Anemia crônica: é preciso concentrar-se em controlar ou eliminar as causas da anemia, incluindo:
  - Transfusão de papa de hemácias. Deve ser administrada com critério, e não ser fundamentada apenas nos níveis de hematócrito e hemoglobina, mas também no fato de o paciente estar ou não sintomático (requer > 30% de concentração de oxigênio, aumento da frequência de episódios de bradicardia e apneia), pois a transfusão de concentrado de glóbulos de adulto que apresentam menor afinidade com o oxigênio do que o concentrado de glóbulos fetais pode inibir a produção de hemoglobina do neonato
  - Suplemento de ferro (ferro é necessário para a produção de hemoglobina). Deve ser iniciado somente se houver diminuição nos níveis de ferro. Dose recomendada: 2 a 4 mg/kg/dia; se estiver recebendo eritropoetina também, a dose do ferro deve ser 4 a 6 mg/kg/dia
  - Vitamina E (um antioxidante que protege a membrana da hemácia)
  - Administração semanal de eritropoetina intramuscular
- Anemia hemolítica do recém-nascido: recomenda-se exsanguinotransfusão, a ser discutida mais adiante neste capítulo.

Hidropisia fetal

Em geral ocorre em virtude de sensibilização da mulher Rh-D-negativo por hemácias Rh-positivas do feto. O quadro clínico típico consiste em edema subcutâneo generalizado (anasarca), ascite e infusão pleural e/ou pericárdica. A taxa de mortalidade é de 50 a 98%.

Etiologia

A etiologia da hidropisia fetal se dá pelas seguintes disfunções:

- Hematológicas: incompatibilidade de Rh

- Cardiovasculares: tudo o que diminui o débito cardíaco
- Renais: obstrução, hipoplasia renal, nefrose, trombose da veia renal
- Infecciosas: rubéola, sífilis, citomegalovírus (CMV), hepatite congênita, toxoplasmose
- Pulmonares: hérnia diafragmática, massa intratorácica pressionando a aorta ou a veia cava inferior
- Placenta ou cordão umbilical: trombose da veia umbilical, malformações arteriovenosas
- Maternas: toxemia gravídica e diabetes
- Gastrintestinais: atresia, peritonite meconial
- Cromossômicas: síndrome de Turner, trissomia dos cromossomos 13, 18 ou 21.

Diagnóstico

A hidropisia por ser detectada já no pré-natal por meio de ultrassonografia. Também são recomendados o ecocardiograma e os testes de isoimunização, de infecções e de cromossomos.

Manejo clínico

Na sala de parto

Na sala de parto devem ser adotadas as seguintes recomendações:

- Nos casos de anemia hemolítica isoimune, recomenda-se transfusão para o feto
- Administração de digoxina em caso de arritmia materna
- Intubação endotraqueal (após a saída da cabeça no períneo, antes da saída dos ombros)
- Drenagem do tórax antes da ligadura do cordão umbilical.

Primeiras horas após o nascimento

São procedimentos nas primeiras horas após o nascimento:

- Colocação de cateteres centrais (umbilical venoso e arterial)
- Hidratação: esses neonatos têm excesso de líquido corporal total, mas o volume intravascular é insuficiente para manter um volume cardíaco adequado, sendo necessária a administração de volume, de fármacos inotrópicos e de vasopressores para manter estável a pressão arterial. O volume dessas medicações deve ser calculado com base no peso seco estimado (50º percentil do peso para a idade gestacional)
- Exsanguinotransfusão com sangue 0 negativo caso a anemia seja grave
- Paracentese, se necessária
- Ventilação mecânica com PIP e PEAK elevados
- Manutenção da temperatura corporal
- Controle da dor e do estresse
- Manutenção da glicemia.

As intervenções de enfermagem em hidropisia fetal estão disponíveis no boxe Intervenções de enfermagem 20.1, no final do capítulo.

Hiperbilirrubinemia neonatal

A bilirrubina é um produto final do catabolismo dos aminoácidos e das hemoproteínas, principalmente da hemoglobina. Os principais locais de formação de bilirrubina são o baço e o fígado. Aproximadamente 75% da bilirrubina derivam do catabolismo de glóbulos vermelhos mortos, e 25%, de eritropoese ineficiente (destruição dos precursores das hemácias na medula óssea) e do catabolismo das hemoglobinas e heme livres do fígado. Um grama de hemoglobina catabolizada resulta na produção de 35 mg de bilirrubina. Um recém-nascido a termo saudável produz diariamente, em média, 2,3 mg de bilirrubina/kg. Cerca de 6,1% dos recém-nascidos a termo sadios têm nível máximo de bilirrubina sérica > 12,9 mg/dℓ. Entre os neonatos a termo normais, 3% podem ter os níveis de bilirrubina no soro > 15 mg/dℓ (Gregory et al., 2015).

Metabolismo e excreção de bilirrubina

O metabolismo e a excreção de bilirrubina podem ser de dois tipos:

- Bilirrubina não conjugada (indireta): transportada no plasma ligada à albumina para o fígado; é solúvel nos lipídios e pouco solúvel em água
- Bilirrubina conjugada (direta): é solúvel em água e não se difunde através das membranas celulares. Pode ser excretada dentro da bile e do intestino, podendo também ser absorvida e excretada pelos rins em forma de urobilinogênio. Quando liberada na circulação, liga-se à albumina.

Classificação da hiperbilirrubinemia

A hiperbilirrubinemia é classificada como fisiológica e patológica.

Hiperbilirrubinemia fisiológica (icterícia fisiológica)

A icterícia fisiológica ocorre quando há um aumento da bilirrubina não conjugada durante a 1ª semana de vida, atingindo concentrações de 5 a 7 mg/dℓ próximo ao 3º dia de vida. Os níveis de bilirrubina indireta, no recém-nascido a termo, podem chegar a 10 mg/dℓ e, nos prematuros, 4 a 5 mg/dℓ.

A icterícia fisiológica atinge 50 a 60% dos recém-nascidos a termo e 80% dos pré-termo.

A etiologia da hiperbilirrubinemia caracteriza-se por:

- Oferta de oxigênio reduzida para o fígado durante a ligadura do cordão umbilical
- Aumento da carga de bilirrubina para as células hepáticas (aumento do volume de sangue, diminuição da sobrevida dos glóbulos vermelhos, ineficiência da eritropoese, aumento da reabsorção da bilirrubina pelo intestino)
- Perfusão hepática inadequada
- Aumento da circulação êntero-hepática de bilirrubina
- Medicações como ocitocina administradas à mãe, e furosemida e lipídios administrados ao recém-nascido
- Excreção hepática deficiente
- Bilirrubinas provenientes de heme não hemoglobínico.

Hiperbilirrubinemia patológica (icterícia patológica)

Apresentação visível de icterícia nas primeiras 24 horas após o nascimento, com um aumento na concentração da bilirrubina total (acima de 5 mg/dℓ/dia). Concentração de bilirrubina direta maior que 2 mg/dℓ; bilirrubina total, nos recém-nascidos a termo, maior que 15 mg/dℓ e 10 a 14 mg/dℓ nos prematuros, podendo chegar a um aumento de 0,5 mg/dℓ/h.

A icterícia, nesses casos, pode persistir por mais de uma semana no neonato a termo e duas semanas no neonato prematuro.

A etiologia e os fatores de risco caracterizam-se por:

- Aumento da carga de bilirrubina:
  - Doenças hemolíticas como incompatibilidade sanguínea materno-fetal (Rh, AB0): ocorre aumento da liberação de glóbulos vermelhos mortos circulantes por causa da hemólise
  - Hemólise nos casos de infecções bacterianas ou virais, especialmente as infecções TORCH
  - Coleções extravasculares de sangue: céfalo-hematoma, petéquias, hemorragia intracraniana, hemorragias ocultas, equimoses
  - Policitemia (transfusão materno-fetal ou feto-fetal e ligadura tardia do cordão umbilical)
  - Sangue deglutido
- Diminuição da eliminação de bilirrubina:
  - Diminuição da motilidade intestinal (jejum prolongado, íleo meconial, síndrome da rolha meconial, íleo paralítico induzido por medicamentos)
  - Lesão celular hepática secundária a asfixia e hipoxia
  - Galactosemia
  - Hipotireoidismo
  - Filho de mãe diabética
  - Erros inatos do metabolismo
  - Causas obstrutivas: atresia ou estenose biliar, cisto de colédoco, fibrose cística, obstrução biliar extrínseca
  - Hipopituitarismo
  - Fibrose cística
  - Íleo paralítico meconial
  - Doença de Hirschsprung

Toxicidade da bilirrubina

Quando ligada à albumina sérica, a bilirrubina é incapaz de atravessar as membranas celulares, mas, quando está em forma livre, ou seja, bilirrubina indireta não ligada à albumina, pode passar ao sistema nervoso central, atravessando facilmente a barreira sanguínea do cérebro; transfere-se às células do cérebro, causando a cor amarelada no tecido cerebral conhecida como *kernicterus*. Os sobreviventes desses efeitos tóxicos da bilirrubina podem manifestar diversos níveis de sequelas neurológicas, como dificuldade de aprendizagem nos casos leves. Nos casos graves, registram-se sequelas neurológicas que envolvem retardamento mental, perda de audição e disfunções motoras.

Os recém-nascidos prematuros, em decorrência da hipoproteinemia e pouca albumina com local disponível para ligação com a bilirrubina, estão em maior risco de desenvolver *kernicterus*.

Fatores como acidose e hipoxia aumentam a produção de íons hidrogênio e a ativação do metabolismo anaeróbico, impedindo que a bilirrubina se ligue à albumina de modo eficiente. Quando o pH está em torno de 7,1, a capacidade da bilirrubina de se ligar à albumina cai cerca de 50%, pois a bilirrubina precisa competir com os ácidos graxos livres produzidos durante o metabolismo anaeróbico para se ligar à albumina. Portanto, diante da ocorrência de acidose e hipoxia, o desenvolvimento de *kernicterus*, mesmo com níveis mais baixos de bilirrubina, é mais provável.

Quadro clínico

Coloração amarelada da pele, chamada icterícia, que pode ter progressão lenta ou rápida.

Na icterícia fisiológica, geralmente não há comprometimento do estado geral do recém-nascido; já na icterícia patológica podem ocorrer sucção débil, hipoatividade, hepatoesplenomegalia, anemia e anasarca.

Sinais como letargia ou irritabilidade, hipotonia, choro neurológico, dificuldade de sugar e postura de descerebração são observáveis por volta do 5º dia quando já existe *kernicterus*.

Diagnóstico

O diagnóstico depende dos seguintes fatores:

- Histórico obstétrico da mãe
- Histórico e exame físico do neonato
- Exames laboratoriais: dosagem dos níveis séricos de bilirrubinas totais e frações a cada 4 a 6 horas nas primeiras 24 horas de nascido, hemograma completo e reticulócito, painel metabólico completo, tipagem sanguínea materna e do recém-nascido, teste de Coombs indireto na mãe e direto no neonato.

Tratamento

Fototerapia

A fototerapia é um tratamento feito com o emprego de luz. As luzes especiais fluorescentes azuis em tubo (luz dentro do espectro azul-verde) (Figura 20.1) e certos tipos de luz halogênea especiais são as mais efetivas. Também há colchões feitos de fibra óptica que emitem luz azul.

O mecanismo de ação da fototerapia baseia-se na fotoisomerização e foto-oxidação:

- Fotoisomerização: ocorre fragmentação estrutural da bilirrubina, produzindo isômeros geométricos e estruturais que são transportados pelo plasma e excretados na bile; parte dessa bilirrubina modificada é eliminada através do mecônio
- Foto-oxidação: ocorre a produção de complexos pirrólicos, solúveis em água e excretados com a urina.

A fototerapia é o tratamento indicado para os casos de hiperbilirrubinemia não hemolítica e provoca efeitos colaterais como irritação na pele, aumento da perda insensível de água, diarreia, hipertermia e possível lesão da retina (se for exposta à luz sem proteção adequada), letargia, distensão abdominal, trombocitopenia, desidratação e intolerância à lactose.

Se não for indicada exsanguinotransfusão, pode-se dar início à alimentação oral, a intervalos não superiores a 3 horas.

É importante que o neonato esteja evacuando, o que contribui para eliminação da bilirrubina com as fezes. O uso de supositório de glicerina é indicado a cada 24 horas, quando o neonato não estiver evacuando adequadamente.

A indicação sobre o início do tratamento fototerápico depende da idade e do peso do recém-nascido (Quadros 20.1 e 20.2).

As intervenções de enfermagem em fototerapia estão disponíveis no boxe Intervenções de enfermagem 20.2, no final do capítulo.

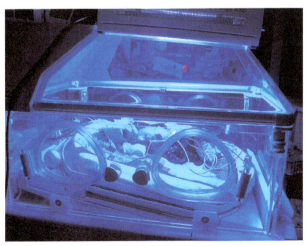

Figura 20.1 Fototerapia: luz fluorescente azul.

Quadro 20.1 Indicações de fototerapia de acordo com a idade gestacional.

Idade gestacional	Total da bilirrubina (mg/dℓ)
24 semanas	4,7
28 semanas	5,8
32 semanas	8,8
36 semanas	14,6

Fonte: adaptado de Maisels e Watchko, 2009.

Quadro 20.2 Indicação de fototerapia para neonatos > 35 semanas de gestação em relação às horas de nascido e aos níveis de bilirrubina total.

Horas de nascido	Nível de bilirrubina total
Ao nascimento	4 a 5 mg/dℓ
24 h	7 mg/dℓ
48 h	10 a 11 mg/dℓ
72 h	16 a 18 mg/dℓ

Fonte: adaptado de AAP, 2004.

O Quadro 20.3 apresenta sugestões sobre a frequência de verificação dos níveis de bilirrubina em neonatos.

O neonato só poderá receber alta quando: estiver recebendo alimentação oral em volume adequado, e tolerando a alimentação; apresentar níveis de bilirrubina < 14 mg/dℓ. Deverá se feito acompanhamento pelo pediatra após 24 horas da alta.

Exsanguinotransfusão

Trata-se de transfusão de sangue em que se realizam trocas sanguíneas totais ou parciais da volemia com finalidade terapêutica. O objetivo é remover aproximadamente 63% na exsanguinotransfusão em volume único e 85 a 87% em volume duplo. É indicada nos seguintes casos:

- Incompatibilidade AB0 ou de Rh, faz-se necessário substituir hemácias sensibilizadas

- Em caso de hiperbilirrubinemia, remove-se a bilirrubina indireta e faz-se correção da anemia
- No recém-nascido hidrópico com histórico de sensibilização materna, faz-se a correção da policitemia.

No Quadro 20.4 podem ser observadas as indicações de exsanguinotransfusão relacionadas com os níveis de bilirrubina total e de hemoglobina (Hgb), tanto no recém-nascido a termo como no prematuro. Devem-se também considerar o peso e o estado geral do paciente antes de se tomar uma decisão sobre a realização de exsanguinotransfusão (Quadros 20.4 e 20.5).

A exsanguinotransfusão pode acarretar algumas complicações, descritas a seguir:

- Vasculares: embolia, vasoconstrição, trombose, infarto vascular
- Cardíacas: arritmia, sobrecarga, parada cardíaca
- Sangramento: decorrente de trombocitopenia e deficiência de fatores da coagulação
- Desequilíbrio eletrolítico: hipocalcemia – devido ao anticoagulante (citrato) utilizado no sangue do doador, ocorre destruição do cálcio; hiperpotassemia – quando se utiliza sangue estocado
- Infecções
- Perfuração dos vasos umbilicais
- Aumento da incidência de enterocolite necrosante por diminuição da perfusão intestinal durante o procedimento
- Instabilidade térmica: hipo- ou hipertermia
- Acidose metabólica: quando se utiliza sangue com temperatura muito baixa.

É preciso selecionar o sangue a ser utilizado na exsanguinotransfusão. Ao fazê-lo, deve-se ter em mente que o procedimento deve reduzir e prevenir hemólise, reduzir os níveis de bilirrubina e diminuir a reação entre antígeno e anticorpo.

Quadro 20.3 Frequência de verificação dos níveis de bilirrubina > 35 semanas gestacionais.

Valor de bilirrubina total (BT) (mg/dℓ)	Frequência das medidas dos níveis	Tratamento	Alimentação oral ou líquidos intravenosos (IV)
BT > 25	A cada 2 h	Fototerapia ou exsanguinotransfusão	IV + alimentação: 160 a 200 mℓ/kg *Nota*: não interromper a alimentação enteral enquanto se aguarda exsanguinotransfusão
BT 21 a 24	A cada 4 h	Fototerapia	IV + alimentação oral: 160 a 180 mℓ/kg Não interromper a fototerapia durante a alimentação oral
BT 18 a 20	A cada 6 h	Fototerapia	IV + alimentação oral: 160 mℓ/kg/dia. Pode-se interromper a alimentação oral por um breve momento
BT 14 a 17	A cada 8 h	Fototerapia	IV + alimentação oral: mínimo de 130 mℓ/kg/dia, parar a infusão IV Interromper a fototerapia durante a alimentação oral
BT < 14	Interromper a fototerapia	Repetir aferição do nível de BT 6 h após terminar a fototerapia	Alimentação oral quanto queira o paciente. Interromper a fototerapia Repetir aferição do nível de bilirrubina total após 6 h. Se o nível de bilirrubina continuar entre 14 e 17, deve-se verificar se há outras doenças que possam alterar tal nível

Fonte: rotina da UTI Neonatal do Loma Linda University Children's Hospital: Hyperbilirubinemia Pathway.

Quadro 20.4 Indicações de exsanguinotransfusão de acordo com os níveis de bilirrubina total do cordão umbilical e de hemoglobina.

	Recém-nascido a termo		Recém-nascido prematuro	
	Bilirrubina do cordão	Bilirrubina sérica total Hgb	Bilirrubina do cordão	Bilirrubina sérica total Hgb
Ao nascer	–	> 4 mg/dℓ	–	> 3,5 mg/dℓ
Dentro da 1ª hora após o nascimento	> 6 mg/dℓ	< 8 mg/dℓ	> 3,5 mg/dℓ	< 11,5 mg/dℓ
Sem hemólise	–	> 25 mg/dℓ	–	> 10 a 18 mg/dℓ

Para todo recém-nascido a termo ou prematuro com hiperbilirrubinemia patológica que apresente aumento da bilirrubinemia total > 0,5 mℓ/dℓ/h, mesmo com a administração de fototerapia, indica-se exsanguinotransfusão.

Quadro 20.5 Indicações de exsanguinotransfusão de acordo com os níveis de bilirrubinemia total no soro em relação ao peso.

Peso de nascimento (g)	Níveis de bilirrubina total no soro (mg/dℓ)
500 a 750	12 a 15
751 a 1.000	> 15
1.001 a 1.249	15 a 18
1.250 a 1.499	17 a 20
1.500 a 1.999	17
2.000 a 2.500	18
Acima de 2.500	25

Fonte: adaptado de Gartner e Lee, 1992; Kamath et al., 2011.

O tipo de sangue a ser utilizado depende da etiologia da hiperbilirrubinemia e hemólise presentes. As recomendações incluem:

- Incompatibilidade de Rh:
  - Sangue Rh-negativo homólogo ao do recém-nascido no grupo AB0
  - Sangue 0 com testes negativos para imunoanticorpos anti-A ou anti-B
  - Suspensão de hemácias 0 Rh-negativas em plasma homólogo ao do recém-nascido
- Incompatibilidade AB0:
  - Sangue com hemácias do grupo 0, suspenso em plasma homólogo ao do recém-nascido
  - Outras doenças hemolíticas isoimunes
  - Sangue sem antígeno sensibilizante compatível com o sangue materno.

Em caso de hiperbilirrubinemia causada por outros fatores que não doença hemolítica do recém-nascido por incompatibilidade sanguínea, podem-se utilizar hemácias e plasma do tipo sanguíneo do recém-nascido.

Antes de ser utilizado, o sangue para a exsanguinotransfusão deve ser testado com relação aos níveis de sódio, potássio, hemoglobina, hematócrito e pH.

Contraindica-se o uso do sangue para exsanguinotransfusão nas seguintes condições:

- Sódio > 170 mEq/ℓ
- Potássio > 7 mEq/ℓ
- pH < 6,8
- Hemoglobina < 13 g/dℓ.

O recém-nascido deve ser mantido em jejum por pelo menos 3 horas antes do procedimento, em vista dos riscos de parada cardiorrespiratória e diminuição do fluxo sanguíneo ao sistema gastrintestinal durante o processo. Os materiais ou equipamentos utilizados são:

- Berço aquecido
- Monitor cardíaco
- Oxímetro de pulso
- Aparelho de pressão arterial
- Ventilador artificial
- Material para intubação e ventilação manual
- Medicamentos de urgência
- Material para cateterização umbilical (torneira de 3 vias)
- Avental cirúrgico estéril
- Máscaras e gorros descartáveis
- Campo estéril
- Luvas estéreis
- Equipos para o sangue
- Seringas de 10 e 20 mℓ
- Solução antisséptica
- Gliconato de cálcio a 10%
- Tubos para coleta de amostras para exames laboratoriais (bilirrubina, Ht, Hb)
- Eletrodos para monitoramento cardíaco e de temperatura
- Ficha de exsanguinotransfusão
- Frasco coletor para o sangue descartado.

São possíveis complicações do procedimento:

- Trombocitopenia
- Trombose da veia porta
- Perfuração da veia umbilical
- Enterocolite necrosante
- Arritmia cardíaca
- Distúrbios hidreletrolíticos
- Acidose
- Infecções
- Hipotermia
- Tetania e convulsões
- Hipo- ou hiperglicemia
- Enterocolite necrosante
- Falência cardíaca.

As intervenções de enfermagem para exsanguinotransfusão estão disponíveis no boxe Intervenções de enfermagem 20.3, no final do capítulo.

Policitemia

Pode-se definir policitemia como um nível de hematócrito periférico superior a 65% ou taxa de hemoglobina > 22 g/dℓ, que, devido ao aumento da viscosidade e à redução do fluxo sanguíneo, afeta a circulação periférica. Se for prolongada, a policitemia pode afetar órgãos e tecidos. A hiperviscosidade pode ocasionar diminuição da oxigenação nos tecidos e formação de microtrombos.

Etiologia

A policitemia pode ter origem *in utero* ou na hora do parto, quando ocorre uma transfusão placentar excessiva. Entre as causas *in utero* que predispõem à policitemia, destacam-se:

- Fatores maternos, que resultam em diminuição do fluxo sanguíneo para a placenta:
  - Mães fumantes (hipoxemia fetal)
  - Doenças renais e cardiopatias maternas
  - Mães diabéticas (eritropoese aumentada)
  - Oligo-hidrâmnio
- Fatores placentários:
  - Placenta prévia
  - Infecções maternas
  - Pós-maturidade
  - Disfunção placentária (recém-nascidos pequenos para idade gestacional)
- Síndromes fetais:
  - Recém-nascidos com hiperplasia adrenal congênita
  - Trissomia dos cromossomos 21, 13 ou 18
  - Síndrome de Beckwith-Wiedemann
- Transfusão de hemácias para a placenta:
  - Demora no clampeamento do cordão umbilical
  - Ordenha do cordão umbilical
  - Transfusão da mãe para o feto
  - Transfusão entre gêmeos.

Quadro clínico

O quadro clínico se dá de acordo com a estrutura afetada:

- Sistema nervoso central: letargia, hipotonia, tremores, dificuldade de sucção, choro anormal, vômito, convulsões e apneia
- Sistema cardiovascular: pletora, enchimento capilar lento, cardiomegalia
- Sistema renal: hematúria, proteinúria, diminuição da diurese; nos casos mais graves, pode ocorrer trombose da veia renal
- Sistema respiratório: cianose, estresse respiratório, infiltrações pleurais, congestão pulmonar e edema
- Sangue ou metabolismo: hiperbilirrubinemia, hipocalcemia, hipoglicemia, trombocitopenia, aumento dos reticulócitos, hepatoesplenomegalia
- Gastrintestinal: tendência a enterocolite necrosante em decorrência da diminuição da perfusão intestinal.

Diagnóstico

O diagnóstico é estabelecido a partir de:

- Quadro clínico
- Quadro laboratorial: dosagem do hematócrito, reticulocitose, glicemia, bilirrubina, eletrólitos
- Densidade urinária (verificação da hemoconcentração).

Tratamento

Muitos dos recém-nascidos policitêmicos são assintomáticos, mas a ocorrência de sintomas, mesmo que mínimos, deve ser tratada, e, caso haja um nível de hematócrito de 65% ou mais, deve-se cogitar exsanguinotransfusão parcial.

Para a exsanguinotransfusão parcial, recomenda-se a substituição do sangue por plasma, ou um substituto, como albumina a 5%, solução fisiológica ou dextrana. Conforme sugestão de Phibbs e Shannon (1995), a equação para cálculo do volume a ser transfundido é a seguinte:

$$V = Hct^1 - Hct^D \times \text{Peso corporal (kg)} \times m\ell/Hct^1$$

Hct^1: hematócrito do recém-nascido; Hct^D: hematócrito desejado.

As intervenções de enfermagem em policitemia estão disponíveis no boxe Intervenções de enfermagem 20.4, no final do capítulo.

Trombocitopenia

Considera-se que há trombocitopenia quando os níveis de plaquetas são < 100.000/mm³. As plaquetas são algumas das menores células do sangue; formam-se na medula óssea e são um fator importante no mecanismo de coagulação sanguínea.

Etiologia

A etiologia varia de acordo com:

- Diminuição da produção de plaquetas: hipoplasia congênita de produção, leucemias e histiocitoses congênitas, trombocitopenias herdadas, infecções TORCH (toxoplasmose, rubéola, citomegalovírus e herpes simples)
- Aumento da destruição de plaquetas: lúpus materno, púrpura imunotrombocítica materna, trombocitopenia aloimune neonatal (análoga à anemia hemolítica por incompatibilidade de Rh), hemangioma gigante, asfixia neonatal, infecção.

Quadro clínico

Caracteriza-se por:

- Plaquetas < 100.000/mm³
- Petéquias
- Equimoses

- Sangramento em punções antigas (p. ex., intravenosas), glicose periférica
- Sangramento das mucosas
- Hemorragia intracraniana.

Diagnóstico

O diagnóstico é estabelecido a partir de:

- Contagem das plaquetas maternas e do recém-nascido
- Estudos dos fatores de coagulação
- Avaliação da infecção.

Tratamento

O tratamento da trombocitopenia é feito por meio de transfusão de plaquetas e tratamento da causa primária da patologia.

Transfusão de sangue e derivados no período neonatal

Sangue total modificado

O sangue total modificado é o que apresenta todos os componentes do sangue, associado a uma solução conservante, ou o sangue em que se separou o plasma das hemácias para remoção de plaquetas e que volta a ser adicionado às hemácias.

Geralmente é utilizado nas exsanguinotransfusões, em choque por perda aguda de sangue, e em anemias por hemólise intensa que exijam reposição imediata de volume.

Concentrado ou papa de hemácias

Componente do sangue do qual se retira o plasma, mantendo-se a massa eritrocitária; é o mais utilizado em UTIs neonatais para correção de anemias. No Quadro 20.6 é possível verificar a compatibilidade sanguínea de acordo com o tipo de sangue, somente para utilização de concentrado de hemácias ou papa de hemácias.

Plasma fresco congelado

Componente sanguíneo do qual se extrai a massa eritrocitária, restando apenas água, proteínas, carboidratos e lipídios; é rico em fatores de coagulação V, VIII e IX.

Seu uso é indicado para expansão de volume (p. ex., nos casos de hemorragia grave e choque), exsanguinotransfusão parcial (policitemia), hipoproteinemia e reposição de fatores de coagulação.

Concentrado de plaquetas

Fração do sangue obtida por meio de centrifugação do sangue total. Deve ser utilizado até 4 a 6 horas após a coleta e à temperatura de 20°C. Seu uso é indicado em casos de plaquetopenia.

As intervenções de enfermagem em transfusão de sangue e derivados estão disponíveis no boxe Intervenções de enfermagem 20.5, adiante.

Quadro 20.6 Compatibilidade sanguínea de acordo com o tipo de sangue do paciente.

Tipo de sangue do paciente	Doador compatível
O positivo	0 + ou 0 −
O negativo	0 −
A positivo	A + ou A −
	0 + ou 0 −
A negativo	A − ou 0 −
B positivo	B + ou B −
	0 + ou 0 −
B negativo	B − ou 0 −
AB positivo	Qualquer doador
AB negativo	AB −, A −, B − ou 0 −

Intervenções de enfermagem 20.1

Hidropisia fetal

Intervenções	Justificativas
Reanimação vigorosa	Em caso de asfixia associada a anemia, ocorrerá hipoxia com o desenvolvimento de hipertensão pulmonar com persistência do padrão da circulação fetal
Obtenção e manutenção de acesso venoso	Devido à instabilidade hemodinâmica e hidreletrolítica, é necessária a reposição frequente do volume circulante (sangue e hidratação)
Avaliação de ascite	Auxilia na paracentese, caso seja indicado
Avaliação de derrame pleural	Auxilia na toracocentese
Exsanguinotransfusão caso o hematócrito esteja < 30%	Ver *Exsanguinotransfusão* neste capítulo
Tratamento de hipovolemia	A hipovolemia ocorre como consequência de edema intersticial
Dispor de sangue	Importante para o tratamento de anemia e para hemólise

(continua)

Intervenções de enfermagem 20.1 (*continuação*)

Monitoramento da assistência ventilatória	Devido à anasarca e à distensão abdominal, é necessário manter PEAK e PIP elevados para melhor ventilação pulmonar; deve-se avaliar o paciente com frequência, pois pode ocorrer pneumotórax
Monitoramento da oximetria: manutenção da saturação > 90%	Previne aumento da hipoxemia e, consequentemente, da hipertensão pulmonar
Administração de sedação e analgésico de acordo com prescrição médica	A agitação e a dor interferem na oxigenação e na ventilação
Monitoramento contínuo dos sinais vitais, inclusive da pressão arterial e perfusão periférica	Para avaliação do débito cardíaco
Monitoramento do débito urinário	Em virtude do edema intersticial, podem ocorrer alterações da função renal
Colocação de sonda orogástrica, mantendo-a aberta	Mantém a descompressão gástrica
Monitoramento da glicemia, mantendo-a nos níveis normais (40 a 160 mg/dℓ)	Importante porque nesses pacientes há risco de instabilidade da glicose
Manutenção de ambiente térmico neutro	Diminui as demandas do consumo de oxigênio (Capítulo 7)
Oferecimento de apoio aos pais	Em vista da gravidade dessa enfermidade, os pais necessitam de orientação e apoio
Agrupamento dos cuidados	Reduz a agitação e o desconforto
Colocação de colchão de espuma do tipo "caixa de ovo" e/ou pele de carneiro sintética	Previne lesões da pele por causa da anasarca

 Intervenções de enfermagem 20.2

Fototerapia

Intervenções	**Justificativas**
Despir o recém-nascido, mantendo só os genitais cobertos	Para que a ação da fototerapia alcance uma superfície mais extensa. Cobrir os genitais evita vazamento de urina e fezes
Proteção dos olhos com venda apropriada	A intensidade da luz pode lesionar a retina

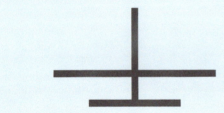

Fita de velcro de 1,5 cm

Fita de velcro de 4,5 cm   Opérculo

Colocação da máscara

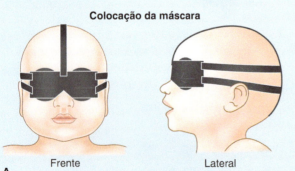

Frente   Lateral

A

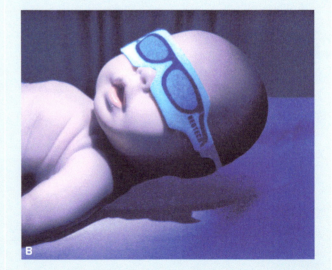

B

(*continua*)

Intervenções de enfermagem 20.2 *(continuação)*

Acionamento do aparelho e aferição da intensidade da luz com radiômetro, ou manutenção do registro das horas de uso do aparelho de fototerapia	Quando se utiliza as lâmpadas azuis que possuem maior capacidade de irradiação, a molécula de bilirrubina absorve energia luminosa emitida no comprimento de onda entre 425 e 475 nm. A quantidade de energia luminosa liberada denomina-se irradiância, que deve estar em no mínimo 4 $\mu w/cm^2/nm$. A irradiância ideal deve ser superior a 16 $\mu w/cm^2/nm$
Acionamento do aparelho e aferição da intensidade da luz com radiômetro, ou manutenção do registro das horas de uso do aparelho de fototerapia	Irradiância abaixo de 4 $\mu w/cm^2/nm$ não tem ação terapêutica, sendo necessária a troca das lâmpadas. A irradiância ideal deve ser mantida acima de 6 microwatts/cm^2/nm; quando se utiliza a luz azul, a irradiância deve estar entre 420 e 475 nm. Em geral, as lâmpadas fluorescentes utilizadas para fototerapia perdem parte de sua ação terapêutica após cerca de 200 h de uso, devendo ser trocadas (Apêndice H). Deve-se manter distância do recém-nascido: fluorescente, de 40 a 50 cm, e halógena, de 50 cm
Verificação dos sinais vitais de 2 em 2 h	Útil para monitoramento da hemodinâmica. O monitoramento da temperatura é importante em vista da tendência a hipertermia
Equilíbrio hídrico rigoroso	Devido à perda insensível de água (cerca de 40%) quando em fototerapia, é importante monitorar a diurese e a hidratação do neonato. Aumento da oferta de líquidos: nos RN < 1.500 g, aumento de 0,5 mℓ/kg/h; nos RN > 1.500 g, aumento de 1 mℓ/kg/h
Mudança de decúbito a cada 4 h no mínimo	Permite que o RN receba a ação terapêutica da fototerapia de maneira uniforme
Interrupção da fototerapia por 15 min, a cada 8 h, removendo-se a venda ocular	Para promover a estimulação visual
Incentivo à visita dos pais	Deve-se interromper a fototerapia mesmo que por poucos minutos, removendo-se a venda ocular para promover contato dos pais com o neonato
Promoção de motilidade gastrintestinal por meio de alimentação e estimulação de evacuações	Promove a eliminação da bilirrubina mais rapidamente pelo trato intestinal
Controle dos níveis de bilirrubina de acordo com a prescrição	Sem hemólise: a cada 12 h Com hemólise: a cada 6 h

Intervenções de enfermagem 20.3

Exsanguinotransfusão

Intervenções	Justificativas
Limpeza das mãos e preparação do material	Previne contaminação
Obtenção do consentimento dos pais para o procedimento e a administração de sangue	É necessário discutir com os pais o prazo para o procedimento, mantendo-os informados, pois essa atitude diminui o nível de ansiedade e estresse
Auxílio na coleta de amostras para exames laboratoriais antes do procedimento	Para verificação dos níveis de bilirrubina, cálcio, potássio, sódio, pH, hematócrito e hemoglobina, e glicemia
Requisição de sangue de acordo com a prescrição médica	–
Colocação do recém-nascido no berço aquecido, mantendo-se a temperatura neutra	Para manutenção da temperatura durante o procedimento, e também para permitir a visualização do paciente durante o procedimento
Instalação de monitor cardíaco, oxímetro de pulso e pressão arterial	Para monitoramento constante dos sinais vitais durante o procedimento
Verificação do sangue a ser transfundido, do nome do paciente, do seu tipo sanguíneo e do tipo sanguíneo do doador	Para certificar-se da compatibilidade sanguínea antes do procedimento
Coleta de amostra de sangue da bolsa que contém o sangue a ser transfundido, de acordo com a prescrição médica	Para verificação do pH, do potássio, da hemoglobina, do hematócrito e do sódio
O sangue a ser transfundido deve vir pronto do banco de sangue, à temperatura de 37°C	O sangue deve ser manuseado cuidadosamente, para evitar hemólise, e estar à temperatura de 37°C, para evitar hipotermia e suas consequências metabólicas, que podem comprometer ainda mais o paciente (Capítulo 7)

(continua)

Intervenções de enfermagem 20.3 *(continuação)*

Imobilização das extremidades do paciente	Para facilitar o procedimento e evitar acidentes
Auxílio ao médico na cateterização umbilical	–
Verificação dos sinais vitais, da pressão arterial, da coloração e da perfusão das extremidades antes de se iniciar o procedimento e a cada 15 min durante a aferição	Para monitoramento da hemodinâmica
Registro de cada saída e entrada de sangue na ficha de exsanguinotransfusão; em voz alta, dizer ao médico a quantidade de cada saída e entrada	A manutenção do equilíbrio total de cada saída e entrada é importante para o cálculo da volemia que se está transfundindo. Cada volume de entrada e saída deve ser calculado de acordo com o tamanho do recém-nascido e varia de 5 a 10 mℓ/ciclo (neonatos > 2.000 g, 3 mℓ/kg/min; neonatos < 2.000 g, 1,5 mℓ/kg/min)

Ficha de exsanguinotransfusão

						Identificação		
						Grupo sanguíneo		**Data da transfusão**	**Transfusão Nº do frasco**
						Paciente	**Doador**		
Hora	**Saída**		**Entrada**		**Temperatura**	Frequência cardíaca	Responsável	Pressão arterial	Anotações de enfermagem
	Volume	Total	Volume	Total					

Administração de gliconato de cálcio a cada 100 mℓ de sangue transfundidos de acordo com a prescrição médica	O anticoagulante adicionado ao sangue do doador altera o metabolismo do cálcio, podendo ocasionar hipocalcemia
Movimentação delicada da bolsa do sangue do doador a cada 5 min	Para prevenir a separação das células e do plasma
Obtenção de amostra de sangue de acordo com a prescrição médica ao final do procedimento	Para avaliação do procedimento, recomenda-se coletar hemograma, eletrólitos, cálcio, bilirrubina total e direta
Verificação dos sinais vitais de 30 em 30 min por 2 h e, após esse período, fazê-lo de acordo com a rotina	Para monitoramento da hemodinâmica
Nível de glicose imediatamente após o procedimento e 1 h, 2 h e 4 h após o procedimento	Para monitoramento dos níveis de glicose. O sangue do doador contém dextrose, que pode ocasionar hiperglicemia, aumentando a produção de insulina. Após o procedimento, com a diminuição da oferta de glicose, pode ocorrer hipoglicemia
Obtenção do nível de hematócrito 4 h após o procedimento de acordo com a prescrição médica	Para monitoramento da hemólise
Observação do estado geral do paciente	Para monitoramento das alterações metabólicas, como hipocalcemia e acidose, bem como sinais de infecção

 Intervenções de enfermagem 20.4

Policitemia

Intervenções	Justificativas
Verificação dos sinais vitais de 2 em 2 h e da pressão arterial de 6 em 6 h. Manutenção do recém-nascido com monitor cardíaco e oxímetro de pulso	Para monitoramento da hemodinâmica e oxigenação
Manutenção do recém-nascido em ambiente térmico neutro	Para evitar oscilações na temperatura corporal e alterações metabólicas decorrentes de hipo- e hipertermia
Manutenção de acesso venoso patente	Para administração de volume, aporte calórico e administração de medicamentos
Balanço hídrico rigoroso com verificação da densidade urinária (a cada 12 h)	Importante para o monitoramento das funções renais
Observação da tolerância alimentar (p. ex., resíduo gástrico bilioso, distensão abdominal, vômito, sangue oculto nas fezes)	Útil em vista do alto risco de enterocolite necrosante

(continua)

Intervenções de enfermagem 20.4 *(continuação)*

Glicemia periférica de 4 em 4 h até que se estabilize; em seguida, verificação a cada 12 h	Existe tendência a hipoglicemia decorrente de fatores como aumento do consumo de glicose, devido ao grande número de glóbulos vermelhos; aumento da extração cerebral de glicose resultante de hipoxia; hiperinsulismo decorrente do aumento dos níveis de eritropoetina; e, finalmente, diminuição da produção de glicose no fígado, causada pela diminuição da perfusão hepática
Esforço para manter o recém-nascido calmo e agrupar os cuidados	Evita manipulação excessiva, agitação e estresse, que podem levar a distúrbios metabólicos
Preparação do recém-nascido para exsanguinotransfusão parcial	Atuação de acordo com os cuidados descritos na exsanguinotransfusão total

 Intervenções de enfermagem 20.5

Transfusão de sangue e derivados

Intervenções	Justificativas
Verificação da bolsa de sangue ou do derivado a ser transfundido; verificação da compatibilidade do doador e do receptor (Quadro 20.6)	Para evitar reações de incompatibilidade do sangue a ser transfundido
O tipo de sangue a ser utilizado: tipagem sanguínea e prova cruzada com o sangue do paciente. Deverá ser negativo para CMV, e irradiado	
O sangue a ser transfundido deverá ser checado por dois profissionais: enfermeiro, técnico e/ou médico	
Obter o consentimento dos pais para que o neonato receba a transfusão de sangue	
Utilização do produto assim que receber do banco de sangue	Evita que o sangue fique parado por muito tempo, pois ocorrem alterações em sua composição
Administração do sangue à temperatura ambiente, em equipo próprio; evita-se agitar a bolsa	Sangue administrado a baixa temperatura pode ocasionar hipotermia e hemólise. A bolsa de sangue não deve ser agitada, para prevenção de hemólise
Verificação dos sinais vitais e da PA antes de se iniciar a administração, 15 min após o início e de 1 em 1 h, até o término da transfusão. Manutenção do paciente com monitor cardíaco e oxímetro de pulso durante o procedimento	Para monitoramento da hemodinâmica
Checar a patência da veia em que será administrado o sangue	
Não acrescentar nem administrar medicação alguma na via de infusão de sangue	Administração de medicamentos ou outras soluções com o sangue pode ocasionar hemólise e alteração na composição do sangue
Observar o volume prescrito e a velocidade de infusão	Recomenda-se um volume de 15 mℓ/kg em 2 a 4 h, para evitar rápida expansão do volume sanguíneo, o que pode ocasionar hemorragia intracraniana nos prematuros extremos. Recomenda-se a utilização de bomba de infusão para um controle mais preciso do volume infundido, bem como velocidade controlada
Ao completar a transfusão, checar os sinais vitais e a pressão arterial	
Anotar a quantidade de sangue que foi transfundido e, se houver uma elevação acentuada da temperatura corporal, avaliar a possibilidade de reação adversa	
	Avisar ao médico imediatamente
Coleta ou auxílio na coleta de amostras para exames laboratoriais	Recomenda-se coleta de amostras para exames laboratoriais apenas no final da transfusão, que pode interferir nos valores dos exames coletados

CMV: citomegalovírus; PA: pressão arterial.

Bibliografia

Almeida MFB. Hiperbilirrubinemia indireta. In: Costa HPF, Marba ST. O recém-nascido de muito baixo peso. Rio de Janeiro: Atheneu; 2003. p. 225-44.

Assreuy S. Hemoderivados. In: Margotto P. Assistência ao recém-nascido de risco. Brasília: Escola Superior de Ciência e Saúde Editora; 2013. p. 314-21.

American Academy of Pediatrics. Subcommittee on hyperbilirrubinemia. Management of bilirrubinemia in the newborn infant 35 or more weeks of gestation. Pediatrics. 2004; 114:297-316.

Blackburn ST. Maternal fetal and neonatal physiology: a clinical perspective. 2. ed. St. Louis: Saunders; 2003.

Bowman J. Alloimune hemolytic disease of the neonate. In: Stockman J, Pochedly C. Developmental and neonatal hematology. New York: Raven Press; 1988. p. 223-48.

Brown M. Physiologic anemia of infancy, normal red cell values and physiology of neonatal erythropoiesis. In: Stockman J, Pochedly C. Developmental and neonatal hematology. New York: Raven Press; 1988. p. 262.

Carvalho ES, Carvalho WB. Terapêutica e prática pediátrica. São Paulo: Atheneu; 1996.

Carvalho WB, Felix VN, Auler JOCJ et al. Terapia intensiva, adulto-pediátrica/RN. São Paulo: Sarvier; 1997.

Diehl-Jones W, Askin DF. Hematologic disorders. In: Verklan MT, Walden M. Core curriculum for neonatal intensive care nursing. St. Louis: Elsevier Saunders; 2004. p. 728-58.

Gartner L, Lee K. Jaundice and liver disease. In: Fanaroff A, Martin R. Behrman's neonatal-perinatal medicine. 5. ed. St. Louis: Mosby-Year Book; 1992.

Gomella TL. Neonatologia, manejo básico, procedimentos, plantão, doenças e drogas. 2. ed. Porto Alegre: ArtMed; 1994.

Gregory MLP, Martin CR, Cloherty JP. Hiperbilirrubinemia neonatal. In: Cloherty JP, Eichenwald H, Sktark AR. Manual de neonatologia. 7. ed. Rio de Janeiro: Guanabara Koogan; 2015. p. 236-61.

Guyton AC. Tratado de fisiologia médica. 6. ed. Rio de Janeiro: Interamericana; 1984.

Haws PS. Care of the sick neonate. Philadelphia: Lippincott Williams & Wilkins; 2004.

Johnson MM, Rodden DJ, Hays T. Newborn hematology. In: Gardner SL, Carter BS, Enzman-Hines M, Hernandez JA. Handbook of neonatal intensive care. 7. ed. St. Louis: Mosby Elsevier; 2011. p. 503-30.

Kamath RD, Thilio EH, Hernandez JA. Jaundice. In: Gardner SL, Carter BS, Enzman-Hines M et al. Handbook of neonatal intensive care. 7. ed. St. Louis: Mosby Elsevier; 2011. p. 531-52.

Kopelman B, Myoshi M, Guinsburg R. Distúrbios respiratórios no período neonatal. São Paulo: Atheneu; 1998.

Leone CR, Tronchin DMR. Assistência integrada ao recém-nascido. São Paulo: Atheneu; 1996.

Margotto PR. Distúrbios hematológicos. In: Margotto PR. Assistência ao recém-nascido de risco. 3. ed. Brasília: ESCS; 2013. p. 298-317. Maisels MJ, McDonagh AF. Phototherapy for neonatal jaundice. N Engl J Med. 2008; 358:920-8.

Maisels MJ, Watchko JF, Bhutamir VK et al. Hyperbilirrubinemia in the newborn infant 35 weeks gestation: an update with classification. Pediatrics, 2009; 124:1193-8.

Miranda LEV, Lopes JMA (Orgs.). Manual de perinatologia. Rio de Janeiro: Sociedade Brasileira de Pediatria; 1990.

Naganuma M, Kakehashi TY, Barbosa VL et al. Procedimentos técnicos de enfermagem em UTI neonatal. São Paulo: Atheneu; 1995.

Paraná. Secretaria de Estado de Saúde. Manual de atendimento ao recém-nascido de risco. Curitiba: SESA; 2002.

Phibbs RH, Shannon KM. Problemas hematológicos. In: Fanaroff AMB, Klaus MH. Alto risco em neonatologia. 4. ed. Rio de Janeiro: Guanabara Koogan; 1995.

Piva JP, Carvalho P, Garcia PC (Eds.). Terapia intensiva em pediatria. Rio de Janeiro: Medsi; 1997.

Poland RL, Ostrea EM Jr. Hiperbilirrubinemia neonatal. In: Fanaroff AMB, Klaus MH. Alto risco em neonatologia. 4. ed. Rio de Janeiro: Guanabara Koogan; 1995. p. 226-39.

Procianoy RS. Cadernos de terapêutica em pediatria. 2. ed. Porto Alegre: Cultura Médica; 1991.

Randenberg AL. Nonimmune hydrops fetalis. Part I: Etiology and patophysiology. Neonatal Network. 2010; 29(5):281-93.

Santos AMN. Anemias. In: Costa HPF, Marba ST. O recém-nascido de muito baixo peso. Rio de Janeiro: Atheneu; 2003. p. 261-78.

Shaw N. Assessment and management of hematologic dysfunction. In: Kenner C, Lott JW, Flandermeyer AA. Comprehensive neonatal nursing. 2. ed. Philadelphia: WB Saunders; 1998.

Watson RL. Gastrintestinal disorders. In: Verklan MT, Walden M. Core curriculum for neonatal intensive care nursing. St. Louis: Elsevier Saunders; 2004.

Infecção Neonatal

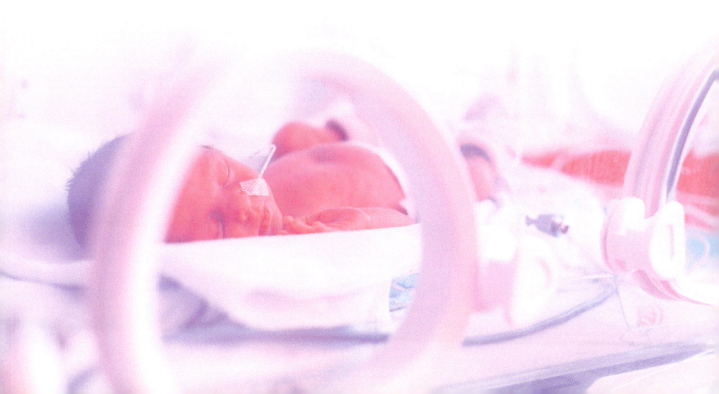

Introdução

As infecções no período neonatal são responsáveis por uma taxa bastante significativa de mortalidade e morbidade neonatais, de cerca de 15 a 45%, na maioria dos países, podendo aumentar naqueles em que as assistências pré-natal e neonatal sejam ineficientes. As infecções hospitalares adquiridas estão associadas a aumento da mortalidade, morbidade e prolongamento do período de internação, elevando ainda mais o custo da internação em UTI neonatal. Deficiência no sistema imunológico, associada a procedimentos invasivos feitos na UTI neonatal, e a falta de protocolos de profilaxia de infecção hospitalar são alguns fatores que contribuem para isso.

No recém-nascido, os sinais e sintomas de infecção são sutis e rápidos; por isso, é ainda mais importante dispor de uma equipe treinada e atenta a essas mudanças que prenunciam infecção.

Sistema imunológico do recém-nascido

No recém-nascido, a defesa contra infecções depende de dois mecanismos: os inespecíficos celulares e os imunológicos específicos celulares.

Mecanismos inespecíficos celulares

- Barreiras físicas (pele e mucosa)
- Barreiras químicas (enzimas digestivas, ácidos graxos, bacteriostáticos da pele)
- Células fagocíticas
- Sistema de complemento.

Mecanismos imunológicos específicos celulares

Esses mecanismos são adquiridos de maneira passiva através da placenta e, em maior intensidade, a partir da 32ª semana de gestação, incluindo:

- Linfócitos T, que produzem a citocina (complexos proteicos responsáveis pelo sistema imunológico)
- Linfócitos B, que produzem imunoglobulinas e lactoferrina proteica C reativa, possibilitando resposta rápida e agressiva aos antígenos bacterianos.

Suscetibilidade a infecção no período neonatal

Barreiras naturais

No período neonatal, a permeabilidade da pele é maior, e, quanto mais prematuro for o recém-nascido, maior será a intensidade. Na UTI neonatal são realizados procedimentos e intervenções que, muitas vezes, rompem a frágil barreira protetora da pele, cuja integridade é afetada pelo uso de esparadrapo e fita adesiva, soluções abrasivas, eletrodos cardíacos, que aumentam a probabilidade de infecção.

Resposta inflamatória incompleta

Nos recém-nascidos, o quadro de hipertermia tem pouco valor como indicativo de infecção. O recém-nascido geralmente responde ao processo inflamatório com uma elevação nos níveis de alfa- e betaglobulinas no plasma, com aumento da proteína C reativa (PCR) e de formas imaturas de leucócitos.

Função fagocitária de neutrófilos diminuída

A capacidade de migrar para o foco inflamatório fica comprometida principalmente no recém-nascido enfermo e prematuro. Os neutrófilos, após fagocitarem a bactéria, desencadeiam a formação de radicais tóxicos de oxigênio com a função de lesionar a bactéria.

Nos recém-nascidos, os monócitos têm capacidade fagocitária diminuída para os *Streptococci* do grupo B e atividade menor para morte intracelular no caso do *Staphylococcus aureus* e do *Streptococcus* do grupo B.

Opsoninas e fibronectina

No recém-nascido, as opsoninas e a fibronectina atuam no processo de fagocitose, mas mostram-se reduzidas, principalmente nos prematuros. A desnutrição e a septicemia diminuem sensivelmente o valor de fibronectina no soro.

Anticorpos

Os anticorpos têm a função de reconhecer os antígenos bacterianos e neutralizar as substâncias estranhas, permitindo que se tornem suscetíveis à fagocitose. São anticorpos:

- IgG: no recém-nascido a termo, os níveis desse anticorpo são superiores aos do anticorpo materno. No recém-nascido pré-termo, mostram-se diminuídos de maneira proporcional à prematuridade. A passagem de IgG ocorre partir da 34ª semana de gestação, o que indica maior risco de infecção nos recém-nascidos < 34 semanas de gestação
- IgM: esses anticorpos não atravessam a barreira placentária e participam da defesa contra as bactérias gram-negativas. Por não atravessarem a barreira placentária, aumenta a suscetibilidade do recém-nascido

a infecções por bactérias gram-negativas. O IgM no sangue do cordão umbilical pode indicar infecção fetal ou imunização ativa materna

- IgA: são anticorpos sintetizados intraútero e fornecidos pelo leite materno.

Infecções neonatais

Etiologia

O processo infeccioso pode instalar-se nos períodos pré-, intra- e pós-natal. Os microrganismos responsáveis pela infecção neonatal têm variado ao longo dos anos, provavelmente devido ao uso indiscriminado de antibióticos, que leva a resistência de certos tipos de bactérias aos antibióticos disponíveis.

As bactérias gram-positivas eram mais comuns até os anos 1950; as gram-negativas, até os anos 1970. Atualmente, as bactérias mais frequentes são os *Streptococci* beta-hemolíticos e *Escherichia coli*, responsáveis por 70% das septicemias na população neonatal. No Quadro 21.1 são agrupados os microrganismos mais comuns na população neonatal, tanto do grupo gram-positivo como no gram-negativo, fungos e vírus.

Fatores de risco ou contribuintes

Entre os fatores de risco ou os fatores que contribuem para o desenvolvimento de septicemia, destacam-se:

- Ruptura prematura de membrana antes de iniciar-se o trabalho de parto
- Ruptura prolongada de membrana (> 24 horas)
- Partos prolongados, pois levam a estresse, o que afeta a defesa do organismo contra infecção
- Partos pré-termo, uma vez que, quanto mais prematuro, menor a passagem passiva de fatores imunológicos, e também porque esse tipo de parto está mais sujeito a procedimentos invasivos
- Colonização materna com *Streptococcus* do grupo B
- Infecção materna do trato urinário, próximo ao momento do parto

Quadro 21.1 Microrganismos patogênicos comuns na população neonatal.

Gram-positivo	Gram-negativo	Fungos	Vírus
- *Streptococcus* do grupo B	- *Escherichia coli*	- *Candida albicans*	- Varicela
- Listéria	- *Haemophilus influenzae*		- Rubéola
- *Staphylococcus epidermidis*	- Pseudômonas		- Hepatite B
- *Staphylococcus aureus*	- *Klebsiella*		- Herpes simples
			- Vírus sincicial respiratório
			- Citomegalovírus (CMV)
			- Vírus da imunodeficiência humana (HIV)

- Hipertermia materna (pode ser indicativa de infecção materna)
- Asfixia perinatal
- Hospitalização prolongada
- Desproporção entre a gravidade do paciente e o número de profissionais de enfermagem por paciente
- Espaço inadequado entre os leitos
- Falta de material
- Falta de treinamento da equipe assistencial como médicos, enfermagem, serviços auxiliares (fisioterapia, terapia ocupacional, técnicos de laboratório de radiografia e ultrassonografia)
- Uso indiscriminado de antibióticos, criando resistência bacteriana, o que favorece a incidência de bactérias ainda mais resistentes
- Ventilação mecânica prolongada
- Alteração da integridade da parede intestinal em decorrência de jejum prolongado (que leva a atrofia da mucosa intestinal), diarreia (afeta o equilíbrio da microbiota intestinal e, consequentemente, a integridade da mucosa), distensão, hipoxia e hipoperfusão do intestino. O trato gastrintestinal desempenha importante papel imunológico, pois as células epiteliais do trato atuam como barreiras entre o corpo e os microrganismos residentes no lúmen gastrintestinal. A microbiota normal do intestino tem uma relação simbiótica com a mucosa, o que previne a aderência de microrganismos patogênicos. Quando há alteração nesse equilíbrio, as bactérias passam através da barreira da mucosa intestinal, o que propicia sua entrada nos nódulos linfáticos e na corrente sanguínea, disseminando a infecção
- Cateteres centrais venosos e arteriais por períodos prolongados, falta de assepsia adequada dos cateteres
- Baixo peso ao nascer.

A administração de nutrição parenteral e intralipídios pode levar a maior risco de infecção, pois favorecem a proliferação de microrganismos patogênicos.

Transmissão

A infecção é transmitida quando um hospedeiro suscetível entra em contato com um microrganismo patogênico; esse, ao proliferar, ultrapassa as defesas do hospedeiro, resultando em infecção. São diversas as fontes de infecção no recém-nascido, entre as quais podem ser citadas a transmissão transplacentária, a transmissão transamniótica e a infecção hospitalar adquirida.

Transmissão transplacentária

A transmissão transplacentária inicia-se quando a mãe adquire infecção durante o período de gestação, com os germes passando ao feto através dos vasos placentários e quando ocorre aumento da permeabilidade da membrana placentária. Entre essas infecções, destacam-se AIDS, infecção por citomegalovírus (CMV), sarampo, rubéola, sífilis, toxoplasmose, hepatite B, herpes simples, gonorreia.

Transmissão transamniótica

Esse meio de transmissão está sempre relacionado com ruptura precoce das membranas amnióticas.

Infecção hospitalar adquirida

Ocorre quando, no período neonatal, o recém-nascido adquire infecção do ambiente hospitalar ou da equipe que tem contato com ele.

Quadro clínico

As características do quadro clínico variam de acordo com o sistema:

- Sistema respiratório: retrações, gemido expiratório, cianose, taquipneia, apneia, respiração irregular e aumento da necessidade de oxigênio
- Controle térmico: instabilidade térmica, sendo hipotermia a mais comum; hipertermia, apesar de não ser comum, pode ocorrer
- Trato gastrintestinal: distensão abdominal, sangue oculto nas fezes, diarreia ou diminuição das evacuações, vômitos, intolerância alimentar, resíduos gástricos biliosos, descoloração da parede abdominal ou hiperemia
- Atividade do sistema nervoso central: irritabilidade, letargia, hipo- ou hipertonia, tremores, convulsões, fontanelas cheias ou abauladas
- Pele: pele mosqueada, petéquias ou púrpura, vesículas, pústulas
- Sistema circulatório: diminuição da perfusão periférica, mudança da coloração da pele (mosqueada, cianose, palidez), edema generalizado, hipotensão arterial (em decorrência do edema intersticial), acidose metabólica (como consequência da má perfusão sanguínea), taquicardia (para compensar a má perfusão decorrente da hipotensão)
- Outros: icterícia; distúrbios metabólicos.

Diagnóstico

Escala de avaliação de septicemia em neonatos

Para facilitar o diagnóstico, foi criada por Rubarth (2008) uma escala de avaliação de septicemia em neonatos. Essa escala está dividida em duas partes: os achados laboratoriais e os achados clínicos. Se não estiverem disponíveis os resultados dos exames laboratoriais, utilizam-se somente os indicadores clínicos (valor total máximo de

pontos = 35); caso se disponha dos resultados laboratoriais, utilizam-se os dois indicadores (valor total máximo de pontos = 55). Aumento dos valores de pontos indica piora no quadro do paciente. Um escore total acima de 10 pontos é considerado indício de sepse (Figura 21.1).

Exames laboratoriais

- Hemograma completo:
  - Contagem de leucócitos: considerada anormal se < 5.000 ou > 25.000/mm
  - Leucocitose: ocorre um aumento dos leucócitos na fase inicial da infecção, podendo alcançar valores normais ou mesmo diminuídos, uma vez instalada a infecção
  - Relação entre a proporção de formas leucocitárias jovens (imaturas), como bastonetes, metamielócitos e mielócitos, e o total de leucócitos (células maduras, como os segmentados).

$$I/T = \frac{\text{Total de células jovens ou imaturas}}{\text{Total de células maduras} + \text{Total de células jovens}}$$

Se o valor da proporção I:T é > 0,3, há grande possibilidade de infecção bacteriana, pois, quando isso ocorre, há um aumento considerável do número de basófilos jovens ou imaturos no sangue. Nesse caso, considera-se que ocorreu um desvio dessa proporção para a esquerda. Exemplo: leucograma com contagem de glóbulos brancos de 7,7; segmentados, 7 (maduros); bastonetes, 28 (imaturos); metamielócitos, 12 (imaturos). Ao aplicarmos a fórmula:

  - Total das células jovens ou imaturas: 28 + 12 = 40
  - Total das células imaturas + maduras: 40 + 7 = 47
  - I/T = 40/47 = 0,85
  - Plaquetas: valor normal entre 150.000 e 400.000 mm^3. Consideradas um parâmetro importante, pois o valor plaquetário diminui consideravelmente em caso de septicemia
- Exames bacteriológicos: normalmente, as culturas que se tornam positivas ocorrem nas primeiras 72 horas (98%). Para obtenção do resultado final definitivo, é necessário esperar 5 dias:
  - Hemocultura (coleta preferencialmente antes do início da administração de antibióticos)
  - Urina (coleta preferencialmente de espécime com cateter vesical ou punção suprapúbica, para obtenção de um espécime estéril)
  - Punção lombar: a citologia do líquido cefalorraquidiano (liquor) é importante, pois 15% das hemoculturas positivas também apresentam alteração no valor do liquor. Um valor proteico aumentado no liquor (> 100) é sugestivo de meningite
  - Outras culturas: aspirado gástrico, da rinofaringe, de lesões da pele, de drenagem dos olhos

Nome:	Data do exame:		Idade ao realizar o exame:	Horas:

Resultados laboratoriais

Contagem de leucócitos (mm³)				
< 5.000 (5 pontos)	> 30.000 (2 pontos)	5.000–30.000 (0 ponto)		☐

Relação entre imaturos e o total de neutrófilos (IT)				
> 0,3 (5 pontos)	0,2 a 0,3 (3 pontos)	< 0,2 (0 ponto)		☐

Contagem de plaquetas (mm³)				
< 100.000 (5 pontos)	≥ 100.000 (0 ponto)			☐

Acidez do sangue				
pH < 7,25 (2 pontos)	pH 7,25-7,34 (1 ponto)	pH 7, 35–7,45 (0 ponto)		☐

Contagem absoluta de neutrófilos (mm³)				
< 1.000 (5 pontos)	1.000 a 2.000 (3 pontos)	> 2.000 (0 ponto)		☐

Indicadores clínicos

Cor da pele				
Acinzentada (5 pontos)	Azulada (3 pontos)	Mosqueada (2 pontos)	Acrocianose (1 ponto)	Rosada (0 ponto) ☐

Perfusão (enchimento capilar)				
Pobre > 7 segundos (5 pontos)	Moderado 6 a 7 segundos (3 pontos)	Aceitável 4 a 5 segundos (1 ponto)	Bom < 4 segundos (0 ponto)	☐

Tono muscular			
Flácido (5 pontos)	Baixo tono (3 pontos)	Bom tono (0 ponto)	☐

Resposta à dor			
Não responsivo (5 pontos)	Alguma resposta (2 pontos)	Choro ativo (0 ponto)	☐

Estresse respiratório			
Presente com gemido expiratório (5 pontos)	Presente sem gemido (3 pontos)	Nenhum (0 ponto)	☐

Temperatura			
Baixa < 36,1°C (3 pontos)	Alta > 37,2°C (2 pontos)	Normal 36,1 a 37,2°C (0 ponto)	☐

Apneia		
Presente (3 pontos)	Ausente (0 ponto)	☐

Total de pontos ☐

Figura 21.1 Escala de septicemia no neonato. (*Fonte*: adaptada de Rubarth, 2008).

- Exames sorológicos: têm importância quando se suspeita de infecções, como toxoplasmose e sífilis
- PCR: proteína produzida pelo fígado após 6 a 8 horas de estímulo inflamatório. As concentrações nos recém-nascidos são de 1,6 mg/dℓ nos 2 primeiros dias, e 1 mg/dℓ posteriormente
- Radiografias de tórax
- Exame do líquido cefalorraquidiano.

Tratamento

Antibióticos ou antivirais

Cada UTI neonatal deve desenvolver seu esquema de tratamento das infecções, bem como a seleção dos agentes antimicrobianos a serem utilizados. No entanto, diante de quadro clínico indicativo de infecção e de fatores de risco, recomenda-se, mesmo antes da disponibilização dos resultados bacteriológicos, começar o uso de um antibiótico de largo espectro que cubra as bactérias gram$^+$ e gram$^-$, como os antibióticos à base de penicilina e aminoglicosídeos; em caso de sepse de início precoce (< 72 horas de nascido) ou sepse tardia (> 72 horas de nascido), os antibióticos de escolha seriam ampicilina e cefalosporina de terceira geração. Com os resultados bacteriológicos devem-se identificar o microrganismo e sua sensibilidade, para que possa

ser realizado o ajuste da terapia de acordo com essa informação, escolhendo-se, se necessário, um antibiótico mais específico.

O uso do antibiótico deve ser suspenso caso os resultados bacteriológicos sejam negativos após 48 horas e o paciente não apresente quadro clínico de infecção e as culturas sejam negativas. Entretanto, se houver septicemia, recomenda-se tratamento por 7 a 10 dias, e por 14 a 21 dias nos casos de meningite. Em caso de infecções fúngicas sistêmicas, recomenda-se o uso de anfotericina B por 4 a 6 semanas.

Transfusões

- Imunoglobulina
- Concentrado de plaquetas.

Isolamento

As infecções hospitalares, também chamadas infecções nosocomiais, ocorrem após a internação, em decorrência de sua disseminação por um microrganismo patogênico, um hospedeiro suscetível e uma via de transmissão. Considera-se que os microrganismos patogênicos são transmitidos por três vias principais: por meio de contato (aplica-se a doenças transmitidas por contato com a pele ou com objetos contaminados), gotículas (doenças transmitidas por meio de gotículas eliminadas quando o portador tosse, espirra ou fala, ou durante algum procedimento médico) e ar (aplica-se a doenças transmitidas pelo ar e por inalação).

Precauções universais padronizadas

Essas precauções padronizadas devem ser aplicadas a todos os pacientes, independentemente do diagnóstico ou de eles apresentarem quadro de infecção. Compreendem, por exemplo, proteção para os olhos; uso de luvas quando há contato com sangue, secreções e fluidos corporais; lavagem adequada das mãos antes e depois do manuseio do paciente e desses fluidos.

O uso rotineiro de avental e gorro pela equipe prestadora de assistência e pelos pais e visitantes não é mais recomendado pela American Academy of Pediatrics (AAP) e pelo Centers for Disease Control and Prevention (CDC). A maioria das UTIs neonatais já aboliu o uso dos aventais. Segundo Pelke et al. (1994) e Eason (1995) não existe diferença nas taxas de infecção com o uso de avental para prestar o cuidado geral aos pacientes. O uso de avental é indicado somente nos casos em que seja necessário isolamento.

A todas as precauções específicas em caso de infecções (Quadro 21.2) deve-se acrescentar a adoção das precauções padronizadas mencionadas a seguir.

Métodos profiláticos

Todos os profissionais envolvidos nos cuidados de recém-nascidos de alto risco têm a grande responsabilidade de prevenir a transmissão de infecção na UTI neonatal. Para isso, deve-se realizar uma avaliação das práticas utilizadas por cada membro da equipe.

Profilaxia de infecção neonatal adquirida durante a gravidez

Um dos meios de controlar a infecção neonatal congênita é a realização de um controle pré-natal adequado, com tratamento das gestantes que apresentem quadro infeccioso agudo ou crônico. A transmissão dessa informação à equipe de neonatologistas responsáveis pelo cuidado do recém-nascido contribui para o pronto início do tratamento, antes que se apresentem sintomas do processo infeccioso.

Profilaxia de infecções hospitalares adquiridas (infecções nosocomiais)

As infecções adquiridas no hospital são contraídas enquanto o paciente está internado, e apresentam incidência de 5 a 25% nas UTIs neonatais. O microrganismo mais encontrado nas infecções adquiridas em hospitais é o *Staphylococcus* (coagulase-negativo). Em 2002, Stoll

Quadro 21.2 Precauções contra transmissão de infecções específicas que requerem isolamento (quarto separado).

Precaução	Indumentária	Indicação	Duração do isolamento
Respiratória	‣ Colocação de máscara ao entrar no quarto ‣ Hábito de manter fechada a porta do quarto	Sarampo	Durante a hospitalização
Gotículas	‣ Colocação de máscara	Rubéola	Durante a hospitalização
Contato	‣ Colocação de luvas ao entrar no quarto ‣ Troca de luvas antes e depois de contato com material infectado ‣ Após descalçar as luvas, deve-se lavar as mãos imediatamente ‣ Uso de avental de mangas compridas ao entrar no quarto	*Staphylococcus* resistente à metaciclina	Durante a hospitalização
De contato ou respiratória	‣ Colocação de máscara ao entrar no quarto ‣ Hábito de manter a porta fechada ‣ Colocação de luvas ao entrar no quarto ‣ Troca de luvas após contato com material infectado ‣ Após descalçar as luvas, deve-se lavar as mãos imediatamente ‣ Uso de avental ao entrar no quarto	Varicela VSR	Até as lesões secarem Duração da doença

VSR: vírus sincicial respiratório.
Fonte: adaptado de Bruhn et al., 1989.

et al. revelaram que 48 a 58% das culturas de sangue positivas em UTI neonatal são de *Staphylococcus* (coagulase-negativo).

As medidas que contribuem para redução da infecção adquirida na UTI neonatal incluem:

‣ Higiene das mãos
‣ Controle de visitas e funcionários
‣ Uso de indumentária
‣ Técnicas e protocolos de manuseio dos cateteres centrais
‣ Prevenção de pneumonia em pacientes em ventilação mecânica
‣ Prevenção de lesões de pele principalmente em prematuros extremos
‣ Curativos e técnicas
‣ Ambiente e material
‣ Trocas e desinfecção de equipamentos e aparelhos
‣ Formação de um comitê de prevenção de infecção na UTI neonatal.

Higiene das mãos

Estudos têm mostrado que 90% das infecções hospitalares adquiridas podem ser prevenidas com boa técnica de lavagem das mãos, em conjunto com outras medidas de assepsia.

Nos EUA, em 2002 o CDC enfatizou que a lavagem das mãos é a medida mais importante para prevenção de infecções adquiridas nos hospitais. Outros estudos, realizados por Capretti et al. (2008) e Pittet et al. (2000), confirmam uma redução nas taxas de infecção após a implementação do protocolo de lavagem de mãos. Cada UTI neonatal deve desenvolver protocolos e selecionar produtos específicos para utilização na UTI neonatal. Esses protocolos devem abranger toda a equipe multiprofissional, as visitas e os familiares dos pacientes. A seguir são listadas algumas recomendações para essa prática:

- Todo profissional e todas as visitas que entrem na área de cuidados dos pacientes na UTI neonatal devem lavar as mãos e os antebraços com sabão antisséptico por 3 minutos; de preferência, deve-se usar escova macia, com limpador para as unhas (Figura 21.2). Antes da escovação inicial, porém, é necessário remover anéis, pulseiras e relógio
- Antes e depois de manusear o paciente, deve-se lavar as mãos por aproximadamente 30 s
- Antes e depois de examinar o paciente também se pode utilizar gel ou solução à base de álcool; gluconato de clorexidina só pode ser utilizado caso não exista sujidade visível nas mãos
- Antes de qualquer procedimento (p. ex., preparo de medicações, sondagens, alimentação enteral) e antes de auxiliar em procedimentos médicos (p. ex., cateterismo umbilical, intubação endotraqueal), também se deve realizar a higiene das mãos
- Após a higiene das mãos, deve-se calçar luvas (não estéreis) para tocar no paciente.

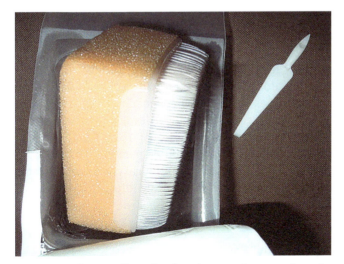

Figura 21.2 Escova e limpador de unhas para lavagem das mãos ao iniciar-se o plantão.

Controle de visitas e funcionários

- A circulação de visitas e de pessoal que não trabalhe na unidade deve ser limitada e controlada
- Funcionários e visitas que estejam enfermos, apresentando algum quadro infeccioso, não devem entrar na UTI neonatal nem prestar cuidados aos pacientes
- A visita de irmãos dos pacientes pode ser permitida quando > 3 anos de idade, com as vacinações em dia, e sem sintomas de processo infeccioso.

Uso de indumentária

- Recomenda-se que os funcionários usem uniforme de uso restrito à unidade; se houver necessidade de sair da unidade, devem vestir um avental apropriado por cima do uniforme
- Visitas e outros profissionais que entrem na UTI neonatal devem lavar as mãos de acordo com o protocolo. Segundo Webster e Pritchard (2003), o uso de avental não diminui a incidência de infeções na UTI neonatal; portanto, não é recomendado
- Ao manusear o neonato no colo para procedimentos como alimentação ou conforto, deve-se usar um avental individual para o cuidado de cada paciente
- O uso de máscara e gorro é recomendado quando se for auxiliar em procedimentos como cateterismo umbilical, dissecção de veia, instalação de cateter percutâneo periférico, instalação de diálise peritoneal, exsanguinotransfusão, punção lombar, e ao preparar-se nutrição parenteral e equipamentos
- Ao realizar procedimentos estéreis (p. ex., colocação de cateter umbilical, cateter central de inserção periférica (PICC), drenagem de tórax, exsanguinotransfusão e dissecção de veia), o profissional deverá usar máscara, gorro, avental e luvas estéreis.

Técnicas e protocolos de manuseio de cateteres centrais

É preciso desenvolver uma lista com os principais pontos a serem observados para colocação de cateteres centrais:

- Antes do procedimento:
  - Higiene das mãos
  - Uso de máscara, gorro, avental e luvas estéreis
  - Preparo do local de inserção com antisséptico
  - Revestimento da área com campo fenestrado estéril
- Durante o procedimento:
  - Manutenção do campo estéril
  - Qualquer outro membro da equipe que se aproxime cerca de 1 m do campo estéril deve usar gorro e máscara
- Após o procedimento:
  - Verificação do posicionamento de um cateter
  - Se houver necessidade de reposicionamento, deve-se assegurar que o procedimento seja realizado de maneira estéril

‣ Verificação diária:
  ● Confirmar a existência de indicação de cateter central
  ● Integridade e limpeza do curativo, realizando-se a troca, se necessário, com técnica asséptica
  ● Manter a fralda abaixo do cateter umbilical
‣ Utilização do cateter: administração de líquidos e coleta de sangue:
  ● A troca de equipos e líquidos deve ser realizada de maneira asséptica. As pessoas envolvidas na troca de solução e de equipo devem usar gorro, máscara e luvas estéreis para manusear o equipo e suas conexões, mantendo-os estéreis
  ● Administração de medicamentos por meio de cateter central: friccionar a conexão entre o cateter e o equipo com solução de álcool a 70% ou clorexidina a 2%, por 15 segundos
  ● Usar sempre luvas de procedimento para administrar medicamentos pelo cateter central e para trocar os equipos de soro. Evitar conversar durante este procedimento para prevenir contaminação pela saliva
  ● Troca do soro, frasco ou seringa de medicações contínuas diariamente; troca do equipo a cada 72 horas
  ● Troca de nutrição parenteral e intralipídios; troca da solução e do equipo a cada 24 horas
  ● Antes da troca dos equipos, da coleta de sangue ou da injeção de medicamentos por meio de conexões de cateteres centrais, deve-se realizar antissepsia com movimentos giratórios, esfregando-se ao redor das conexões com solução de álcool a 70% por aproximadamente 15 segundos.

Prevenção de pneumonias em pacientes em ventilação mecânica

‣ Extubação assim que for possível. Quanto menos dias de ventilação, menores os riscos de infecções adquiridas respiratórias
‣ Higiene oral a cada 4 horas ou mais frequentemente, se necessário: aspiração nas vias respiratórias, uso de *swab* umedecido em colostro ou leite materno (de preferência, fresco) da mãe do neonato, ao redor da parede bucal, bem como na língua e na gengiva. O uso de colostro com essa finalidade tem sido divulgado como uma maneira de promover redução de infecção respiratória em prematuros intubados. O colostro contém vários componentes importantes para a nutrição e propriedades anti-infecciosas e anti-inflamatórias, como citocinas e imunoglobulinas. Os oligossacarídeos também contidos no colostro e no leite maternos são capazes de combater bactérias, vírus e fungos
‣ Troca dos frascos e das conexões de aspiração endotraqueal (quando em uso) a cada 24 horas

‣ Utilização de sonda de aspiração estéril para cada aspiração. Cateteres de aspiração de sistema fechado poderão ser trocados a cada 48 horas, ou quando necessário
‣ Troca dos circuitos do ventilador ou CPAP nasal 1 vez por semana
‣ Mudança de decúbito pelo menos a cada 3 a 4 horas. Deve-se sempre aspirar na cavidade oral antes de mover o paciente, para evitar aspiração de saliva.

Curativos e técnicas

‣ Troca de curativos cirúrgicos por meio de técnica asséptica a cada 12 a 14 horas ou quando necessário
‣ Troca de curativos de Broviac e do trocarte da diálise peritoneal somente se for necessária
‣ Utilização de técnica asséptica para aspiração na cânula endotraqueal, nas punções venosas, nas sondagens e em qualquer outro procedimento invasivo
‣ Troca do curativo do PICC 1 vez por semana ou antes, se for necessário, caso o curativo não esteja íntegro.

Cuidado com o cordão umbilical

Recomendações relacionadas com o cuidado do cordão umbilical ainda são controversas, e variam amplamente. Após o parto, o cordão umbilical passa por um processo de "secagem", e em geral se separa em torno do 9º ao 15º dia, de acordo com Anderson e Philip (2004).

O cuidado com o cordão inicia-se no parto, e deve sempre ser realizado com assepsia. Deve-se cortar o cordão com tesoura estéril, e com mãos enluvadas (usando luvas estéreis). Alguns hospitais utilizam álcool para limpar e desinfetar o cordão umbilical, mas esta prática pode prolongar o tempo para a queda do cordão e não é efetivo em termos de reduzir a colonização bacteriana (Sullivan e Rivera, 2008; Hsu et al., 2010). O método mais eficaz para se cuidar do coto umbilical é o chamado cuidado seco, pelo qual o cordão deverá ser mantido limpo, e, após o banho, o local deverá ser bem seco; a fralda deve ser colocada sempre abaixo do umbigo, para permitir que o cordão seque naturalmente. Se o cordão estiver visivelmente sujo, deve-se limpá-lo com água e sabonete próprio para neonatos, e secar bem com gaze.

A Organização Mundial da Saúde (OMS) recomenda que, quando o parto ocorrer fora do ambiente hospitalar, em condições higiênicas inadequadas, pode haver contaminação do cordão umbilical, levando a uma infecção (onfalite). Nesses casos, indica-se o uso de clorexidina, desinfetante que tem contribuído para reduzir a incidência de infecções do cordão umbilical e, portanto, a mortalidade neonatal causada por esta infecção (Gathwala et al. 2013; Stewart e Benitz, 2016).

Cuidados da pele

A pele funciona como uma barreira contra a entrada de microrganismos patogênicos. Os pacientes neonatais mais suscetíveis são os prematuros extremos, pois sua pele ainda está se desenvolvendo, e suas características são de maior fragilidade. Para esta população, devem ser desenvolvidos protocolos exclusivos. No Capítulo 6 encontram-se informações mais detalhadas relativas ao cuidado da pele do neonato, tanto a termo como prematuro extremo.

Prevenir infecções hospitalares em neonatos prematuros extremos tem sido um desafio; todavia, com a utilização de incubadora com umidificação aquecida, aplicação mínima de adesivos e início precoce de nutrição parenteral, tem diminuído a incidência de lesões de pele significativas nessa população.

Quanto aos antissépticos, deve-se dar preferência àqueles que têm base aquosa (p. ex., gluconato de clorexidina), e utilizá-los somente no local de inserção do cateter.

Ambiente e material

- Uso de material individual para cada paciente (p. ex., termômetro, estetoscópio)
- Colocação de fraldas descartáveis sujas em lixeira com tampa
- Desinfecção, com solução desinfetante (clorexidina alcoólica a 0,5%) apropriada, de todo material de uso comum entre os pacientes, como esfigmomanômetros, transiluminador e outros
- Desinfecção do piso e de superfícies da unidade (p. ex., balcões, mesas, torneiras, telefones) e do equipamento do paciente (monitores, ventiladores, bombas de infusão etc.), com solução desinfetante (p. ex., clorexidina a 0,5%), no mínimo a cada 24 horas e quando necessário
- Preparo e esterilização dos recipientes para armazenamento de leite e alimentação dos neonatos adequadamente
- Atuação de acordo com as normas de isolamento dos recém-nascidos infectados
- Deve-se evitar comer ou beber dentro da UTI neonatal, pois farelos e restos de alimentos são fontes de infecção.

Trocas e desinfecção de equipamentos e aparelhos

- Troca dos circuitos de respirador e dos umidificadores a cada 72 horas
- Troca do reanimador manual (quando em uso) a cada 72 horas e após a alta hospitalar
- Incubadoras: desinfecção concorrente a cada 12 horas com desinfetante (p. ex., clorexidina a 0,5%) na parte exterior, e limpeza com água na parte interna para evitar inalação dos desinfetantes. Troca da incubadora a cada 7 dias; após a alta, deve-se proceder a uma desinfecção terminal, bem como desinfecção da incubadora e de todo material não descartável utilizado pelo paciente

- Utilizar um cartão que identifique a incubadora limpa; ao ser colocado outro paciente, deverá ser anotada a data no cartão, com identificação de quando deverá ser trocada a incubadora
- Troca do filtro da incubadora a cada 3 meses
- Troca dos frascos de drenagem torácica a cada 24 horas
- Troca da sonda gástrica a cada 7 dias, em caso de sondas de longa permanência, ou a cada 24 horas, em caso de sondas de curta permanência.

É importante que se desenvolva uma maneira de controlar quando as trocas ou desinfecções devem ser feitas e quando um equipamento ou material já foi desinfetado ou esterilizado. Recomenda-se o uso de etiquetas ou cartões nos quais serão anotadas essas informações, anexados ao material, para melhor controle (Apêndice K).

▶ **Desinfecção química.** Esse tipo de desinfecção é realizado com o uso de soluções germicidas, como glutaraldeído a 2%, compostos quaternários de amônia, fenol sintético, álcool a 70% e soluções de iodo a 0,5 a 1,0%. O tempo de imersão dos artigos deve ser aquele indicado pelo fabricante; após a imersão, será necessário enxaguar cuidadosamente o material com água estéril. Quanto aos materiais que não possam ser submersos nessas soluções, recomenda-se fricção mecânica com pano limpo umedecido na solução desinfetante; faz-se a aplicação e espera-se secar, repetindo-se a operação mais duas vezes.

A escolha do desinfetante é importante para prevenção de infecções hospitalares, e por isso deve-se levar em conta sua atividade germicida (sobre quais microrganismos atua), se tem atividade residual, inativação frente a matéria orgânica e/ou outros compostos químicos e o grau de toxicidade, tanto para os pacientes como para o pessoal que o utiliza. O preparo e a limpeza do material, bem como a diluição das soluções, são partes importantes no processo de desinfecção; é fundamental seguir as recomendações do fabricante com respeito à diluição do produto.

▶ **Esterilização.** Consiste na destruição de microrganismos, inclusive as formas esporuladas. Pode ser realizada por métodos físicos, químicos e físico-químicos, descritos a seguir.

- Métodos físicos:
  - Calor úmido: água em ebulição e vapor de água sob pressão, como ocorre na autoclave (esteriliza pelo processo de coagulação do protoplasma do microrganismo)
  - Calor seco: ar quente como estufa e forno de Pasteur (destrói os microrganismos por oxidação das células)
  - Radiação: raios infravermelhos, raios gama
- Métodos químicos (esterilização química líquida): opção para ser utilizada em artigos sensíveis ao calor. O tempo de exposição depende do produto e das

recomendações do fabricante. Após o período de esterilização, o material deve ser cuidadosamente enxaguado com água estéril, secado e acondicionado apropriadamente, para evitar recontaminação:

- Glutaraldeídos: têm ação bactericida, tuberculicida, fungicida, virucida e esporicida; alteram os radicais sulfidril, hidroxila, carboxil e amino das proteínas e ácidos nucleicos microbianos
- Formaldeídos: são gases tóxicos carcinogênicos, mutagênicos e irritantes da mucosa da pele, que também provocam intensa irritação das mucosas nasal, ocular e pulmonar e que, em vista desses efeitos tóxicos, são de uso limitado

- Métodos físico-químicos
  - Plasma de peróxido de hidrogênio: esse método consiste na injeção de vapor de plasma de peróxido de hidrogênio (H_2O_2), a baixa temperatura, no esterilizador STERRAD® e promove a esterilização de artigos termossensíveis. A rapidez dos ciclos permite a reutilização de materiais termossensíveis e outros (p. ex., endoscópios, aparelhos elétricos, serras e instrumentais) por mais vezes
  - Óxido de etileno [ETO (C_2H_4O)]: gás tóxico, incolor, inflamável, produzido por reações químicas de cloridina de glicol com potassa cáustica concentrada. Esse método destrói os microrganismos por alteração no DNA com mutações das células, desestruturando e impedindo a síntese proteica das células
  - Formaldeído a 2%: obtido por meio de autoclave a vapor com ciclo para formaldeído, com tempo de exposição de 180 minutos a uma temperatura de 50 a 60°C.

Seja qual for o método de esterilização adotado, é importante manter controle da validade do período de esterilização. Deve-se considerar que, para a eficiência do processo de esterilização, também é preciso ponderar o preparo e o acondicionamento do material de acordo com o método a ser adotado. No caso da esterilização química, o preparo e o tempo necessários para esterilização devem ser seguidos rigorosamente, de acordo com as instruções do fabricante.

Há no mercado muitas marcas de produtos desinfetantes e esterilizantes; por isso, cada instituição deve pesquisar cuidadosamente os produtos antes de fazer uma escolha.

Comitê de prevenção de infecção na UTI neonatal

Várias unidades de cuidados intensivos neonatais têm estabelecido um comitê de prevenção de infecção neonatal. Muitas instituições que adotaram este modelo tiveram bom êxito em diminuir as taxas de infecções hospitalares. Na UTI neonatal, sugere-se que o comitê seja formado por membros da equipe cuidadora: neonatologista-chefe, médicos plantonistas, gerente de enfermagem, enfermeiro educador, enfermeiros encarregados dos plantões, enfermagem assistencial, fisioterapeuta respiratório, e diretor do comitê de controle de infecção do hospital. Esse comitê tem sob sua responsabilidade as seguintes tarefas:

- Monitorar as taxas de infecção adquiridas na UTI neonatal e apresentar os resultados mensais para toda a equipe da UTI neonatal
- Promover e monitorar as medidas preventivas (p. ex., lavagem das mãos pelos membros da equipe, desinfecção de equipamentos e material) e monitorar os cateteres centrais (curativo intacto)
- Criar um mural com material educativo relacionado com os tipos de infecções e medidas preventivas. A informação deve ser colocada em local estratégico da UTI neonatal, como por exemplo, acima da pia de escovação dos funcionários. O objetivo desta medida é incentivar a equipe a ser mais atuante na prevenção das infecções. Cada mês o cartaz pode identificar uma bactéria, vírus ou fungo (Figura 21.3)
- Criar lista para checagem diária dos cateteres centrais (Figura 21.4)

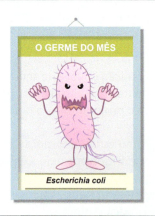

O GERME DO MÊS

Escherichia coli

Definição
Bactéria gram-negativa. É a causa mais comum de septicemia e meningite neonatal.

Transmissão
Vertical e horizontalmente. Contém um antígeno encapsulado K1, responsável por 40% das causas de septicemia. Fonte mais comum nas infecções neonatais: trato gastrintestinal materno. Também há risco de transmissão nos seguintes casos: ventilação mecânica, procedimentos invasivos, cateteres centrais e uso frequente e prolongado de agentes antimicrobianos, levando à proliferação paulatina de bactérias patogênicas mais resistentes aos antibióticos.

Diagnóstico
Todos os neonatos com suspeita de septicemia devem realizar exames de cultura de sangue, urina e líquido cefalorraquidiano.

Tratamento
Antibióticos. Ampicilina, gentamicina e claforan são os mais utilizados.

Prevenção
Fazer higienização das mãos (médicos, equipe de enfermagem, secretários(as), terapeutas, pessoal da limpeza e pais dos neonatos). Seguir os protocolos de manuseio dos cateteres venosos e arteriais centrais e periféricos, e cuidados com o paciente intubado.

Figura 21.3 Cartaz educativo afixado acima da pia de escovação usada pela equipe cuidadora. (*Fonte*: adaptada do Peidmont Henry Hospital NICU.)

Paciente: _____ Número de registro: _____
Tipo de cateter: _____ Data da inserção: _____

	Data		Data		Data		Data		Nota
	7:00	19:00	7:00	19:00	7:00	19:00	7:00	19:00	
Necessidade de revisão									
Ação tomada									
Lavagem das mãos antes de acessar									
Desinfetar a conexão por 15 s antes de acessar o cateter central									
Presença ou não de BIoPATCH									
Curativo oclusivo intacto									
Aparência do local de inserção									
Códigos para anotações na tabela									

Necessidade de revisão:
- A. Monitoramento da hemodinâmica
- B. Medicações irritantes quando administradas perifericamente
- C. Antibióticos por mais de 7 dias
- D. Nutrição parenteral
- E. Vasopressores
- F. Outros motivos

Ação tomada para retirada do cateter:
- A. Médico solicitou a retirada
- B. Removido o cateter acidentalmente
- C. Removido devido a infecção (no local ou hemocultura positiva)

Aparência do local de inserção:
- A. Dentro dos limites de normalidade
- B. Drenagem presente
- C. Edematoso
- D. Vazamento ao redor do local de inserção
- E. Oclusão
- F. Hiperemia local
- G. Aumento da circunferência do local de inserção

Ações tomadas em relação a aparência do cateter e/ou local de inserção:
- A. Médico avisado
- B. Removido
- C. Troca do curativo realizada
- D. Novo cateter inserido

Figura 21.4 Controle diário dos cateteres centrais.

Bibliografia

Almeida MFB, Bentlin MR. Sepse e meningite bacteriana. In: Costa HPF, Marba ST. O recém-nascido de muito baixo peso. São Paulo: Atheneu; 2003. p. 279-310.

Anderson JM, Philip AGS. Management of the umbilical cord: care regimens, colonization, infection and separation. Neoreviews. 2004; 5:155-63.

Arifeen SC, Mullarry LC, Shah R et al. The effect of cord cleasing with chlorhexidine on neonatal mortality in rural Bangladesh: a community-based center randomized trial. Lancet. 2012; 379(9820):1022-8.

Bruhn FW et al. Infection in the neonate. In: Merenstein GB, Gardner SL. Handbook of neonatal intensive care. 2. ed. St. Louis: Mosby; 1989. p. 335-61.

Capretti MG, Sandri F, Tridapalli E et al. Impact of a standardized hand hygiene program on the incidence of nosocomial infection in very low birth weight infants. Am J Infect Control. 2008; 36(6):430-5.

Centers for Disease Control and Prevention (CDC). Guidelines for the prevention of intravascular catheter-related infections. Morbidity and Mortality Weekly Report 2002; 51(RR-10):1-18.

Curry S, Honeycutt M, Goins G et al. Catheter-associated bloodstream infections in the NICU: getting zero. Neonatal Network. 2009; 28(3):151-5.

Darmstadt SL, Ahmed S, Ahmed AS et al. Mechanism for prevention of infection in preterm neonates by topical emolients. A randomized control trial. Pediatric Infect Dis J. 2014; 33(11)1124-7.

Donowitz LG. Nosocomial infection in neonatal intensive care units. Am J Infect Control. 1989; 17(15):250-7.

Eason S. Are cover gowns necessary in the NICU for parentes and visitors? Neonatal Network. 1995; 14(8):50.

Garner JS. Guidelines for isolation precautions in hospitals. The Hospital Infection Control Practices Advisory Committee. Infect Control Hosp Epidemiol. 1996; 17(1): 53-80.

Gathwala G, Sharma D, Bhakhsi B. Effect of topical application of Chlorhexidine for umbilical cord care in comparison with conventional dry cord care of the risk of neonatal sepsis: a randomized controlled trial. J Trop Pediatr. 2013; 59(3):209-13.

Hsu WC, Yeh LC, Chuanp MY et al. Umbilical separation time delayed by alcohol application. Ann Trop Paediatr. 2010; 30(3):219-23.

Kane E, Bretz G. Reduction in coagulase-negative Staphylococcus infection rates in the NICU using evidence-based research. Neonatal Network. 2011; 30(3):165-74.

Lefrak L. Feeding complications and controversies. The National Conference of Neonatal Nursing Las Vegas; 2005. p. 90-102.

Levy I, Katz J, Solter E et al. Chlorhexidine impregnated dressing for prevention of colonization of central venous catheters in infants and children. Pediatr Infect Dis J. 2005; 24(8):676-9.

Lott JW, Kenner C. Assessment and management of immunologic dysfunction. In: Kenner C, Lott JW, Flandermeyer AA. Comprehensive neonatal nursing: a physiologic perspective. 2. ed. Philadelphia: W.B. Saunders; 1998.

Marchbank T, Weaver G, Nilsen-Hamilton M et al. Pancreatic secretory trypsin inhibitor is a major motogenic and protective factor in human breast milk. J Physiol Gastrointest Liver Physiol. 2009; 296(4):G691-703.

Nascimento R. Prática de enfermagem na UTI neonatal. Rio de Janeiro: Atheneu; 1985.

Ng PC, Wong HL, Lyon DJ et al. Combined use of alcohol hand rub and gloves reduces the incidence of late onset infection in very low birthweight infants. Arch Dis Child Fetal and Neonatal Edition. 2004; 89(4):F336-40.

Paraná. Secretaria de Estado de Saúde. Manual de atendimento ao recém-nascido de risco. SES-PR: Curitiba; 2002.

Pelke S, Ching D, Easa D. Gowing does not affect colonization or infection rates in a neonatal intensive care unit. Arch Pediatr Adolescent Med. 1994; 148(10):1016-20.

Pittet D, Hugonnet S, Harbarth S et al. Effectiveness of a hospital wide programme to improve compliance with hand hygiene. Lancet. 2000; 356(9238):1307-12.

Ramos SRTS, Berti ERC. Infecções adquiridas. In: Leone CR, Tronchin DMR. Assistência integrada ao recém-nascido. Rio de Janeiro: Atheneu; 1996. p. 189-99.

Rodriguez DL, Meier PP, Groer MW et al. Oropharyngeal administration of colostrum to extremely low birth weight infants: theorical perspectives. J Perinatol. 2009; 29(1):1-7.

Rubarth LB. Infants in peril: assessing sepsis in newborns. Am Nurse Today. 2008; 3(4):14-6.

Stewart D, Benitz W. Committee on fetus and newborn-umbilical cord care in newborn infant. Pediatrics. 2016; 138(3).

Stoll BJ, Hansen N, Fanaroff AA et al. Late onset sepsis in very low birth weight neonates: the experience of the NICHD Neonatal Research Network. Pediatrics. 2002; 110(2 Pt 1):285-91.

Sullivan CK, Cruz-Rivera. Healthy newborn discharge umbilical cord care. In: McInerny TK, Adam HM, Campbell AE et al. (Eds.). AAP Text book of pediatric care. Elk Grove Village, IL: AAP; 2008.

Tablan OC, Anderson LJ, Arden NH et al. Guideline for prevention of nosocomial pneumonia. The Hospital Infection Control Practices Advisory Committee, Centers for Disease Control and Prevention. Infect Control Hosp Epidemiol. 1994; 15(9): 587-627.

Vaishnav A. Necrotizing fasciitis: a serious complication of omphalitis in neonates. J Pediatr Surg. 1994; 29(11):1414-6.

Venkatesh M, Adams KM, Weisman LE. Infection in the neonate. In: Merenstein GB, Gardner SL. Handbook of neonatal intensive care. 6. ed. St. Louis: Mosby; 2006. p. 569-93.

Viegas D, Moraes RV. Neonatologia para o estudante de pediatria e de enfermagem pediátrica. São Paulo: Atheneu; 1996.

Webster J, Pritchard MA. Gowning by attendants and visitors in newborn nurseries for prevention of neonatal morbidity and mortality. Cochrane Database of Systematic Review. 2003; (3):C0003670.

Wood L. Decreasing ventilator associated pneumonia in the neonatal intensive care unit. Neonatal Intensive Care. 2012; 25(5).

World Health Organization (WHO). Recommendations on postnatal care of the mother and newborn. Geneva, Switzerland: WHO Press; 2014.

22

Cuidados Pré- e Pós-Operatórios no Período Neonatal

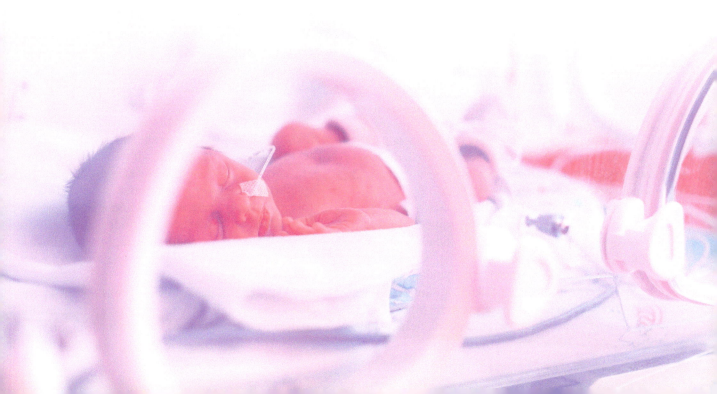

Introdução

O cuidado do paciente neonato que necessita de procedimento cirúrgico apresenta muitos desafios que devem ser vencidos com o trabalho integrado de uma equipe multiprofissional envolvida nos períodos pré-, trans- e pós-operatório. O objetivo principal desse atendimento é reduzir os índices de mortalidade e morbidade do paciente submetido a cirurgia, consequência do manejo nessas três etapas, promovendo uma recuperação satisfatória.

A população neonatal é muito suscetível aos fatores estressantes decorrentes do procedimento cirúrgico, que podem não só afetar o desenvolvimento neurológico, como também causar alterações fisiológicas. Fatores como hipotermia, dor, desequilíbrio hidreletrolítico, hipoxemia, alterações no equilíbrio acidobásico e prematuridade agravam e comprometem o restabelecimento do paciente. No período pré-operatório, anomalias e defeitos congênitos, bem como condições que requerem intervenção cirúrgica, podem resultar em desequilíbrio acidobásico e na oxigenação, nos eletrólitos, no balanço hídrico e na glicemia, entre outros, que devem ser avaliados por meio de intervenções que visem à estabilidade fisiológica do paciente enquanto aguarda pelo processo cirúrgico, reduzindo-se, assim, possíveis complicações.

Preparo pré-operatório

O preparo pré-operatório, segundo Harjo (1998), deve incluir:

▸ Manutenção da oxigenação: por meio de manutenção da perviedade das vias respiratórias e da estabilização das alterações na oxigenação. Uma oxigenação adequada dos tecidos é necessária para prevenir lesões relacionadas com hipoxemia, principalmente em prematuros extremos, que são suscetíveis a hemorragias intracranianas. Essas medidas também contribuem para evitar complicações respiratórias nos períodos transoperatório e pós-operatório

▸ Equilíbrio acidobásico: é fundamental para as reações metabólicas no organismo. Esse equilíbrio deve ser avaliado no pré-operatório, para que se possa prevenir e tratar qualquer instabilidade, por meio de intervenções que o mantenham estável (p. ex., oxigenação adequada e boa perfusão dos tecidos)

▸ Controle térmico: prevenir instabilidade térmica é imprescindível no pré-operatório, a fim de evitar complicações relacionadas com a instabilidade térmica

▸ Equilíbrio hidreletrolítico: para uma perfusão adequada dos órgãos, é necessário um volume satisfatório de líquidos. Todas as perdas de líquidos devem ser monitoradas e repostas, para prevenir hipovolemia, que leva a alterações na pressão arterial, ocasionando

comprometimento cardiovascular significativo. Antes de o paciente ser submetido ao procedimento cirúrgico, deve-se fazer uma avaliação do equilíbrio hidreletrolítico, e tratar adequadamente as alterações

▸ Níveis de glicose: deve ser realizado monitoramento dos níveis de glicose, pois alterações podem indicar estresse, bem como infecção. Deve-se manter hidratação venosa com concentração de glicose suficiente para manter os níveis de glicose nos parâmetros normais

▸ Apoio farmacológico: algumas condições requerem a utilização de fármacos inotrópicos para melhorar a função cardíaca e a perfusão tecidual. Às vezes se faz necessário o uso de antibióticos no pré-operatório, para tratar uma infecção em andamento, ou como medida profilática de processo infeccioso.

A equipe de enfermagem desempenha papel importante na estabilização do paciente que será submetido a cirurgia, o que inclui avaliação contínua, com intervenções que possam prevenir e prever problemas, minimizando os riscos provocados pelo procedimento cirúrgico.

As intervenções de enfermagem nos cuidados pré-operatórios estão disponíveis no boxe Intervenções de enfermagem 22.1, no final do capítulo.

Período pós-operatório

O período pós-operatório imediato é crucial para a recuperação do paciente. De maneira geral, devido ao comprometimento do neonato no pré-operatório, causado pelas condições relacionadas com defeitos congênitos ou outras condições que requerem intervenção cirúrgica, a recuperação no pós-operatório é um desafio que requer uma equipe bem treinada em avaliação e previsão de problemas que possam surgir nesse período.

Os cuidados pós-operatórios imediatos, segundo Harjo (1998), devem incluir:

▸ Manutenção da oxigenação: o trato respiratório pode estar traumatizado pelo processo de intubação e anestesia. Como consequência dos gases e de medicações utilizadas na anestesia, pode ocorrer depressão respiratória ou respiração muito superficial, o que afeta a oxigenação e a ventilação adequadas. O monitoramento da ventilação e da respiração é fundamental para assegurar intervenções que evitem complicações

▸ Equilíbrio acidobásico: o estresse provocado pelo procedimento cirúrgico normalmente afeta o equilíbrio acidobásico; nesse período, pode ocorrer acidose respiratória e/ou metabólica. É importante um monitoramento frequente da gasometria arterial até que haja estabilização

▸ Controle térmico: nas primeiras horas do pós-operatório, a manutenção da temperatura corporal constitui um desafio, pois é comum a ocorrência de hipotermia.

A manutenção do neonato em ambiente termoneutro é fundamental para que se possa atingir prontamente a estabilidade térmica
▸ Balanço hidreletrolítico: promover o equilíbrio hidreletrolítico é essencial nessa etapa, tendo-se o cuidado de monitorar os sinais de hipovolemia e tratá-los assim que ocorram. Também é comum a ocorrência de edema intersticial, que faz com que sobrevenha acúmulo de líquidos no espaço intersticial, causando edema, diminuição do volume intravascular, e, em consequência, hipotensão arterial e mudanças na frequência cardíaca e diminuição da diurese. Em função do procedimento cirúrgico e, muitas vezes, do manejo durante a anestesia e o estresse, é comum um desequilíbrio dos eletrólitos e da glicose. Na maioria das vezes ocorrem hiperglicemia e alterações nos níveis de sódio e potássio. Monitoramento frequente e ajuste na hidratação são fundamentais para estabilização eletrolítica e da glicose

▸ Aporte nutricional ou calórico: para que o processo de recuperação e cicatrização se dê de maneira adequada, é necessário um aporte calórico equilibrado para promover ganho de peso e nutrição balanceada
▸ Controle da dor: o controle da dor no pós-operatório deve ser feito antecipadamente, mesmo antes de se apresentarem alterações comportamentais e fisiológicas relacionadas com a dor. A dor no pós-operatório ocorre com mais intensidade no intervalo de 48 a 72 horas após o procedimento cirúrgico. Recomenda-se o uso de morfina em infusão contínua no pós-operatório imediato, e fentanila, a cada 2 horas (Capítulo 9)
▸ Aporte farmacológico: é comum o uso de antibiótico no pós-operatório; os agentes mais utilizados nesse período são ampicilinas e aminoglicosídeos. Para manter uma boa perfusão dos órgãos, é comum o uso de agentes inotrópicos nesse período.

As intervenções de enfermagem nos cuidados pós-operatórios estão disponíveis no boxe Intervenções de enfermagem 22.2.

 Intervenções de enfermagem 22.1

Cuidados pré-operatórios gerais

Intervenções	Justificativas
O médico deve obter autorização dos pais para o procedimento cirúrgico, incluindo explicação do motivo da cirurgia, o que será feito e o prognóstico esperado, bem como possíveis complicações e riscos	Os pais, como responsáveis pelo neonato, precisam receber informações adequadas para que possam tomar uma decisão bem informados. Esse processo também ajuda a reduzir o estresse relacionado com a expectativa do procedimento e o que esperar no pós-operatório. Promove o vínculo entre o neonato e os pais e também é importante para fins legais
Confirmação de data e horário do procedimento cirúrgico	Evita espera desnecessária, que pode afetar a estabilidade do recém-nascido
Verificação de sinais vitais e pressão arterial, e exame físico completo antes de encaminhar o paciente para o centro cirúrgico	Oferece controle das oscilações e monitoramento basal dos parâmetros vitais no pré-operatório
Colocação do paciente em berço aquecido para o transporte	Promove manutenção da estabilidade térmica
Obtenção de acesso venoso	O acesso é necessário para hidratação, reposição de volume, administração de medicamentos
Coleta de exames laboratoriais, como hemograma, eletrólitos, bioquímica, glicose e tipagem sanguínea	Com a finalidade de avaliar o equilíbrio eletrolítico, função renal, anemia e existência ou não de quadro infeccioso. A tipagem sanguínea é importante caso seja necessária a administração de sangue
Dependendo do tipo de cirurgia, deve-se reservar sangue de acordo com a prescrição médica	A reserva de sangue justifica-se porque pode ser que seja necessária reposição imediata do volume sanguíneo
Manutenção do paciente em jejum por, no mínimo, 8 h, mantendo-se o aporte calórico adequado por via intravenosa	Promove o esvaziamento gástrico para prevenir vômitos e a possibilidade de broncoaspiração
Administração de medicação pré-anestésica de acordo com a prescrição médica	Acalma o recém-nascido
Confirmação da identificação do paciente antes de encaminhá-lo	Previne erro de identidade; deve-se utilizar bracelete com nome do paciente, sexo, data de nascimento e número de registro
Pesagem do paciente	É utilizada em cálculo de dosagem de medicamentos, infusões e reposição de volumes
Incentivo aos pais para fazerem perguntas, oferecendo informações sobre o procedimento cirúrgico e o que se pode esperar no pós-operatório	Essa interação promove confiança e ajuda a diminuir a ansiedade e o medo quanto ao desconhecido

(continua)

Intervenções de enfermagem 22.1 *(continuação)*

Monitoramento dos sinais de infecção (p. ex., instabilidade térmica, irritabilidade, dispneia), notificando-se a equipe cirúrgica com antecedência	Se o paciente já apresenta sinais de infecção antes da cirurgia, é importante fazer uma avaliação cuidadosa; caso se comprove um processo infeccioso, a cirurgia deve ser suspensa para evitar complicações do quadro infeccioso e da cirurgia
Monitoramento da oxigenação, mantendo o aporte ventilatório necessário	Previne hipoxia
Coleta de gasometria arterial de acordo com a prescrição	A gasometria possibilita a avaliação do equilíbrio acidobásico, além de servir como parâmetro para comparação entre os períodos trans- e pós-operatório
Encaminhamento do paciente para o centro cirúrgico; passagem do plantão para a equipe do centro cirúrgico	Possibilita a continuidade da assistência

 Intervenções de enfermagem 22.2

Cuidados pós-operatórios

Intervenções	Justificativas
Preparação e limpeza da unidade para o recebimento do paciente; teste de todo o equipamento necessário: ▸ Monitor cardíaco e oxímetro de pulso ▸ Suporte ventilatório ▸ Material para reanimação ▸ Aspirador ▸ Berço ou incubadora aquecida	Previne infecções, mantém monitoramento da hemodinâmica e indica a necessidade de oxigenoterapia
Recebimento do plantão da equipe cirúrgica	É preciso tomar conhecimento do procedimento realizado, dos cuidados especiais no pós-operatório e informar-se sobre qualquer problema durante o procedimento que possa afetar a estabilidade hemodinâmica e respiratória do paciente
Instalação do monitor cardíaco e do oxímetro de pulso ao receber o paciente. Verificação dos sinais vitais, da pressão arterial e da perfusão, na chegada e a cada 15 min (3 vezes); depois, a cada 30 min (2 vezes) e a cada hora (2 vezes). Após a estabilização dos sinais vitais, verificação de acordo com a rotina do setor	Auxilia no controle e na evolução dos parâmetros vitais, da hemodinâmica, da perfusão e dos requerimentos de oxigênio durante esse período crítico
Manutenção da estabilidade térmica; colocação do paciente em berço aquecido ou incubadora; se necessário, utilização de colchão aquecido	Previne hipo- ou hipertermia, contribuindo para estabilidade metabólica, oxigenação e hemodinâmica
Observação do curativo cirúrgico na chegada do paciente e durante a verificação dos sinais vitais nas primeiras 24 h; a partir desse período, verificação uma vez a cada 12 h	Útil para detecção de sangramento ou drenagem no local da incisão cirúrgica e para avaliação da integridade das suturas
Verificação do débito urinário	Deve-se comunicar ao médico caso se observe ausência de diurese nas primeiras 6 h após a cirurgia ou se a diurese for inferior a 2 mℓ/kg/h
Administração de analgésicos e sedativos prescritos; avaliação da dor a cada tomada dos sinais vitais	Avaliação da dor e adequada administração dos medicamentos contribuem para a estabilidade fisiológica, além de facilitar o processo de cicatrização. Nas primeiras horas do pós-operatório, devem-se administrar os analgésicos mesmo antes das alterações fisiológicas e comportamentais (Capítulo 9)
Realização de balanço hídrico rigoroso	Auxilia no controle de reposição de perdas e observação das funções renais
Início de nutrição parenteral, enteral ou oral, de acordo com a ordem médica	Promove a nutrição, que pode favorecer o processo de cicatrização
Verificação da glicemia periférica ao chegar e quando for necessário; notificação do médico se o nível for < 40 mg/dℓ ou > 160 mg/dℓ	A manutenção dos níveis de glicose no sangue é fundamental para as funções orgânicas vitais. Preaquecer o calcanhar antes da coleta da glicemia periférica aumenta a perfusão local e favorece uma leitura mais correta
Auxílio na coleta de amostra de sangue para gasometria	É necessária para o monitoramento das trocas gasosas, que frequentemente são alteradas durante a anestesia geral ou administração de narcóticos e relaxantes musculares

(continua)

Intervenções de enfermagem 22.1 (*continuação*)

Mudança do decúbito a cada 2 ou 4 h, de acordo com a tolerância do paciente	Promove conforto e diminuição da dor: previne úlceras de decúbito e auxilia na mobilização dos fluidos intersticiais
Observação de sinais de infecção na incisão cirúrgica ou sistêmica	O processo cirúrgico predispõe ao aparecimento de infecções
Monitoramento do padrão respiratório: frequência respiratória, retrações, esforço respiratório, ruídos respiratórios, simetria torácica, qualidade da respiração, cor da pele e perviedade das vias respiratórias	Útil para manutenção da oxigenação e ventilação
Observação do local da infusão intravenosa, bem como o gotejamento a cada hora	Assegurar a hidratação, os níveis de glicose e o acesso para administração de medicações
Troca do curativo cirúrgico, se necessário; segundo prescrição médica, deve-se anotar as condições da pele no local cirúrgico, suturas e sangramento	A manutenção do local cirúrgico limpo e seco facilita a cicatrização, além de ser útil para avaliação de sangramento e processo de cicatrização
Reunião dos pais com o neonato assim que possível. Envolvimento dos pais nos cuidados gerais do paciente para responder a suas perguntas, e permitir que expressem suas necessidades e receios com relação ao estado do paciente	Promove a interação dos pais e ajuda a diminuir a ansiedade

Bibliografia

Filston HC, Izant RJ. The surgical neonate: evaluation and care. 2. ed. Norwalk: Appleton-Century-Crofts; 1985.

Harjo J. The surgical neonate. In: Kenner C, Lott JW, Flandermeyer AA. Comprehensive neonatal nursing. 2. ed. Philadelphia: W.B. Saunders; 1998.

Klaus MH, Fanaroff AH. Alto risco em neonatologia. 4. ed. Rio de Janeiro: Guanabara Koogan; 1995.

Loma Linda University Children's Hospital Patient Care Protocols, 1995.

Melson KA, Jaffe MS. Maternal infant health care plans. Pennsylvania: Springhouse; 1989.

23

Preparo dos Pais para a Alta Hospitalar

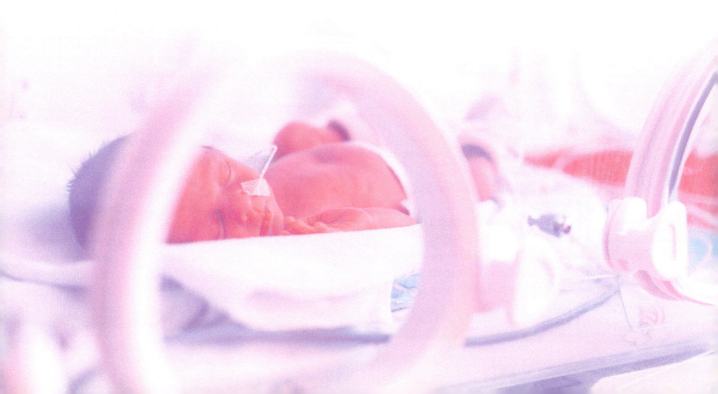

Introdução

A alta hospitalar é um momento muito esperado pelos pais de um recém-nascido de alto risco, mas é também um momento de muito estresse. Durante semanas, ou até meses, os pais sentem-se seguros pelo fato de seu filho ser cuidado por pessoas qualificadas, que podem detectar e resolver qualquer problema. É natural que os pais se sintam incapacitados para desempenhar esse novo papel.

Para que, a partir da alta hospitalar, os pais estejam efetivamente aptos a cuidar de seu filho em casa de maneira segura, deve haver planejamento e ensino prévios, iniciando-se o preparo para alta já no momento da admissão. Desde o início, deve-se facilitar e incentivar o envolvimento dos pais nos cuidados do recém-nascido, promovendo esse relacionamento de modo que eles se sintam parte integrante do tratamento e da recuperação do bebê.

São objetivos do planejamento de alta:

▸ Desenvolver o senso de responsabilidade e competência nos pais para cuidarem do recém-nascido
▸ Ensinar aos pais sobre a maneira mais apropriada de prestarem cuidados e responderem às necessidades da criança
▸ Reduzir o nível de estresse da família
▸ Diminuir a ocorrência de readmissões em hospitais
▸ Identificar na comunidade recursos disponíveis para o atendimento após a alta.

Critérios

Cada UTI neonatal deve desenvolver critérios para a alta hospitalar do recém-nascido de alto risco. Deve-se considerar não um critério único, mas uma combinação de critérios, o que assegura melhores chances de o recém-nascido de alto risco crescer sem complicações ou re-hospitalizações.

Recomendam-se os seguintes critérios:

▸ Peso corporal > 1.800 g
▸ Alimentação: volume necessário para promover o crescimento
▸ Estabilidade dos sinais vitais: sem episódios de bradicardia e apneia por um período > 72 horas antes da alta hospitalar
▸ Manutenção da temperatura corporal em berço comum: 36,5 a 37°C
▸ Condições de moradia da família adequadas
▸ Ganho de peso consistente: 20 a 30 g/dia
▸ Capacidade dos pais para prestarem os cuidados gerais e especializados sem necessidade de supervisão
▸ Aprovação no teste do assento do carro
▸ Aprovação no teste de audição
▸ Aplicação das vacinas recomendadas.

Intervenções

Orientações de alta

É importante planejar as orientações de alta com antecedência suficiente para os pais realizarem os arranjos necessários para o cuidado do neonato em casa. As orientações fornecidas aos pais devem ser concisas, claras e simples de entender. Recomenda-se que sejam fornecidos panfletos informativos sobre a rotina básica dos cuidados do recém-nascido em casa e casos especiais, para que os pais possam dispor dessa informação para consulta posterior. Devem-se considerar fatores como ansiedade e estresse, que podem interferir no aprendizado dos pais. Panfletos e vídeos são instrumentos auxiliares úteis, mas nada substitui o ensino individual e específico a cada família, de acordo com suas necessidades e sua realidade. Os horários das aulas devem ser flexíveis para se acomodarem à disponibilidade da família.

O que ensinar

Deve-se estabelecer um conteúdo básico a ser fornecido a todos os pais. De preferência, deve-se preparar um panfleto educativo que contenha todas as informações que serão apresentadas na classe de preparo de alta. É preciso lembrar que a informação que será compartilhada deve levar em conta a experiência e a compreensão dos pais, e serão enfatizadas as informações de que eles necessitam com mais detalhes. Um dos aspectos mais complexos do ensino aos pais é determinar o que de fato eles precisam saber para cuidarem do recém-nascido em casa, evitando dar informações além do necessário. O teor básico sugestivo inclui:

▸ Acompanhamento médico: onde ir; por que é importante o acompanhamento
▸ Vacinas: por que são importantes; tipos e frequência
▸ Prevenção de infecções:
  • Cuidados de higienização e da casa em geral
  • Lavagem das mãos: antes de tocar o bebê, após a troca de fraldas, ao usar o telefone fixo ou celular, antes de preparar a alimentação do bebê, antes de ordenhar o leite materno, antes de amamentar. Uso regular de sabonete
  • Lugares em que haja aglomeração de pessoas devem ser evitados nas primeiras 6 a 8 semanas após a alta hospitalar
  • Visitas: devem ser limitadas nas primeiras semanas. Visitas também devem ser orientadas a lavar as mãos antes de tocarem o bebê. Se alguma visita ou familiar estiver doente, com gripe ou resfriado, deve manter-se distante do bebê até recuperar-se
  • Se a mãe desenvolver gripe ou resfriado, deve-se incentivá-la a continuar amamentando, pois essa prática ajuda a transferir anticorpos específicos da gripe ou resfriado para o bebê por meio do leite, o

que estimula o sistema imunológico do bebê, protegendo-o contra gripe ou infecção provenientes da mãe

- Utensílios para preparo da alimentação: devem ser limpos e esterilizados
- Higiene corporal: banho de esponja, banho de banheira e troca de fraldas
- Lavagem da roupa (tipo de sabão, amaciante)

▸ Controle da temperatura:
- Verificação da temperatura axilar
- Valores normais
- Quando é necesssário verificar a temperatura

▸ Alimentação:
- Frequência
- Quantidade
- Posição durante a alimentação
- Tipo de alimentação
- Preparo
- Armanezamento do leite
- Identificar se o bebê está com fome
- Se o bebê não despertar em 3 a 4 horas após a mamada, é preciso despertá-lo para alimentá-lo
- Ambiente durante a alimentação do bebê
- Esterilização dos utensílios usados para alimentação do bebê
- Deve-se sempre consultar o pediatra sobre quando mudar o tipo de leite, adicionar outros alimentos ou líquidos
- O bebê não precisa de água nos primeiros 6 meses de vida, pois o leite materno contém quantidade necessária de líquido, mesmo no verão. O bebê com sede mama com mais frequência
- Chás ou sucos e água só devem ser oferecidos ao bebê quando indicados pelo pediatra

▸ Cuidado do cordão umbilical
▸ Segurança:
- Uso de assento de carro (Figura 23.1)
- Brinquedos
- Posição para dormir – prevenção de síndrome de morte súbita (dormir sempre de costas): recomenda-se colocar o neonato tanto a termo como prematuro (> 32 semanas de gestação) na posição supina (de costas) sem elevação da cabeceira do berço. Esta posição deverá ser adotada ainda na UTI neonatal, quando o neonato estiver estável o suficiente para tolerá-la. Isto dará oportunidade ao neonato de adaptar-se, antes da alta hospitalar, à posição supina para dormir (McMullen et al., 2014)

▸ Não deixar lençóis ou cobertas soltos dentro do berço
▸ Verificar o espaço entre as grades do berço
▸ Não utilizar acolchoamento na lateral do berço, em vista da possibilidade de que, caso o neonato encoste o rosto na superfície do protetor, não consiga respirar
▸ Uso de aspirador nasal:
- Quando e como usar

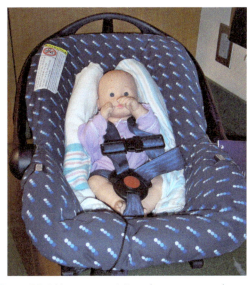

Figura 23.1 Neonato posicionado em assento de carro.

- Como limpar o aspirador nasal
▸ Cuidados com a área da fralda:
- Trocar a fralda quando necessário
- Limpar bem a região com água
- Avisar ao pediatra se o neonato apresentar assadura, e utilizar somente o tratamento recomendado pelo médico
▸ Quando se deve notificar o médico de algum problema
- Instabilidade térmica:
- Irratibilidade excessiva
- O bebê não está se alimentando bem
- Flacidez
- Dificuldade para respirar
- Tosse
- Vômitos frequentes, em grande quantidade, de cor esverdeada, com sangue
- Diarreia
- Queda do bebê
- Desidratação
- Convulsões
▸ Medicações (Apêndice G):
- Administração de vitaminas ou medicamentos: o medicamento deve ser sempre misturado com 15 mℓ de leite materno. Deve-se oferecer o medicamento no início da alimentação, a menos que não seja indicado dar o medicamento com a alimentação
- Atendimento de emergência (reanimação cardiopulmonar e bloqueio das vias respiratórias superiores): é importante que essa informação seja ministrada por profissionais treinados nessa área, incluindo a parte teórica ou demonstrativa pelo instrutor e outra parte em que os pais tentem aplicar a técnica ensinada, evitando, assim, acidentes decorrentes de aplicação inadequada desse tipo de atendimento (Quadro 23.1).

Quadro 23.1 Reanimação cardiopulmonar (RCP) – 0 a 1 ano de idade.

Sequência do resgate	Ação

Observação de resposta
- Movimente o bebê levemente, tentando despertá-lo. Solicite auxílio
- Coloque o bebê de costas, com cuidado, sobre uma superfície plana e firme

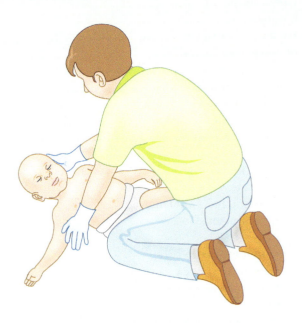

Abertura das vias respiratórias
- Incline levemente a cabeça do bebê para trás (posição neutra), levantando o queixo
- Coloque seu ouvido sobre a boca do bebê para perceber se existe movimento de ar

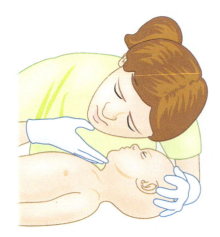

Respiração (observar se há respiração por 3 a 5 s)
- Tente escutar se o ar entra e sai pela boca e pelo nariz
- Observe se há movimento do tórax
- Sinta se o ar está saindo pela boca e pelo nariz

Caso não volte a respirar
- Mantenha a cabeça do bebê em posição neutra e faça respiração boca a boca, colocando o ar de 2 respirações curtas, cobrindo o nariz e a boca do bebê com sua boca; observe se há movimento torácico

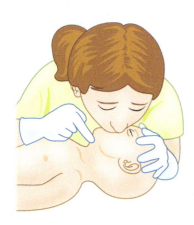

(continua)

Quadro 23.1 Reanimação cardiopulmonar (RCP) – 0 a 1 ano de idade (*continuação*).

Sequência do resgate	Ação
Circulação ▸ Apalpe o pulso braquial na parte superior do braço ▸ Se houver pulso mas o bebê não respirar, continue as respirações boca a boca, fazendo uma respiração a cada 3 s ▸ Se não houver pulso, inicie a compressão cardíaca, fazendo primeiro uma respiração e, depois, 5 compressões cardíacas ▸ Localize a linha imaginária que vai de um mamilo ao outro ▸ Coloque 3 dedos logo abaixo da linha imaginária; levante o dedo o mais próximo da linha e inicie a compressão com os outros 2 dedos ▸ Repita o ciclo por 1 min; verifique o pulso e a respiração; se houver pulso, mas não respiração, continue fazendo respirações a cada 3 s	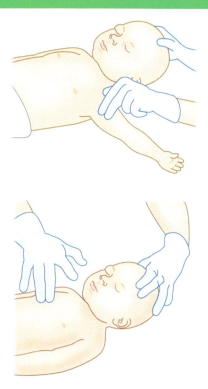

Para facilitar o registro das orientações de alta, suge-re-se uma ficha que contemple todos os pontos a serem discutidos com os pais (Apêndice C).

Método de ensino

Uma vez determinado o que deve ser ensinado, é necessário escolher o método de ensino mais efetivo. Algumas pessoas têm mais facilidade para aprender por métodos visuais, outras preferem ouvir em vez de ler a informação, e algumas só aprendem quando podem praticar o que foi ensinado. Em geral, as pessoas aprendem por meio de uma combinação de estilos. Segundo Dale (1954), criador do "cone do aprendizado", há uma tendência a recordar 10% do que lemos, 20% do que ouvimos, 30% do que vemos, 50% do que ouvimos e vimos, 70% do que falamos e 90% do que falamos e fazemos. A chave de um ensino eficiente é a avaliação do estilo de aprendizado dos pais e a adaptação do ensino a esse estilo.

Dê preferência às classes de preparo de alta individualmente, por família, e incentive que venham todos os que estarão envolvidos no cuidado do neonato, como irmãos, avós e outros familiares. Este método é mais efetivo, pois a família sente-se valorizada, e motivada. Além disso, todos estarão recebendo a mesma orientação, o que vai contribuir para um cuidado mais padronizado e adequado do neonato em casa.

Quando e onde ensinar

A ocasião ideal para o aprendizado é quando há motivação e disponibilidade para aprender. Algumas orientações podem ser oferecidas mesmo dentro da UTI neonatal durante as visitas; as demais devem ser feitas em um ambiente sem distrações, com oportunidade para esclarecimento de dúvidas e demonstração dos cuidados a serem prestados em casa.

Recomenda-se colocar o neonato tanto a termo como o prematuro (> 32 semanas de gestação) na posição supina sem elevação da cabeceira do berço durante a internação, quando esteja estável o suficiente para tolerar esta posição. Isto dará oportunidade ao neonato de adaptar-se, antes da alta hospitalar, à posição supina para dormir (McMullen et al., 2014).

Documentação

A documentação cuidadosa do que foi ensinado aos pais permite que equipe que está prestando cuidado ao paciente esteja ciente do que foi ensinado e das necessidades que ainda deverão ser atendidas.

Às vezes, as vias respiratórias do bebê podem ficar obstruídas quando ele se alimenta ou leva pequenos objetos à boca. Se o bebê puder tossir, chorar ou respirar, não há necessidade de intervir. Mas, se o bebê não consegue tossir, chorar ou respirar, é preciso intervir prontamente (Quadros 23.2 e 23.3).

Quadro 23.2 Como retirar um bloqueio das vias respiratórias em um bebê consciente.

Passo 1

Dê 5 batidas nas costas

‣ Coloque o bebê de bruços, com a cabeça mais baixa que o resto do corpo

‣ Use a palma da mão para dar batidas nas costas, entre as espáduas; seja firme, mas cuidadoso

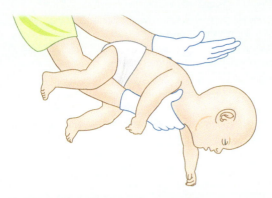

Passo 2

Faça 5 compressões no tórax

‣ Apoie a cabeça, segure o bebê entre as mãos e os braços, dê a volta no corpo, colocando-o de costas, sempre mantendo a cabeça mais baixa que o corpo

‣ Faça 5 compressões no tórax sobre o esterno

‣ Repita os passos 1 e 2 até a obstrução ser resolvida

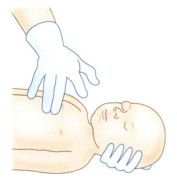

Quadro 23.3 Como retirar um bloqueio das vias respiratórias em um bebê inconsciente.

Comprove se o bebê responde

‣ Movimente o bebê levemente, chamando-o pelo nome; peça auxílio

‣ Coloque-o em decúbito dorsal

Abra as vias respiratórias

‣ Para abrir as vias respiratórias, incline a cabeça do bebê levemente para trás (posição neutra); coloque seu ouvido sobre a boca e o nariz do bebê e tente perceber se há movimento de ar

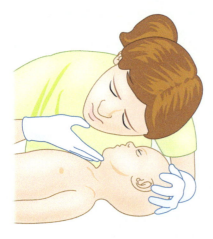

(continua)

Quadro 23.3 Como retirar um bloqueio das vias respiratórias em um bebê inconsciente (*continuação*).

Tente ventilar

▸ Se a criança não respira, ponha sua boca sobre a boca e o nariz do bebê e faça 2 respirações pequenas; para verificar se a via respiratória está obstruída, reposicione a cabeça do bebê e repita as 2 respirações

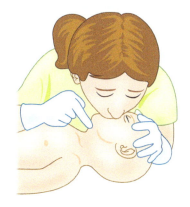

Caso continue obstruída

▸ Coloque o bebê de bruços, com a cabeça mais baixa que o resto do corpo; dê 5 batidas com a palma da mão na parte alta das costas, entre as espáduas; seja firme, mas cuidadoso

▸ Caso o bebê não volte a respirar, coloque-o deitado de costas em uma superfície firme; faça 5 compressões no tórax sobre o esterno; localize a linha imaginária de um mamilo ao outro; coloque os 3 dedos imediatamente abaixo da linha imaginária; levante o dedo que está mais perto da linha e inicie a compressão com os outros dois dedos (ver Compressão do tórax, anteriormente)

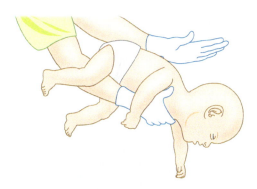

Olhe dentro da boca do bebê para procurar o objeto estranho ou alimento

▸ Observe se o objeto está próximo da parte anterior da boca e tente retirá-lo

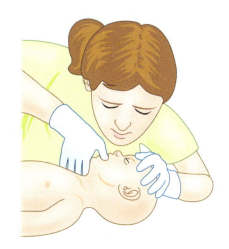

Tente ventilar

▸ Se não conseguir ventilar, repita as batidas nas costas e as compressões

▸ Quando a via respiratória estiver desobstruída, verifique a respiração e a circulação; caso não esteja, siga os passos da RCP

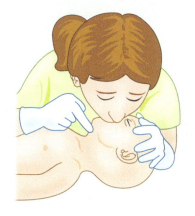

RCP: reanimação cardiopulmonar.

Orientações de alta em casos especiais

Altas especiais são aquelas que requerem, além dos cuidados básicos ao recém-nascido, equipamentos e cuidados especiais a serem realizados em casa, como: traqueostomia, monitor de apneia, gastrostomia, oxigenoterapia, colostomia, curativos, posicionamento antirrefluxo (uso do cavalete antirrefluxo) e qualquer outro cuidado especializado.

Os pais devem receber treinamento teórico e prático sobre como cuidar do paciente que necessita de cuidados especiais. Cada UTI neonatal deve oferecer a opção de permanência dos pais por 24 horas (um dia e uma noite) em um quarto próximo à UTI neonatal antes da alta, no qual serão responsáveis por prestar os cuidados gerais e especiais ao bebê, sob supervisão da enfermagem (Figura 23.2). Essa rotina permite que os pais tirem dúvidas, o que aumenta sua competência e capacidade de prestar os cuidados básicos e especializados ao neonato, diminui a ansiedade e permite que se sintam mais preparados para a tarefa em domicílio, além de reduzir as re-hospitalizações decorrentes de complicações ocorridas por falta de preparo dos pais.

Dia da alta

- Os pais devem ser contatados assim que a alta for prescrita; deve-se orientá-los a levar para o recém-nascido uma muda de roupa, coberta, um meio de identificação (de preferência, a duplicata da pulseira de identificação do recém-nascido, quando utilizada) e o assento de carro
- Deve-se fornecer aos pais uma cópia do resumo de alta preparado pelo neonatologista, contendo o histórico, a evolução, os tratamentos administrados, os resultados de exames, as medicações e as soluções

administradas durante a internação e as medidas antropométricas do dia da alta. O plano de tratamento sugerido após a alta, como dieta, medicações e cuidados especiais, também deve ser mencionado

- As medicações e os materiais especiais necessários para o cuidado em casa devem ser providenciados com antecedência. Todos os pertences do recém-nascido devem ser entregues aos pais
- Deve ser esclarecida qualquer dúvida quanto aos cuidados do recém-nascido
- Deve ser entregue a ficha com data, hora e local dos acompanhamentos com o pediatra e os especialistas
- A verificação da identidade do recém-nascido e dos pais é um processo importante na alta hospitalar. Registre essa verificação no prontuário do paciente
- Devem ser realizadas as anotações de enfermagem de alta, incluindo a data, a hora, as condições do recém-nascido e com quem foi acompanhado.

Home-care

Nas últimas décadas, tem havido maior interesse pelo serviço de *home-care* para recém-nascidos de alto risco. Entre as vantagens, destacam-se:

- Período mais rápido de recuperação: assistência constante
- Redução dos custos: o custo do *home-care* é 40 a 50% mais baixo que o custo hospitalar.

Indicações

- Condições agudas: curto prazo, como pós-operatório, pós-parto, medicações intravenosas, monitor de apneia, fototerapia
- Condições crônicas: nutrição parenteral, gastrostomia, gavagem, gastróclise, colostomia, traqueostomia, ventilador artificial, diálise peritoneal
- Condições terminais ou morte iminente.

Tipos de assistência

- Contínua: cobertura com enfermagem 24 h/dia
- Intermitente: cobertura por 6 a 8 horas; é necessário que a mãe ou uma pessoa designada esteja em casa todo o tempo
- Visitas em domicílio: visitas diárias, 1 a 4 vezes ao dia.

Fatores para a seleção do paciente

- Avaliação do paciente: o principal fator a ser analisado é a estabilidade fisiológica; durante pelo menos 1 mês após a alta, o paciente não deve necessitar de

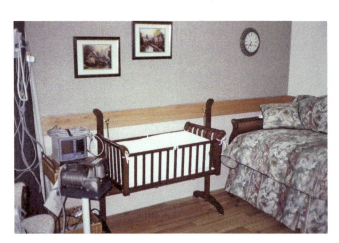

Figura 23.2 Quarto pré-alta.

mudanças no curso do tratamento, tampouco de exames diagnósticos complexos nem de internação ou visitas em caráter de emergência para tratamento

- Avaliação do sistema de suporte: quais serão os membros da família responsáveis pelo neonato após a alta hospitalar?
- Identificação dos recursos: quem pagará as despesas do *home-care*?
- Identificação dos equipamentos e materiais necessários: previsão do que será utilizado ao cuidarem do neonato em casa, realização precoce de requisição de material e equipamento, para que os pais possam praticar as técnicas a serem aplicadas em casa
- Avaliação da residência: verificação de água encanada, luz e das condições de higiene da residência
- Plano de cuidado: qual é o plano de tratamento e cuidado desse paciente?
- Comunicação com a agência de *home-care*: deve-se escolher uma agência que tenha equipe treinada em todas as etapas de crescimento do neonato
- Orientação de alta.

Plano de enfermagem

Avaliação inicial

Consiste em uma avaliação geral do estado de saúde, do exame físico, da estabilidade fisiológica e de como manter o estoque de material, estabelecer normas dos passos a serem adotados em caso de emergência e preparar o plano de tratamento:

- Diagnóstico de enfermagem: forma a base para o plano assistencial
- Resultados esperados: devem ser avaliados e discutidos, incluindo a família no processo
- Intervenções de enfermagem: devem ser individualizadas para que atendam ao paciente, integrando a família no cuidado.

Equipe de *home-care*

A equipe deve ser composta por profissionais e funcionários com experiência na área, que saibam prestar cuidados gerais e mais complexos ao paciente. Deve ter boa avaliação, reconhecer o problema e confiar no posicionamento tomado ao julgar as alterações do paciente. Cada instituição deve analisar a possibilidade de promover e utilizar o serviço de *home-care*.

Home-care especializado

▶ **Traqueostomia.** O treinamento dos pais inclui partes teórica e prática, e deve iniciar-se 3 a 4 semanas antes da data prevista para alta do hospital. O treinamento deve incluir técnicas de troca da cânula e fixador, desinfecção e reposição da cânula, preparo das soluções desinfetantes, cuidados com o aspirador (incluindo troca do recipiente coletor, da extensão e das sondas de aspiração), aspiração da cânula, sinais e sintomas de obstrução da cânula, sinais de infecção local e generalizada, uso de umidificador e oxigênio, ventilação com reanimador manual.

▶ **Ventilador artificial.** Quando não houver mais necessidade de ajustes nos parâmetros do ventilador convencional, o paciente deve ser transferido para o ventilador do *home-care*. O treinamento dos pais leva 2 a 3 meses e inclui identificação de problemas relacionados com o funcionamento do ventilador, sinais de estresse respiratório, ajuste do nível de oxigênio, aspiração da cânula de traqueostomia, desinfecção das conexões do ventilador e treinamento do cuidado com a traqueostomia.

▶ **Nutrição parenteral.** Assim que se determinar que o paciente irá para casa com nutrição parenteral, deve ser iniciado o treinamento de 2 adultos (3 a 4 dias de duração, com 4 semanas de prática, dependendo do aprendizado), incluindo cuidados com o cateter central, troca de curativo, troca do equipo e da bolsa de solução, manejo da bomba de infusão, problemas que possam surgir relacionados com o cateter, como obstrução, rompimento, quebra ou deslocamento, sangramento, dosagem de glicose sanguínea, sinais de hipo- e hiperglicemia, sinais de infecção no local de inserção do cateter e/ou generalizada, cuidados com gastrostomia, colostomia e sonda gástrica: como fazer limpeza, fixação e cuidado com a pele.

Acompanhamento clínico do recém-nascido de alto risco

O acompanhamento clínico é fundamental para se detectarem problemas nutricionais, comportamentais, de desenvolvimento e motores. Deve-se monitorar o paciente, no primeiro ano de vida, com consultas mensais.

O acompanhamento é feito por uma equipe interdisciplinar, que inclui neonatologista, enfermeiro, fonoaudiólogo, fisioterapeuta, terapeuta ocupacional, assistente social e nutricionista.

Os principais objetivos do acompanhamento são:

- Avaliação nutricional (peso, comprimento, bioquímica sanguínea)
- Avaliação do desenvolvimento motor, neurológico, oral, da fala, auditivo e visual
- Identificação de complicações e encaminhamento para especialistas, caso seja necessário
- Manejo das sequelas associadas à patologia ou à idade gestacional

▶ Boa comunicação com o pediatra da criança, mantendo-o informado por meio de relatórios sobre a evolução da criança, com ênfase nas áreas que precisam ser monitoradas.

Bibliografia

American Academy of Pediatrics (AAP). Committee on Fetus and Newborn. Hospital discharge of the high-risk neonate – proposed guidelines. Pediatrics. 1998; 102(2 Pt 1):411-7.

Dale E. Audio visual methods in teaching. New York: Dryden; 1954. p 42.

Gelfer P, Cameron R, Masters K et al. Integrating "Back to Sleepy recommendations into Neonatal ICU practice. Pediatrics. 2013; 131(4):e1264-70.

Grazel R, Phalen AG, Palomano RC. Implementation of the American Academy of Pediatrics Recommendations to reduce sudden infant death sydrome risk in neonatal intensive care units: an evaluation of nursing knowledge and practice. Advance Neonatal Care. 2010; 10:332-42.

McMullen SL, Wu Yow-Wu, Austin-Ketch T et al. Transitioning the premature infant from nonsupine to supine position prior to hospital discharge. Neonatal Network. 2014; 33(4):194-8.

Mataloun MGB, Borell JG. A alta do recém-nascido. In: Leone C, Tronchin DMR. Assistência integrada ao recém-nascido. São Paulo: Atheneu; 1996. p. 71-5.

Naganuma M, Barbosa VL. Alta do recém-nascido. In: Naganuma M, Kakehashi TY, Barbosa VL et al. Procedimentos técnicos de enfermagem na UTI neonatal. Rio de Janeiro: Atheneu; 1995.

Neonatal/Pediatric Discharge Planning: Preparing the way from hospital to home. Loma Linda University Medical Center, Nursing Staff Development Lecture, 25 de outubro, 1990.

Robinson TMS. Teaching parents in the NICU. Neonatal Network. 1991; 10(2):73-4.

24

Sistematização da Assistência na UTI Neonatal

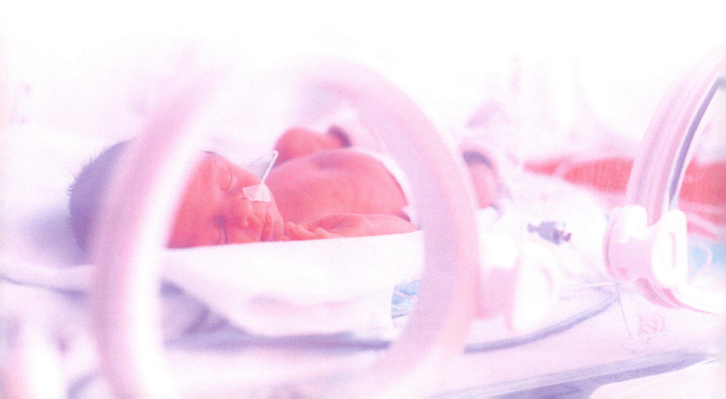

Sistematização da assistência de enfermagem

Segundo Tannure e Pinheiro (2010), a sistematização da assistência de enfermagem é um método científico aplicado na prática assistencial que promove mais segurança e qualidade no cuidado aos pacientes, bem como a autonomia dos profissionais de enfermagem.

Os diagnósticos de enfermagem utilizados neste capítulo estão fundamentados nas definições e classificações da NANDA International (2010).

O foco é no diagnóstico primário de enfermagem, no resultado esperado dos cuidados prestados e nas possíveis intervenções de enfermagem (Quadro 24.1).

Quadro 24.1 Sistematização da assistência de enfermagem.

Nutrição alterada	
Diagnóstico de enfermagem	*Nutrição alterada*: relacionada com idade gestacional, alterações anatômicas e fisiológicas do sistema gastrintestinal
Resultado esperado	Melhora da ingestão nutricional e promoção do crescimento, com ganho de peso de 10 a 20 g por dia, bem como tolerância a alimentação enteral
Intervenções de enfermagem	• Monitoramento do balanço hídrico: ingestão e eliminação • Administração de alimentação enteral por meio de sonda gástrica ou copinho • Oferta constante de sucção não nutritiva durante a gavagem • Medidas antropométricas: peso e perímetro cefálico (diariamente), comprimento (semanalmente) • Administração de nutrição parenteral, quando prescrita • Verificação de resíduo gástrico antes de iniciar a alimentação, quando o paciente estiver recebendo alimentação por gavagem; oferta de sucção não nutritiva • Manutenção do neonato na posição lateral direita para facilitar o esvaziamento do estômago no caso de tendência a resíduos volumosos • Posicionamento em decúbito lateral esquerdo em caso de refluxo gastresofágico • Monitoramento de sinais de intolerância alimentar: resíduo gástrico, distensão abdominal, presença ou não de ruídos hidroaéreos abdominais, alças intestinais distendidas • Medida da circunferência abdominal a cada 12 h • Coleta de amostras para exames laboratoriais quando prescritos para monitoramento das necessidades nutricionais • Balanço hídrico a cada 12 h • Monitoramento de evacuações: frequência, consistência, cor e anormalidades • Notificação ao médico se houver resíduo gástrico acima de 30% do total de leite oferecido
Alterações da integridade da pele	
Diagnóstico de enfermagem	*Alterações da integridade da pele*: relacionadas com fragilidade da pele no prematuro extremo, desidratação, edema, infecções, circulação periférica comprometida e diminuição de perfusão do tecido
Resultado esperado	Pele do neonato intacta, cor natural, limpa e seca, sem áreas de descoloração ou de hiperemia, e sem infecções
Intervenções de enfermagem	• Avaliação das condições da pele sempre que for necessário manusear o neonato • Registro das condições da pele a cada plantão; notificação ao médico se houver alguma anormalidade • Manuseio cuidadoso, principalmente de neonatos extremamente prematuros (< 30 semanas de gestação) • Utilização de tenda de umidificação aquecida nos prematuros com menos de 30 semanas de gestação de acordo com a rotina • Utilização do mínimo possível de fita adesiva e, se for necessário, utilização de produtos menos agressivos à pele. Remoção dos adesivos com solução apropriada • Prevenção de queimaduras ao aquecer o calcanhar para glicemia periférica; utilização apenas de compressas mornas • Utilização de produtos menos corrosivos para antissepsia da pele, caso necessário antes de alguns procedimentos (p. ex., colocação de cateter central). Limpeza da pele com água morna após o procedimento, removendo, assim, o excesso de antisséptico • Prevenção de lesões relacionadas com o posicionamento ou lesões por pressão. Mudança de decúbito de acordo com a tolerância e gravidade do neonato. Normalmente, recomenda-se não manter o neonato por mais de 8 h na mesma posição • Deve-se colocar os pacientes graves e instáveis deitados sobre a pele sintética de carneiro, espuma tipo caixa de ovo ou colchão de água • O banho não deve ser diário. Quando realizado, deve-se utilizar sabonete neutro • Troca de fraldas quando necessário
Alterações nas trocas gasosas	
Diagnóstico de enfermagem	*Alterações nas trocas gasosas*: relacionadas com prematuridade, síndrome de estresse respiratório, taquipneia transitória, apneia, hipertensão pulmonar, síndrome de aspiração de mecônio, infecção pulmonar e displasia broncopulmonar

(continua)

Quadro 24.1 Sistematização da assistência de enfermagem (*continuação*).

Resultado esperado	Manutenção dos níveis de oxigenação adequados do neonato: ▸ Estabilização da frequência respiratória < 70 movimentos por minuto ▸ Oximetria de pulso dentro dos parâmetros normais de acordo com a idade gestacional (Capítulo 15) ▸ Gasometria dentro dos parâmetros prescritos ▸ Ausência de retrações torácicas marcadas, cianose, gemido expiratório e batimento das asas do nariz ▸ Raio torácico em conformidade com os padrões normais
Intervenções de enfermagem	▸ Verificação dos sinais vitais a cada 2 h ou quando necessário ▸ Avaliação da qualidade do esforço respiratório ▸ Gasometria arterial de acordo com a rotina ou quando necessário ▸ Oximetria de pulso contínua (registro e comunicação de valores anormais) ▸ Se o paciente estiver intubado: verificação da patência da cânula endotraqueal e aspiração, quando necessário ▸ Verificação dos parâmetros do ventilador com a tomada dos sinais vitais ▸ Monitoramento da concentração de oxigênio administrada, ajuste de acordo com os níveis de saturação de oxigênio e a idade gestacional, para evitar hipo- ou hiperoxigenemia ▸ Mudança de decúbito quando indicada para auxiliar na expansão pulmonar e prevenir atelectasia ou estases de secreções pulmonares ▸ Ausculta e avaliação dos ruídos respiratórios com a tomada dos sinais vitais, quando necessário ▸ Manutenção do pescoço em posição neutra, utilizando-se um coxim abaixo do pescoço para facilitar e manter a posição desejada ▸ Administração de sedação e analgésicos, quando indicada, no paciente intubado ▸ Manutenção do controle do ambiente, reduzindo o barulho e a luminosidade ▸ Mínimo toque ▸ Auxílio e posicionamento do neonato para radiografia, quando indicada ▸ Notificação do médico quando houver alterações significativas no quadro cardiorrespiratório do paciente

Alterações no equilíbrio hidreletrolítico

Diagnóstico de enfermagem	*Alterações no equilíbrio hidreletrolítico*: relacionadas com diminuição da perfusão renal, hiponatremia, oliguria, edema generalizado e retenção urinária
Resultado esperado	Volta do equilíbrio hidreletrolítico com diurese adequada, níveis de eletrólitos em conformidade com os parâmetros normais, diminuição do edema generalizado
Intervenções de enfermagem	▸ Manutenção do registro do balanço hídrico (entradas e saídas) ▸ Coleta de exames laboratoriais para avaliação dos eletrólitos de acordo com a prescrição médica. Notificação dos resultados, caso estejam fora dos níveis normais ▸ Exame da pele a cada tomada de sinais vitais: turgor, seca ou úmida, ressecada, edema, elasticidade diminuída etc. ▸ Peso diário, se possível na mesma escala

Alterações por desenvolvimento neuropsicomotor

Diagnóstico de enfermagem	*Alterações no desenvolvimento neuropsicomotor*
Resultado esperado	Desenvolvimento apropriado de acordo com a idade gestacional
Intervenções de enfermagem	▸ Modificação do ambiente de acordo com o comportamento do neonato ▸ Promoção do ciclo dia-noite: colocação de coberta sobre as incubadoras, reduzindo a luminosidade no período noturno, retirada da cobertura durante o dia, mantendo-se luminosidade moderada ▸ Agrupamento dos cuidados e procedimentos ▸ Posicionamento com apoio (Capítulo 13) ▸ Quando em berço aberto ou em bacinete, promoção de posicionamento com enrolamento (Capítulo 12) ▸ Monitoramento de sinais de estresse e intervenção de acordo com o diagnóstico ▸ Mínima interrupção dos períodos de sono do neonato ▸ Manutenção dos ruídos e do barulho na UTI neonatal dentro dos níveis recomendados (Capítulo 12) ▸ Ensino aos pais sobre o toque terapêutico e os sinais de estresse ▸ Início do método canguru assim que o paciente esteja estável ▸ Manutenção do posicionamento em linha mediana, mantendo-se as extremidades inferiores levemente flexionadas

Alteração da glicemia

Diagnóstico de enfermagem	*Alteração da glicemia*: relacionada com alguns fatores que contribuem (p. ex., diminuição do armazenamento de glicogênio, anormalidades na regulação endócrina e aumento da utilização de glicose)
Resultado esperado	Equilíbrio dos níveis glicêmicos

(*continua*)

Quadro 24.1 Sistematização da assistência de enfermagem (*continuação*).

Intervenções de enfermagem	
	▸ Monitoramento do quadro clínico
	▸ Monitoramento da glicemia de acordo com a prescrição médica, ou quando indicado
	▸ Hipoglicemia: níveis de glicose < 40 mg/dℓ nos neonatos a termo e < 45 mg/dℓ nos neonatos prematuros:
	• Aferição dos níveis de glicose por via capilar ou venosa, quando indicado
	• Balanço hídrico rigoroso
	• Administração de soro glicosado de acordo com a prescrição em infusão contínua
	• Administração de glicose intravenosa ou em *bolus*, de acordo com a prescrição, se necessário
	• Terapia hormonal, se necessário, pois promove glicogênese
	• Administração de glucagon quando prescrito, pois promove a estimulação da glicogenólise
	▸ Hiperglicemia: níveis de glicose > 180 mg/dℓ
	• Observação da diurese. Pode ocorrer diurese osmótica, eliminação de glicose na urina e desidratação relacionada com diurese osmótica
	• Glicemia sanguínea e urinária quando necessário
	• Balanço hídrico rigoroso
	• Monitoramento de sinais de septicemia
	• Administração de insulina de acordo com a prescrição (Capítulo 18)

Regulação térmica corporal inefetiva

Diagnóstico de enfermagem	*Regulação térmica corporal inefetiva*
Resultado esperado	Manutenção da regulação térmica evidenciada por: temperatura conforme os parâmetros normais (36,5 a 37°C), demandas de oxigênio estáveis, sem apneia, atividade normal
Intervenções de enfermagem	▸ Verificação da temperatura axilar a cada 3 a 4 h, nos horários de toque
	▸ Manutenção de ambiente térmico neutro
	▸ Quando se está utilizando incubadora ou berço de calor radiante, é preciso certificar-se de que a sonda de temperatura esteja corretamente no abdome, no local recomendado (quadrante anterolateral direito, na direção do fígado). Deve-se evitar que seja coberta ou que o neonato deite sobre ela
	▸ Tentativa de posicionar o berço distante das saídas de ar-condicionado, ventiladores e janelas
	▸ Manutenção do neonato seco. Troca das fraldas assim que ocorrer eliminação
	▸ Observação de umidade nos lençóis ou cobertas ao tocar o neonato. Caso estejam úmidos, deve-se trocar assim que possível
	▸ Retirada paulatina do neonato do berço aquecido ou incubadora para evitar resfriamento durante o processo, quando indicada (Capítulo 7)

Alteração psicossocial relacionada com UTI neonatal

Diagnóstico de enfermagem	*Alteração psicossocial relacionada com UTI neonatal*
Resultado esperado	Adaptação dos pais e familiares às mudanças e à hospitalização
Intervenções de enfermagem	▸ Familiarização dos pais com o ambiente e as rotinas da UTI neonatal
	▸ Comunicação constante dos pais sobre o progresso do paciente
	▸ Incentivo à participação dos pais nos cuidados do filho
	▸ Avaliação do sistema de suporte da família
	▸ Assistência aos pais no processo de aprendizado relacionado com a UTI neonatal
	▸ Avaliação da necessidade de serviços especiais para os pais (p. ex., transporte, alimentação, capacidade de ler e escrever, deficiência visual ou auditiva)
	▸ Encaminhamento para a assistente social, se necessário
	▸ Oferta e encaminhamento para apoio espiritual e pastoral, se necessário

Hiperbilirrubinemia

Diagnóstico de enfermagem	*Hiperbilirrubinemia*
Resultado esperado	Neonato com função metabólica adequada, livre de sinais e sintomas de hiperbilirrubinemia: nível total de bilirrubina no soro conforme os parâmetros normais, urina amarelo-clara, choro normal, pele sem icterícia, ativo e tolerante à alimentação oral
Intervenções de enfermagem	▸ Avaliação e registro de cada tomada de sinais vitais: coloração da pele, sinais neurológicos como irritabilidade, tremores, convulsões e urina de cor amarelo-escura
	▸ Aferição dos níveis de bilirrubina, registro dos valores e notificação ao médico caso haja aumento dos valores
	▸ Início de fototerapia, se indicada, manutenção do neonato despido, com os olhos cobertos com venda apropriada para proteger contra luz intensa (a proteção será retirada durante o período de alimentação e durante a visita dos pais), e com os genitais também cobertos, para evitar irritação da pele
	▸ Manutenção de registro rigoroso do balanço hídrico; pode ocorrer desidratação
	▸ Registro das características da urina e das fezes
	▸ Aumento da oferta de líquidos para compensar a perda por evaporação resultante da fototerapia
	▸ Mudança de decúbito a cada 3 h, durante o período de alimentação
	▸ Monitoramento do nível de consciência e de atividade

(continua)

Quadro 24.1 Sistematização da assistência de enfermagem (*continuação*).

Cateter umbilical	
Diagnóstico de enfermagem	*Cateter central*
Resultado esperado	Manutenção da integridade do cateter, sem presença de sangramento
Intervenções de enfermagem	<ul><li>Manter a visualização do local de inserção do cateter, monitorar sangramento</li><li>Checar conexões e manter o equipo posicionado corretamente, para prevenir deslocamento acidental do cateter</li><li>Monitorar a fixação do cateter; trocar se não estiver intacto</li><li>Monitorar e registrar a quantidade de sangue retirada para os exames laboratoriais</li><li>Monitorar hematócrito e hemoglobina de acordo com prescrição médica</li><li>Monitorar a perfusão:circulação nas extremidades inferiores bem como os pulsos femorais; importante registrar coloração e temperatura das extremidades inferiores</li><li>Avisar ao médico se ocorrer mudança de coloração nas extremidades (p. ex., cianose ou palidez)</li><li>Adotar técnica asséptica durante a colocação e manuseio do cateter</li><li>Observar qualquer sinal de infecção local (p. ex., hiperemia, drenagem)</li><li>Trocar a cada 24 h as soluções administradas continuamente, utilizando técnica asséptica</li><li>Friccionar a conexão com solução antisséptica antes de acessar o cateter para coletar amostra de sangue, trocar equipo de soro, ou administrar medicamentos</li></ul>

Bibliografia

Axton SE, Fugate T. Nursing diagnosis pocket guide neonatal and pediatric critical care plans. Baltimore: Williams and Wilkins; 1999.

Broe V. Manual of pediatric nursing careplans. 2. ed. Department of nursing. The Hospital for Sick Children: Toronto; 1985.

Gardner SL, Carter BS, Enzman-Hines M et al. The handbook of neonatal intensive care. 7. ed. St. Louis: Mosby; 2011.

Nanda Internacional. Diagnósticos de enfermagem da NANDA 2009-2011. Porto Alegre: Artmed; 2010.

Tannure MC, Pinheiro AM. SAE – sistematização da assistência de enfermagem. Guia Prático. 2. ed. Rio de Janeiro: Guanabara Koogan; 2010.

Verklan MT, Walden M. Core curriculum for neonatal intensive care nursing. 3. ed. St. Louis: Elsevier Saunders; 2004.

25

Síndrome de Abstinência no Período Neonatal

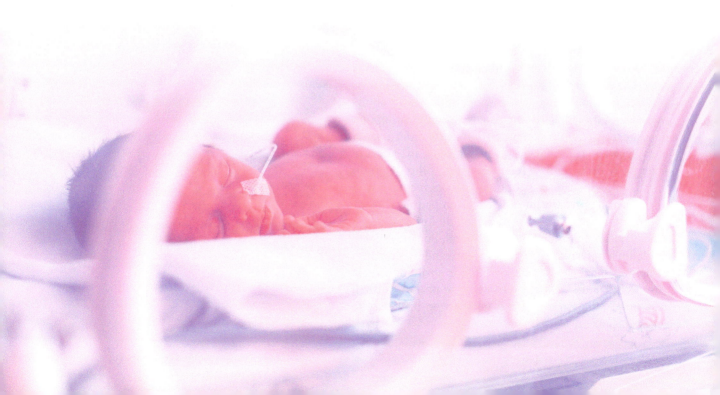

Introdução

A síndrome de abstinência neonatal é uma condição apresentada por recém-nascidos cujas mães fizeram uso de drogas ou outras substâncias que possam provocar dependência no neonato. Quando o cordão umbilical é cortado na hora do parto, ocorre uma interrupção repentina do fluxo da droga que passava pela placenta até o feto; com essa interrupção tem início o processo de abstinência no neonato. Atualmente, além do uso de drogas ilícitas (p. ex., heroína, cocaína, metadona) existe um aumento do consumo de medicamentos analgésicos que contêm narcóticos em sua fórmula (p. ex., codeína, oxicodona e hidrocodona) e que também causam síndrome de abstinência no neonato. Alguns neonatos desenvolvem síndrome de abstinência após o nascimento quando são administrados à gestante analgésicos e sedativos (p. ex., opioides, fentanila, morfina e metadona); portanto, para esse grupo de neonatos o uso desses medicamentos também deverá ter retirado lentamente, para, desta forma, reduzir a síndrome de abstinência.

Segundo Weiner e Finnegan (2015), a abstinência pode ser percebida em 60 a 80% dos neonatos expostos a opioides, porque os opioides têm ação rápida e não são armazenados no corpo do feto – o sinal de abstinência manifesta-se nas primeiras 24 a 72 horas de vida. Já a metadona tem ação mais longa, é estocada no tecido fetal, e sua gravidade e os sinais de abstinência são mais variáveis. Os sintomas mais comuns da síndrome de abstinência e sua frequência (em percentuais) são descritos no Quadro 25.1.

Se houver suspeita de uso de drogas durante a gestação, deverá ser feita uma avaliação do neonato para identificação da droga (ou drogas) utilizada(s) pela gestante. Recomenda-se, entre esses testes, coletar do neonato material para os seguintes exames: urina e mecônio (logo após o parto), e sangue do cordão umbilical.

Devido à demanda desses recém-nascidos, o pessoal de enfermagem passa por emoções às vezes negativas relacionadas com o fato de a mãe ter consumido drogas que levaram o neonato a sofrer todos esses sintomas e desconforto. Para isso, é necessário um programa de educação e apoio dos profissionais de enfermagem encarregados de cuidar desses neonatos. A mãe deverá fazer parte do cuidado e recuperação do filho, segundo uma recomendação feita por organizações reconhecidas nos EUA que promovem excelência no padrão do cuidado, como a Associação Americana de Enfermagem e a Associação de Enfermagem Neonatal. Por meio desse cuidado, a enfermagem estará incentivando o comportamento de apego da mãe ao filho, e ensinando a ela como cuidar do neonato durante esse período difícil; isto ajuda também a mãe e o neonato no processo de recuperação.

Ultimamente, a drogadição na gestante está sendo considerada um evento traumático na vida dessas mães, consequência do ambiente em que vivem e de decisões tomadas. De modo geral, a equipe cuidadora da UTI neonatal tem sentimentos e atitudes punitivas e negativas em relação a essas mães.

A equipe cuidadora da UTI neonatal deve ser orientada a fazer uma avaliação de como se sente em relação a esse tipo de mãe ou pai (caso ele esteja envolvido). Após esta abordagem, a equipe cuidadora irá aprender e entender mais sobre o processo de trauma que, provavelmente contribuiu para a drogadição, pelo qual passaram os pais, assim, cada profissional poderá prestar um cuidado consciente. O cuidado deve ser prestado com respeito, apoiando, ensinando e guiando a família no processo de cuidar do filho com a síndrome de abstinência.

Quadro 25.1 Sintomas da síndrome de abstinência neonatal (n = 135).

Sintomas comuns	Frequência (%)
Tremores:	96 a 95%
▸ Moderado: quando são despertados	
▸ Leve: quando estão quietos	
▸ Mais intenso: quando são despertados	
▸ Mais intenso ou marcado: quando estão quietos	
Choro ou grito estridente	95
Choro contínuo estridente	54
Espirros	83
Aumento do tônus muscular	82
Sucção desesperada das mãos e do punho	79
Vômitos ou regurgitamento	74
Período de sono após a alimentação:	
▸ < 3 h	65
▸ < 2 h	66
▸ < 1 h	58
Frequência respiratória > 60 bpm	66
Alimentação ineficiente, sucção ineficaz	65
Reflexo de Moro hiperativo	62
Diarreia	51
Sintomas menos comuns	**Frequência (%)**
Sudorese	49
Escoriação	43
Congestão nasal	33
Bocejo frequente	30
Febre < 39,3 °C	29
Frequência respiratória > 60/min e retração	28
Vômito excessivo	12
Fezes líquidas	12
Desidratação	1
Convulsões generalizadas	1

Fonte: adaptado de Finnegan, 1986.

Algumas UTIs neonatais já estão indo um pouco mais além, e estão convidando as mães que se recuperaram da drogadição e que tiveram filhos na UTI neonatal, para falar à equipe de enfermagem e médica sobre sua experiência em ter um filho(a) com a síndrome de abstinência e de como a atitude da equipe no cuidar não só do filho(a), mas também da mãe, fez diferença em promover apego dela ao filho, mas também o fato de a equipe acreditar na sua capacidade de mãe para cuidar do filho.

A equipe cuidadora na UTI neonatal tem em mãos a oportunidade de ajudar não só o neonato que está passando pela síndrome de abstinência a ter um futuro melhor, mas também pais a começarem a curar o trauma que os levou à drogadição.

Essa família deverá ser encaminhada ao serviço social para que receba assistência no hospital e continuidade do acompanhamento após a alta do neonato.

Muitas UTIs neonatais estão incorporando a participação ativa dos pais à avaliação dos cuidados recebidos. Também é muito importante que essas famílias, que são de alto risco e passaram por experiências traumáticas e drogadição, tenham participação não só na organização da UTI, mas ao dar sugestões sobre como podem ser mais bem servidas e, desta forma, terem uma experiência de segurança, não de julgamento. Devemos lembrar que o envolvimento em adição e uso abusivo de substâncias está associado também a experiências de trauma e violência experimentados por essas mulheres no passado ou na vida atual. Ao entender essa dinâmica, a equipe cuidadora poderá apoiar e ajudar essas mães a superarem as experiências negativas, enfocarem em novas experiências positivas de cuidarem delas mesmas e de seus filhos, e verem esperança no futuro devido ao cuidado, ao respeito e à orientação que receberam na UTI neonatal.

Criação de ambiente de apoio ao neonato exposto a drogas

Para cuidar dos neonatos expostos a drogas e que apresentem sintomas de abstinência, é importante criarmos um ambiente apropriado (Weiner e Finnegan, 2015). O Quadro 25.2 traz exemplos de comportamento de tais neonatos, indicações sobre o que os profissionais devem observar no comportamento e medidas a serem adotadas para se criar tal ambiente.

O escore de Finnegan deve ser utilizado a cada 3 a 4 horas, juntamente com as outras avaliações e cuidados de enfermagem. Esta avaliação deverá ser feita a partir do primeiro dia, e continuando até 48 horas após o tratamento farmacológico ter terminado (Quadro 25.3).

Tratamento farmacológico

O tratamento farmacológico recomendado atualmente continua sendo solução neonatal de ópio, cuja dosagem é similar a 0,4 mg de morfina por mililitro (mℓ) e é nomeada como SNO. Entretanto, algumas UTIs neonatais utilizam a morfina oral para o tratamento. Recomenda-se iniciar a morfina em 0,04 mg/kg/dia até atingir o máximo de 1,3 mg/kg/dia (pelo escore Finnegan > 12 por duas vezes ou > 8 por 3 vezes). A dose será aumentada 0,04 mg/kg por dia ou 0,1 mℓ; a frequência da administração será a cada 4 horas, até que os sintomas de abstinência tenham diminuído. Uma vez controlados os sintomas, recomenda-se que a dose seja diminuída em 10% por dia até se chegar à dose diária de 0,2 mg/kg, e então o uso será suspenso. O paciente deverá ser observado 2 a 3 dias sem morfina antes da alta.

Nos casos em que o neonato esteja recebendo a dose máxima de morfina, e ainda continue com o escore de Finnegan elevado, recomenda-se adicionar o fenobarbital. A dose inicial é de 16 a 20 mg/kg, com a dose de manutenção de 2 a 6 mg/kg a cada 12 horas. A redução da dose será de 10 a 20% por dia, quando o escore de Finnegan estiver menor ou igual a 8, por 24 horas.

Nos casos em que o neonato ainda apresentar sintomas, é recomendada a clonidina, na dose recomendada de 0,5 a 1 mcg/kg/dose por via oral cada 3 a 6 horas. Somente reduzir a dose (25% diariamente) quando a morfina estiver ao redor de 0,06 mg/kg/dose.

Nos neonatos na UTI neonatal, que recebem opioides para tratamento da dor e sedativos, como morfina e fentanila, dependendo da dosagem, e o tempo em que permaneceram recebendo estes medicamentos, eles também irão passar pelo processo de abstinência se estes medicamentos forem retirados abruptamente. Portanto, a retirada desses medicamentos não deve ser abrupta; em vez disso, deve-se seguir um protocolo de retirada paulatina para evitar síndrome de abstinência. Segundo Margotto (2013), não existem dados relativos a estratégias de retirada de opioides; mas, variam de acordo com o paciente. Recomenda-se a seguinte rotina:

- Uso de opioides por 3 dias pode ser interrompido abruptamente
- Uso > 3 dias: retirar 20% da dose inicial a cada dia; em 5 dias o uso de fentanila será suspenso
- Uso > 7 dias: retirar mais lentamente (retirar 20% da dose inicial a cada 2 a 3 dias)
- Uso > 15 dias: retirar 10% da dose inicial a cada 2 a 3 dias
- Importante: avaliação contínua de sinais de abstinência e, com base nessa avaliação, continuar a reduzir a dose.

Quadro 25.2 Promoção de um ambiente que apoie o neonato com a síndrome de abstinência.

Comportamento	Observação	Intervenções
Choro estridente	Anotar quando começou, e por quanto tempo Avaliar outras causas possíveis do choro (p. ex., dor, aumento da circunferência cefálica, fontanelas abauladas)	Enrolar o neonato, segurá-lo firmemente, balançar lentamente, oferecer chupeta, diminuir os intervalos entre uma alimentação e outra, alimentação livre sem horário fixo. Reduzir os estímulos ambientes (p. ex., ruídos e iluminação)
Incapacidade de dormir	Quanto tempo dorme antes da hora de alimentação, observar o padrão de dormir e acordar	Diminuir ruídos e luminosidade, enrolar o neonato, organizar o cuidado para minimizar manuseio contínuo
Sugar desesperadamente os punhos e as mãos	Observar quando inicia o comportamento, com atenção à pele ao redor, em busca de sinais de bolhas, ou de inflamação	Utilizar camisetas ou roupa com mangas enluvadas ou colocar luvas para prevenir traumatismo na pele Oferecer a chupeta para sucção não nutritiva
Bocejar	Anotar quando iniciou e a frequência	–
Espirrar	Anotar quando iniciou e a frequência	Verificar as narinas e avaliar a necessidade de aspiração
Problema com a alimentação	Observar o padrão de sugar, engolir e respirar (coordenação)	Monitorar o peso diário, diminuir o estímulo ambiente durante a alimentação, enrolar de modo seguro, oferecer pequenas quantidades de cada vez. Evitar estímulos como balançar, falar com o neonato ou contato visual direto
Vômitos	Anotar quando ocorrem, cor, quantidade e consistência	Monitorar as entradas e saídas Se apresentar sinais de desidratação, iniciar administração intravenosa de líquidos Manter o neonato na posição lateral, bem como a cabeceira da cama elevada
Reflexos hiperativos de Moro e hipertonicidade	Os reflexos são leves, moderados ou graves	–
Tremores e convulsões	Anotar quando ocorrem, por quanto tempo e se quando o neonato está quieto ou quando é acordado. Anotar a localização do tremor, ou se é generalizado	Se houver convulsão, administrar medicamentos prescritos, manter as vias respiratórias patentes Manter temperatura corporal nos parâmetros normais Diminuir o estímulo ambiente Agrupar os cuidados
Lesões na pele	Avaliação frequente da pele em busca de escoriações, arranhões, feridas	Mudar frequentemente o decúbito Cuidado frequente da pele (limpar, aplicar creme, expor ao ambiente para facilitar o secamento da ferida), principalmente devido a evacuação líquida; é comum ocorrer dermatite na região da fralda, requerendo tratamento medicamentoso e troca de fraldas com frequência Observar sinais de infecção na pele

Fonte: adaptado de Weiner e Finnegan, 2015.

Não se deve descuidar do controle de sintomas como irritação, vômitos, diarreia e dificuldade de alimentação nos neonatos que passam pela síndrome de abstinência e que muitas vezes causam irritação e desconforto adicional ao neonato.

O tratamento apropriado nos casos de abstinência de opioides deve ser baseado no princípio de diagnóstico e avaliação corretos. Certos sinais de abstinência não são específicos e podem, na verdade, mascarar outras condições como septicemia, meningite, hipoglicemia, desequilíbrio hidreletrolítico, hipertireoidismo, acidentes hipóxico-isquêmicos e distúrbios do aminoácido. Portanto, todas estas opções deverão ser previamente avaliadas.

O tratamento deve iniciar-se assim que possível para evitar o agravamento dos sintomas de abstinência. Os medicamentos utilizados nos casos de síndrome de abstinência neonatal visam diminuir os sintomas de abstinência; as doses deverão ser reduzidas aos poucos, com base nos escores utilizados para avaliação da síndrome de abstinência.

Quadro 25.3 Escore de abstinência neonatal de Finnegan.

Data: _____ **Peso:** _____

Sistemas	Sinais e sintomas	Escore	Dia	Noite	Comentário
Distúrbios do sistema nervoso central	Choro estridente excessivo	2			
	Choro estridente contínuo	3			
	Dorme < 1 h após comer	3			
	Dorme < 2 h após comer	2			
	Dorme < 3 h após comer	1			
	Reflexo de Moro hiperativo	2			
	Reflexo de Moro muito hiperativo	3			
	Tremor leve quando perturbado	1			
	Tremor moderado a grave quando perturbado	2			
	Tremor leve sem ser perturbado	3			
	Tremor moderado a grave sem ser perturbado	4			
	Tônus muscular aumentado	2			
	Escoriação em área específica_____	1			
	Espasmos mioclônicos	3			
	Convulsões generalizadas	5			
Distúrbios respiratórios/ vasomotores/ metabólicos	Sudorese	1			
	Hipertermia < 37,2 a 38,2 °C	1			
	Hipertermia > 38,4 °C	2			
	Bocejos frequentes (> 3 a 4 vezes durante o período de observação)	1			
	Pele mosqueada	1			
	Congestão nasal	1			
	Espirros > 3 a 4 vezes por intervalo do escore	1			
	Batimento das asas do nariz	2			
	Frequência respiratória > 60/min	1			
	Frequência respiratória > 60/min com retrações	2			
Distúrbios gastrintestinais	Sucção excessiva	1			
	Alimentação deficiente (sucção infrequente e incoordenada)	2			
	Regurgitação	2			
	Vômito em jato	3			
	Fezes soltas com partículas semelhantes a sementes	2			
	Fezes aquosas; líquidas	3			
	Total do escore				
	Data/hora				
	Inicial do avaliador				

Fonte: adaptado de Finnegan, 1990 (reproduzido com autorização).

Uso de analgésicos e sedativos opioides na UTI neonatal

Devemos também ter em mente que certos neonatos recebem opioides para tratamento da dor, e sedativos como morfina e fentanila. A retirada desses medicamentos não deve ser abrupta; deve-se, sim, seguir um protocolo de retirada paulatina, para evitar a ocorrência de síndrome de abstinência, que também é possível. Segundo Margotto (2013), não existem dados sobre estratégias de retirada de opioides, e sim recomendações que são adotadas na maioria das UTIs neonatais; é fundamental observar o paciente durante esse processo, e avaliar sintomas de abstinência, utilizando e mantendo o registro do escore de Finnegan (Quadro 25.3) antes de diminuir mais a dose, para assim evitar um agravamento da síndrome de abstinência.

Bibliografia

Altshul KW. Uso de substância ilícitas, exposição e abstinência materna. In: Manual de neonatologia. 7. ed. Rio de Janeiro: Guanabara Koogan; 2015; p. 106-22.

American Academy of Pediatrics. Committee on Drugs. Neonatal drug withdrawal. Pediatrics. 1998; 101(6):1079-88.

Casper T, Arbour M. Evidence-based nurse driven interventions for the care of newborns with neonatal abstinence syndrome. Advances in Neonatal Care. 2014; 14(6):376-80.

Finnegan L. Neonatal abstinence syndrome: assessment and pharmacotherapy. In: Rubaltelli B, Granti B (Eds.). Neonatal therapy: an update. New York: Elsevier Science Publishers BV; 1986; 4:122-46.

Finnegan LP. Neonatal abstinence syndrome: assessment and pharmacotherapy. In: Nelson N (Ed.). Current therapy in neonatal medicine. Ontario: BC Decker; 1990.

Finnegan LP, Kandall SR. Neonatal abstinence syndromes. In: Aranda J, Jaffe SJ. Neonatal and pediatric pharmacology: therapeutic principles in practice. 3. ed. Philadelphia: Lippincott, Williams & Wilkins; 2005.

Finnegan LP, Kron RE, Connaughton JF et al. A scoring system for evaluation and treatment of abstinence syndrome: A clinical and research tool. In: Basic and therapeutic aspects of perinatal pharmacology. New York: Raven Press; 1975. p. 139-53.

Guinsburg R. Conforto e analgesia no período neonatal. In: Costa HPF, Marba ST (Coords.). O recém-nascido de muito baixo peso. Rio de Janeiro: Atheneu; 2003. p. 103.

Hodgson ZG, Abrahams RR. A rooming-in program to mitigate the need to treatment of opiate withdrawal in the newborn. J Obstetrics Gynecology Can. 2012; 4:109-12.

Marcellus L. Supporting women with substance use issues: Trauma-Informed Care as a foundation for practice in the NICU. Neonatal Network. 2014; 33(6):307-14.

Margotto PR. Dor neonatal. In: Assistência ao recém-nascido de risco. 3. ed. Brasília: Escola Superior de Ciência da Saúde; 2013. p. 126.

Weiner SM, Finnegan LP. Drug withdrawal in the neonate. In: Carter B, Gardner S (Eds.). Handbook of neonatal intensive care. 8. ed. St Louis: Mosby; 2015.

Apêndices

Apêndice A Valores normais de exames laboratoriais mais utilizados

Valores bioquímicos	
Sódio	136 a 143 mEq/ℓ
Potássio	3,6 a 5,0 mEq/ℓ
Cloro	101 a 111 mEq/ℓ
Cálcio	9,1 a 10,6 mg/dℓ
Magnésio	1,8 a 2,4 mEq/ℓ
Fósforo	0,8 a 1,6 mg/dℓ
Ureia	7 a 21 mg/dℓ
Creatinina	0,7 a 1,1 mg/ℓ
Triglicerídeos	35 a 160 g/ℓ
Ácido úrico	2 a 7 mg/ℓ
Proteína total	6,3 a 8,3 mg/dℓ
Albumina	3,5 a 5,3 g/dℓ
Bilirrubina indireta	6 a 10,5 mg/ℓ
Bilirrubina direta	0 a 0,3 mg/ℓ
Bilirrubina total	0,2 a 1,3 mg/ℓ
Valores hematológicos	
Leucócitos	4,8 a 10,8
Hemoglobina	14 a 20 g/dℓ
Hematócrito	37 a 52%
Plaquetas	130.000 a 400.000 células/mℓ
Reticulócitos	3 a 6%/mℓ
Bastonetes	0 a 6%/mℓ
Segmentados	54 a 62%/mℓ
Monócitos	3 a 7%/mℓ
Basófilos	0 a 1%/mℓ
Eosinófilos	1 a 3%/mℓ
Valores urinários	
Densidade urinária	1,010 a 1,020 g/ℓ
pH	5,0 a 8,0

Apêndice B Medicamentos mais utilizados

Medicamento/apresentação	Ação/indicação	Dose	Via de administração	Diluição/estabilidade	Cuidados de enfermagem/observações/efeitos colaterais
Medicamentos utilizados para reanimação neonatal ou parada cardiorrespiratória					
Epinefrina (adrenalina) 1:10.000 0,1 mg/mℓ	▸ Aumento da força de contratilidade cardíaca ▸ Aumento da frequência cardíaca ▸ Estímulo de receptores beta-adrenérgicos ▸ Hipotensão grave associada a dopamina	▸ 0,1 a 0,3 mℓ/kg/dose ▸ Infusão contínua: 0,1 mg/kg/min ▸ Dose máxima: 1,0 mg/kg/min	▸ IV; bólus ou infusão contínua	▸ É pouco solúvel em água e prontamente solúvel em solução fisiológica	▸ Para reanimação, infundir rapidamente, podendo-se repetir a cada 3 a 5 min. Suspender com FC > 100 bpm ▸ Proteger da luz ▸ Controlar a frequência cardíaca até estabilização ▸ Provoca vasoconstrição. Monitorar a FC e a PA ▸ Monitorar efeitos colaterais como hipotensão arterial intensa, com hemorragia intraventricular, arritmias cardíacas, isquemias vascular e renal ▸ Hipopotassemia ▸ Monitorar o local da aplicação IV. Caso transborde, pode ocasionar isquemia residual e necrose
Bicarbonato de sódio 10 mℓ a 10% (1,2 mEq/mℓ)	▸ Correção da acidose metabólica ▸ Tratamento de deficiência de bicarbonato decorrente de perdas renais ou gastrintestinais	▸ 1 a 2 mEq/kg ▸ Dose máxima: 8 a 10 mEq/kg/24 h	▸ IV levemente com bomba de infusão por 30 min	▸ Diluir em água destilada na proporção 1:1, se necessário	▸ A correção rápida de acidose metabólica com bicarbonato de sódio aumenta o risco de hemorragia craniana intraperiventricular, hiperosmolaridade, alcalose metabólica, hipernatremia e hipocalcemia ▸ Em casos de parada cardíaca prolongada, deverá ser utilizado somente quando não houver respostas às outras medidas terapêuticas ▸ Pode levar à necrose de tecido, se ocorrer infiltração quando administrado em veias periféricas
Naloxona (Narcan®) 0,4 mg/mℓ	▸ Antagonista dos narcóticos ▸ Antidepressivo respiratório ▸ Utilizado nos casos de administração de opioides às mães nas 4 h que antecedem ao parto	▸ 0,1 mℓ/kg a cada 2 a 5 min	▸ IV ou intramuscular	▸ Utilizar sem diluir	▸ Infundir rapidamente ▸ Monitorar sinais vitais ▸ Observar sinais de convulsão ▸ Observar a recorrência da depressão respiratória ▸ Antes da administração do naloxona, deverão ser restauradas a frequência cardíaca e a cor do RN com reanimador manual e máscara
Expansor de volume Frasco de 2 mℓ/6 mg	▸ Hipovolemia ▸ Hipotensão ▸ Hiponatremia	▸ 10 mℓ/kg	▸ IV. Infundir em 5 a 10 min por meio de bomba de infusão	—	▸ Observar sinais de hipernatremia e instabilidade nos sinais vitais
Medicamentos que atuam no sistema cardiovascular					
Adenosina Frasco de 2 mℓ/6 mg	▸ Indicada para taquicardia supraventricular	▸ 0,1 a 0,2 mg/kg/dose a cada 2 a 5 min (dose máxima: 0,25 mg/kg)	▸ IV rápida	▸ Pode ser rediluída caso sejam necessárias doses menores ▸ Não refrigerar ▸ Após administrar, seguir com solução fisiológica a 0,9%	▸ Dispneia, apneia, irritabilidade, rubor facial, bradicardia ▸ Efeito reduzido nos pacientes que estão recebendo aminofilina ou cafeína

(continua)

Apêndice B Medicamentos mais utilizados (*continuação*)

Medicamento/apresentação	Ação/indicação	Dose	Via de administração	Diluição/estabilidade	Cuidados de enfermagem/observações/efeitos colaterais
Medicamentos que atuam no sistema cardiovascular (*continuação*)					
Atropina	▸ Reversão de bradicardia sinusal grave	▸ 0,01 a 0,03 mg/kg a cada 10 a 15 min ▸ Não ultrapassar a dose de 0,04 mg/kg	▸ IV por 1 min e intramuscular	▸ Utilizar sem diluir	▸ Observar sinais de midríase, taquicardia, constipação intestinal, retenção urinária, tremores, hipertermia, arritmias, refluxo gastresofágico ▸ Monitorar a frequência cardíaca ▸ Contraindicada em casos de taquicardia secundária, insuficiência cardíaca congestiva e doença gastrintestinal obstrutiva

Digoxina
2 mℓ = 0,4 mg
	▸ Utilizada no tratamento de insuficiência cardíaca decorrente da diminuição da contratilidade do miocárdio
	▸ Aumenta a força de contração sistólica
	▸ Melhora o tônus muscular cardíaco
		▸ Dose de ataque: dividida em três doses no período de 24 h
		  • IV: 10 a 30 mcg/kg
		  • VO: 20 a 40 mcg/kg
		▸ Dose de manutenção por dia, dividida em duas doses
		  • IV: 4 a 5 mcg/kg
		  • VO: 5 a 6 mcg/kg
			▸ IV e VO	—	▸ Verificar a frequência cardíaca antes de administrar o medicamento
					▸ Não administrar se FC < 100 bpm; notificar o médico
					▸ Pode acarretar bradicardia sinusal, arritmias ventriculares e diminuição da frequência cardíaca
					▸ Antes de administrar a dose, consultar outra enfermeira

Dobutamina (Dobutrex®)	▸ Aumento do débito cardíaco sem aumento importante da frequência cardíaca ▸ Aumento da contratilidade do miocárdio ▸ Indicada em pacientes hipotensos e em choque que não respondam à dopamina	▸ 2 a 20 mcg/kg/min em infusão contínua	▸ IV contínua. Administrar em bomba de infusão	▸ Preparar em solução fisiológica ou glicosilada a 5% ▸ Trocar a seringa de infusão a cada 24 h ▸ Após aberto o frasco, poderá ser mantido refrigerado por 48 h ou 6 h à temperatura ambiente	▸ Corrigir hipovolemia antes de administrar o medicamento ▸ Diminuir a dose progressivamente de acordo com a PA ▸ Monitorar a PA e os sinais vitais de hora em hora ▸ Observar taquicardia, vômitos e náuseas ▸ Pode ocorrer hipertensão, principalmente aumento da pressão sistólica ▸ Usar bomba de infusão para administração precisa ▸ Utilizar veia central
Dopamina (Revivan®) 10 mℓ = 50 mg	▸ Aumento da perfusão renal em doses baixas ▸ Aumento do débito cardíaco ▸ Aumento da PA ▸ Vasoconstrição sistêmica	▸ 2 a 20 mcg/kg/min	▸ IV, infusão contínua	▸ Preparar com solução fisiológica ou glicosilada a 5% ▸ Trocar a seringa a cada 24 h ▸ Estável por 24 h sob refrigeração	▸ Monitorar sinais vitais, incluindo PA de hora em hora ▸ Manter o balanço hídrico ▸ Utilizar bomba de infusão para uma administração precisa ▸ Utilizar veia central ▸ Podem ocorrer dispneia, arritmias cardíacas, vasoconstrição, náuseas, vômitos, taquicardia, hiperglicemia
Indometacina (Inocid®)	▸ Fechamento do canal arterial nos prematuros ▸ Inibidor da síntese de prostaglandina ▸ Diminui o fluxo cerebral, renal e do sistema gastrintestinal	▸ 0,2 mg/kg/dose ▸ A cada 12 a 24 h por 3 doses	▸ IV ▸ Infundir com bomba de seringa por um período de 30 min	▸ Apresentação em pó, deverá ser reconstituída com solução fisiológica ou água destilada ▸ Utilizar em seguida	▸ Monitorar: volume urinário, eletrólitos, creatinina, ureia e plaquetas ▸ Monitorar PA, FC e FR ▸ Avaliar o sopro ▸ Monitorar sangramento gastrintestinal e periférico ▸ Efeitos colaterais: distúrbios metabólicos (hiponatremia, hiperpotassemia, hipoglicemia), oligúria transitória, diminuição das plaquetas, convulsões, edema cerebral, apneia e exacerbação de infecção hospitalar ▸ Contraindicada: quando houver enterocolite necrosante, débito urinário igual ou inferior a 1 mℓ/kg/h, BUN > 40, creatinina > 1,8 mg/dℓ, plaquetas < 100.000 mm³

Medicamento	Ações/Indicações	Dose	Via	Diluição	Monitoramento/Considerações
Isoproterenol (Isuprel®)	▸ Antiarrítmico ▸ Vasodilatador pulmonar ▸ Aumento do débito cardíaco ▸ Indicado em casos de choque cardiotônico, hipertensão pulmonar, fibrilação ventricular e bradicardia, bloqueio atrioventricular total ▸ Estimula secreção de insulina	▸ 0,1 a 1,0 mcg/kg/min ▸ Dose máxima: 2 mcg/kg/min	▸ IV, infusão contínua	▸ Diluir em solução fisiológica ou solução glicosilada a 5% ▸ Trocar a solução a cada 24 h	▸ Pode levar a arritmias cardíacas e taquicardias ▸ Diminuição do retorno venoso ▸ Vasodilatação sistêmica, podendo levar a hipotensão arterial ▸ Hipoglicemia ▸ Monitoramento contínuo dos sinais vitais e PA ▸ Monitoramento da glicemia ▸ Correção da hipovolemia antes de administrar o isoproterenol ▸ Manter a solução ao abrigo da luz
Lidocaína	▸ Controle das arritmias cardíacas ventriculares	▸ Dose de ataque: 0,5 a 1 mg/kg, não excedendo 5 mg/kg. *Push* em 5 min ▸ Infusão contínua de 10 a 50 mcg/kg/min (dose de manutenção)	▸ IV	▸ Diluir em solução fisiológica ou solução glicosilada a 5% ▸ Trocar a solução a cada 24 h	▸ Monitoramento do ECG, da FC e da PA ▸ Avaliação do nível de consciência e possíveis convulsões ▸ Toxicidade cardíaca associada a doses elevadas e inclui bradicardia, hipotensão, bloqueio cardíaco e choque cardiovascular, alterações no sistema nervoso central, como agitação, vômitos, convulsões, depressão respiratória e apneia
Prostaglandina E (Prostin®) 1 mℓ = 500 mg	▸ Utilizada para promover dilatação do canal arterial em recém-nascidos com cardiopatias congênitas dependendo do canal arterial para oxigenação e perfusão ▸ Inibe a agregação de plaquetas e causa vasodilatação de todas as arteríolas	▸ Dose inicial: 0,05 a 0,1 mcg/kg/min ▸ Dose de manutenção: 0,01 mcg/kg/min	▸ IV, infusão contínua	▸ Diluir em solução fisiológica ou solução glicosilada a 5% ▸ Trocar a solução a cada 24 h	▸ Monitoramento da respiração e do sistema cardiovascular ▸ Avaliar a melhora da oxigenação ▸ Monitorar a temperatura ▸ Efeitos colaterais: hipertermia, apneia, bradicardia, hipotensão, hemorragia, trombocitopenia, diarreia, convulsões

Medicamentos que atuam no sistema respiratório

Medicamento	Ações/Indicações	Dose	Via	Diluição	Monitoramento/Considerações
Citrato de cafeína 1 mℓ = 20 mg	▸ Tratamento de apneia neonatal ▸ Preparo para extubação endotraqueal ▸ Pós-extubação endotraqueal	▸ Dose de ataque: 20 a 25 mg/kg ▸ Dose de manutenção: 5 a 10 mg/kg a cada 24 h	▸ IV e VO	—	▸ Monitorar níveis ▸ Monitorar a frequência cardíaca. Se > 180 bpm, não administrar ▸ Efeitos colaterais: agitação, vômitos
Dexametasona 4 mg/mℓ	▸ Utilizada para facilitar a extubação e melhorar a função pulmonar em recém-nascidos com risco de desenvolver doença pulmonar crônica ▸ Supressora do processo inflamatório e das respostas imunológicas ▸ Diminui o edema traqueal	▸ Protocolo DART: • Primeiro ciclo: 0,075 mg/kg/dose a cada 12 h por 3 dias • Segundo ciclo: 0,05 mg/kg/dose a cada 12 h por 2 dias • Terceiro ciclo: 0,025 mg/kg/dose a cada 12 h por 2 dias • Quarto ciclo: 0,01 mg/kg/dose a cada 12 h por 2 dias	▸ IV e VO	—	▸ Observar sinais de hiperglicemia, distúrbios hidreletrolíticos, funções neurológicas e renais ▸ Balanço hídrico e peso diário ▸ PA e glicose periférica 2 h após a administração do medicamento ▸ Monitorar sinais e sintomas de infecção ▸ Existe a possibilidade de irritação gástrica com possível sangramento ▸ A American Academy of Pediatrics (2002) desestimula o uso desse medicamento devido a seu efeito neuropsicomotor negativo, que aumenta o risco de paralisia cerebral, perfuração gastrintestinal, hiperglicemia, hipertensão e insuficiência suprarrenal

(continua)

Apêndice B Medicamentos mais utilizados (*continuação*)

Medicamento/apresentação	Ação/indicação	Dose	Via de administração	Diluição/estabilidade	Cuidados de enfermagem/observações/efeitos colaterais
Medicamentos de usos diversos					
Furosemida (Lasix®, Diusix®) 2 mℓ = 20 mg	▶ Diurético	▶ Inicial: 1 a 2 mg/kg ▶ Manutenção: 2 mg/kg/dose, a um intervalo de 24 h ou 12 h. Geralmente utilizam-se duas doses	▶ IV e VO	▶ Pode ser diluída com solução fisiológica ▶ Utilizar dentro de 24 h ▶ Proteger da luz ▶ Não refrigerar	▶ Pode levar a hipocalcemia ▶ Monitorar os níveis de eletrólitos ▶ Fazer balanço hídrico ▶ Não utilizar em caso de anúria ▶ É um potente ototóxico, especialmente em pacientes que estejam recebendo aminoglicosídeos
Heparina sódica (Liquemine®)	▶ Manutenção de cateteres centrais ▶ Trombose da veia renal	▶ Para manutenção do cateter central com infusão contínua, adicionar 0,5 a 0,1 unidade de heparina por mililitro (mℓ) à solução a ser infundida ▶ Nos casos de cateter central, como PICC sem administração contínua de líquido, podem-se utilizar 100 unidades de heparina a cada 24 h ▶ Trombose da veia renal: 50 unidades/kg, administrar em bólus × 1 dose ▶ Dose de manutenção: 15 a 25 unidades/kg/h em infusão contínua ▶ Aumentar ou diminuir a dosagem na infusão contínua, a depender dos resultados do teste e do tempo de coagulação	▶ IV	▶ Diluir em solução fisiológica ▶ Utilizar dentro de 24 h	▶ Induz trombocitopenia. Monitorar a contagem de plaquetas ▶ Monitorar sinais de sangramento (p. ex., equimoses espontâneas, epistaxe, sangramento oral)
Hidrocortisona (Solucortef®, Flebocortid®)	▶ Glicocorticoide utilizado em caso de hipoglicemia neonatal persistente, estimula o fígado à formação de glicose, como glicogênio ▶ Diminui a utilização da glicose periférica ▶ Insuficiência suprarrenal aguda	▶ Insuficiência suprarrenal aguda: dose inicial, 3 a 10 mg/kg/dia. Dose de manutenção, 1 mg/kg/dia ▶ Hipoglicemia: 5 a 10 mg/kg/dia a cada 12 h	▶ IV lenta em 30 min ▶ Em infusão contínua ▶ Sempre utilizar bomba de infusão para uma administração mais precisa	▶ Diluir em solução fisiológica ou água destilada ▶ Estável 24 h à temperatura ambiente ou 3 dias sob refrigeração	▶ Os efeitos colaterais variam e estão relacionados com uso prolongado; também podem ocorrer com doses elevadas ▶ Os efeitos colaterais são: agitação, hipertensão arterial, edema, úlcera péptica, irritação gástrica, hipopotassemia, retenção de líquidos, hiperglicemia, glicosúria, imunossupressão, aumento da suscetibilidade a infecções, osteoporose e supressão do crescimento ▶ Monitorar eletrólitos, balanço hídrico, sinais vitais, principalmente a PA ▶ Glicemia
Ibuprofeno	▶ Promover fechamento do PCA	▶ 1ª dose: 10 mg/kg ▶ 2ª e 3ª doses: 5 mg/kg	▶ IV: administrar com bomba de infusão em 15 min. Repetir as doses subsequentes a um intervalo de 24 h	▶ Diluir em solução glicosilada a 5% ou solução fisiológica ▶ Utilizar imediatamente	▶ Guardar à temperatura ambiente ▶ Proteger da luz ▶ Contraindicado a prematuros com infecção, sangramento ativo, trombocitopenia, enterocolite necrosante, disfunção renal

Fármaco	Indicação	Via	Dose	Observações
Insulina (Regular®)	Tratamento de hiperglicemia e hiperpotassemia	IV: na dose intermitente, administrar lentamente em 15 a 20 min	Dose intermitente: 0,05 a 0,1 unidade/kg Infusão contínua: dose inicial de 0,04 unidade/kg/h, sendo o máximo de 0,1 unidade/kg/h Se glicose > 180 mg/dℓ, aumentar a infusão em incrementos de 0,01 unidade/kg/h Hiperpotassemia: 1 a 2 g/kg de glicose com insulina; 0,3 unidade/g de glicose. Infundir em 2 h ou mais	Diluir a insulina regular em solução fisiológica Preparar nova solução a cada 4 h devido à desnaturação da substância após 4 h de diluída Infusão contínua deverá sempre ser administrada com bomba de infusão A insulina tende a aderir ao equipo de solução ou tubo, o que prolongará o tempo para o medicamento chegar à corrente sanguínea. Para prevenir esse problema, recomenda-se lavar o equipo ou tubo com 10 mℓ ou mais da solução de insulina que será administrada, antes de iniciar a infusão. Após esse procedimento, iniciar infusão contínua de acordo com a prescrição médica Monitorar a glicemia a cada 15 min ao iniciar-se a infusão, até que se estabeleça Em caso de hiperpotassemia, monitorar os níveis de potássio de acordo com a prescrição médica Evitar interromper a infusão contínua da insulina, de preferência administrar em veia periférica exclusiva para a solução de heparina Pode causar hipoglicemia e hipopotassemia graves Dose excessiva pode levar a convulsões É metabolizada no fígado. Em caso de insuficiência hepática, pode haver dificuldade de metabolização da insulina administrada É excretada pelos rins. Em caso de insuficiência renal, a dose deverá ser reduzida
Protamina (Sulfato de protamina)	Antagonista da heparina	IV lenta e intramuscular	Tempo desde que recebeu a heparina e dose da protamina: • < 30 min: 1 mg para cada 100 unidades de heparina administradas • 30 a 60 min: 0,5 a 0,75 mg por 100 unidades de heparina recebida • > 120 min: 0,25 a 0,375 mg por 100 unidades de heparina recebida Dose contínua, não ultrapassar 5 mg/min Dose máxima: 50 mg	Manter refrigerado Monitorar os sinais vitais e a PA Podem ocorrer bradicardia, hipotensão e dispneia após sua administração Monitorar sangramento e atividade anticoagulante
Ranitidina (Antak®, Zylium®) ampola de 50 mg (10 mg/mℓ) ou ampola de 2 mℓ com 50 mg (25 mg/mℓ)	Inibe a secreção do ácido gástrico Indicada para prevenção e tratamento de úlcera de estresse e hemorragias gastrintestinais	VO ou IV	VO: 2 mg/kg/dose de 8 em 8 h IV: 0,5 mg/kg/dose de 12 em 12 h (RN pré-termo); 1,5 mg/kg/dose a cada 8 h Infusão contínua: 0,0625 mg/kg/h	Diluir em água destilada ou solução fisiológica Solução IV estável por 7 dias sob refrigeração Solução oral estável por 28 dias sob refrigeração Observar constipação intestinal, diarreia, sedação, taquicardia, reação alérgica Manter protegida da luz

(continua)

Apêndice B Medicamentos mais utilizados (*continuação*)

Medicamento/apresentação	Ação/indicação	Dose	Via de administração	Diluição/estabilidade	Cuidados de enfermagem/observações/efeitos colaterais
Medicamentos de usos diversos (*continuação*)					
Vitamina K (Kanakion®)	▸ Profilaxia e tratamento de hemorragia no período neonatal	▸ Ao nascer: 1 mg ou 0,5 mg; nos recém-nascidos, 1.500 g ▸ Tratamento de hemorragia grave: 1 a 10 mg	▸ Intramuscular ▸ IV: administrar lentamente, não excedendo 1 mg/min	▸ Proteger da luz	▸ Na aplicação IM poderão ocorrer dor e intumescimento local. Usar o músculo vasto lateral externo da coxa
Antimicrobianos					
Amicacina (Novamin®) Aminoglicosídeo	▸ Bactericida de amplo espectro ▸ Indicado no tratamento de infecções causadas por *Streptococcus faecalis* e gram-negativos (*Acinetobacter, Enterobacter, Klebsiella pneumoniae, Providencia* sp., *Pseudomonas aeruginosa, Serratia marcescens*)	▸ Dose empírica baseada no peso corporal. Abaixo de 1.500 g: 10 mg/kg/dia a cada 24 h. Entre 1.500 g e 2.500 g: 10 mg/kg/dia, fracionados para cada 12 h. Acima de 2.500 g: 20 mg/kg/dia, fracionados para cada 12 h	▸ IV lenta em 30 min via bomba de infusão	▸ Diluir em solução fisiológica ou água destilada ▸ A dose deve ser rediluída em 5 mℓ de solução compatível	▸ Monitorar a função renal ▸ Concentrações séricas elevadas acima de 35 a 40 mg/mℓ estão associadas a ototoxicidade (dano coclear e vestibular) ▸ Não misturar com outros medicamentos na mesma solução ▸ A solução poderá sofrer alterações (de cor amarelo-pálida) sem perder a eficiência
Ampicilina (Binotal®) Penicilina semissintética	▸ Bactericida de amplo espectro contra *Streptococcus* do grupo B, *Streptococcus faecalis* (infecção urinária não complicada), *Escherichia coli, Proteus mirabilis, Shigella* sp.	▸ 25 a 100 mg/kg/dose a cada 8 ou 12 h ▸ Nos casos de meningite: entre 0 e 7 dias, 100 a 200 mg/kg/dia a cada 12 h. Acima de 7 dias, 200 a 300 mg/kg/dia a cada 6 ou 8 h	▸ IV lenta	▸ Diluir em água destilada ▸ A solução reconstituída deverá ser utilizada dentro de 1 h após ser diluída, pelo fato de o antibiótico perder sua potência	▸ Observar reações alérgicas, incluindo reações anafiláticas, desconforto abdominal, náuseas, vômitos, diarreia, eosinofilia ▸ Comunicar ao médico imediatamente o início das reações de hipersensibilidade
Anfotericina B (Fungizon®)	▸ Antifúngica	▸ Inicial: 0,25 a 0,5 mg/kg ▸ Manutenção: 0,5 a 1 mg/kg a cada 24 a 48 h ▸ Pode ser necessário um período de tratamento de 4 a 6 semanas	▸ IV: infundir em 6 h com bomba de infusão	▸ Diluir em solução glicosilada a 5% ▸ Não usar solução fisiológica ▸ A solução rediluída para infusão deve ser utilizada imediatamente	▸ Proteger da luz, usar equipo fotossensível ou cobri-lo com papel-alumínio ▸ Monitorar a função renal, como diurese (> 1 mℓ/kg/h), níveis de ureia e creatinina ▸ Observar local da punção. Essa medicação pode ser extremamente irritante dos tecidos se infiltrada
Cefalotina (Keflin®) Antibiótico/cefalosporina de 1ª geração	▸ Antibacteriano contra microrganismos gram-positivos e gram-negativos ▸ No período neonatal é utilizada para profilaxia de infecções peroperatórias e tratamento de infecções do trato urinário	▸ 25 mg/kg/dose a cada 8 a 12 h	▸ IV lenta por 30 min com bomba de infusão	▸ Diluir em água destilada ou solução glicosilada 5%	▸ Baixa temperatura causa precipitação do antibiótico. Aquecê-lo para redissolução à temperatura ambiente ▸ Observar náuseas, vômitos, diarreia, reações alérgicas, discrasias sanguíneas e flebite
Cefotaxima sódica (Claforan®) Antibiótico cefalosporina de 3ª geração	▸ Antibacteriano contra microrganismos gram-negativos (*Neisseria meningitidis, Enterobacter* sp., *Haemophilus influenzae, Pseudomonas aeruginosa, Salmonella* sp., *Klebsiella*)	▸ 50 mg/kg/dose a cada 8 ou 12 h	▸ IV lenta por 30 min com bomba de infusão	▸ Diluir em água destilada ou solução glicosilada a 5% ▸ Solução reconstituída poderá permanecer à temperatura ambiente por 24 h ou 5 dias sob refrigeração	▸ Observar flebite no local da aplicação; reações alérgicas ▸ Coloração levemente amarelada da solução não altera a eficácia

Medicamento	Ação	Dose	Administração	Diluição/Reconstituição	Observações
Ceftazidima (Fortaz®) Cefalosporina de 3ª geração	▸ Antibacteriano contra microrganismos gram-negativos (*Escherichia coli, H. influenzae, Neisseria, Klebsiella, Pseudomonas aeruginosa*)	▸ 30 mg/kg/dose a cada 8 ou 12 h	▸ IV em 30 min com bomba de infusão	▸ Diluir em água destilada ▸ A solução reconstituída permanece estável por 24 h à temperatura ambiente e 7 dias sob refrigeração	▸ Proteger da luz. A cor da solução (amarela) pode acentuar-se sem alterar sua potência ▸ Observar diarreia, reações alérgicas, incluindo febre, erupções cutâneas e urticária; flebites; balanço hídrico e peso diário
Ceftriaxona (Rocefin®) Cefalosporina de 3ª geração	▸ Antibacteriano contra microrganismos gram-negativos (*Escherichia coli, H. influenzae, Klebsiella, Pseudomonas aeruginosa, Neisseria gonorrhoeae*)	▸ Septicemia e infecção gonocócica disseminada: 50 mg/kg a cada 24 h ▸ Meningite: 100 mg/kg (dose de ataque), manutenção 80 mg/kg a cada 24 h	▸ IV lenta em 30 min com bomba de infusão	▸ Reconstituir com água destilada ou solução glicosilada a 5% ▸ Estável por 3 dias à temperatura ambiente e 10 dias sob refrigeração	▸ Observar distúrbios gastrintestinais, sangramento; reações alérgicas; icterícia. A coloração amarela não altera a eficácia do produto
Clindamicina (Dalacin C®)	▸ Antibiótico bacteriostático contra microrganismos e cocos gram-positivos (aeróbicos) e bactérias anaeróbicas (*Bacteroides* sp., *Clostridium* sp.)	▸ 5 a 7,5 mg/kg/dose a cada 8 ou 12 h (variando com os dias de nascido e idade gestacional)	▸ IV em 30 min com bomba de infusão	▸ Diluir em solução fisiológica ou solução glicosilada a 5%, 24 h à temperatura ambiente	▸ Não usar concomitantemente com bloqueadores neuromusculares (potencializa os efeitos) ▸ Observar náuseas, vômitos, diarreia associada a colite pseudomembranosa, reações alérgicas
Cloranfenicol, succinato (Quemicetina®)	▸ Ação bacteriostática em microrganismos suscetíveis ▸ Pode exercer ação bactericida nos microrganismos (*H. influenzae* e *Neisseria meningitidis, Shigella* sp.)	▸ Dose de ataque: 20 mg/kg ▸ Manutenção: • Recém-nascidos a termo com menos de 1 semana de nascidos e prematuros acima de 1 mês de vida: 5 mg/kg/dose de 6 em 6 h • Prematuros < 1 mês: 2,5 mg/kg/dose de 6 em 6 h • Recém-nascidos acima de 1 semana: 12,5 mg/kg/dose de 6 em 6 h ▸ Iniciar a dose de manutenção 12 h após a administração da dose de ataque	▸ IV lenta em 30 min com bomba de infusão	▸ Reconstituir com água destilada ou solução glicosilada a 5%, estável por 4 dias sob refrigeração	▸ Proteger da luz ▸ Não usar soluções turvas ▸ O medicamento é inativo em solução que contenha fosfato ou citrato ▸ Deve ser usado com cautela em portadores de discrasias sanguíneas ▸ Observar distensão abdominal com ou sem vômitos; cianose e palidez progressiva; colapso vasomotor; respiração irregular ▸ Suspender o uso do medicamento quando: plaquetas < 100.000/mm³, leucócitos < 5.000/mm³ e neutrófilos < 50%
Gentamicina, sulfato (Garamicina®) Aminoglicosídeo	▸ Bactericida contra bacilos gram-positivos (aeróbicos): *Escherichia coli, Proteus, Enterobacter, Klebsiella pneumoniae, Serratia marcescens, Acinetobacter*	▸ Dose de ataque: 4 mg/kg ▸ Dose de manutenção: 2,5 mg/kg/dose de 8 em 8, 12 em 12 ou 24 em 24 h, dependendo da idade gestacional e dias de nascido	▸ IV lenta em 30 min com bomba de infusão	▸ Poder ser diluída com solução fisiológica glicosilada a 5% ou água destilada ▸ Estável à temperatura ambiente por 24 h	▸ Monitorar a função renal: diurese < 1 mℓ/kg/h, níveis de creatinina e ureia ▸ Manter o paciente bem hidratado para diminuir a irritação química dos túbulos renais ▸ Não usar na presença de precipitado ou descoloração ▸ Não misturar com outros fármacos ▸ A dosagem deve ser sempre monitorada e ajustada pelo uso da farmacocinética ▸ É ototóxico e nefrotóxico ▸ As penicilinas são antagonistas da gentamicina; não administrá-las juntas, fazê-lo 1 h após a administração da gentamicina ou vice-versa

(continua)

Apêndice B Medicamentos mais utilizados (continuação)

Medicamento/apresentação	Ação/Indicação	Dose	Via de administração	Diluição/estabilidade	Cuidados de enfermagem/observações/efeitos colaterais
Antimicrobianos (continuação)					
Imipeném/cilastatina sódica (Tienam®) Antibiótico de amplo espectro	▸ Bactericida contra Enterobacteriaceae e anaeróbios resistentes a outros antibióticos	▸ 20 a 25 mg/kg/dose de 12 em 12 h até 7 dias de vida; após 7 dias, de 8 em 8 h	▸ IV em 30 min com bomba de infusão	▸ Reconstituir com solução fisiológica ou solução glicosilada a 5%, 4 h à temperatura ambiente e 24 h sob refrigeração	▸ Não deve ser misturado a outros antibióticos. Observar sinais de hipersensibilidade e reações alérgicas cutâneas ▸ A cor da solução pode variar de límpida a amarelada. Não usar soluções turvas. Na infusão rápida podem ocorrer náuseas, vômitos, hipotensão, tontura, sudorese
Metronidazol (Flagyl® injetável)	▸ Bactericida contra infecções causadas por microrganismos anaeróbicos (Clostridium difficile, Bacteroides fragilis) ▸ Geralmente é utilizado no tratamento de infecções abdominais na população neonatal	▸ Dose de ataque: 15 mg/kg ▸ Manutenção: 7,5 mg/kg de 8 em 8, 12 em 12 ou 24 em 24 h	▸ IV em 1 h com bomba de infusão	▸ Não há necessidade de diluir ▸ Não refrigerar	▸ Não administrar com outros agentes antimicrobianos ▸ Não associar com dissulfiram pois potencializa a ação da varfarina ▸ Observar diarreia, erupção cutânea, flebite no local da injeção; coloração escura da urina
Oxacilina sódica (Staficilin-N®) Penicilina semissintética	▸ Tratamento de infecções causadas por Staphylococci que produzem penicilinase	▸ 25 a 50 mg/kg/dose de 8 em 8 ou 12 em 12 h	▸ IV, infundir em 30 min	▸ Diluir em solução fisiológica ou glicosilada a 5% ▸ Estável por 3 dias à temperatura ambiente e 7 dias se mantida sob refrigeração	▸ Observar flebites, sinais de anafilaxia (exantema, prurido, edema laríngeo, sibilos): função hepática renal ▸ A mudança de cor não significa perda da potência
Penicilina G	▸ Indicada no tratamento de sífilis congênita, ou sífilis causada por gonococos, Streptococcus	▸ Meningite: 75.000 a 100.000 UI/kg/dose ▸ Bacteriemia: 25.000 a 50.000 UI/kg/dose ▸ Grupo Streptococcus: 200.000 UI/kg/dia	▸ Reconstituir com água destilada ▸ Estabilidade após refrigeração: o frasco-ampola com 10.000.000 UI estável por 24 h sob refrigeração; frasco com 5.000.000 UI estável por 6 h sob refrigeração	▸ Diluição: 1ª etapa: FA (5.000.000) + 8 mℓ AD = 500.000 UI/mℓ ▸ 2ª etapa: 1 mℓ (500.000) + 4 mℓ AD = 100.000 UI/mℓ ▸ Estabilidade após a diluição FA com 10.000.000 UI com 5.000.000 UI (Fontoura/Wyeth®) 6 h sob refrigeração. FA 24 h sob refrigeração (Squib®)	▸ Observar reações alérgicas; anemia hemolítica; náuseas; vômitos; diarreia; desconforto epigástrico; flebite ▸ Medicamento de escolha no tétano neonatal
Tobramicina, sulfato (Tobramina®, Tobrex®) Antibiótico aminoglicosídeo	▸ Bactericida contra infecções causadas por bacilos gram-negativos aeróbicos (Pseudomonas, Klebsiella, E. coli)	▸ Dose de ataque: 4 mg/kg ▸ Dose de manutenção: 2,5 a 3,0 mg/kg/dose de 8 em 8, 12 em 12 ou 24 em 24 h	▸ IV em 30 min ▸ IV: monitorar e ajustar conforme critérios farmacocinéticos	▸ Diluição: água destilada, estável 24 h sob refrigeração	▸ Controle rigoroso da diurese, peso e balanço hídrico ▸ Observar função renal e reações alérgicas ▸ Dano vestibular irreversível, proteinúria, uremia, oligúria

Medicamento	Ação/Classe	Dose	Administração	Diluição/Preparo	Observações/Cuidados
Vancomicina, cloridrato (Vancocina®)	Antibiótico utilizado para infecções causadas por *Staphylococcus aureus* e *epidermidis* resistentes à meticilina	10 a 20 mg/kg/dose de 8 em 8, 12 em 12, 18 em 18 ou 24 em 24 h (depende da idade gestacional e dos dias de nascido)	IV lenta em 1 h com bomba de infusão	▸ Reconstituir com água destilada ou solução glicosilada a 5% e rediluir ▸ 4 dias sob refrigeração	▸ Observar aparecimento de flebite no local da injeção ▸ Alergia (erupção; hipertermia; anafilaxia; função renal) ▸ Infusão rápida pode causar apneia e bradicardia ▸ Monitorar os níveis: a dosagem deve ser ajustada pelo uso da farmacocinética

Medicamentos que atuam no sistema nervoso central e periférico

Medicamento	Ação/Classe	Dose	Administração	Diluição/Preparo	Observações/Cuidados
Diazepam (Diazepan®, Dienpax®, Valium®)	Relaxante muscular	0,5 a 0,1 mg/kg	IV / Intramuscular	▸ Não diluir em solução aquosa nem adicionar a outros medicamentos anticonvulsivantes	▸ Não misturar com outros medicamentos ▸ Repetir a dose com base na resposta clínica ▸ Monitoramento cardíaco e da PA ▸ Observar frequência respiratória ▸ Ter equipamento de reanimação pronto para uso ao administrar o medicamento
Fenitoína (Fenitoína®, Hidantal®)	Anticonvulsivante, antiarrítmico	15 a 20 mg/kg/dose de ataque (não exceder 0,5 mg/kg/min) ▸ Dose de manutenção: 5 a 8 mg/kg/dia de 12 em 12 h	IV lenta (0,5 mg/kg/min) ▸ Não aplicar IM: o medicamento se cristaliza no músculo	▸ Água destilada	▸ Observação rigorosa de possíveis manifestações físicas de toxicidade ao medicamento ▸ Controlar infusão lenta da solução para evitar hipotensão arterial ▸ Verificar sinais vitais e PA ▸ Monitoramento contínuo do ECG ▸ Controle laboratorial: hemograma, plaquetas, cálculo sérico ▸ Observar função hepática e renal antes de iniciar terapia
Fenobarbital (Gardenal®) Anticonvulsivante, barbitúrico	Anticonvulsivante e sedativo	Convulsões: dose de ataque: 20 a 30 mg/kg/IV 15 a 30 min ▸ Dose de manutenção: 2,5 a 4,0 mg/kg/dia como dose única ou 2 doses ▸ RN abaixo de 30 semanas: iniciar com 1 a 3 mg/kg/dia ▸ Hiperbilirrubinemia: geralmente 4 a 5 mg/kg/dia nos primeiros 4 dias	IV / VO ▸ Síndrome de abstinência neonatal: 5 a 20 mg/kg/dia em 4 doses fracionadas IV lenta	▸ Água destilada	▸ Observar sedação, letargia, excitação paradoxal, desconforto gastrintestinal, ataxia e erupções, depressão respiratória ▸ Monitoramento de sinais vitais e PA ▸ Manter material para reanimação e respirador pronto para uso
Fentanila (50 mcg/mℓ)	Opioide sintético, sedativo e analgésico	*Push* 1 a 4 mcg/kg/dose a cada 2 a 4 h ▸ Infusão contínua: 1 a 5 mcg/kg/h ▸ Anestesia: 5 a 50 mg/kg/dose	IV lenta ou contínua	▸ Diluir em solução fisiológica ou glicosilada a 5% ▸ Estável 24 h sob refrigeração ▸ Na infusão contínua, trocar a seringa a cada 24 h	▸ Observar depressão respiratória; bradicardia; distensão abdominal ▸ Manter monitoramento cardiorrespiratório ▸ Verificar PA com frequência
Lidocaína, cloridrato (Xilocaína® sem epinefrina)	Anestésico local	Intradérmica		▸ Se necessário, água destilada ou solução fisiológica 24 h após diluição	▸ Observar reações alérgicas e frequência respiratória ▸ Monitoramento cardíaco ▸ Controle da PA

(continua)

Apêndice B Medicamentos mais utilizados (*continuação*)

Medicamento/apresentação	Ação/indicação	Dose	Via de administração	Diluição/estabilidade	Cuidados de enfermagem/observações/efeitos colaterais
Medicamentos que atuam no sistema nervoso central e periférico (*continuação*)					
Meperidina (Dolantina®, Demerol®)	▶ Analgésico	▶ 1 a 1,5 mg/kg/dose a cada 2 a 4 h	▶ IV lenta	▶ Diluir em água destilada	▶ Observar depressão respiratória; agitação psicomotora; hipotensão arterial; retenção urinária ▶ Devido aos efeitos colaterais, não é muito indicado seu uso no período neonatal; utilizar com cautela ▶ Verificar sinais vitais e PA antes da administração, e de acordo com a rotina se os parâmetros estiverem estáveis
Midazolam (Dormonid®) Ampolas de 5 mg/ml e 3 mg/ml	▶ Sedativo de curta duração	▶ 0,05 a 0,2 mg/kg de 2 em 2 ou 4 em 4 h ▶ Infusão contínua: 0,01 a 0,06 mg/kg/h	▶ IV lenta ou contínua IM	▶ Diluir em água destilada ▶ Diluição estável 24 h sob refrigeração	▶ Observar quadro de depressão respiratória, apneia ▶ Manter monitoramento cardiorrespiratório ▶ Verificar PA
Morfina (Dimorf®) Ampolas de 10 mg/ml	▶ Analgésico e sedativo	▶ 0,05 a 0,1 mg/kg/dose de 4 em 4 h ▶ Infusão contínua: 0,005 a 0,01 mg/kg/h	▶ IV lenta ou infusão contínua	▶ Diluir em solução fisiológica ou solução glicosilada a 5%	▶ Monitorar funções cardiorrespiratórias e PA ▶ Observar distensão abdominal, náuseas, vômitos, sudorese, retenção urinária
Vecurônio (Norcuron®)	▶ Induz paralisia da musculatura esquelética ▶ Utilizado em pacientes neonatais intubados em ventilação de alta frequência, ou pacientes com persistência de hipertensão pulmonar grave, que permaneçam agitados durante o tratamento ventilatório ▶ Indicados em certos procedimentos cirúrgicos que requeiram paralisia muscular	▶ Dose inicial de 0,1 mg/kg seguida de infusão contínua de 0,05 a 0,1 mg/kg/h	▶ IV lenta ou infusão contínua		▶ Vecurônio não tem efeitos analgésicos nem sedativos; manejo da dor deve ser levado em conta nesses pacientes, uma vez que os sinais da dor podem ser mascarados pela paralisia medicamentosa ▶ Menos efeitos colaterais cardiovasculares que o pancurônio ▶ Prevenir lesão ocular da córnea utilizando pomada lubrificante ocular e mantendo os olhos fechados ▶ Sempre manter neostigmina disponível para o caso de ser necessário reverter os efeitos do vecurônio ▶ O paciente deverá estar intubado e com ventilação mecânica contínua antes de receber essa medicação

AD: água destilada; BUN: nitrogênio ureicosanguíneo; DART: dexamethasone: A randomized Trial; ECG: eletrocardiograma; FA: frasco-ampola; FC: frequência cardíaca; FR: frequência respiratória; IM: via intramuscular; IV: via intravenosa; PA: pressão arterial; PCA: persistência de canal arterial; PICC: cateter periférico percutâneo central; RN: recém-nascido; VO: via oral.

Fonte: adaptado de Chernow, 1993; DEF, 1996/1997; Gomella, 1994; Neofax, 2011; Palhares, 2000; Zenk et al., 2000.

Nome do paciente: _____

Nº do registro do paciente: _____

Cuidados		**Demonstração**	**Retorno**	**Data**
Banho	Esponja			
	Banheira			
Cordão umbilical	Limpeza/manutenção			
	Fralda abaixo do cordão			
	Notificar se a área está hiperemiada, se tem secreções, odor fétido			
Pera de aspiração	Quando usar			
	Como limpar			
Alimentação	Tipo de leite			
	Via			
	Preparo e armazenamento do leite			
	Esterilização dos utensílios			
	Frequência			
	Se vomitar ou recusar alimentos			
	Avisar ao médico			
Amamentação	Frequência			
	Tempo			
	Posições			
	Sinais de amamentação correta			
Eliminações (frequência e características)	Urina			
	Evacuações			
Temperatura	Quantidade de agasalho			
	Avisar ao médico se temperatura 38,5°C			
	Valor normal			
	Frequência de verificação			
	Método axilar			
Medidas de segurança	Assento de carro			
	Perigo de queda			
	Cuidado com objetos pequenos ou pontiagudos			
	Evitar aglomerações			
	Não sair com o bebê nas primeiras 6 a 8 semanas após a alta			
	Manter vacinação em dia			
Atendimento de emergência	Vídeo			
	Panfleto informativo			
	PCR			

Cuidados especiais:

Endereço dos pais:

Apêndice D Ficha de mínimo toque

Mínimo toque

Fale com a enfermagem antes de tocar este paciente.

Agrupar os cuidados de

_____

_____

em _____ h

Apêndice E Cálculos

$$\text{Gotejamento IV: } \frac{\text{Peso (kg)} \times \text{quantidade desejada de líquido/kg}}{24} = 5 \text{ m}\ell/\text{h}$$

$$\text{Cálculo de líquidos/24 h: } \frac{\text{Volume recebido}}{\text{Peso (kg)}} = \text{m}\ell/\text{kg/24 h}$$

$$\text{Cálculo de diurese/h: } \frac{\text{Total de urina} \div \text{peso}}{\text{Total de horas}} = \text{m}\ell/\text{kg/24 h}$$

Apêndice F Ficha de plano de cuidados de enfermagem

Data do nascimento: _____ Hora: _____ Peso: _____ Apgar: 1 min_____ 5 min _____

Idade gestacional: _____ Diagnóstico: _____

Tipo sanguíneo: Mãe: _____ Recém-nascido: _____ Coombs direto: _____

Nome da mãe: _____ Telefone: _____

Histórico social: _____

Data da última visita de irmãos: _____

Frequência/controles

Sinais vitais: _____

Peso: _____

PA: _____

Perímetro cefálico: _____

Perímetro abdominal: _____

Comprimento: _____

Cateter umbilical arterial: _____ cm

Cateter umbilical venoso: _____ cm

Ventilação

Modo: _____

Pressão: _____

PEEP: _____

IMV: _____

Faixa de saturação: _____

FIO_2: _____

Sonda de aspiração nº: _____

Profundidade da inserção da sonda: _____ cm

Frequência de: nebulizações _____ percussão torácica _____ gasometria _____

Exames

Exames de laboratório: _____

Radiografia: _____

Outros exames: _____

Cirurgia pendente: _____

Hidratação venosa/arterial   Total de líquidos: oral + parenteral mℓ/kg/dia =

Solução   Velocidade de infusão

(continua)

Ficha de plano de cuidados de enfermagem (*continuação*)

Alimentação

Dieta: _____

Fórmula/leite materno: _____

Quantidade: _____

Frequência: _____

Via: Oral/mamadeira _____ Gavagem _____ Gontínua _____ Outra _____

Aumento da dieta: –––/––– horas

Aditivos: _____

Programa de suporte ao aleitamento materno

Leite materno disponível: ( ) sim ( ) não

Instruções fornecidas:

1. Ordenha e armazenamento do leite ( )

2. Técnica de amamentação ( )

3. Vídeos ( )

4. Panfletos ( )

Transfusões sanguíneas

Data	Quantidade	Data	Quantidade

Procedimentos/consultas

Data	Procedimento/consulta	Resultado	Data	Procedimento/consulta	Resultado

Preparo para a alta

Nome do pediatra: _____

Teste do assento de carro: _____

Teste de audição: _____

Vacinas: _____

Orientação sobre cuidado do bebê em casa: _____

Teste de oximetria de pulso: _____

Material/equipamento especial para a alta: _____

Fonte: adaptado da UTI Neonatal do Piedmont Henry Medical Center, Stockbridge, Geórgia.

Apêndice G Ficha de medicações de alta

Como administrar a medicação:

1. Aspirar a medicação na seringa de acordo com as instruções fornecidas.

2. Sempre administrar a medicação com aproximadamente 15 mℓ de fórmula ou leite materno.

Se o bebê vomitar ou se você se esqueceu de dar a medicação:

1. Não tente dar novamente a medicação nem aumente a dose na próxima vez.

2. Administrar a medicação no próximo horário e usar a mesma dose.

3. Chamar o médico se o bebê vomitar duas doses consecutivas.

Por quanto tempo deve ser administrada esta medicação?

Seguir a prescrição médica.

Quando e como obter mais medicação, caso necessite?

1. Não esperar que a medicação acabe para comprar mais; procure sempre ter estoque suficiente até receber o novo recipiente.

2. Compre na farmácia indicada pelo pediatra.

Em caso de dúvida, entrar em contato com o pediatra do bebê.

Instruções

Medicação	Ação	Efeito colateral	Dose	Frequência	Horários

Apêndice H Controle do uso de lâmpada de fototerapia

UTI neonatal

Controle do uso de lâmpada de fototerapia

Total de horas transportadas:

Paciente	Ligado		Desligado		Subtotal 12 h	Total de horas exposto	Ass.
	Data	Hora	Data	Hora			

Apêndice I Balanço hídrico

UTI neonatal

Balanço hídrico

Parenteral	Entrada	5-17 h	17-5 h	Total 24 h
	Sangue			
	Plasma			
	Medicações			
Enteral	Via oral			
	Gavagem			
	Outros			
	Total entrada			
	Saída			
	Diurese			
	Sonda gástrica			
	Vômitos			
	Fezes			
	Sangue			
	Outros			
	Total saída			

Fonte: adaptado de Loma e Linda University Children's Hospital, Califórnia, EUA.

Apêndice J Folha de enfermagem

UTI Neonatal

Data: ___/___/___ **Dia da internação:** _____

Identificação: _____

Data	Hora	Sinais vitais										Avaliação da dor				Status respiratório
		T						PA				Cor	Atividade	Posição		
		INC	Berço	Pele	Axilar	FC	FR	Local	S	M	D					

Cor: R P C I H
Atividade: + ++ F A S
Posição: DDE DLD V D

ASPIRAÇÃO — Cateter, Tipo secreção, Ruídos Respiratórios
RETRAÇÕES — E S C I C S E
Apneia/Estímulo
Administração de oxigênio — MODO Fluxo FIO$_2$ Peak Peep Hz Amp. MAP de pulso — Oxímetro TC TC PO$_2$ PO$_2$ PCO$_2$

INC: incubadora.

PA:
S: sistólica
D: diastólica
M: média

Cor:
R: róseo
P: pálido
C: cianótico
I: ictérico
H: hiperemiado

Atividade:
++: ativo
+: estimulado
F: flácido, inativo
A: irritado
S: sonolento

Posição:
DDE: decúbito lateral esquerdo
DLD: decúbito lateral direito
V: decúbito ventral
D: decúbito dorsal

Retrações:
E: enteral
SC: subcostal
IC: intercostal
SE: subesternal

Estimulação:
N: nenhuma
G: gentil
M: moderada
V: vigorosa
O$_2$: oxigênio

Adaptado da Folha de Cuidados de Enfermagem do NICU, Loma Linda University Children's Hospital — Califórnia, EUA.

Diagnóstico: _____

Grupo sanguíneo: _____

RH: _____

Status respiratório

Gasometria

pH	PCO_2	PCO_2	Bat.	HCO_3	B.E.

Laboratório

			Glicemia					
Na	Cl	Mg	Bili D	Hct				
K	Ca	Gli	Bili T	Hb				
				pH	Prot.	Hemac.	Glicose	Sangue	Outro
							Urina		Fezes

Entradas

Sol 1		Sol 2		Sol 3		Sol 4		Medicações	Sangue	Outros	Tipo	Quantidade	Resíduo	Modo	Posição	Regurgitação
Vol/h	Local	Vol/h	Local	Vol/h	Local	Vol/h	Local									

Alimentação

Saídas

Urina			Fezes			Outro	Sangue e derivados	Gástrico
Lm	TU	DE	PA	LI	SLI			
			EN					

Anotações de enfermagem | Ass.

Modo alimentação:
SNg: sonda nasogástrica
SOg: sonda orogástrica
M: mamadeira
AM: amamentação
Gt: gastrostomia

Fezes:
PA: pastosa
LI: líquida
EN: endurecida
SLI: semilíquida

Urina:
Lm: límpida
TU: turva
DE: depósito

Apêndice K Etiquetas de controle de desinfecção/trocas

UTI neonatal

Controle desinfecção

_____/_____/_____   _____/_____/_____
                Data   Data próxima desinfecção

_____
                            Nome do funcionário

Apêndice L Quadro de infecções

Doenças	Período de incubação	Período de transmissão	Modo de transmissão	Precauções	
				Cuidados	Duração
Pneumonias a) Pneumocócicas	Presume-se 1 a 3 dias	Desconhecido; provavelmente até negativar culturas após antibioticoterapia	Por meio de gotículas de saliva e muco. Contato oral direto com pacientes ou portadores. Contato indireto com objetos recém-contaminados. Ar, possivelmente, mas não comprovado	Isolamento respiratório	Culturas (−) geralmente 24 h após antibiótico
b) Bacterianas *Streptococcus* hemolíticos, *Klebsiella, Pseudomonas aeruginosa* etc.	−	Enquanto houver presença do agente infeccioso nas secreções (geralmente)	Através de gotículas do muco e saliva Contato oral Objetos recém-contaminados	Isolamento respiratório, dependendo do agente infeccioso e da sua virulência	Até culturas (−) geralmente 24 h após uso de antibioticoterapia
Conjuntivite bacterial aguda	24 a 72 h	Durante a fase aguda da infecção ou vias respiratórias de pessoas infectadas	Contato direto com secreções das conjuntivas lacrimais Desinfecção dos objetos contaminados	Higienização das mãos Massagem do seio	Até cessar a fase aguda da infecção
Impetigo	Variável, geralmente 4 a 10 dias	Enquanto perdurarem as secreções das lesões ou estado de portador	Contato com pessoa que tenha lesão purulenta ou seja portadora nasal assintomática (30 a 40% das pessoas normais podem eliminar estafilococos)	Isolamento em afecções de pele e feridas Higiene local com hexaclorofeno a 3% de 8 em 8 h	Não é necessário isolamento; só evitar contato com outro recém-nato
Disenteria bacilar a) *Escherichia coli* enteropatogênica, *S. aureus, Enterobacter, Klebsiella* etc.	24 h	Enquanto houver esses germes nas fezes	Pela contaminação fecal, da mãe ao recém-nascido no trabalho de parto; via fecal-oral, por objetos contaminados (balanças etc.)	Isolamento entérico	Até 3 culturas negativas a intervalos de 24 h após o término do antimicrobiano Isolamento em geral por 6 dias após exame de fezes
b) Salmonelose	6 a 48 h, geralmente 12 a 24 h	Durante o curso da infecção Geralmente 3 dias a 3 semanas. O estado de portador persiste, às vezes, por vários meses	Transmissão fecal-oral durante o trabalho de parto Contato de indivíduos infectados em contato direto com o RN Fômites Infecção alimentar Mãos contaminadas são o principal meio de transmissão	Cuidados entéricos	Até culturas de fezes demonstrarem ausência de *Salmonella* por 3 dias consecutivos
c) Shigelose	1 a 7 dias	Durante a fase aguda e até que o germe tenha desaparecido das fezes (geralmente poucas semanas)	Contato direto com indivíduos infectados, transmissão fecal-oral Objetos contaminados	Cuidados entéricos	Durante fase aguda da doença
Estreptococcias	Em geral, 1 a 3 dias	Período das apresentações clínicas, em geral 10 dias	Contato direto com pacientes ou portadores Raramente por contágio indireto	Isolamento em afecções de pele	Após 24 h de antibiótico eficaz

(continua)

Apêndice L Quadro de infecções (*continuação*)

Doenças	Período de incubação	Período de transmissão	Modo de transmissão	Precauções	
				Cuidados	Duração
Hepatite infecciosa (hepatite pelo vírus A)	10 a 50 dias	Maior transmissibilidade na 2ª metade do período de incubação, até 5 dias após o aparecimento da icterícia, ou durante o máximo de atividade de transaminase nos casos anictéricos	Contato direto com eliminações intestinais ou vesicais e sangue Contato direto com objetos contaminados	Isolamento entérico	Duas primeiras semanas da doença
Toxoplasmose	Desconhecido	Não há, exceto na gestação Ocorre através da placenta	Recém-nato através da placenta, durante o parto Adulto – ingestão de carnes cruas ou malcozidas; contato com excreta de felinos	–	Não é necessário isolamento, não se transmite do homem para o homem
Herpes simples	Até 2 semanas	Até 7 semanas após recuperação do paciente	Contato direto com o vírus presente na saliva Contato sexual, canal de parto Respiratório Lesões preexistentes do receptor	Isolamento total	Após 7 semanas
Meningite bacteriana	2 a 10 dias	Enquanto houver bactérias nas secreções nasofaríngeas	Contato direto de secreções orofaríngeas por gotículas de muco e/ou saliva	Isolamento total	24 h após a antibioticoterapia (até culturas negativas)

Apêndice M Formulário de cateter periférico percutâneo central (PICC)

Data de inserção: _____

Localização

( ) Braço esquerdo

( ) Braço direito

( ) Perna esquerda

( ) Perna direita

( ) Outro

Comprimento

Comprimento total do cateter: _____ cm

Comprimento exposto: _____ cm

Importante

▸ Nunca utilizar seringa menor que 5 mℓ para administrar medicamentos ou soluções para limpar ou heparinizar o cateter

▸ Antes de administrar medicamentos, limpar as conexões com solução antisséptica ou trocar os equipos de soluções contínuas

▸ Não administrar sangue por meio do PICC

▸ Não coletar sangue através do PICC

▸ Trocar o curativo quando necessário

Fonte: adaptado da UTI Neonatal do Henry Medical Center, Stockbridge, Geórgia, EUA.

Apêndice N Instrumento para avaliação de estresse dos pais na UTI neonatal

Para cada item na PSS:NICU perguntar ao pai ou à mãe se eles já passaram por uma situação específica, e se essa situação causou estresse. É solicitado, então, que classifiquem seu estresse em uma escala de Likert com pontuação de 1 a 5. A pontuação "1" indica não estressante; "2", um pouco estressante; "3", moderadamente estressante; "4", muito estressante; e "5", extremamente estressante.

Existem três maneiras para fazer o cálculo do nível de estresse de pais utilizando a escala PSS:NICU: métrica 1, métrica 2 e métrica 3. Para o cálculo dessas métricas, utiliza-se a média estatística dos escores alcançada nas respostas dos pais.

Métrica 1: Nível de ocorrência de estresse: essa medida avalia o nível de estresse em que a situação ocorre. Neste caso apenas aqueles que relataram terem passado pela experiência receberam nota no item; os que relataram não terem experimentado são codificados como ausentes e recebem nota zero. As notas das subescalas são, então, calculadas pela média das respostas com estresse nos itens relacionados em cada subescala e na escala total. É importante notar que o denominador para obtenção da média para cada subescala é o número dos itens na escala que o genitor experimentou.

Sons e imagens

1. A presença de monitores e equipamentos	1	2	3	4	**5**	NA
2. O barulho constante de monitores e equipamentos	1	2	3	4	**5**	NA
3. O barulho repentino do alarme dos monitores	1	2	3	4	**5**	NA
4. Os outros bebês doentes na sala	1	**2**	3	4	5	NA
5. O grande número de pessoas trabalhando na unidade	1	**2**	3	4	5	NA
6. Ver uma máquina (respirador) respirar pelo meu bebê	1	2	3	4	**5**	NA

O escore total dessa subescala de sons e imagens é 24. A média das respostas é 4. Então o nível de estresse nesta subescala é 4, o que significa que é muito estressante.

Porém, caso essa mãe tenha respondido em uma das questões o "NA", como no exemplo a seguir, o escore "NA" será considerado ausente e a média será calculada com os 5 itens da subescala que receberam alguma nota, ou seja, o escore total seria 19 e o nível de estresse seria 3,8 (19/5), que significa muito estressante.

Sons e imagens

1. A presença de monitores e equipamentos	1	2	3	4	**5**	NA
2. O barulho constante de monitores e equipamentos	1	2	3	4	**5**	NA
3. O barulho repentino do alarme dos monitores	1	2	3	4	**5**	NA
4. Os outros bebês doentes na sala	1	**2**	3	4	5	NA
5. O grande número de pessoas trabalhando na unidade	1	**2**	3	4	5	NA

Métrica 2: Nível geral de estresse: essa medida avalia o nível geral de estresse do ambiente. Neste caso, pais que não relataram terem vivido uma experiência em um dos itens recebem nota 1, indicando que não houve estresse na situação. As notas da escala são calculadas pela média dessas respostas relacionadas com estresse para os itens em cada subescala e para a escala total. O denominador para obtenção da média em cada escala é o número de itens da escala.

Exemplo:

Sons e imagens

1. A presença de monitores e equipamentos	1	2	3	4	5	**NA**
2. O barulho constante de monitores e equipamentos	1	2	3	4	5	**NA**
3. O barulho repentino do alarme dos monitores	1	2	3	4	5	**NA**
4. Os outros bebês doentes na sala	1	2	3	4	5	**NA**
5. O grande número de pessoas trabalhando na unidade	1	2	3	4	5	NA
6. Ver uma máquina (respirador) respirar pelo meu bebê	1	2	3	4	5	NA

Conforme exemplo anterior, esta mãe respondeu "NA" nas questões 1 a 4. Considera-se que esse escore é 1 e a média é calculada com os 6 itens da subescala que receberam alguma nota, ou seja, o escore total é 11 e a média é calculada dividindo-se 11 por 6. O nível de estresse neste caso é de 1,83, com o arredondamento estatístico para 2, que significa pouco estressante.

Métrica 3: Número total de experiências: esta medida é feita pelo número de itens experimentados pelo genitor em cada uma das três escalas. Pode ser calculado pela simples contagem do número de respostas afirmativas dadas aos itens de cada uma das três escalas. Esses números podem ser somados para indicar o número total de experiências na PSS:NICU pelo qual o genitor passou. Por exemplo:

▸ Se para a subescala *sons e imagens* o escore total foi de 24, a média é 4. Conclui-se então que, para este pai ou esta mãe, os *sons e imagens* do ambiente da neonatologia são **muito estressantes**

▸ Se para a subescala *aparência e comportamento* do bebê o número total foi de 36 (sendo que dois itens obtiveram a resposta "NA"), devemos dividir por 11, que foi o número de itens experimentados pela mãe. O nível de estresse dessa subescala é de 3,24, que passa a 3 com o arredondamento estatístico, o que significa **moderadamente estressante**

▸ Se, para a última subescala, *alteração no papel de pai/mãe*, o escore total foi de 35 (que, dividido por 7, é igual a 5), isto significa **extremamente estressante**

Então, a **soma dos escores das três subescalas** exemplificada acima **foi de 95** e o número **de respostas foi de 24 itens** (os dois itens da segunda subescala que obtiveram a resposta "NA" não são contados, pois mostram que a mãe não experimentou estresse e, assim, não entra no denominador do cálculo da média). Divide-se, então, 95 por 24, e obtém-se o resultado geral de estresse dessa mãe ou desse pai utilizando a PSS:NICU, que foi de **3,95** (com o arredondamento estatístico, passa a **4**), que significa **muito estressante**.

(continua)

Apêndice N Instrumento para avaliação de estresse dos pais na UTI neonatal (*continuação*)

Observação: a escala pode ser utilizada separadamente. Se quisermos avaliar o estresse de pais com relação à aparência e ao comportamento do bebê, podemos utilizar apenas essa subescala e fazer o cálculo conforme a métrica 3.

O instrumento neonatal pode ser aplicado em forma de entrevista ou autoaplicável.

Escala para avaliação de estresse de pais na unidade de terapia intensiva neonatal PSS:NICU

Estresse significa experiência que causa ansiedade, tristeza e tensão. Gostaríamos de saber quais são os aspectos que causam estresse nos pais que têm um bebê internado nesta unidade e quanto a UTI neonatal é estressante para você.

Instruções de preenchimento

Por favor, marque o número que represente quão estressante cada item listado foi para você. Os números representam:

1 = Não foi estressante: a experiência de ter meu bebê na UTI neonatal não me perturbou, não me fez ficar tensa(o) nem ansiosa(o).

2 = Um pouco estressante.

3 = Moderadamente estressante.

4 = Muito estressante.

5 = Extremamente estressante: a experiência de ter meu bebê na UTI neonatal me perturbou e causou muita ansiedade e tensão.

Atenção: Se você não passou por alguma das situações listadas a seguir, apenas circule "**NA**" (não se aplica), o que quer dizer que a situação não aconteceu ou não está acontecendo com você neste momento.

Exemplo:

Se você acha que a presença de monitores é extremamente estressante para você, marque o número 5:

1............2............3............4............**5**............NA

Se a presença de monitores *não lhe causa nenhum estresse*, marque o número 1:

1............2............3............4............5............NA

Se o seu filho *não está com nenhum monitor* ou equipamento, marque a opção "NA":

1............2............3............4............5............**NA**

Comece agora:

Veja a seguir uma lista de vários sons e imagens comuns a uma UTI neonatal. Gostaríamos de saber quanto eles o afetam. Marque o número que melhor representa seu nível de estresse.

Sons e imagens

1. A presença de monitores e equipamentos	1............2............3............4............5............NA
2. O barulho constante de monitores e equipamentos	1............2............3............4............5............NA
3. O barulho repentino do alarme dos monitores	1............2............3............4............5............NA
4. Os outros bebês doentes na sala	1............2............3............4............5............NA
5. O grande número de pessoas trabalhando na unidade	1............2............3............4............5............NA
6. Ver uma máquina (respirador) respirar pelo meu bebê	1............2............3............4............5............NA

A seguir, há uma lista de itens que podem descrever *a aparência e o comportamento* do seu bebê enquanto você visita a UTI e alguns *tratamentos* que você observou serem aplicados a ele. Nem todos os bebês passaram por essas experiências ou têm essa aparência. Marque "**NA**" se você não passou pela experiência ou observou o item em questão. Se o item reflete algo pelo qual você já passou, indique quanto isso o afetou marcando o número apropriado.

Aparência e comportamento do bebê

1. Tubos e equipamentos no meu bebê ou perto dele	1............2............3............4............5............NA
2. Áreas machucadas, cortes ou lesões no meu bebê	1............2............3............4............5............NA
3. A cor anormal do meu bebê (p. ex., pálido ou amarelado)	1............2............3............4............5............NA
4. Respiração incomum ou anormal do meu bebê	1............2............3............4............5............NA
5. O tamanho do meu bebê (muito pequeno)	1............2............3............4............5............NA
6. A aparência enrugada do meu bebê	1............2............3............4............5............NA
7. Ver agulhas e tubos no meu bebê	1............2............3............4............5............NA
8. Meu bebê ser alimentado pela veia ou por um tubo	1............2............3............4............5............NA
9. Quando meu bebê parecia estar sentindo dor	1............2............3............4............5............NA
10. Quando meu bebê parecia triste	1............2............3............4............5............NA
11. A aparência flácida e frágil do meu bebê	1............2............3............4............5............NA
12. Movimentos agitados e inquietos do meu bebê	1............2............3............4............5............NA
13. Meu bebê não ser capaz de chorar como os outros	1............2............3............4............5............NA

(continua)

Apêndice N Instrumento para avaliação de estresse dos pais na UTI neonatal (*continuação*)

A última área sobre a qual desejamos fazer perguntas diz respeito a como você se sente quanto à sua **relação** com o bebê e seu **papel de mãe** (*ou pai*). Se você já passou pelas situações ou experimentou os sentimentos listados abaixo, indique o nível de estresse marcando um número. Se não, marque NA.

Alteração no papel de mãe ou pai

1. Estar separada(o) do meu bebê — 1............2............3............4............5............NA

2. Não alimentar eu mesma(o) o meu bebê — 1............2............3............4............5............NA

3. Não poder cuidar eu mesma(o) do meu bebê (p. ex., trocar fraldas, dar banho) — 1............2............3............4............5............NA

4. Não poder segurar meu bebê quando quero — 1............2............3............4............5............NA

5. Sentir-se desamparada(o) e incapaz de proteger meu bebê da dor e de procedimentos dolorosos — 1............2............3............4............5............NA

6. Sentir-se sem condições de ajudar o meu bebê durante esse tempo — 1............2............3............4............5............NA

7. Não ter tempo para estar sozinha(o) com meu bebê — 1............2............3............4............5............NA

Nível de estresse – 1: não estressante; 2: um pouco estressante; 3: moderadamente estressante; 4: muito estressante; 5: extremamente estressante; NA: não se aplica.

Reproduzido, com autorização, da Enfermeira Mestre Sandra Regina de Souza, 2010.

Apêndice O Tabela de compatibilidade dos fármacos

	Aciclovir	Adrenalina (epinefrina)	Amicacina	Aminofilina	Ampicilina	Anfotericina B	Atropina	Bicarbonato de sódio	Cálcio	Cefalotina	Cefotaxima	Ceftazidima	Ceftriaxona	Cloreto de potássio	Cimetidina	Dexametasona	Diazepam	Dobutamina	Dopamina	Fenitoína	Fenobarbital
Aciclovir	C	N	C	C	C	N	N	C	N	C	C	C	C	C	C	C	N	I	I	N	N
Adrenalina (epinefrina)	N	C	C	I	I	N	N	I	C	N	N	N	N	C	C	N	N	C	N	N	I
Amicacina	C	C	C	C	I	I	N	C	C	C	C	N	C	C	C	C	N	N	N	I	C
Aminofilina	C	T	C	N	N	N	N	C	C	N	I	C	I	C	C	C	N	I	C	N	C
Ampicilina	C	C	I	N	C	N	N	I	C	N	N	N	N	C	N	N	N	N	I	N	N
Anfotericina B	N	N	I	N	N	C	C	C	I	N	N	N	N	I	I	N	N	N	N	I	N
Atropina	N	N	N	N	N	N	C	C	N	N	N	N	N	C	C	C	N	C	N	C	C
Bicarbonato de sódio	C	I	C	C	I	I	C	C	I	I	I	N	C	C	C	N	I	I	N	I	C
Cálcio	C	C	N	C	C	I	N	1	C	C	C	C	N	C	N	C	N	N	N	C	N
Cefalotina	C	N	N	C	N	N	C	C	C	C	N	N	N	N	I	N	N	N	N	I	N
Cefotaxima	C	N	C	I	N	N	N	1	N	C	C	C	N	C	N	N	N	N	N	N	N
Ceftazidima	C	N	C	C	N	N	N	C	N	N	N	N	N	C	N	N	N	N	N	N	N
Ceftriaxona	C	N	C	I	N	N	N	C	N	N	N	N	C	N	C	N	N	N	N	N	N
Cloreto de potássio	N	N	N	C	N	I	N	N	C	N	C	C	C	C	C	C	I	C	N	I	N
Cimetidina	C	N	C	C	C	I	C	N	I	N	N	N	N	C	N	C	C	C	N	N	I
Dexametasona	C	C	C	C	N	N	N	C	N	N	N	N	N	C	C	N	C	C	N	N	N
Diazepam	N	N	N	N	N	N	N	N	N	N	N	N	N	N	C	N	C	N	I	I	N
Dobutamina	I	C	N	I	N	N	C	I	C	N	N	N	N	C	N	N	N	I	C	C	I
Dopamina	I	N	N	C	I	I	N	1	C	N	N	N	N	C	N	N	N	N	C	N	N
Fenitoína	N	N	I	I	N	N	C	N	C	N	N	N	I	N	I	N	N	I	N	C	I
Fenobarbital	C	N	C	C	N	N	N	C	N	N	N	N	N	N	N	N	N	N	N	N	C
Fentanil	N	N	N	N	N	N	C	N	C	N	N	N	N	C	N	N	N	N	N	N	I
Furosemida	N	C	N	C	C	C	N	C	N	C	N	N	N	C	N	C	C	N	I	N	N
Gentamicina	C	N	N	N	I	I	N	N	N	N	N	N	N	N	N	N	N	N	N	C	N
Heparina	C	I	C	C	C	C	C	C	C	C	C	C	N	C	N	C	N	I	C	C	C

(continua)

Apêndice O Tabela de compatibilidade dos fármacos (*continuação*)

	Aciclovir	Adrenalina (epinefrina)	Amicacina	Aminofilina	Ampicilina	Anfotericina B	Atropina	Bicarbonato de sódio	Cálcio	Cefalotina	Cefotaxima	Ceftazidima	Ceftriaxona	Cloreto de potássio	Cimetidina	Dexametasona	Diazepam	Dobutamina	Dopamina	Fenitoína	Fenobarbital
Hidralazina	N	N	N	I	I	N	N	N	N	N	N	N	N	N	C	N	N	N	C	N	I
Hidrocortisona	C	C	C	C	C	C	N	C	C	N	N	N	N	C	N	N	N	N	C	I	I
Indometacina	N	N	I	N	N	N	N	C	I	N	N	N	N	C	N	N	N	N	I	I	N
Insulina	N	N	N	I	C	N	N	N	I	N	C	N	N	N	C	C	N	N	C	N	I
Isoproterenol	N	N	N	I	I	I	N	I	C	C	N	N	N	C	N	C	N	N	C	C	N
Lidocaína	N	N	C	C	C	N	N	C	C	C	N	N	N	C	C	C	N	C	C	I	N
Lipídios	N	N	I	C	Is	I	N	N	N	N	N	N	N	C	N	N	N	N	N	N	N
Metaciclina	N	N	I	C	N	N	N	I	C	N	N	N	N	C	N	N	N	N	N	N	N
Metoclopramida	C	N	N	C	I	C	C	1	I	N	N	N	N	C	C	C	N	N	N	N	N
Meperidina	N	N	C	I	C	N	C	N	N	C	N	C	C	C	C	C	N	I	I	I	N
Midazolam	N	N	N	N	I	N	C	I	C	C	C	I	N	N	C	N	I	N	I	C	I
Morfina	C	N	C	I	C	N	C	C	C	N	C	C	C	C	C	C	N	C	N	I	I
Nafcilina	C	N	I	C	N	N	C	C	N	N	N	N	N	C	N	C	N	N	N	N	N
Nutrição parenteral	N	C	C	C	I	I	C	I	N	SC	SC	SC	SC	N	N	C	N	N	N	N	N
Pavulon®	C	C	N	C	N	N	N	N	N	N	N	N	N	C	N	C	N	C	N	C	N
Penicilina G	C	N	I	C	N	I	N	1	C	N	N	N	N	C	N	C	N	N	N	C	C
Prostaglandina E	N	C	N	C	N	N	C	N	C	N	N	C	N	C	N	C	N	N	N	N	N
Prostigmine®	N	N	N	N	N	N	N	N	N	N	N	N	N	N	C	N	C	N	N	N	N
Ranitidina	C	C	C	C	N	I	C	N	N	N	N	N	C	N	N	N	N	N	C	I	I
Soro fisiológico	SC	SC	C	SC	C	IS	SC	SC	N	SC	SC	SC	SC	N	C	SC	N	SC	SC	IS	SC
Soro glicosado (5 a 15%)	SC	SC	C	SC	C	N	SC	SC	N	SC	SC	SC	SC	N	C	SC	N	SC	SC	IS	SC
Vancomicina	C	N	C	C	N	N	C	C	N	I	I	I	N	C	I	N	N	N	N	N	I

	Fentanil	Furosemida	Gentamicina	Heparina	Hidralazina	Hidrocortisona	Indometacina	Insulina	Isoproterenol	Lidocaína	Lipídios	Metaciclina	Metoclopramida	Meperidina	Midazolam	Morfina	Nafcilina	Nutrição parenteral	Pavulon®	Penicilina G	Prostaglandina E	Prostigmine®	Ranitidina	Soro fisiológico	Soro glicosado (5 a 15%)	Vancomicina
Aciclovir	N	N	C	C	N	N	N	N	N	N	N	N	C	N	N	C	C	N	N	C	N	N	C	SC	SC	C
Adrenalina (epinefrina)	N	C	N	C	N	C	N	N	N	N	N	N	N	C	C	N	N	C	N	N	C	N	N	SC	SC	N
Amicacina	N	C	N	I	N	N	N	N	N	N	I	I	N	N	N	C	N	C	N	C	N	N	C	SC	SC	C
Aminofilina	N	C	N	C	I	I	N	I	I	C	C	C	C	I	N	I	C	C	I	N	C	N	N	SC	SC	C
Ampicilina	N	N	1	C	I	I	N	C	N	N	IS	N	I	N	I	C	N	IS	N	N	C	N	N	SC	SC	N
Anfotericina B	N	N	I	C	N	C	N	N	N	N	I	N	N	N	N	I	N	I	N	N	I	N	N	IS	C	N
Atropina	C	C	N	C	N	C	N	N	N	N	N	C	N	C	N	SC	N	C	N	N	C	N	N	SC	SC	N
Bicarbonato de sódio	C	N	C	N	N	C	C	1	I	C	N	I	1	N	I	C	C	I	N	C	N	N	N	SC	SC	C
Cálcio	N	N	N	C	C	N	I	N	C	C	IS	C	I	N	N	N	C	N	N	C	C	N	C	N	C	C
Cefalotina	N	N	I	C	N	C	N	N	C	N	C	N	N	C	N	SC	C	N	N	N	SC	N	C	SC	SC	N
Cefotaxima	N	N	N	C	N	N	N	N	N	N	N	N	N	N	C	C	N	SC	N	N	N	N	N	SC	SC	I

(continua)

Apêndice O Tabela de compatibilidade dos fármacos (*continuação*)

	Fentanil	Furosemida	Gentamicina	Heparina	Hidralazina	Hidrocortisona	Indometacina	Insulina	Isoproterenol	Lidocaína	Lipídios	Metaciclina	Metoclopramida	Meperidina	Midazolam	Morfina	Nafcilina	Nutrição parenteral	Pavulon®	Penicilina G	Prostaglandina E	Prostigmine®	Ranitidina	Soro fisiológico	Soro glicosado (5 a 15%)	Vancomicina
Ceftazidima	N	N	1	C	N	C	N	N	N	C	N	N	N	N	I	C	N	SC	N	N	N	N	C	SC	SC	I
Ceftriaxona	N	N	N	C	N	N	N	N	N	N	N	N	N	N	N	N	C	N	SC	N	N	N	N	N	SC	SC	I
Cloreto de potássio	C	C	N	C	C	C	C	C	C	C	C	N	C	C	C	N	C	N	C	N	N	N	N	N	N	N
Cimetidina	C	C	N	C	N	N	1	C	N	C	SC	N	C	C	C	C	SC	C	C	C	C	N	N	SC	SC	C
Dexametasona	N	C	N	C	N	N	N	N	C	N	N	N	C	N	I	C	C	C	N	N	N	N	C	SC	SC	I
Diazepam	N	N	N	I	N	N	N	N	N	N	N	N	N	I	N	N	N	N	N	N	N	N	N	C	N	N
Dobutamina	N	I	N	C	C	N	I	C	C	C	N	N	N	N	I	C	N	C	C	C	N	N	C	SC	SC	N
Dopamina	N	N	C	N	C	N	I	N	I	C	C	C	N	N	C	C	N	C	C	C	C	N	C	C	C	N
Fenitoína	N	N	N	I	N	N	N	T	N	I	IS	N	N	N	N	I	N	I	N	N	N	N	I	IS	IS	N
Fenobarbital	N	N	N	C	I	N	N	I	N	N	N	N	N	N	I	I	N	N	N	N	N	N	I	SC	SC	I
Fentanil	C	N	N	N	C	N	C	N	N	N	N	N	C	N	C	C	C	N	C	C	C	N	C	C	C	N
Furosemida	N	C	I	C	I	C	C	N	I	C	N	N	I	N	I	I	N	C	N	C	N	N	C	C	C	C
Gentamicina	N	I	C	N	N	N	I	C	N	I	I	I	N	N	C	I	N	SC	C	C	1	N	C	SC	SC	C
Heparina	C	C	I	N	C	N	N	C	C	C	SC	C	C	N	N	C	N	SC	C	C	N	N	C	SC	SC	I
Hidralazina	N	I	N	C	C	C	N	N	N	N	N	N	N	N	N	N	N	N	N	N	N	N	N	SC	SC	N
Hidrocortisona	C	C	N	C	N	N	C	C	C	C	C	C	C	N	C	N	C	C	C	C	N	N	N	SC	SC	C
Indometacina	N	C	I	N	C	N	N	C	N	N	N	N	N	N	N	I	N	N	N	N	N	N	I	I	I	N
Insulina	N	N	C	C	N	N	C	N	C	N	N	N	N	C	N	N	C	N	SC	N	N	N	C	C	C	C
Isoproterenol	N	I	N	C	N	N	N	N	N	N	N	N	N	N	N	N	N	N	N	C	N	N	N	SC	SC	N
Lidocaína	N	C	N	C	N	N	N	N	N	N	N	N	N	N	N	C	N	SC	N	C	N	N	C	SC	SC	N
Lipídios	N	N	I	SC	N	N	N	N	N	N	C	IS	N	N	N	N	IS	N	I	N	N	N	N	C	C	N
Metaciclina	N	N	I	C	N	N	N	N	N	C	SI	N	N	N	I	N	N	SC	N	C	N	N	N	SC	SC	I
Metoclopramida	C	I	N	C	N	N	N	C	N	C	N	N	N	C	N	C	N	SC	N	I	N	N	C	SC	SC	N
Meperidina	I	N	C	N	N	C	N	N	N	N	N	N	N	N	I	N	N	N	N	N	N	N	N	N	C	N
Midazolam	C	I	C	N	N	N	N	C	N	N	N	N	N	C	C	C	C	I	SC	N	N	N	I	SC	SC	C
Morfina	C	I	C	C	N	N	N	C	N	C	N	N	N	C	N	N	C	SC	C	C	N	N	C	SC	SC	C
Nafcilina	C	N	I	C	N	I	N	I	N	N	N	N	N	N	N	I	C	N	C	N	N	N	N	SC	SC	N
Nutrição parenteral	N	C	N	SC	N	N	N	N	SC	N	N	N	SC	N	N	N	N	N	SC	N	N	N	SC	SC	SC	C
Pavulon®	C	N	N	C	N	N	N	N	C	N	N	N	N	N	C	N	N	C	N	C	C	C	C	SC	SC	C
Penicilina G	N	C	I	C	N	N	N	N	C	IS	C	N	N	I	N	C	SC	C	N	N	N	C	C	SC	SC	N
Prostaglandina E	N	C	C	C	C	C	N	C	N	C	N	N	C	N	N	C	N	C	C	C	N	C	C	SC	SC	N
Prostigmine®	N	N	N	N	N	N	N	N	N	N	N	N	N	N	N	N	C	N	N	N	N	N	N	C	C	N
Ranitidina	C	C	C	C	N	N	N	N	C	C	SC	N	C	N	I	C	SC	SC	C	C	N	N	C	SC	SC	C
Soro fisiológico	SC	C	SC	SC	SC	C	N	C	SC	SC	C	SC	SC	N	C	SC	SC	C	SC	SC	SC	SC	SC	C	C	N
Soro glicosado (5 a 15%)	SC	C	SC	SC	SC	C	N	SC	SC	SC	C	SC	SC	N	C	SC	SC	C	SC	SC	SC	SC	SC	C	C	N
Vancomicina	N	N	N	I	N	C	N	C	N	C	N	N	N	I	N	N	C	C	C	N	N	N	C	SC	SC	C

C: compatível (local terminal do cateter venoso); SC: compatibilidade na solução (frasco ou seringa); I: incompatível; IS: incompatibilidade na solução (frasco ou seringa); N: sem informação disponível.

Fonte: Bhah DR et al., 1997; Nursing 89 drug handbook. Pennsylvania: Springhouse; 1989; Young e Magnun, 1987.

Bibliografia

Bhah DR et al. Neonatal drug formulary. 4. ed. California: Kaiser Permanente; 1997.

Chernow B. Farmacologia em terapia intensiva. Rio de Janeiro: Revinter; 1993.

Dicionário de Especialidades Farmacêuticas (DFE). 25. ed. Produção Jornal Brasileiro de Medicina (JBM); 1996/1997.

Gomella TL. Neonatologia, manejo básico, procedimentos, plantão, doenças e drogas. 2. ed. Porto Alegre: Artes Médicas; 1994.

Nursing 89 drug handbook. Pennsylvania: Springhouse; 1989.

Palhares DB, Figueredo CSM, Moura AJCM. Medicamentos em neonatologia. Rio de Janeiro: Atheneu; 2000.

Thomson Reuters Clinical Editorial Staff. Neofax, a manual of drugs used in neonatal care. 24. ed. Thomson Reuters Publishing; 2011.

Young TE, Magnun OB. Neofax. 10. ed. Raleigh, NC: Acorn Publishing; 1997.

Zenk KE et al. Neonatal medications and nutrition. 2. ed. Santa Rosa: NICU INK; 2000.

Índice Alfabético